Innere Medizin in Frage und Antwort

Innere Medizin in Frage und Antwort

Ein Repetitorium für Krankenschwestern und Krankenpfleger

Hansjörg Netolitzky
Hermann Füeßl

5., überarbeitete und erweiterte Auflage
44 Abbildungen

Georg Thieme Verlag Stuttgart · New York 1992

Dr. med. Hansjörg Netolitzky
Chefarzt i. R.
Osterwaldstr. 59
8000 München 40

Priv.-Doz. Dr. med. H. S. Füeßl
Internist und Gastroenterologe
Leitender Arzt am Bezirkskrankenhaus
8013 Haar bei München

Die Deutsche Bibliothek – CIP-Einheitsaufnahme

Netolitzky, Hansjörg
Innere Medizin in Frage und Antwort : ein Repetitorium für Krankenschwestern und Krankenpfleger / Hansjörg Netolitzky ; Hermann Füessl. – 5., überarb. und erw. Aufl. – Stuttgart ; New York : Thieme, 1992
NE: Füessl, Hermann:

Wichtiger Hinweis: Wie jede Wissenschaft ist die Medizin ständigen Entwicklungen unterworfen. Forschung und klinische Erfahrung erweitern unsere Erkenntnisse, insbesondere was Behandlung und medikamentöse Therapie anbelangt. Soweit in diesem Werk eine Dosierung oder eine Applikation erwähnt wird, darf der Leser zwar darauf vertrauen, daß Autoren, Herausgeber und Verlag große Sorgfalt darauf verwandt haben, daß diese Angabe dem Wissensstand bei Fertigstellung des Werkes entspricht.
Für Angaben über Dosierungsanweisungen und Applikationsformen kann vom Verlag jedoch keine Gewähr übernommen werden. Jeder Benutzer ist angehalten, durch sorgfältige Prüfung der Beipackzettel der verwendeten Präparate und gegebenenfalls nach Konsultation eines Spezialisten festzustellen, ob die dort gegebene Empfehlung für Dosierungen oder die Beachtung von Kontraindikationen gegenüber der Angabe in diesem Buch abweicht. Eine solche Prüfung ist besonders wichtig bei selten verwendeten Präparaten oder solchen, die neu auf den Markt gebracht worden sind. Jede Dosierung oder Applikation erfolgt auf eigene Gefahr des Benutzers. Autoren und Verlag appellieren an jeden Benutzer, ihm etwa auffallende Ungenauigkeiten dem Verlag mitzuteilen.

1. Auflage 1973
2. Auflage 1975
3. Auflage 1982
4. Auflage 1986

Printed in Germany
Satz: Gulde-Druck GmbH, D-7400 Tübingen; gesetzt auf Linotype System 4 [300 LTC])
Druck: Clausen & Bosse, D-2262 Leck

ISBN 3-13-496305-0

1 2 3 4 5 6

Vorwort zur 5. Auflage

Bei der vorliegenden Neuauflage ergab sich die Notwendigkeit, die Fragensammlung dem gültigen Erkenntnisstand anzupassen, ohne den Lehrstoff allzusehr zu erweitern. Bei der Überarbeitung konnte manches eliminiert, manches mußte ergänzt werden. Darüber hinaus wurde versucht, besonders leicht verständliche Formulierungen zu finden und durch zusätzliche Verwendung geeigneten Bildmaterials eine einprägsame Gestaltung zu erreichen.

Wie es das Fachgebiet erfordert, finden sich neben leichten Fragen auch komplizierte Zusammenhänge dargelegt, seltene Krankheitsbilder beschrieben, Fragen nach Normalwerten und ihren Abweichungen gestellt, ein Angebot von naturgemäß unterschiedlicher Wichtigkeit der Fragen. Es bleibt dem Unterrichtenden dabei anheimgestellt, auf welche Fragen er vielleicht verzichten möchte oder ob er zusätzlich etwas verlangen will.

Um das Buch über seinen Charakter als Wiederholungshilfe hinaus auch als kleines Schnellinformations- und Nachschlagewerk auf der Station benützen zu können, wurden auch solche Daten und Werte aufgenommen, die nicht zum ständigen Wissensbesitz des Krankenpflegepersonals gehören müssen, und ein Sachverzeichnis angefügt, das eine rasche Information ermöglicht.

Wir danken allen, die durch Anregungen oder Kritik dazu beigetragen haben, dieses Buch zu verbessern. Unser besonderer Dank gilt den immer hilfsbereiten Mitarbeitern des Verlages, insbesondere Herrn Dr. D. Bremkamp, und der verständnisvollen Förderung durch Herrn Dr. G. Hauff.

München, im Herbst 1991

Hansjörg Netolitzky
Hermann Füeßl

Aus dem Vorwort zur 1. Auflage

Die Darstellung des Lehrstoffes der inneren Medizin für das Krankenpflegepersonal durch eine Aufgliederung in Frage und Antwort soll nicht die Lehrbücher in systematisch beschreibender Form ersetzen oder mit ihnen in Konkurrenz treten. Sie soll vielmehr als Repetitorium eine Ergänzung und Hilfe bei der Ausbildung sein, aber auch später zur Auffrischung des Wissens und als Nachschlagewerk dienen können.

Das Buch soll den Schwesternschülerinnen und Pflegeschülern ermöglichen, ihr Wissen zu überprüfen und zu ergänzen, aber auch bei der Vorbereitung auf das Examen das Formulieren der Antwort erleichtern.

Es ist besonders auch für die Arbeit als Lehrschwester in den Krankenpflegeschulen gedacht. Es soll mithelfen, das Pflegepersonal für die ständig zunehmenden Anforderungen an Wissen und Können, die der medizinisch-wissenschaftliche und technische Fortschritt mit sich bringt, entsprechend vorzubereiten und auf dem laufenden zu halten.

Inhaltsverzeichnis

Allgemeines . . . 1
Allgemeiner Aufbau des menschlichen Körpers . . . 1
Allgemeine Krankheitslehre . . . 2

Blut . . . 6
Allgemeines . . . 6
Blutbildung und Knochenmark . . . 7
Zusammensetzung des Blutes . . . 10
  Blutplasma . . . 10
    Blutgerinnung . . . 13
  Korpuskuläre Elemente des Blutes . . . 16
    Erythrozyten . . . 16
    Leukozyten . . . 21
    Thrombozyten . . . 24
Krankheiten des Blutes . . . 24
  Anämien . . . 24
    Allgemeines . . . 24
    Blutungsanämien . . . 26
    Mangelanämien . . . 26
    Hämolytische Anämien . . . 28
    Symptomatische Anämien . . . 30
    Aplastische Anämien . . . 31
  Polyzythämie und Polyglobulie . . . 31
  Krankheiten der Leukozyten . . . 32
Leukämien . . . 33
  Knochenmarkschädigungen . . . 36
  Lymphogranulomatose (Hodgkinsche Krankheit) . . . 38
  Hämorrhagische Diathesen (Blutungsübel) . . . 39
    Störung der Blutgerinnung (Koagulopathie) . . . 39
    Vaskuläre Purpura . . . 41
Blutgruppen und Bluttransfusion . . . 42

Lymphatisches System und Milz . . . 48

Immunsystem . . . 53

Herz-Kreislauf-System . . . 57
Kreislaufsystem . . . 57
  Allgemeines . . . 57
  Arterien . . . 58
  Kapillaren . . . 67
  Venen . . . 67

Krankheiten der Blutgefäße und des Kreislaufs 68
Krankheiten der Venen 68
Hypotonie 70
Schock 72
Hypertonie 77
Erkrankungen der Arterien 79
Arteriosklerose 79
Nichtarteriosklerotische Krankheiten der Arterien 83
Thrombose und Embolie 85
Apoplexie 88

Herz 96
Bau und Funktion des Herzens 96
Untersuchungsmethoden des Herzens 103
Herzkrankheiten 111
Allgemeine Erläuterungen 111
Endokarditis 112
Allgemeines 112
Rheumatische Endokarditis 112
Bakterielle Endokarditis 117
Luische Herzerkrankungen 118
Myokarditis 119
Erkrankungen der Koronararterien 119
Koronare Herzkrankheit (Koronarinsuffizienz) 119
Herzinfarkt 122
Herzinsuffizienz 130
Linksinsuffizienz 132
Cor pulmonale 134
Herzrhythmusstörungen 135
Änderungen des Sinusrhythmus 135
Extrasystolen 137
Paroxysmale Tachykardien 139
Absolute Arrhythmie 141
Pflege und Behandlung der Herzkrankheiten 143
Herzblock 147
Erkrankungen des Herzbeutels 151
Angeborene Herzfehler 152

Atmungsorgane (Respirationstrakt) 155
Allgemeines 155
Nase 157
Rachen und Kehlkopf (Pharynx und Larynx) 158
Bronchien 159
Lungen 161
Pleura 161
Lungenhilus 162

Ventilation . . . 162
Künstliche Beatmung . . . 169
Erkrankungen der Atmungsorgane . . . 170
Rhinitis und Sinusitis . . . 170
Tonsillitis . . . 171
Pharyngitis – Laryngitis . . . 171
Bronchitis, Bronchiektasen und Asthma . . . 173
Lungenemphysem . . . 177
Lungenentzündungen . . . 179
Lungenembolie . . . 183
Lungenfibrosen und Pneumokoniosen . . . 185
Lungenabszeß . . . 186
Lungentumoren . . . 186
Sarkoidose (Morbus Boeck) . . . 187
Erkrankungen der Pleura . . . 188
Mediastinum . . . 192

Verdauungsapparat . . . 193
Allgemeines . . . 193
Mundhöhle . . . 194
Speiseröhre . . . 197
Magen und Zwölffingerdarm . . . 202
Allgemeines . . . 202
Untersuchungsmethoden des Magens und Duodenums . . . 205
Erkrankungen des Magens und Zwölffingerdarms . . . 208
Dünndarm und Dickdarm . . . 218
Allgemeines . . . 218
Untersuchungsmöglichkeiten des Dünn- und Dickdarms . . . 221
Erkrankungen des Dünn- und Dickdarms . . . 224
Peritoneum . . . 232
Pankreas . . . 235
Allgemeines . . . 235
Untersuchungsmethoden des Pankreas . . . 236
Erkrankungen des Pankreas . . . 237
Leber und Galle . . . 241
Allgemeines . . . 241
Untersuchungsmethoden des Gallenwegsystems . . . 245
Untersuchungsmethoden der Leber . . . 248
Krankheiten der Leber . . . 253
Erkrankungen der Gallenwege . . . 263

Harnorgane . . . 269
Allgemeines . . . 269
Untersuchung der Harnwege . . . 276
Krankheiten der Nieren . . . 286
Glomerulonephritis (Nierenentzündung) . . . 286

Nephrotisches Syndrom ... 289
Pyelonephritis (Nierenbeckenentzündung) ... 289
Nierensteine (Nephrolithiasis) ... 292
Chronische Niereninsuffizienz ... 295
Nierentransplantation ... 299
Schwangerschaftsnieren ... 300
Zystitis ... 300

Endokrinologie ... 302
Allgemeines ... 302
Hypothalamus ... 304
Hypophyse ... 305
Allgemeines ... 305
Krankheiten des Hypophysenvorderlappens (HVL) ... 306
Krankheiten des Hypophysenhinterlappens (HHL) ... 308
Epiphyse (Zirbeldrüse) ... 308
Thyreoidea (Schilddrüse) ... 308
Allgemeines ... 308
Krankheiten der Schilddrüse ... 310
Parathyreoideae (Nebenschilddrüsen) ... 315
Allgemeines ... 315
Krankheiten der Nebenschilddrüsen ... 316
Nebennieren (Glandulae suprarenales) ... 318
Allgemeines ... 318
Nebennierenmark ... 318
Krankheiten des Nebennierenmarks ... 319
Nebennierenrinde ... 319
Krankheiten der Nebennierenrinde ... 321
Inselapparat ... 324
Thymus ... 325
Gonaden (Keimdrüsen) ... 325

Stoffwechselkrankheiten ... 326
Diabetes mellitus ... 326
Fettsucht ... 341
Magersucht ... 345
Dystrophie ... 347
Gicht ... 347
Fettstoffwechselstörungen ... 349
Porphyrien ... 350
Amyloidose ... 350
Vitamine ... 351
Spurenelemente ... 354
Störungen des Wasser- und Elektrolythaushalts ... 355

Rheumatische Erkrankungen und Kollagenosen ... 359

Infektionskrankheiten 368
Allgemeines 368
Krankheitserreger 368
Epidemiologie 379
Immunologie 382
Allergie und Anaphylaxie 386
Serologie 389
Klinik und Pflege bei Infektionskrankheiten 390
Gesetzliche Vorschriften 400
Bakterielle Infektionen 401
Typhus (Bauchtyphus = Typhus abdominalis) 401
Bakterienruhr 406
Akute Nahrungsmittelvergiftung 408
Botulismus 409
Brucellosen 410
Tetanus (Starrkrampf) 410
Gasbrand 412
Diphtherie 412
Angina tonsillaris (Streptokokkentonsillitis) 420
Scharlach (Scarlatina) 423
Erysipel (Rotlauf, Wundrose) 425
Meningitis epidemica (epidemische Genickstarre) 426
Pertussis (Keuchhusten) 428
Pest 430
Cholera 431
Lepra (Aussatz) 432
Tularämie 433
Milzbrand 433
Tuberkulose 434
Spirochätosen 448
Viruskrankheiten 450
Allgemeines 450
Masern (Morbilli) 450
Röteln (Rubeola) 452
Mumps (Ziegenpeter, Parotitis epidemica) 453
Windpocken (Schafblattern, Varizellen) 454
Pocken (Blattern, Variolen) 455
Fleckfieber (Typhus exanthematicus) 457
Herpes simplex (Herpes labialis) 458
Herpes zoster (Gürtelrose) 459
Virusgrippe (Influenza) 460
Enzephalitis 463
Hepatitis 464
HIV-Infektion und AIDS 467
Infektiöse Mononukleose 469
Ornithose (Psittakose, Papageienkrankheit) 470

Poliomyelitis (spinale Kinderlähmung) 471
Tollwut (Lyssa, Rabies, Hydrophobie) 474
Trachom (ägyptische Augenkrankheit, Körnerkrankheit) . . . 476
Maul- und Klauenseuche 476
Coxsackie-Virus-Erkrankungen 477
Gelbfieber 477
Mykosen (Pilzerkrankungen) 477
Allgemeines 477
Aktinomykose 478
Soor (Moniliasis, Candidamykose) 478
Protozoenkrankheiten (Erkrankungen durch einzellige tierische Erreger) 479
Amöbenruhr (Amöbendysenterie) 479
Malaria (Sumpffieber) 480
Afrikanische Schlafkrankheit 486
Toxoplasmose 480
Metazoenerkrankungen (Erkrankungen durch mehrzellige Tiere) 487
Allgemeines 487
Bandwürmer 488
Askariden (Spulwürmer) 489
Enterobiasis (Madenwürmer, alter Name Oxyuren) 490
Trichinose 492
Peitschenwurm (Trichuriasis) 492
Hakenwurm (Ankylostomiasis) 492
Bilharziose (Schistosomiasis) 493
Sterilisation und Desinfektion 494

Sachverzeichnis 501

Allgemeines

Allgemeiner Aufbau des menschlichen Körpers (Zellen, Gewebe, Organe, Organsysteme)

1. Aus welchen Bausteinen und Funktionssystemen baut sich der menschliche Körper auf?

Aus Zellen, Geweben, Organen und Organsystemen.

2. Was sind Zellen?

Die Zellen sind die *kleinsten,* nur im Mikroskop sichtbaren *Baubestandteile* der Lebewesen (lat. cella = Kammer).

Die Zellen des menschlichen Körpers schwanken in ihrer Größe um einige tausendstel Millimeter (1/1000 mm = 1 µm). Sie zeigen je nach ihrer Spezialisierung sehr verschiedene Gestalt und Funktion.

3. Nennen Sie Beispiele von wichtigen Spezialisierungen der Körperzellen.

Die weißen Blutkörperchen = *Leukozyten* können ihre meist runde Form verändern, sich langsam *fließend fortbewegen,* aus dem Blut in das Gewebe übertreten und eingedrungene Krankheitserreger in sich aufnehmen und unschädlich machen *(Phagozytose).* Sie stellen die urtümlichste und vielseitigste Zellart im Organismus dar.

Bei den *Muskelzellen* ist die Fähigkeit zur *Kontraktion* des Zelleibes in besonders hohem Maße ausgeprägt.

Die *Nervenzellen oder Neuronen* weisen als Spezialisierung die *Erregbarkeit* und die *Erregungsleitung* des Zelleibes (Protoplasma) auf.

Drüsenzellen vermögen bestimmte Stoffe zu produzieren.

Epithel- oder Deckzellen überziehen die Organoberflächen.

Außerdem gibt es noch viele andere Zellarten wie *Bindegewebszellen, Fettzellen, Knochenzellen, Knorpelzellen* u. a. m. *Ei- und Samenzellen,* die befähigt sind, die *Fortpflanzung* mit dem Aufbau eines neuen Individuums zu ermöglichen.

4. Was nennt man ein Gewebe?

Die Zellen als Bausteine des Organismus bilden durch Anhäufung *in bestimmter Anordnung größere Baueinheiten* des Körpers, die Gewebe: z. B. Muskelgewebe, Nervengewebe, Drüsengewebe u. a. m.

Die Gewebe sind *Verbände gleichartig spezialisierter Zellen* für bestimmte Aufgaben.

5. Wie heißt die wissenschaftliche Lehre von den Geweben?

Histologie.

6. Wie werden die menschlichen Organe gebildet?

Die menschlichen Organe werden durch die sinnvolle *Verbindung verschiedener Gewebe* aufgebaut, die bestimmte Funktionen zu erfüllen haben. Das Herz z. B. besteht aus Muskelgewebe mit Blutgefäßen und Bindegewebe, die Lunge aus Deckzellen (Epithelzellen) der Lungenbläschen, den Blutgefäßen der Lunge usw.

7. Was nennt man ein Organsystem?

Manche Organe bilden durch engere Koordinierung übergeordnete *Funktionssysteme zur Bewältigung größerer Aufgabenkomplexe,* wie Verdauung, Atmung, Blutkreislauf u. a. m.

8. Welche Organsysteme bilden den Organismus?

Das *Kreislaufsystem aus Herz, Blutgefäßen und Blut;*

die *Atmungsorgane;*

der *Verdauungstrakt;*

der *Harnapparat;*

die *Hormondrüsen* (das Endokrinium);

das *Nervensystem* und die Sinnesorgane;

die *Haut* als Organsystem;

der *Bewegungsapparat;*

die *Geschlechtsorgane.*

Allgemeine Krankheitslehre

9. Was ist Gesundheit?

Gesundheit ist der Zustand, in dem *alle Organe ungestört* ihre Tätigkeit entfalten können, zur Erhaltung des Organismus harmonisch zusammenwirken (Erhaltung des Individuums) und die Fortpflanzung gewährleisten (Erhaltung der Art).

10. Wie definiert die Weltgesundheitsorganisation Gesundheit?

Als Zustand völligen körperlichen, seelischen und sozialen Wohlbefindens.

Das *für jeden Menschen erreichbare Höchstmaß* an Gesundheit bezeichnet sie als eines seiner *Grundrechte.*

11. Was darf als „normal" bezeichnet werden?

Unter Norm kann der statistische Durchschnitt verstanden werden, z. B. die Durchschnittsgröße einer Bevölkerungsgruppe. Aber alle, die größer oder kleiner als dieser Durchschnitt sind, dürfen nicht als abnormal bezeichnet werden. Normale Werte liegen in der Medizin *innerhalb einer gewissen Schwankungsbreite,* die festgelegt sein muß.

12. Was bezeichnet man als Krankheit?

Krankheit unterscheidet sich von Gesundheit durch *Änderung der Lebenserscheinungen.*

Sie ist die Auseinandersetzung des Organismus mit *schädlichen Einflüssen,* die von innerhalb oder außerhalb auf den Körper einwirken.

13. Wo und wie können sich Krankheitserscheinungen auswirken?

Die *krankhaften Abänderungen der Lebensvorgänge* können die Entwicklung, den Stoffwechsel, den Kreislauf, die Atmung, das Blut, die Verdauung usw., aber auch das Seelenleben betreffen, und zwar in *gesteigerter, geschwächter* oder *qualitativ veränderter* Form.

14. Nennen Sie Krankheiten, bei denen eine Erbanlage eine wichtige Rolle spielt!

Bei den vererbbaren Krankheiten spielen *krankhafte Erbanlagen* eine entscheidende Rolle: Bluterkrankheit, Hasenscharte, Klumpfuß, Farbenblindheit u. a. m. Bei anderen können Erbfaktoren eine wichtige Teilursache sein: Diabetes, Gicht, Bluthochdruck usw.

15. Was bedeutet Disposition?

Die Disposition schafft durch besondere Umstände, in denen sich der Organismus befindet, einen Teil der *Voraussetzungen für eine Krankheitsentstehung,* z. B.: Überarbeitung (Streß) oder Fehlernährung (Fettsucht) oder Unterkühlung, Durchnässung fördern Krankheitsentwicklungen.

Körperliches Training, Abhärtung und gesunde Lebensweise tragen dazu bei, einen natürlichen Schutz gegen Infektionskrankheiten zu erwerben.

16. Welche äußeren Krankheitsursachen gibt es?

Gewalteinwirkung mit Verletzung.

Physikalische Ursachen wie Hitze, Elektrizität, Strahlenschäden und klimatische Ursachen.

Unter-, Über- und Fehlernährung wie Dystrophie durch Eiweißmangel oder Vitaminmangelkrankheiten, Eisenmangelanämie; Wohlstandsfettsucht mit Arteriosklerose, Bluthochdruck, Diabetes und Gallensteinen u. a. m.

Chemische Krankheitsursachen: Genuß- und Suchtmittel (Alkohol, Nikotin, Aufputsch- und Rauschdrogen), Berufskrankheiten (z. B. Staublunge), Vergiftungen (z. B. Blei-, Kohlenmonoxyd-, Quecksilbervergiftungen).

Infektionskrankheiten durch Viren, Bakterien, Protozoen, Pilze und Parasiten.

Exogene psychische Schädigungen, z. B. Milieuschäden der Kinder, Managerkrankheit u. a. m.

Es gibt Krankheiten ungeklärter Ursache wie z. B. Tumorwachstum, endogene Psychosen, essentieller Bluthochdruck oder Autoimmunerkrankungen.

17. Welche Arten des Krankheitsgeschehens müssen unterschieden werden?

Es müssen je nach Art des vorherrschenden Krankheitsgeschehens unterschieden werden:

Durchblutungsstörungen: z. B. Kreislaufstörungen;

Entzündungen: z. B. Sonnenbrand, Mandelentzündung, Pneumonie;

Reaktionen durch Überempfindlichkeit, Allergien, einschließlich der Autoaggressionskrankheiten und Immunopathien: z. B. Asthma, Gelenkrheumatismus, Transfusionsschock;

Mangelkrankheiten durch Fehlen wichtiger Stoffe: z. B. Eisenmangelanämie, Avitaminosen;

Stoffwechselkrankheiten: z. B. Diabetes, Gicht, Arteriosklerose;

degenerative Veränderungen: Muskelatrophie bei Nervenlähmung, Leberzirrhose mit Ersatz der Leberzellen durch Bindegewebe.

Geschwulstkrankheiten: benigne (= gutartige) und maligne (= bösartige: z. B. Karzinom, Sarkom, Leukämie).

18. Was nennt man funktionelle und was organische Krankheiten?

Bei funktionellen Krankheiten sind nur *Regulationsstörungen* eingetreten, es liegen keine organischen Veränderungen der Gewebe vor: z. B. Herz-Kreislauf-Regulationsstörungen, vorübergehende Durchblutungsstörungen.

Im Gegensatz dazu stehen z. B. Herzinfarkt und Schlaganfall, bei denen es sich um *organische,* z. T. zerstörende *Veränderungen* am Herzen bzw. Gehirn handelt.

19. Was bedeuten Hypertrophie und Atrophie?

Hypertrophie bedeutet *Größenzunahme* eines Organs durch Vergrößerung der einzelnen Zellen, z. B. des Herzmuskels, mit dem Versuch, die Leistung dieses Organs den erhöhten Anforderungen anzupassen.

Atrophie ist *Gewebeverlust,* z.B. Substanzschwund eines gelähmten Muskels (Muskelatrophie).

20. Welches sind die Zeichen einer akuten Entzündung?

Als *Allgemeinreaktionen* können *Fieber,* im Blutbild eine Leukozytenvermehrung (Leukozytose), beschleunigte *Blutkörperchensenkung* und Veränderungen der Bluteiweißzusammensetzung in der *Elektrophoresekurve* auftreten.

Im befallenen Gewebe können sich durch Erweiterung der Blutgefäße und Austritt von Blutflüssigkeit im Gewebe zeigen:

Rötung (Rubor),

Schwellung (Tumor),

Überwärmung (Calor),

Schmerz (Dolor),

Beeinträchtigung der Funktion.

Ins befallene Gewebe wandern polymorphkernige *Leukozyten* ein, die Lymphozyten bilden Gegenstoffe *(Antikörper).*

In Körperhöhlen können sich *seröse, eitrige oder blutige Ergüsse* ansammeln.

Blut

Allgemeines

1. Wie heißt die Lehre vom Blut, den blutbildenden Organen und den Blutkrankheiten?

Hämatologie.

2. Inwiefern kann das Blut als Gewebe bezeichnet werden?

Es kann als eine Art von flüssigem Gewebe aufgefaßt werden, wobei die Zellen in Flüssigkeit verteilt sind.

3. Welche Aufgaben hat das Blut?

Es ist ein *Transportorgan:* es transportiert z.B. Sauerstoff und Nährstoffe oder lebenswichtige Hormone zum Gewebe hin und von dort CO_2 und Schlackenstoffe zu den Ausscheidungsorganen (Lunge, Leber, Darm, Niere, Haut).

Es ist ein *Verbindungs-* und *Vermittlungsorgan:* es verbindet die Organe untereinander und koordiniert ihre Tätigkeit durch Nachrichtenvermittlung der Hormone und anderer Stoffe (z.B. Anregung des Atemzentrums durch Kohlensäure).

Die Aufrechterhaltung der lebenswichtigen Salzkonzentrationen, der *osmotische Druck,* wird durch das Blut mit Austausch von Wasser und Salzen in den Geweben besorgt.

Das Blut ermöglicht durch *Wärmeausgleich und Wärmeabgabe* die konstante Körpertemperatur.

Durch die Leukozyten und Antikörper nimmt das Blut einen wesentlichen Anteil an der *Infektabwehr.*

4. In welchem Teil des Kreislaufsystems findet der Stoffaustausch statt?

Der Stoffaustausch zwischen Blut und Gewebe findet durch die *Kapillarwandungen* statt.

5. Welche Farbe können Blut und Blutserum haben?

Sauerstoffreiches, arterielles Blut ist *hellrot,*

sauerstoffarmes, venöses Blut *dunkelrot.*

Das *Serum* ist durch Bilirubin normalerweise schon etwas *gelblich* gefärbt, durch vermehrtes Blutfett kann es *milchig-trüb* sein.

6. Wie groß ist die Gesamtblutmenge des Körpers?

Je nach Körpergewicht beträgt die Gesamtblutmenge 8% des Körpergewichts oder *5–6 Liter*.

7. Wie groß ist die zirkulierende Blutmenge?

Sie beträgt etwa *3,5–4 Liter;* der Rest des Blutes befindet sich in *Reservedepots*.

8. Wo finden sich Blutdepots im Körper?

Vor allem *Leber* und *Milz* enthalten *Blutreserven,* die bei Bedarf, z. B. bei Blutverlusten, zur Auffüllung des Kreislaufs herangezogen werden.

9. Wie werden 10%, 30% und 50% Blutverluste der Gesamtblutmenge vertragen?

Ein Blutverlust von 10% wird von einem Gesunden *ohne Beschwerden* vertragen. Ein Blutverlust von 1/3 der Gesamtblutmenge ist bereits *bedenklich*. Ein akuter Verlust der Hälfte der Blutmenge kann *tödlich* sein.

10. Welcher Umstand spielt außer der Blutmenge noch eine Rolle für die Gefährlichkeit eines Blutverlustes?

Außer der verlorenen Blutmenge erhöht auch die Geschwindigkeit eines Blutverlustes die Gefahren einer Blutung. *Rascher Blutverlust* ist gefährlicher als eine *langsame Sickerblutung*, chronischer langsamer Blutverlust bleibt lange Zeit unbemerkt.

11. Wie versucht der Organismus einen akuten Blutverlust auszugleichen?

Die Kompensationsmechanismen eines akuten Blutverlusts sind Engstellung der peripheren Gefäße (Blässe, Kälte) und Erhöhung der Kreislaufgeschwindigkeit des Blutes (Tachykardie).

12. Wie nennt man eine zu große und eine zu geringe Blutmenge?

Ein vergrößertes Blutvolumen nennt man *Hypervolämie;* eine verkleinerte Blutmenge heißt *Hypovolämie*.

Blutbildung und Knochenmark

13. Wo werden die Blutzellen gebildet?

Im *roten Knochenmark* werden die roten Blutkörperchen *(Erythrozyten),* die gekörnten weißen Blutkörperchen *(Leukozyten)* und die Blutplättchen *(Thrombozyten)* gebildet. Diese Zellen entwickeln sich aus den *Stammzellen* des Knochenmarks und durchlaufen verschiedene *Reifungsstadien* bis zu ihrer endgültigen Form.

Ein Teil der Stammzellen wandert in der frühen Embryonalzeit aus dem Knochenmark in die lymphatischen Organe (Lymphknoten, Milz, Thymusdrüse), wo sich aus ihnen die *Lymphozyten* bilden.

Auch die *Monozyten* entstehen aus den Stammzellen des Knochenmarks.

Dies gilt für den erwachsenen Menschen. Fetale Blutbildung findet auch in den Röhrenknochen, in der Milz und der Leber statt.

14. Wo findet sich rotes Knochenmark?

Die *platten Knochen* enthalten *rotes Knochenmark,* z.B. Brustbein, Becken, Wirbel, Rippen, Schulterblatt, Schädeldach, Hand- und Fußwurzelknochen.

Die langen *Röhrenknochen* enthalten beim Erwachsenen nur gelbes Fettmark.

15. Wie kann das Knochenmark der Untersuchung zugänglich gemacht werden?

Durch die *Knochenmarkpunktion* kann Knochenmarkgewebe gewonnen und untersucht werden.

16. Wo wird die Knochenmarkpunktion meistens vorgenommen?

Zur Knochenmarkpunktion eignet sich das *Brustbein* (Sternalpunktion) oder der *Beckenkamm* (Beckenkammbiopsie).

17. Wie wird eine Sternalpunktion durchgeführt?

Zur Sternalpunktion richtet man auf einem Tablett:

Jod und *Stieltupfer* zur Desinfektion der Haut.

Lokalanästhetikum mit Spritzen und Kanülen.

Die sterile *Sternalpunktionsnadel* mit Mandrin.

Eine gut *ziehende Spritze* zum Ansaugen des Knochenmarks.

Uhrglasschälchen zum Aufnehmen des Punktats.

Fettfreie, saubere *Objektträger* zum Ausstreichen des Knochenmarks.

Sterile Tupfer zur Kompression der Punktionsstelle und *Schnellverband.*

18. Welche Maßnahmen sind bei der Sternalpunktion für den Patienten unangenehm oder schmerzhaft?

Das *Einstechen* zur Anästhesie, das *Eindrücken* der Sternalpunktionskanüle in das Brustbein und besonders das *Ansaugen des Knochenmarks.*

19. Welche Bedeutung hat die Knochenmarkpunktion?

Die Knochenmarkpunktion ermöglicht ein Urteil über Störungen der *Blutzellenbildung* und ist bei vielen hämatologischen Krankheiten sehr wichtig, z.B. Leukämien, Anämien, Thrombopenien und Panmyelopathien.

20. Wozu dient eine Beckenkamm-Nadelbiopsie?

Durch die Biopsie sind Struktur und Stoffwechsel des *Knochengewebes* und die intakte Struktur des *Knochenmarkes* in seiner natürlichen Umgebung histologisch beurteilbar. Dadurch ist das Ergebnis der Biopsie der zytologischen Untersuchung durch Aspiration des Knochenmarks bei der Sternalpunktion überlegen.

Der *Knochenstoffwechsel* wird vor allem durch Hormone, Niere und Darm geregelt.

21. Wie wird eine Beckenkamm-Nadelbiopsie durchgeführt?

Sie wird meist an der *Spina iliaca posterior superior* vorgenommen. Der Patient wird auf dem Bauch gelagert.

Nach gründlicher *Hautdesinfektion* wird eine *Lokalanästhesie* von Haut und Periost angelegt.

Es werden außerdem gerichtet:

ein *Lochabdecktuch,*

chirurgische *Handschuhe,*

Einmalmesser zur Hautinzision,

Tupfer,

die *Spezialbiopsiekanüle* mit verriegeltem Mandrin, Jamshidi-Punktionskanüle,

ein *Gefäß* zur Aufnahme des Punktatzylinders und

ein steriler *Abdeckverband.*

22. Welche wichtigen Zellen kommen normalerweise im Sternalmark vor?

Erythroblasten, Mutterzellen, aus denen die Erythrozyten entstehen;

Myeloblasten und *Myelozyten* und deren Zwischenstufen, aus denen sich die granulierten Leukozyten bilden;

Megakaryozyten, Stammzellen, die zu Thrombozyten zerfallen;

Plasmazellen, den Lymphozyten ähnliche Zellen, aber mit größerem Plasmasaum. Sie kommen auch vereinzelt im peripheren Blut vor.

23. Was versteht man unter einer autologen Knochenmarkstransplantation?

Unter einer KMT versteht man die Infusion von *körpereigenem* (= autologem) Knochenmark, das *vor* der intensiven Chemotherapie oder Bestrahlung abgenommen und eingefroren wurde.

24. Bei welchen Krankheiten wird eventuell eine autologe Knochenmarkstransplantation vorgenommen?

Z.B. bei schwerer *aplastischer Anämie, akuter Leukämie, malignen Lymphomen.*

Die Behandlung maligner Krankheiten durch Chemotherapie oder Strahlen wird durch die allgemeine *Schädigung des Knochenmarks* begrenzt. Durch die Möglichkeit der KMT können aber *höhere Dosen* verabreicht und mehr Erfolge erzielt werden.

Zusammensetzung des Blutes

25. Aus welchen Bestandteilen besteht das Blut?

Es besteht zu 55% aus den flüssigen Bestandteilen, dem *Blutplasma,* und zu 45% aus 3 Arten von Blutkörperchen, den roten Blutkörperchen, *Erythrozyten,* den verschiedenen Arten von weißen Blutkörperchen, *Leukozyten,* und den Blutplättchen, *Thrombozyten.*

Blutplasma

26. Woraus setzt sich das Blutplasma zusammen?

Unter Blutplasma versteht man die Gesamtheit der flüssigen Blutbestandteile. Das Blutplasma enthält 90% *Wasser.*

Als *Elektrolyte* finden sich: Natrium-, Kalium-, Kalzium- und Magnesiumsalze als Chloride, Karbonate und Phosphate gelöst, z.B. 0,6–0,7% Kochsalz (NaCl).

Plasmaeiweißkörper sind das leicht gerinnbare Fibrinogen, das Albumin und die verschiedenen Globulinarten.

Außerdem sind als *wichtige Stoffe* im Blut zu nennen:

Glukose (Blutzucker), Bilirubin, Prothrombin, Harnstoff, Harnsäure, Kreatinin, Fettstoffe (Lipide), Cholesterin, Eisen, Kupfer, Hormone und Enzyme.

27. Was nennt man Blutserum?

Blutserum ist das *Plasma ohne Fibrinogen,* d.h., es besteht aus der Blutflüssigkeit mit dem gelösten Albumin und den Globulinen (s. Gerinnung, Frage 45, S. 14).

28. Welche Aufgabe hat das Fibrinogen?

Das Fibrinogen ist ein leicht gerinnbarer Eiweißkörper aus fadenförmigen Molekülen. Bei der Blutgerinnung wird das *gelöste Fibrinogen* in das *feste Fibrin* verwandelt und bildet ein festes Blutgerinnsel, das eine Blutung zum Stehen bringen kann und als Wundverschluß dient.

29. Welche Aufgaben hat das Albumin?

Albumin *bindet* an seiner Oberfläche Stoffe und Medikamente, die von ihm aufgenommen, *transportiert* und an entsprechender Stelle abgeladen werden (Huckepackverkehr).

Albumin *hält Wasser fest,* so daß dieses nicht so leicht ins Gewebe eindringen kann. Bei Verlust von Albumin (Hypalbuminämie), z. B. bei Eiweißmangelernährung, können sich Ödeme bilden („Hungerödem").

30. Welche Aufgabe haben die Globuline?

Die Globuline sind ein *Gemisch* sehr verschiedener *großmolekularer Eiweißkörper.* Man unterscheidet 4 Fraktionen: α_1-, α_2-, β-, γ-Globuline.

Einige von ihnen *transportieren* auch durch lockere Bindung an ihrer Oberfläche Stoffe von Organ zu Organ. So werden Eisen, Kupfer, aber auch Hormone u. a. befördert.

Unter den Globulinen finden sich auch *Antikörper* zur Infektionsabwehr, besonders im Gammaglobulinbereich.

31. Welche Untersuchungen stehen mit den Bluteiweißkörpern in Beziehung?

Die Senkungsgeschwindigkeit der Erythrozyten *(„Blutsenkung")* wird durch *Veränderungen* in der Zusammensetzung der Bluteiweißkörper beeinflußt.

Die genaueste Untersuchung der Serumeiweißkörper wird durch die *Elektrophorese* erreicht, die das Verhältnis der Eiweißkörper in Prozenten anzeigt.

32. Wie wird eine Blutsenkung durchgeführt?

Zur Blutsenkung wird eine *2-ml-Spritze* mit 0,4 ml Natrium citricum aufgezogen. Durch dieses wird das Blut ungerinnbar gemacht. Zum Natrium citricum wird dann aus der Vene Blut bis insgesamt 2 ml, also 1,6 ml Blut, aufgezogen und langsam, aber gründlich mit dem Natrium citricum vermischt (kippen, nicht schütteln!).

Das Gemisch wird in ein *Senkungsröhrchen* bis zur Marke Null gefüllt, ohne daß in der Spritze oder im Röhrchen Luftblasen entstehen.

Das Gestell, in dem sich das Senkungsröhrchen befindet, darf nicht an einem warmen Ort (also nicht über der Heizung oder in der Sonne am Fenster) aufgestellt werden.

Es werden Name des Patienten und Nr. des Röhrchens sowie die Uhrzeit *sofort aufgeschrieben* und möglichst eine Weckuhr auf 60 Minuten zum Ablesen gestellt. Die Blutsenkung wird *nach einer* und *nach 2 Stunden abgelesen.*

Die *normale Blutsenkung* (BSG) beträgt beim Mann in der 1. Stunde 3–8, in der 2. Stunde 5–18 mm, bei der Frau in der 1. Stunde 6–11, in der 2. Stunde 6–20 mm.

33. Worauf beruht das Prinzip der Elektrophorese?

Die Serumeiweißkörper bewegen sich im *elektrischen Feld* mit verschiedener Geschwindigkeit. Die Albumine wandern am schnellsten in der Richtung des elektrischen Stromes, der durch einen Filterpapierstreifen fließt. Die γ-Globuline bewegen sich kaum vom Auftragungsort des Serums weg. Durch diese verschiedene *Wanderungsgeschwindigkeit* werden die Serumeiweißkörper *voneinander getrennt* und danach mengenmäßig bestimmt.

34. Wie sieht das normale Serumeiweißbild aus?

Als ungefähre *Richtzahlen* dürfen gelten:

Albumin: ca. 60%; α_1-Globuline: ca. 4%; α_2-Globuline: ca. 8%; β-Globuline: ca. 12%; γ-Globuline: ca. 16–20%. Gesamteiweiß: s. Frage 37.

35. Welche typischen Elektrophoreseveränderungen gibt es?

Ein unspezifisches Syndrom, z. B. bei frischen entzündlichen Prozessen: Albuminverminderung (Hypalbuminämie) und Vermehrung der α_2-Globuline.

Das nephrotische Syndrom: Hypoproteinämie, starke Hypalbuminämie, starke Vermehrung der α_2- und β-Globuline (s. Frage 112, S. 289).

Syndrom der chronischen Entzündung: α_2- und γ-Globulin-Vermehrung.

Leberzirrhose: starke γ-Globulin-Vermehrung (s. Frage 307, S. 260ff).

Plasmozytom (s. Frage 160 u. 177, S. 33 u. 36): starke, *schmalbasige* Erhöhung einer Globulinfraktion in der Elektrophorese, z. B. besteht bei Gammaplasmozytom ein sehr hoher Gammagipfel.

36. Was versteht man unter Immunelektrophorese?

Bei der Immunelektrophorese wird die *elektrische Auftrennung* der Globuline mit der Fällung bestimmter Eiweißkörper durch *Antiseren* kombiniert. Es lassen sich damit weitere Unterscheidungen innerhalb der großen Gruppe der Serumeiweißkörper feststellen.

37. Wie hoch soll der Gesamteiweißgehalt des Serums sein?

Das *Gesamteiweiß* im Serum liegt normal zwischen 6,5 und 8 g/l.

38. Wie nennt man eine krankhafte Verminderung des Serumeiweißes?

Hypoproteinämie.

39. Was ist Lipämie?

Vermehrter Fettgehalt des Blutes, wobei das Serum milchig-trüb aussehen kann.

40. Welche Enzyme werden im Blutserum häufig bestimmt?

Serumamylase bei Pankreaserkrankungen.

Transaminasen SGOT, SGPT, LDH bei Leberkrankheiten und Herzinfarkt.

Kreatinphosphokinase = CPK bei Herzinfarkt.

Alkalische Phosphatase und die *LAP* bei Gallenstauung.

41. Welche Elektrolyte sind im Serum wichtig?

K = Kalium, Na = Natrium, Ca = Kalzium, Mg = Magnesium, Fe = Eisen, Cu = Kupfer.

42. Welche Bedeutung haben Veränderungen des Elektrolytgehaltes im Serum?

Ein *Zuviel* oder *Zuwenig,* z. B. Hyper- oder Hypokaliämie, *-kalzämie* oder *-natriämie* können schwere Störungen an den inneren Organen verursachen.

43. Welche Veränderungen der Elektrolyte sind wichtig?

Hypokaliämie, bei Kaliumverlust durch starke Diurese oder bei Leberzirrhose, auch bei Laxantienmißbrauch

Hypokalzämie bei Tetanie durch Hypoparathyreoidismus,

Hyperkaliämie bei Niereninsuffizienz.

44. Wie nennt man die Konstanz des inneren Milieus?

Homöostase.

Blutgerinnung

45. Wie verläuft die Gerinnung des Blutes?

Die Blutgerinnung verläuft in 3 Phasen:

In der ersten Phase wird das Prothrombin im Blut, das aus der Leber stammt, in *Thrombin* verwandelt.

In der zweiten Phase bewirkt das Thrombin die Umwandlung des flüssigen Fibrinogens in festes *Fibrin*.

In der dritten Phase zieht sich das Fibrin zu einem Fasernetz zusammen, in dem die Blutzellen liegen. Von diesem Blutkuchen wird das flüssige gelbliche *Serum* abgepreßt. Das geronnene Blut verschließt die Austrittstellen der Blutung durch *Krustenbildung*.

46. Wie kommt es zur Umwandlung von Prothrombin in Thrombin?

Durch Gewebeverletzung wird unter Mitwirkung von Gerinnungsfaktoren ein Ferment, die Gewebethrombokinase (= Thromboplastin), aktiviert.

Durch den Zerfall von *Blutplättchen* (Thrombozyten) wird die Blutthrombokinase frei.

In Gegenwart von *Kalziumionen* und dem plasmatischen Gerinnungsfaktor VIII (antihämophiles Globulin) wird durch Thrombokinase Prothrombin in Thrombin umgewandelt. Wenn einer dieser Faktoren fehlt, kommt es nicht zur Blutgerinnung.

47. Bitte schreiben Sie ein einfaches Schema der Blutgerinnung auf!

Durch Gewebeverletzung oder Gefäßverletzung kommt es zu Thromozytenzerfall mit Freisetzung von *Thrombokinase:*

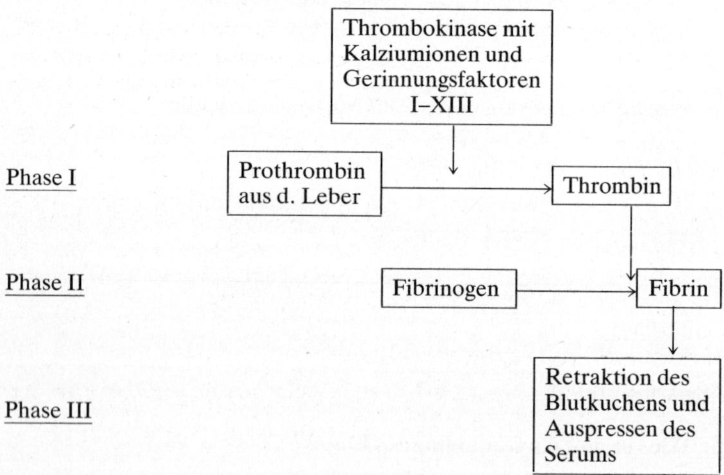

48. Wo und wie wird das Prothrombin gebildet?

Das Prothrombin wird in der *Leber* unter Mitwirkung des *Vitamin K* produziert. Bei Vitamin-K-Mangel oder bei Leberkrankheiten kann zu wenig Prothrombin gebildet werden.

49. Wie wird das Prothrombin gemessen?

Der Prothrombinspiegel wird durch die Bestimmung der Thromboplastinzeit, auch Quick-Test genannt, bestimmt. Normal sind 80–100% Quick-Wert. Sinkt der Prothrombinspiegel unter 20%, so besteht die *Gefahr einer Blutung*.

50. Kann man die Gerinnungsfähigkeit des Blutes herabsetzen?

Man kann die Gerinnungsfähigkeit des Blutes z. B. durch Entzug der *Kalziumionen* mit Natrium citricum (s. Blutsenkung) oder Oxalsäure aufheben.

Ferner kann man den Prothrombinspiegel durch *Antikoagulantien,* z. B. Heparin oder Kumarinderivate, herabsetzen, wie z. B. bei Herzinfarkt, Thrombose oder Embolieneigung.

51. Wie wird eine Heparinbehandlung kontrolliert?

Die Heparindosierung wird nach der partiellen Thromboplastinzeit (PTT) eingestellt. Die PTT beträgt normalerweise 25–30 Sekunden und sollte bei therapeutisch wirksamer Heparinisierung um das 1,5– bis 2fache verlängert sein.

52. Wozu wird die partielle Thromboplastinzeit gemessen?

Die partielle Thromboplastinzeit (PTT) ist die Gerinnungszeit nach Zusatz von Thrombozytenfaktor 3 und Kalziumionen. Sie dient als Suchtest bei Verdacht auf eine hämorrhagische Diathese und zur Überwachung einer Heparintherapie.

53. Was wird Faktor VIII genannt?

Der Faktor VIII ist das *antihämophile Globulin,* das zur Blutgerinnung unentbehrlich ist. Wenn es ganz oder teilweise fehlt, wie bei der Bluterkrankheit = *Hämophilie A,* besteht eine Blutgerinnungsstörung mit der Gefahr unstillbarer Blutungen. Bei Blutungen oder vor Operationen, auch Zahnziehen, muß Faktor VIII zugeführt werden.

54. Welche Bedeutung hat der Faktor IX?

Beim Mangel an Faktor IX (= Christmasfactor) liegt eine Form der Bluterkrankheit, die *Hämophilie B,* vor. Zu ihrer Behandlung gibt es Faktor-IX-Konzentrate.

55. Was nennt man Hämostyptika?

Blutgerinnungsfördernde Medikamente, die zur Blutstillung verwendet werden.

56. Was ist Plasmin?

Plasmin ist ein *Enzym,* das Blutgerinnsel wieder *auflösen* kann. Eine Vorstufe des Plasmins (Plasminogen) befindet sich im Blutplasma. Die Aktivierung zu Plasmin kann durch *Streptokinase* oder *Urokinase* in Gang gebracht werden.

Man kann in der *Behandlung* von Thrombosen oder Embolien Plasmin zur Auflösung von Blutgerinnseln therapeutisch anwenden. Eine *sehr genaue Kontrolle* der *Blutgerinnungsfaktoren* ist bei einer solchen Behandlung unerläßlich.

57. Was versteht man unter Blutungszeit?

Als Blutungszeit gilt die Zeit, bis zu der nach einer kleinen Stichverletzung eine *vorläufige Blutstillung* eingetreten ist. *Normale Blutungszeit* 2–3 Minuten.

58. Was nennt man Gerinnungszeit?

Die Zeit bis zur Ausbildung eines *festen Blutgerinnsels* wird als Gerinnungszeit bezeichnet. Sie beträgt *normalerweise* bis zu 8 Minuten.

Korpuskuläre Elemente des Blutes

(Abb. 1)

Erythrozyten

59. Wo werden die Erythrozyten gebildet?

Sie entstehen im *Knochenmark* aus den Erythroblasten.

60. Wie sehen die Erythrozyten aus?

Sie sind flache gelbgrüne Scheibchen von ca. 8 µm Durchmesser (= 0,008 mm) mit einer flachen Delle an den Ober- und Unterseiten.

61. Was ist 1 µm?

1 µm = 1 Mikrometer = ein Tausendstel mm = 1 Millionstel Meter (früher auch 1 µ geschrieben und 1 mü gesprochen).

62. Wie sehen jugendliche Erythrozyten aus, und wie heißen sie?

Jugendliche Erythrozyten zeigen Strukturen (Kernreste), die sich blau färben lassen. Sie heißen *Retikulozyten.*

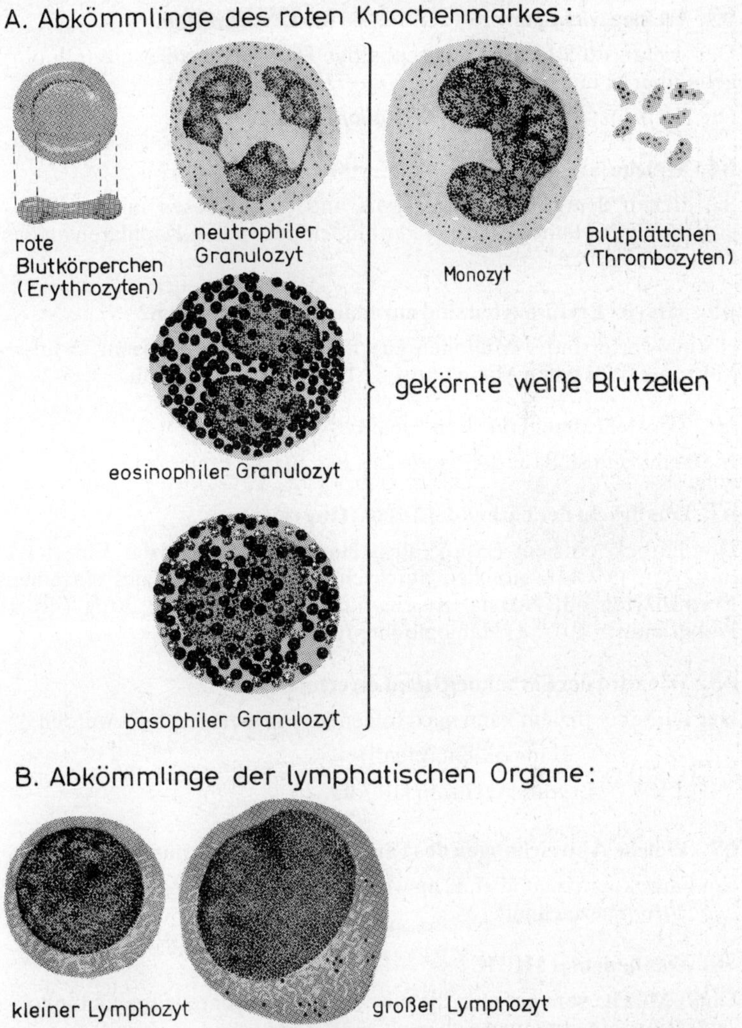

Abb. 1 Die Blutzellen. A Abkömmlinge des Knochenmarks sind die Erythrozyten, die Granulozyten, die Monozyten (teilweise) und die Blutplättchen (Thrombozyten). B Abkömmlinge der lymphatischen Organe sind die kleinen und die großen Lymphozyten. Die Auszählung der einzelnen Blutzellen ergibt den Prozentanteil. Granulozyten, Lymphozyten und Monozyten werden als weiße Blutkörperchen (Leukozyten) zusammengefaßt (aus *Faller, A.*: Der Körper des Menschen, 11. Aufl. Thieme, Stuttgart 1988)

63. Welche wichtigen Stoffe enthalten die Erythrozyten?

Der wichtigste Stoff ist das eisenhaltige Häm, das an Eiweiß (Globin) gebunden ist und daher *Hämoglobin (Hb)* heißt.

Die Erythrozyten sind auch sehr *kaliumreich*.

64. Welche Aufgaben haben die Erythrozyten?

Sie dienen dem *Sauerstofftransport,* indem sie diesen mit Hilfe des eisenhaltigen Hämoglobins locker binden und in den Kapillaren an das Gewebe abgeben.

65. Wieviel Erythrozyten sind normalerweise vorhanden?

Normalwerte sind 5 Millionen Erythrozyten in 1 mm^3 (mm^3 = µl = Mikroliter) für einen Mann und 4,5 Millionen für eine Frau.

66. Wieviel Hämoglobin ist normal?

In 100 ml Blut sind für den Mann 14–18 g, für die Frau 12–16 g Hb.

67. Was drückt der Färbekoeffizient (Hb_E) aus?

Der Färbekoeffizient (Hb_E), auch Hämoglobingehalt des Einzelerythrozyten (MCH), gibt den durchschnittlichen Gehalt des einzelnen Erythrozyten an. Normal ist ein Färbekoeffizient von 30 pg (pg = Pikogramm = 10^{-12} g) Hämoglobin pro Erythrozyt.

68. Wie wird der Färbekoeffizient errechnet?

Der Färbekoeffizient kann nach folgender Formel errechnet werden:

$$\text{MCH (pg)} = \frac{\text{Hämoglobin (mg/dl)}}{\text{Erythrozytenzahl } (10^9/\text{dl})}$$

69. Welche Abweichungen des Färbekoeffizienten kommen vor?

Ein Färbekoeffizient über 32 pg wird als *hyperchrom* und unter 28 pg als *hypochrom* bezeichnet.

70. Was bedeutet MCHC?

Unter MCHC versteht man die mittlere korpuskuläre Hämoglobinkonzentration. Sie errechnet sich nach:

$$\text{MCHC (g/dl)} = \frac{\text{Hämoglobin (g/dl)}}{\text{Hämatokrit (l/l)}}$$

71. Welche Parameter werden im roten Blutbild gemessen, welche errechnet?

Gemessen werden Erythrozytenzahl, Hämoglobin und MCV. Hämatokrit, MCH und MCHC werden errechnet.

72. Was gibt das MCV an?

Das MCV (= *m*ittleres *Z*ell*v*olumen) gibt das *Durchschnittsvolumen des einzelnen Erythrozyten* an. Normal ist um 90 μm^3. Ist das Durchschnittsvolumen kleiner, spricht man von *Mikrozytose* (z. B. bei hämolytischer Anämie), ist es größer, von *Megalozytose* (z. B. bei perniziöser Anämie).

73. Wie wird der Hämatokrit bestimmt?

Ungerinnbar gemachtes Blut wird in eine kleine Hämatokritkapillare eingefüllt und zentrifugiert. Die *sedimentierte Erythrozytensäule* wird abgelesen. Sie stellt das prozentuale *Volumen der Erythrozyten* vom Gesamtblut dar. Normal bei Männern um 47%, bei Frauen um 42%.

74. Wie groß ist die Gesamtoberfläche aller Erythrozyten?

Sie beträgt etwa 3000 m^2 (= z. B. 30 m × 100 m).

75. Welche Faktoren sind zur normalen Bildung der Erythrozyten erforderlich?

Wichtig für eine genügende Zahl reifer Erythrozyten sind: Eisen, Eiweiß, Vitamin B_{12}, Folsäure und der Intrinsic factor.

76. Welche Rolle spielen Vitamin B_{12}, Folsäure und Intrinsic factor bei der Blutbildung?

Der *Intrinsic factor* ist ein Enzym, das von bestimmten Zellen der Magenschleimhaut gebildet wird und für die Resorption von Vitamin B_{12} unbedingt notwendig ist.

Vitamin B_{12} (Zyanokobalamin) wird im Dünndarm aufgenommen, in der Leber gespeichert und nach Bedarf ans Knochenmark abgegeben. Es ist für die Ausreifung der Erythrozyten unentbehrlich.

Die *Folsäure* ist Teil des Vitamin-B-Komplexes. Auch sie ist für die Ausreifung der Erythrozyten unerläßlich. Mangel an Vitamin B_{12} oder Folsäure führt zur perniziösen Anämie (s. Frage 128–134, S. 27 u. 28).

77. Wo können außer im Knochenmark ausnahmsweise noch Erythrozyten gebildet werden?

Im Embryonalleben und bei Blutkrankheiten (z. B. bei Leukosen) findet man Blutbildungsherde auch in *Leber* und *Milz*.

78. Wie lang ist die Lebensdauer der Erythrozyten?

Ein Erythrozyt lebt etwa 120 Tage im Blut.

79. Wie werden die Erythrozyten abgebaut?

Der Abbau der Erythrozyten erfolgt im *retikuloendothelialen* Gewebe

(RES, s. Frage 17f, S. 50 u. 51) in Milz, Leber und Knochenmark. Aus dem Häm, dem eisenhaltigen Farbstoffanteil des Hb, werden Gallenfarbstoffe gebildet. Das Eisen wird im Blut als Ferritin an Eiweiß gebunden transportiert und in der Leber und im Knochenmark gespeichert.

80. Was versteht man unter Hämolyse?

Wenn Hämoglobin aus den Erythrozyten austritt, nennt man das Hämolyse. Das Blut erscheint dann im Ausstrichpräparat lackartig rot.

81. Was sind Porphyrine?

Porphyrine sind Abbauprodukte des *Hämoglobins,* die normalerweise nur in geringen Mengen vorkommen. Die Porphyrien sind Krankheitszustände mit Vermehrung dieser Stoffe (s. S. 350).

82. Wie nennt man die übermäßige krankhafte Eisenspeicherung?

Eine übermäßige Ablagerung von eisenhaltigem Pigment (Hämosiderin) nennt man *Hämochromatose.* Sie befällt vor allem Leber, Pankreas und die Haut.

83. Welche pathologischen Formen der Erythrozyten gibt es?

Abnorm große Erythrozyten nennt man *Megalozyten.* Sie kommen bei perniziöser Anämie vor.

Ferner gibt es sogenannte Kugelzellen = *Sphärozyten,* die eine verkürzte Lebensdauer haben.

Außerdem gibt es sichelförmige Erythrozyten bei der *Sichelzellanämie,* die nur bei Negern vorkommt.

Die verschiedene Färbung der Erythrozyten wird als *Polychromasie,* die verschiedenartige Form als *Poikilozytose* bezeichnet. *Anisozytose* bedeutet verschieden große Erythrozyten.

84. Gibt es Krankheiten des Hämoglobins?

Es gibt mehrere *Hämoglobinvarianten,* die als anlagebedingte krankhafte Veränderungen auftreten können. Wichtige *Hämoglobinopathien* sind:

Die verschiedenen Formen der erblichen *Thalassämien,* die hauptsächlich in den *Mittelmeerländern* (Italien, Griechenland, Türkei) vorkommen und

die *Sichelzellanämie,* eine angeborene chronische hämolytische Anämie mit abnormen Hb und mit Sichelform der Erythrozyten bei *Negern.*

Leukozyten

85. Welche Gruppen von Leukozyten gibt es?

Es gibt *3 Gruppen von Leukozyten:*

Granulozyten,

Lymphozyten und

Monozyten.

86. Wo werden die Leukozyten gebildet?

Die Granulozyten werden im roten *Knochenmark* gebildet. Alle ihre Formen werden zur myeloischen Reihe zusammengefaßt (Myelon = Mark).

Die *Lymphozyten* entstehen in den lymphatischen Organen: Thymus, Milz, Lymphknoten, Tonsillen.

Gewisse Lymphozyten können sich im Lymphgewebe des Darmes in *Plasmazellen* mit breitem Protoplasmasaum umwandeln.

Die *Monozyten* werden im *Knochenmark* produziert. Sie können sich in *Makrophagen* umwandeln und wie die Granulozyten als „Freßzellen" körperfremde Substanzen in sich aufnehmen und beseitigen (Phagozytose).

87. Welche Arten von Granula kommen bei den Leukozyten vor?

Die Zellen mit *neutrophilen,* nicht färbbaren Granula (= Körnchen) sind am zahlreichsten.

Die Körnchen in den *eosinophilen* Leukozyten lassen sich rot färben.

Die *basophilen* Leukozyten zeigen blaugefärbte Granula.

88. Welche Reifungsgrade machen die Granulozyten durch?

Die Entwicklung beginnt im Knochenmark mit den *Myeloblasten,* die sich über Promyelozyten, *Myelozyten* und Metamyelozyten weiter entwickeln. Aus diesen werden im Blut über die *Stabkernigen* die *segmentkernigen Granulozyten* gebildet. Die Reifung durchläuft bei neutrophilen, eosinophilen und basophilen Leukozyten die gleichen Stufen.

89. Wie sieht ein normales weißes Blutbild aus?

Die *Gesamtzahl* der Leukozyten beträgt 6000–8000 pro mm^3. Davon sind ca. 2% Stabkernige, ca. 57% Segmentkernige, ca. 30% Lymphozyten, ca. 6% Monozyten, ca. 4% Eosinophile und ca. 1% Basophile (Differentialblutbild).

90. Was nennt man Linksverschiebung?

Eine Zunahme der *Jugendlichen* und *Stabkernigen.* Sie tritt z.B. als Zeichen einer *akuten Entzündung* auf.

91. Was ist eine Leukozytose?

Eine *Leukozytenvermehrung* über 10000 pro µl. Sie tritt z.B. bei *Entzündungsvorgängen* auf.

92. Was versteht man unter Leukopenie?

Das *Absinken der Leukozyten* unter 5000 pro µl. Sie ist das Zeichen einer Schädigung der *Leukopoese* = Bildung von Leukozyten.

93. Welche besondere Bedeutung haben die basophilen Leukozyten?

In ihren Granula ist *Heparin* enthalten.

94. Wie nennt man Vermehrung oder Fehlen der Eosinophilen?

Eine Vermehrung heißt *Eosinophilie,* ein Fehlen *Aneosinophilie.*

95. Wann kommt es zu einer Eosinophilie?

Eine Eosinophilie wird oft bei *allergischen Erkrankungen* oder bei *Wurmkrankheiten* beobachtet.

96. Wo kommen die Leukozyten vor?

Leukozyten finden sich im Knochenmark, im Blut, in der Lymphflüssigkeit, in lymphatischen Organen und im Liquor. *Nur 5%* aller Leukozyten finden sich *im strömenden Blut.*

97. Wie können sich die Leukozyten bewegen?

Sie zeigen *amöbenartige Beweglichkeit* und können durch Spalten der Kapillarwände in das Gewebe auswandern: *Diapedese.*

Sie werden durch bestimmte Stoffe (Zelltrümmer, Fremdkörper, Krankheitserreger) angelockt: *Chemotaxis.*

Sie können Fremdkörper umfließen und in sich aufnehmen: *Phagozytose.*

Die Leukozyten sind *einzellige Gebilde.*

98. Was nennt man Phagozytose?

Die „Freßzellen" können körperfremde Substanzen (Antigene wie Bakterien, Viren, Zelltrümmer oder auch unbelebte Substanzen) *in sich aufnehmen* und durch *Verdauung* unschädlich machen. Diesen Vorgang nennt man *Phagozytose.*

99. Was versteht man unter Freßzellen?

Als Freßzellen oder Phagozyten bezeichnet man die *polymorphkernigen Leukozyten* und besonders die aus den Monozyten entstandenen *Makrophagen.*

100. Auf welche Weise können Phagozyten Fremdsubstanzen angreifen?

Im Plasma der Freßzellen finden sich *Bläschen mit Verdauungsenzymen,* die Fremdsubstanzen zersetzen und auflösen können.

101. Wodurch entsteht die Entzündungsreaktion im Gewebe?

Bei der Phagozytose geht auch ein Teil der Freßzellen zugrunde. Ihre *Zerfallsprodukte,* z.B. *Enzyme,* greifen auch das gesunde Gewebe an, was als Entzündungsreaktion in Erscheinung tritt.

Sie können Fremdkörper umfließen und in sich aufnehmen (Phagozytose).

102. Wie lange leben Granulozyten?

Die durchschnittliche Lebensdauer der Granulozyten beträgt *10 Tage.*

103. Wie entstehen die Lymphozyten?

In der Embryonalzeit entwickeln sich aus den *Stammzellen* des Knochenmarks *zwei Zellarten,* die die Träger des *Immunsystems* sind:

Die *T-Lymphozyten* entstehen unter dem Einfluß der Thymusdrüse. Sie sind hauptsächlich für die *zelluläre Immunreaktion* verantwortlich, d.h. sie können Antigene *erkennen,* zum Teil körperfremde Substanzen *selbst vernichten* oder die B-Lymphozyten über das Antigen *informieren.*

Die *B-Lymphozyten* sind hauptsächlich für die *humoralen* (d.h. in Flüssigkeiten ablaufenden) *Immunreaktionen,* d.h. zur Bildung von *Antikörpern* befähigt, die als Immunglobuline ins Blut abgegeben werden (s. Frage 83, S. 384).

104. Welche Arten von T-Lymphozyten sind zu unterscheiden?

Die *Effektor-* oder *Killerzellen* unter den T-Lymphozyten können eine körperfremde Substanz (Antigen) oder Zelle selbst angreifen.

Die *Helferzellen* unter den T-Lymphozyten informieren die B-Lymphozyten über das Antigen, so daß diese die spezifischen Antikörper bilden können.

Die *Suppressor-* oder *Unterdrückerzellen* regulieren bzw. unterdrücken eine eventuell überstarke Reaktion der Helfer-T-Lymphozyten.

Die *Memory-* oder *Erinnerungszellen* behalten die Erinnerung an einen Fremdstoff, mit dem der Körper einmal in Kontakt trat und gegen den er Abwehrstoffe (Antikörper) gebildet hat. Sie setzen den Organismus in Stand, die Abwehr sehr schnell zu mobilisieren.

105. Was sind Plasmazellen?

Sie sind den Lymphozyten ähnlich, haben aber einen breiten Plasmasaum. Sie finden sich im Knochenmark; im strömenden Blut sind sie selten. Sie sind eine wichtige Bildungsstätte für Immunglobuline (Antikörper).

Thrombozyten

106. Wo werden die Blutplättchen gebildet?

Die Thrombozyten (Blutplättchen) entstehen im Knochenmark durch Abschnürung aus dem Zytoplasma der *Knochenmarkriesenzellen* (Megakaryozyten). Die Thrombozyten haben keinen Kern. Sie sind 2–3 μm groß und leben ca. 4 Tage.

107. Wieviel Thrombozyten sind normal?

200000–300000 Thrombozyten pro mm^3.

108. Welche Aufgaben haben die Thrombozyten?

Durch den Zerfall von Thrombozyten wird *Thrombokinase* frei, die das *Prothrombin* in *Thrombin* umwandelt. Dieser Vorgang gehört zur ersten Phase der *Blutgerinnung* (s. Frage 45–47, S. 14).

109. Wie nennt man einen Mangel an Thrombozyten?

Thrombozytopenie.

110. Was bedeutet ein Mangel an Thrombozyten?

Bei einer Thrombozytopenie kann es zu *Gerinnungsstörungen,* evtl. zu *bedrohlichen Blutungen* kommen.

111. Wodurch kann es zur Thrombozytopenie kommen?

Durch *infektiös-toxische,* durch *medikamentöse* Schäden oder durch *Strahlenwirkung* (Röntgen, Radium, Atombombe) kann es zu einer Knochenmarkschädigung mit Thrombozytopenie kommen.

Krankheiten des Blutes

Anämien

Allgemeines

112. Was versteht man unter Anämie?

Bei einer Anämie (= Blutarmut) besteht ein Mangel an *Erythrozyten* oder an *Hämoglobin* oder an *beiden.*

Auch Veränderungen an *Form, Größe* und *Färbung* der Erythrozyten kommen bei Anämien vor.

113. Welche Verlaufsarten von Anämien muß man unterscheiden?

Es gibt *akute* und *chronische* Anämien.

114. Wie sind die Symptome einer akuten Anämie?

Blässe, Schwäche, Schwindel, *Herzklopfen, Atemnot,* kalter Schweiß, schlecht gefüllter, schneller Puls, Unruhe, Durst, evtl. Schwarzwerden vor den Augen und *Kollaps* (hypovolämischer Schock; s. Frage 67, S. 73).

115. Welche Erscheinungen kann man bei einer chronischen Anämie beobachten?

Blässe, allgemeine *Leistungsminderung,* leichte Ermüdbarkeit, Neigung zu Schwindel, Kälteempfindlichkeit, schlechtes Gedächtnis, *Herzklopfen* (Tachykardie) und *Atemnot,* besonders bei Belastungen (Belastungsdyspnoe).

116. Wodurch kann es zu einer Anämie kommen?

Blutungsanämien durch Blutverlust.

Mangelanämien durch Mangel an lebenswichtigen Aufbaustoffen: Eisen, Vitamin B_{12}, Folsäure, Intrinsic factor, Eiweiß, z. B. durch erhöhten Bedarf (Schwangerschaft).

Hämolytische Anämien durch vorzeitigen Erythrozytenabbau.

Aplastische Anämien durch Störung der Erythropoese (= Erythrozytenproduktion) bei Knochenmarkschädigung.

Symptomatische Anämien durch infektiöse oder andere toxische Einflüsse. Die Anämie ist dann nur ein Symptom eines akuten oder chronischen Krankheitsprozesses, z. B. Tuberkulose, Krebs, Bleivergiftung u. a. m.

117. Welche Laborbefunde sind bei einer Anämie wichtig?

Das rote Blutbild: Zahl der Erythrozyten, Menge des Hämoglobins und der Hämatokrit, Hb_E, MCV, MCHC.

Evtl. auch Blutgruppe, Retikulozyten, Eisenspiegel, osmotische Resistenz der Erythrozyten, Coombs-Test, Knochenmarkpunktion.

118. Wie kann man die Anämien nach dem Färbekoeffizienten unterscheiden?

Hyperchrome Anämien mit Hb_E über 36 pg: z. B. perniziöse Anämie bei Vitamin-B_{12}-Mangel.

Hypochrome Anämien mit Hb_E unter 26 pg: z. B. Eisenmangelanämie.

Blutungsanämien

119. Wie können Blutungsanämien zustande kommen?

Durch *Verletzung* mit Eröffnung von Blutgefäßen.

Innere Blutungen: z. B. Magenblutung bei Ulkus oder Krebs, Lungenblutung, Ösophagusvarizenblutung, Platzen eines Gefäßaneurysmas, Milz- oder Leberriß, Nieren- oder Blasenblutungen, Darmblutungen durch Polypen, Krebs oder Hämorrhoiden, Unterleibsblutungen.

120. Welche Verlaufsarten der Blutungsanämien muß man unterscheiden?

Schwere akute Blutungen mit akuter Blutungsanämie und

Sickerblutungen, die zur chronischen Blutungsanämie führen können.

121. Wie sind die Blutungsanämien zu behandeln?

Die *Blutungsquelle* muß möglichst gefunden und beseitigt werden.

Die *Auffüllung des Kreislaufs* mit Blut oder Blutersatzmitteln zur Verhütung des Kollapses ist bei der akuten Blutungsanämie wichtig.

Wenn eine *Gerinnungsstörung* vorliegt, muß diese bekämpft werden.

Hämostyptika = blutgerinnungsfördernde Medikamente werden meistens angewandt, um die Blutung zum Stehen zu bringen.

Wenn ein *Eisenmangel* durch z. B. chronische oder wiederholte Blutungen entstanden ist, z.B. durch starke Periodenblutungen bei jungen Frauen, muß Eisen zugeführt werden.

Mangelanämien

122. Welche Arten von Mangelanämien gibt es?

Eisenmangelanämien;

perniziöse Anämie durch Mangel an Vitamin B_{12};

Folsäuremangelanämie;

Eiweißmangelanämie.

123. Wie kann es zur Eisenmangelanämie kommen?

In der *Nahrung* fehlt das Eisen oder

die *Resorption* des Eisens im Magen-Darm-Trakt ist ungenügend oder

die *Verwertung* des Eisens, d. h. der Einbau ins Hämoglobin, ist gestört oder

der *Verlust* an Eisen durch Blutungen ist größer als die Aufnahme, die Eisendepots des Körpers sind erschöpft.

124. Woran kann man eine Eisenmangelanämie erkennen?

Der Färbekoeffizient Hb_E liegt unter 27 pg und MCV unter 80 μm^3.

Der *Eisenspiegel im Serum* ist vermindert (normal beim Mann 90–140 mg/dl, bei Frauen 80–120 mg/dl).

Außerdem oft schmerzhafte glatte Zunge, trockene Haut, brüchige Nägel.

125. Was ist ein Mikrogramm?

1 µg = 1 Tausendstel Milligramm = 1 Millionstel Gramm (früher auch 1 γ geschrieben, 1 Gamma gesprochen).

126. Wie wird Blut zur Bestimmung des Serumeisens abgenommen?

Dazu werden eisenfreie Kanülen benutzt.

127. Wie wird eine Eisenmangelanämie behandelt?

Durch *Ausschaltung der Ursachen* des Eisenmangels.

Durch *Eisenzufuhr*. Wenn es oral nicht resorbiert wird, muß es injiziert werden, z. B. nach Gastrektomie (Entfernung des Magens).

Bei intravenöser Eisengabe sind Nebenwirkungen (Schmerz, Fieber, Gelenkbeschwerden) zu beachten.

128. Wie kommt es zur perniziösen Anämie?

Wenn das *Vitamin B_{12}* in der Nahrung *fehlt*,

oder wenn es durch Fehlen des *Intrinsic factor* genannten Enzyms der Magenschleimhaut *nicht resorbiert* wird, z. B. nach Gastrektomie (Entfernung des Magens),

oder im Darm durch Bakterien oder Parasiten, auch durch Autoimmunantikörper gegen den Intrinsic factor, *zerstört* wird, kommt es zur perniziösen Anämie.

129. Welche Krankheitszeichen können bei perniziöser Anämie auftreten?

Die Patienten sind *blaßgelb* und klagen über *Zungenbrennen, Verminderung der Erythrozytenzahl*, aber Hb_E höher als 36 pg. Die Erythrozyten sind überdurchschnittlich groß und kräftig gefärbt, sogenannte Megalozyten.

Im Sternalmark findet man *Megaloblasten* (= übergroße Vorstufen der Erythrozyten).

Die *Leukozyten und Thrombozyten* können vermindert sein.

Durch Atrophie der Magenschleimhaut besteht eine *Achlorhydrie (= Mangel an Magensäure)*.

Auch Kribbeln und Ameisenlaufen (= Parästhesien), seltener Lähmungserscheinungen kommen vor = *funikuläre Myelose.*

130. Wie wird die perniziöse Anämie behandelt?

Vitamin B_{12} wird i.m. gegeben.

Ein zusätzlicher Eisenmangel muß auch ausgeglichen werden.

Vitamin-B-Komplex bei funikulärer Myelose.

131. Wie kann der Behandlungserfolg bei einer Anämie frühzeitig erkannt werden?

Durch Vermehrung der Retikulozyten, die sogenannte *„Retikulozytenkrise"*.

132. Wie kann es zur Folsäuremangelanämie kommen?

Durch schwere *Resorptionsstörungen* im Darm, z. B. bei Sprue (s. Frage 171, S. 229) oder Zöliakie.

In der *Schwangerschaft* durch erhöhten Bedarf.

Durch *Folsäureantagonisten,* wie z. B. Antikonvulsiva (Mittel gegen Epilepsie) oder Zytostatika.

133. Wie wird die Folsäuremangelanämie behandelt?

Das *Folsäuredefizit* muß durch Gaben per os oder i.m. behoben werden. Folsäureantagonisten müssen vermieden werden.

134. Was versteht man unter Schwangerschaftsanämien?

Bei Anämien in der Schwangerschaft handelt es sich meistens um *Eisenmangelanämien.*

Bei makrozytärer Anämie ist auch ein *Folsäuremangel* anzunehmen.

135. Worauf beruht die Säuglingsanämie?

Da die Milch eisenarm ist, kann bei reiner Milchnahrung in den ersten Monaten eine *Eisenmangelanämie,* besonders leicht bei Frühgeburten, entstehen.

Hämolytische Anämien

136. Was versteht man unter hämolytischen Anämien?

Bei den hämolytischen Anämien ist die *Lebensdauer der Erythrozyten* verkürzt, sie werden rascher abgebaut.

137. Welche Arten von hämolytischen Anämien sind zu unterscheiden?

Erbliche und *erworbene* hämolytische Anämien.

138. Welche Symptome können bei hämolytischen Anämien beobachtet werden?

Durch den gesteigerten Erythrozytenabbau wird vermehrt *indirektes Bilirubin* aus dem Hämoglobin gebildet, es kommt zum *hämolytischen Ikterus*.

Durch den verstärkten Bedarf an Erythrozyten kommen vermehrt *Retikulozyten* ins Blut.

In Leber und Milz können wieder wie im Embryonalleben *Blutbildungsherde* auftreten. Leber und besonders die Milz sind vergrößert: *Milztumor*.

Die Erythrozyten zeigen bei der *Hämolyseprobe* eine verminderte Resistenz, z. B. gegen bestimmte Salzkonzentrationen, die in einer Verdünnungsreihe von hypotonen Kochsalzlösungen geprüft werden kann: *osmotische Resistenzprüfung*. Normal Hämolysebeginn bei 0,46–0,40% NaCl, vollständige Hämolyse bei 0,32–0,30% NaCl.

Ein spezielles Untersuchungsverfahren zum Nachweis von erworbenen hämolytischen Anämien ist der Coombs-Test.

139. Was wird durch den Coombs-Test nachgewiesen?

Er dient zum Nachweis von Antikörpern, die sich gegen die eigenen Erythrozyten richten, an diese gebunden sind und sie hämolyseanfällig machen.

140. Welche erblichen hämolytischen Anämien sind von Bedeutung?

In Mitteleuropa vor allem die *Kugelzellanämie:* die Erythrozyten zeigen mehr kugelige Gestalt (Sphärozyten).

Selten ist Hämolyse durch *Aufbaustörungen des Hämoglobins*.

Im Mittelmeergebiet gibt es die *Thalassämie,*

bei Negern die *Sichelzellenanämie* mit Hämolyse.

141. Wie entstehen die erworbenen hämolytischen Anämien?

Die Erythrozyten können durch *Autoantikörper* geschädigt werden. Diese können im Verlauf von Infektionskrankheiten, z. B. durch *Toxine* wie bei Malaria, Sepsis oder Gasbrand, Verbrennungen oder karzinomatösen Prozessen entstehen.

Auch *chemische Intoxikationen* können zur Hämolyse führen: z. B. Blei, Benzol, Sulfonamide, Schlangengifte u. a. m.

142. Was versteht man unter einer hämolytischen Krise?

Plötzliche Verschlimmerungen einer hämolytischen Anämie mit allgemeinem Krankheitsgefühl, Schwäche, Leibschmerzen, Fieber, Gelbsucht und Milzschwellung werden als hämolytische Krise bezeichnet.

143. Welche Behandlungsmöglichkeiten gibt es bei hämolytischen Anämien?

Prophylaxe: Die chemisch-toxischen Ursachen müssen vermieden werden,

bei Autoantikörperwirkung kommen *Kortikosteroide* und *Zytostatika* in Frage,

in manchen Fällen kann die *Milzentfernung* helfen.

144. Was nennt man Erythroblastose?

Die Erythroblastose ist eine hämolytische Anämie der Neugeborenen; dabei kommt es zu Gelbsucht = *Icterus haemolyticus neonatorum* (s. Frage 213, S. 44).

145. Worauf beruht der hämolytische Ikterus der Neugeborenen?

Das *Kind einer rh-negativen Mutter* kann von seinem Rh-positiven Vater den Rh-Faktor erben. Während der Schwangerschaft bewirkt der Rh-Faktor des Kindes durch die Plazenta hindurch die Bildung von *Rh-Antikörpern* bei der Mutter.

Bei der ersten derartigen Schwangerschaft wirkt sich diese Antikörperbildung meist noch nicht schwer aus. Bei späteren Graviditäten kann es zu *Hämolyse, Ikterus* und *Anämie* mit verschieden starker Schädigung des Kindes bis zum Absterben im Uterus kommen (s. Frage 213, S. 43).

146. Was kann gegen die Erythroblastose unternommen werden?

Vorbeugende Gaben von *Anti-D-Gammaglobulin* der rh-negativen Mutter (mit Rh-positivem Ehepartner und Kind) injizieren, um den Rh-Faktor zu neutralisieren, bevor es zu Rhesusantikörpern bei der Mutter kommt.

Nach der Geburt evtl. sofort *Austauschtransfusionen* beim Kind mit rh-negativem Blut, um die Hirnschädigung durch Anämie und hämolytischen Ikterus zu vermeiden.

Symptomatische Anämien

147. Wodurch kann es zu einer symptomatischen Anämie kommen?

Eine Schädigung der Erythrozyten oder des Knochenmarks kann bei vielerlei Krankheitszuständen eine Anämie als Begleitsymptom der Hauptkrankheit bewirken, z.B. chronisches Nieren- und Leberleiden, chronischer Gelenkrheumatismus, akute oder chronische *Infektionskrankheiten* wie Typhus, Tbc oder *chronische Vergiftungen,* auch Medikamentenmißbrauch (Schlafmittel, Schmerzmittel), *Parasitenbefall* (z.B. Eingeweidewürmer), bösartige *(maligne) Geschwülste* (Karzinom, Sarkom, Leukämie).

Aplastische Anämien

148. Was nennt man eine aplastische Anämie?

Bei den aplastischen Anämien liegt eine *nachhaltige Beeinträchtigung* der Erythrozytenproduktion im Knochenmark, der *Erythropoese*, vor. Meist sind auch die Leukozyten und Thrombozyten betroffen.

149. Welche Ursachen können zur aplastischen Anämie führen?

Als Ursachen kommen *chemische Stoffe* in Frage, z. B.

Medikamente (Butazolidin, Chloramphenicol, Goldsalze, Zytostatika u. a. m.);

Toxine (Lentasepsis, Urämie, PCP, Leukämie, Knochenmarkmetastasen),

evtl. auch *Strahlenexposition:* Röntgenstrahlen, Isotope, Atombombenwirkung.

150. Welche Maßnahmen kommen bei aplastischer Anämie in Frage?

Schädigende Ursachen wie toxische Stoffe, chronischer Medikamentenmißbrauch, Strahlenexposition usw. sind abzustellen.

Kortikosteroide und Bluttransfusionen, auch eine Knochenmarktransplantation kommen als Behandlungsmöglichkeiten in Betracht.

Polyzythämie und Polyglobulie

151. Welche Arten von krankhafter Vermehrung der Erythrozyten gibt es?

Die *bösartige (= krebsartige Vermehrung)* mit Erythrozytenzahlen über 7 Millionen pro mm^3 heißt *Polycythaemia vera.*

Die *kompensatorischen (= ausgleichenden) Vermehrungen* mit Erythrozytenzahlen zwischen 5 und 7 Millionen pro mm^3 bei Sauerstoffmangelzuständen wie Emphysem, Silikose, manchen Herzfehlern und besonders beim Aufenthalt in großen Höhen heißen *Polyglobulie.*

Reizpolyglobulien entstehen durch Medikamente und Hormone wie beim Hyperkortizismus durch Kortikosteroide.

152. Was nennt man eine Pseudoglobulie?

Eine Pseudoglobulie entsteht durch starke Flüssigkeitsverluste mit *Bluteindickung* durch Erbrechen, Durchfälle, Dursten und Schwitzen mit relativem Anstieg der Erythrozytenzahl pro mm^3 über die Norm.

153. Welche Erscheinungen können bei der Polycythaemia vera beobachtet werden?

Haut und Schleimhäute sind intensiv blaurot (zyanotisch) gefärbt.

Die *Erythrozytenzahl* ist über 7 Millionen pro mm^3 erhöht.

Das *Erythrozytenvolumen* im Hämatokrit ist vergrößert.

Auch *Leuko-* und *Thrombozyten* sind meist vermehrt.

Der *Blutdruck* ist manchmal gesteigert.

154. Welche Komplikationen können bei der Polyzythämie auftreten?

Es besteht eine vermehrte *Thrombosebereitschaft* (z.B. Apoplexieneigung).

Durch vermehrte Herzbelastung Gefahr der *Herzinsuffizienz.*

Durchblutungsstörungen an Fingern und Zehen bis zur Gangränbildung.

155. Wie kann die Polyzythämie behandelt werden?

Aderlässe können als Notmaßnahme Entlastung bringen. Röntgenbestrahlungen des Knochenmarks bzw. Gaben von *radioaktivem Phosphor* = ^{32}P hemmen die Erythropoese, so daß für eine gewisse Zeit ein erträglicher Zustand geschaffen werden kann.

156. Wie ist die Prognose der Polyzythämie?

Infaust. Durchschnittliche Lebenserwartung ca. 3–5, selten 10 Jahre.

Krankheiten der Leukozyten

157. Was ist der Unterschied zwischen Leukozytose und Leukämie?

Leukozytose ist eine *gutartige* Vermehrung der Leukozyten auf 10000–30000 pro mm^3, z.B. bei der Infektabwehr.

Leukämie ist eine *bösartige,* einem Krebs vergleichbare Entartung und Vermehrung einer bestimmten Leukozytenart mit oft bis zu mehreren 100000 Leukozyten.

158. Wann beobachtet man eine Lymphozytose?

Bei *subakuten* oder *chronischen Infekten,* wie Tuberkulose oder *lymphotropen Infekten,* wie bei manchen Virusarten.

159. Wann kommt es zur Monozytose?

Nach akuter Leukozytose und Linksverschiebung tritt manchmal eine *monozytäre Überwindungsphase* und anschließend eine lymphozytäre Heilphase im Ablauf eines Infektes auf.

Eine spezifische Erkrankung mit Monozytose ist die *infektiöse Monozytose* (= Mononukleose), das Pfeiffersche Drüsenfieber (s. Frage 492–494, S. 469 u. 470).

Leukämien

160. Welche Arten von Leukämien (Leukosen) kann man unterscheiden?

Die Leukosen werden nach dem entarteten Zelltyp bezeichnet:

Myelose (= myeloische Leukämie) ist eine Vermehrung der unreifen Vorstufen aus der myeloischen Reihe der Granulozyten, meist mit Milztumor.

Lymphadenose (= lymphatische Leukämie) durch Vermehrung unreifer Lymphozyten, mit Lymphknotenschwellungen und Milztumor.

Lymphosarkomatose ist mehr ein im Gewebe (z.B. in Lymphknoten) ablaufender bösartiger Prozeß mit Neigung zu leukämischer Ausbreitung ins Blut.

Monozytenleukämien, oft mit Zahnfleischbluten, sind selten.

Beim *Plasmozytom* besteht eine Vermehrung der Plasmazellen im Knochenmark (Plasmazellenleukämie), die bestimmte Eiweißkörper vermehrt ins Blutserum abgeben.

161. In welchen Verlaufsarten treten Leukämien auf?

Akute Leukämien (Leukosen) mit besonders schlechter Prognose.

Chronische Leukämien (Leukosen) mit etwas längerer Lebenserwartung.

Die chronischen Formen können auch *akute Schübe* aufweisen.

162. Wie ist die Krankheitsentwicklung einer chronischen myeloischen Leukämie (Leukose)?

Oft wochen- oder monatelang *untypische Krankheitserscheinungen* wie Mattigkeit und leichte Ermüdbarkeit.

Meist führen *Hinfälligkeit* und *Anämie* im Rahmen einer eingehenden Untersuchung zur *Diagnose aus dem Blutbild.*

163. Welche Krankheitszeichen können bei einer akuten myeloischen Leukämie auftreten?

Fieber,

oft *Ulzerationen* und Blutungen der Schleimhäute,

später *Blutungen* ins Unterhautgewebe,

Leber-, Milz- und *Lymphknotenschwellungen,*

typisches Blutbild und Knochenmark mit starker Vermehrung *unreifer Formen,*

Anämie und Thrombopenie.

164. Welche Befunde sind bei myeloischer Leukämie wichtig?

Die *Leukozytenzahl* ist meist stark erhöht, etwa bis 100000 oder mehr.

Aleukämische Formen mit Leukozytenwerten unter 4000 sind selten, bei diesen ist die Sternalpunktion besonders wichtig.

Unreife Leukozytenformen finden sich in verschiedener Zahl und Ausprägung.

Anämie und Thrombopenie treten oft als Komplikationen auf.

Der *Knochenmarkbefund* (Sternalpunktion) gibt die besten Aufschlüsse.

Milz-, Leber- und Lymphknotenschwellungen sind zu beachten.

165. Wie benennt man die verschiedenen Typen der myeloischen Leukämien?

Man benennt sie nach dem pathologischen Zelltyp, z. B. Stammzellenleukose, Myeloblastenleukämie, Promyelozytenleukämie.

166. Welche Komplikationen kommen bei Leukämie vor?

Abwehrschwäche gegen Infektionen durch die funktionsuntüchtigen, entarteten Leukozyten: Pneumonie, Pyelitis, Sepsis u. a. m. Daher Schutz vor Infektionsquellen.

Bedrohliche Blutungen als Folge der Thrombopenie aus dem Nasen-Rachen-Raum, den Atemwegen, dem Verdauungstrakt, dem Uterus oder den Harnwegen.

167. Warum kommt es oft bei Leukämien zu Anämie und Thrombopenie?

Infolge der *Überwucherung* des Knochenmarks durch krankhafte Leukozyten wird die Bildung der Erythrozyten und Thrombozyten *eingeschränkt.*

168. Wie ist die Prognose einer myeloischen Leukämie?

Die Prognose ist *infaust* (zum Tode führend).

Die *Lebenserwartung* beträgt je nach Stärke der Entartung bei einer akuten Leukämie einige Wochen oder Monate, bei einer chronischen Leukämie mehrere Monate oder Jahre, durchschnittlich 3 Jahre, ausnahmsweise bis zu 10 Jahren.

169. Welche Behandlungsmaßnahmen kommen bei einer myeloischen Leukämie in Betracht?

Zytostatika (Myleran, Leukeran, Endoxan, Purinethol, Vincristin) können die krankhafte Vermehrung unreifer Leukozyten hemmen.

Röntgenbestrahlungen von Milz und Lymphknoten wirken ebenso.

Kortikoide können die Ausreifung der Leukozyten fördern.

Antibiotika beugen der Infektionsgefahr vor.

Bluttransfusionen können die Anämie bessern.

Thrombozytenaufschwemmungen (Thrombozytenkonserven) bei Thrombopenie haben nur einen geringen, vorübergehenden Effekt.

Eine *autologe Knochenmarkstransplantation* kann die Nebenwirkungen von Chemotherapie und Bestrahlung vermindern (s. Frage 23, S. 10).

Laufende Blutbildkontrollen und Thrombozytenzählungen sind als Grundlage der Behandlung unerläßlich.

170. Wie ist den Komplikationen durch den starken Zellzerfall bei Leukämien vorzubeugen?

Durch starken Zellabbau kommt es zum Ansteigen der Harnsäure im Blut *(= Hyperurikämie)* und Urin mit der Gefahr von *Gichtanfällen* und *Nierensteinbildung*.

Mit *Gichtmitteln* (Allopurinol), reichlich *trinken lassen* und *Alkalisieren* des Harnes kann diesen Komplikationen vorgebeugt werden.

171. Was nennt man bei einer Leukämie Remission?

Den *Übergang* einer akuten Krankheitsphase in eine subakute oder chronische Verlaufsform.

172. Was versteht man unter einer Lymphadenose?

Lymphatische Leukämie oder Lymphadenose ist eine bösartige Vermehrung und Entartung von Lymphozyten. Es gibt akute und chronische Lymphadenosen.

An der akuten Verlaufsform erkranken hauptsächlich Kinder und Jugendliche, an chronischer lymphatischer Leukämie ältere Menschen.

173. Welche Krankheitserscheinungen können bei einer lymphatischen Leukämie auftreten?

Lymphknotenschwellungen, besonders Milztumor, aber auch Lebervergrößerung. Bei akuten Formen auch Fieber.

Im Blutbild *Vermehrung der Gesamtzahl* der Leukozyten auf 30000–100000 pro mm^3, besonders durch mehr oder weniger *unreife Lymphozyten*.

Auch *Anämie und Thrombopenie* sind häufig.

174. Wie kann eine lymphatische Leukämie behandelt werden?

Chemotherapeutisch (zytostatisch: Leukeran) oder durch *Röntgenbestrahlung*.

Kortikosteroide, Blutübertragung und Antibiotikaschutz wie bei anderen Leukämien (s. Frage 169, S. 34).

175. Wie ist die Prognose einer lymphatischen Leukämie?

Für die *chronische lymphatische Leukämie* ist die Prognose nur wenig besser als bei der chronischen Myelose.

Die *akute Lymphoblastenleukämie* der Kinder kann aber heute in einem großen Teil der Fälle *geheilt* werden.

176. Welche Art von Erkrankungen sind Lymphosarkom und Retothelsarkom?

Das Lymphosarkom und das Retothelsarkom sind *besonders bösartige* (maligne) Erkrankungen, die z.T. mit *leukämieartigen* Veränderungen verlaufen.

177. Welche Erscheinungen macht ein Plasmozytom?

Dem Plasmozytom liegt eine *bösartige Vermehrung der Plasmazellen* im Knochenmark zugrunde.

Es kann diffuse, aber auch umschriebene *Knochenzerstörungen* (dann auch „multiples Myelom" genannt) verursachen, die röntgenologisch erkannt werden können.

Durch die Plasmazellen werden vermehrt bestimmte Serumeiweißstoffe, *Paraproteine,* gebildet, die durch die *Elektrophorese* erkennbar, manchmal auch im Urin durch die *Bence-Jones-Probe* nachweisbar sind.

Knochenmarkschädigungen

178. Was versteht man unter Agranulozytose?

Bei der Agranulozytose handelt es sich um eine *akute schwere bedrohliche Störung* der Granulozytenbildung im Knochenmark, so daß im Blutbild *Leukopenie* und fast keine oder gar keine *Granulozyten* (polymorphkernige Leukozyten) mehr gefunden werden.

179. Wodurch kann es zur Agranulozytose kommen?

Durch *Überempfindlichkeit* (Allergie) gegen bestimmte *Medikamente,* vor allem Schmerzmittel, Schlafmittel, Rheumamittel, Thyreostatika, Antibiotika und viele andere.

Aber auch durch *Toxine* von Krankheitserregern kann es zur Schädigung des Knochenmarks mit Erliegen der Granulozytenproduktion kommen.

180. Welche Erscheinungen können bei der Agranulozytose auftreten?

Die *Anfangserscheinungen* bei der Agranulozytose sind meist wie bei Grippe oder Mandelentzündung. Es können sich unter *Temperaturanstieg* rasch *fortschreitende Ulzerationen* und schwere gangränöse Veränderungen an den Schleimhäuten des Mundes, des Rachens, besonders der *Mandeln* und in der Scheide mit Neigung zu Blutungen bilden.

Durch das Fehlen der Granulozyten in der Körperabwehr besteht eine bedrohliche Gefahr zur *Ausbildung tödlicher Entzündungen:* Phlegmone, Pneumonie, Sepsis.

Leukopenie von 500–3000.

Granulozyten extrem vermindert oder fehlend: *Granulozytopenie* bis *Agranulozytose.*

181. Welche Maßnahmen müssen bei Agranulozytose oder Granulozytopenie ergriffen werden?

Sofort müssen *alle Medikamente abgesetzt werden.* Alle mit der Behandlung und Pflege des Patienten Beschäftigten müssen von dieser Maßnahme unterrichtet werden, also auch Aushilfskräfte und Nachtschwestern, da jede weitere Gabe von Schmerz- oder Schlafmitteln die Krankheit *entscheidend verschlimmern* kann.

Zur Vorbeugung gegen Infektionen: Isolierung, Wischdesinfektion des Krankenzimmers, Mundschutz und weißer Mantel für das Pflegepersonal. Gute Mund- und Körperpflege des Patienten.

Die eigentliche Behandlung wird mit Kortikosteroiden, Antibiotika, evtl. mit Bluttransfusionen auch als Granulozytentransfusion durchgeführt.

Die Kontrolle des Blutbildes ist unerläßlich.

182. Wie ist die Prognose der Agranulozytose?

Wenn die Granulozytenbildung *nicht rechtzeitig* in Gang kommt, können die septischen Komplikationen zum *Tode* führen.

Sonst Ausheilung ohne erkennbare Folgen.

Der Patient muß aber nachdrücklich belehrt werden, welche Medikamente er *strikt vermeiden* muß, um nicht wieder in eine Agranulozytose zu geraten.

183. Was versteht man unter Panzytopenie?

Bei einer Panzytopenie sind *alle Blutkörperchen,* Erythrozyten, Leukozyten und Thrombozyten vermindert.

Die *aplastische Anämie* ist auch eine Knochenmarkschädigung, allerdings nicht so weitgehender Art (s. Frage 148–150, S. 31).

184. Wie kann es zur Panzytopenie kommen?

Durch Toxine, Medikamente, Röntgenstrahlen oder Osteomyelosklerose.

185. Was ist Osteomyelosklerose?

Bei der Osteomyelosklerose (= Osteomyelofibrose) sind die Knochenmarkräume durch fortschreitende bindegewebige Veränderung und durch *Verdickung der Knochenschicht* eingeengt. Daher ist die Blutbildung entsprechend beeinträchtigt. Leber und Milz können vergrößert sein. Als Ersatz für das versagende Knochenmark können extramedulläre Blutbildungsherde in ihnen entstehen.

Lymphogranulomatose (Hodgkinsche Krankheit)

186. Was nennt man Hodgkinsche Krankheit?

Die Hodgkinsche Krankheit = Lymphogranulomatose ist eine chronisch fortschreitende Erkrankung des *lymphatischen Gewebes.*

Die Ursache ist unbekannt.

187. Welche Erscheinungen stehen häufig am Krankheitsbeginn der Lymphogranulomatose?

Zwei Häufigkeitsgipfel des Krankheitsbeginns: 15–30 Jahre, über 50 Jahre.

Schwellung der Halslymphknoten, in denen sich nach Alkoholgenuß *ein Schmerz* einstellt = *Alkoholschmerz.* Röntgenologisch erkennbare Lymphknotenschwellungen in den Lungenwurzeln = *Hilustumor* oder im Mediastinum = *Mediastinaltumoren. Milz-* und *Leberschwellung,* Juckreiz.

Die Erkrankung der *Lymphknoten im Bauchraum* bleibt meistens unerkannt.

Fieber, je nach Schwere des Falles beeinträchtigtes *Allgemeinbefinden*, was als B-Symptomatik bezeichnet wird.

Nach dem Grad der Ausbreitung werden die Stadien I–IV unterschieden.

188. Wie ist der Verlauf einer Lymphogranulomatose?

Schubweise, mit Ausbreitung auf weitere Lymphknotenstationen, evtl. mit Fieber, dazwischen Remissionen, Ausbildung von *Anämie* und *Leukopenie, Lymphopenie,* eventuell auch Eosinophilie, *hohe BSG.*

189. Wie kann die Diagnose der Lymphogranulomatose gesichert werden?

Durch histologische Untersuchung eines *Lymphknotens* (durch Probeexzision), auch des Sternal-, Leber- oder Milzpunktates.

Bestimmung des Ausbreitungsstadiums durch CT oder MR.

190. Welche Behandlungsmöglichkeiten stehen bei Lymphogranulomatose zur Verfügung?

Die frühzeitige *Entfernung der Milz* soll die weitere Ausbreitung verhindern.

Die befallenen Lymphknoten *(= Hodgkin-Lymphome)* sprechen sehr gut auf *Röntgenbestrahlung* (Telekobalt) und *kombinierte Zytostatikakuren* an, z.B. nach dem *COPP-Schema* (*C*yclophosphamid, *O*ncovin, *P*rocarbacin, *P*rednison).

Der *frühzeitige Beginn* und die *konsequente Durchführung* der 6–8 Behandlungskuren ist von größter Bedeutung für die *Prognose*.

191. Wie ist die Prognose der Hodgkinschen Erkrankung?

Die *Prognose* wird vom *Stadium der Erkrankung* bei Beginn der Behandlung und vom *histologischen Typ* bestimmt und ist sehr unterschiedlich.

Bei intensiver und konsequenter Kombinationsbehandlung der Stadien I und II können heute *Dauerheilungen* in 65–70% der Fälle erreicht werden. Die Überlebenden *10 Jahre nach Beginn* der Behandlung dürfen als *geheilt* gelten.

Hämorrhagische Diathesen (Blutungsübel)

192. Was versteht man unter hämorrhagischer Diathese?

Man versteht darunter eine *Neigung zu Blutaustritten* aus den Gefäßen.

193. Worauf beruhen die hämorrhagischen Diathesen?

Auf *Störungen der Blutgerinnung* (Koagulopathien) oder *Schädigung der Gefäßwand* (vaskuläre Purpura).

Störung der Blutgerinnung (Koagulopathie)

194. Worauf können Störungen der Blutgerinnung beruhen?

Auf erblichen Defekten, wie das Fehlen des Faktors VIII oder IX bei der Bluterkrankheit;

auf erworbenen Defekten, z. B. Thrombopenie oder verbrauchte Gerinnungsfaktoren (Verbrauchskoagulopathie), oder Afibrinogenämie (Fibrinogenmangel), Mangel an Vitamin K;

auf Bildung von Hemmstoffen, wie bei den Immunkoagulopathien.

195. Welche Störung liegt der Hämophilie zugrunde?

Der Bluterkrankheit (Hämophilie) liegt ein *erblicher Defekt* zugrunde. Dieser besteht bei der Hämophilie A in einer ungenügenden Bildung von antihämophilem Globulin = *Faktor VIII* und bei der Hämophilie B im Mangel an *Faktor IX.*

Die Bluterkrankheit tritt nur bei Männern in Erscheinung, während sie von den nicht manifest erkrankten weiblichen Mitgliedern der Bluterfamilie nur weitervererbt wird (sogenannter geschlechtsgebundener rezessiver Erbgang).

196. Wie ist der Verlauf der Bluterkrankheit?

Die Erscheinungen der Hämophilie sind um so schwerer, je weniger *antihämophiles Globulin* (Faktor VIII) gebildet werden kann. Schon in der Kindheit kann es durch relativ leichte *Verletzungen* oder durch *Zahnextraktionen* zu schweren Blutungen kommen. Häufig sind *Blutungen in Gelenkhöhlen,* wobei die Gelenke mit Versteifungen ausheilen.

197. Welche Verhaltensmaßnahmen gelten für Bluter?

Patienten mit Bluterkrankheit müssen sich *vor Verletzungen,* Prellungen, Quetschungen und Zerrungen *hüten.*

Zahnextraktionen dürfen nur *nach ärztlicher Vorbehandlung* durchgeführt werden.

198. Welche Behandlungsmöglichkeiten gibt es bei Hämophilie?

Bei einer hämophilen Blutung kann man *lokal Thrombin* zur Blutstillung anwenden.

Eine *Direktblutübertragung* (nicht Konserve) oder die Gabe von *antihämophilem Globulin* (AHG) können dem Kranken eine gewisse Menge des fehlenden Faktors VIII zuführen.

Gelenkblutungen sind chirurgisch-orthopädisch so zu behandeln, daß keine Versteifungen in ungünstiger Stellung zurückbleiben.

199. Welche erworbenen Störungen der Blutgerinnung sind wichtig?

Bei Leberschäden mit Prothrombinmangel;

durch Thrombopenie bei Knochenmarkschädigung (Leukämie, Urämie, Toxine, Medikamente u. a.);

Verbrauchskoagulopathie;

Immunkoagulopathie durch Bildung von Hemmkörpern gegen die Gerinnungsfaktoren.

200. Was nennt man thrombozytopenische Purpura?

Die thrombozytopenische Purpura (Morbus Werlhof) ist eine Krankheit unbekannter Ursache, bei der ein *zahlenmäßiger Mangel oder eine Funktionsschwäche der Thrombozyten* mit hämorrhagischer Diathese in Form von punktförmigen Blutungen an Haut und Schleimhäuten und inneren Organen besteht.

201. Wie kann es zu einer Verbrauchskoagulopathie kommen?

Wenn es in vielen kleinen Gefäßen zur Gerinnung kommt, können die dabei zur Verfügung stehenden *Gerinnungsfaktoren aufgebraucht* sein, so daß keine weitere Gerinnung eintreten kann.

202. Wie wird eine Verbrauchskoagulopathie behandelt?

Paradoxerweise wird *Heparin* gegeben, das die weitere Gerinnselbildung verhindert und dem Organismus Zeit gibt, *neue Gerinnungsfaktoren* zu bilden.

203. Was ist eine Afibrinogenämie?

Bei einer Afibrinogenämie verschwindet das Fibrinogen aus dem Blut. Dadurch kann es nicht zur Blutgerinnung kommen.

Eine Blutung ist dann lebensbedrohlich.

204. Wann kann es zu einer Afibrinogenämie kommen?

Die Afibrinogenämie wird manchmal im *Anschluß an Entbindungen* im Zusammenhang mit *Schockerscheinungen* beobachtet.

205. Wie ist bei einer Afibrinogenämie vorzugehen?

Bei einer Afibrinogenämie genügen oft große Transfusionen nicht. Dagegen wirkt die *i. v. Gabe von gelöstem menschlichem Fibrinogen* rasch und nachhaltig.

Vaskuläre Purpura

206. Was versteht man unter vaskulärer Purpura?

Bei den Angiopathien liegt eine vermehrte *Durchlässigkeit der Gefäßwände* vor, es kommt zu stecknadelkopfgroßen oder kleinfleckigen Blutaustritten ins Gewebe, die man als Purpura, etwas größere als Petechien bezeichnet.

207. Welche Erscheinungen können durch Schädigung der Gefäßwand entstehen?

Blutaustritt aus der Nase (Nasenbluten) heißt *Epistaxis.*

Lungenblutung = *Hämoptoe* oder *Hämoptyse.*

Bluterbrechen = *Hämatemesis.*

Blutabgänge aus dem Darm (schwarz): „Teerstühle“ = *Meläna.*

Blutiger Urin = *Hämaturie.*

208. Wodurch kann es zur Gefäßwandschädigung mit vaskulärer Purpura kommen?

Im Rahmen von Infektionskrankheiten, z.B. Meningokokkenmenigitis, Masern, Scharlach oder Pocken, können Gefäßwände toxisch geschädigt werden. Es kommt zu einem hämorrhagischen Exanthem.

Medikamentöse Schädigungen durch Chinin, Sulfonamide, Goldsalze u.a.

Allergisch bedingte Krankheiten, die mit Gelenkschmerzen, Schwellungen und Blutungen einhergehen, wie bei Kindern und Jugendlichen die Schönlein-Henoch-Purpura.

Vitamin-C-Mangel mit Blutungen aus Schleimhäuten und in Gelenke.

Purpura simplex, erbliche, aber harmlose Neigung zu Blutaustritten aus den Gefäßen.

Purpura senilis, harmlose Erscheinung bei alten Leuten.

209. Was ist das Rumpel-Leede-Phänomen?

Wenn *bei venöser Stauung am Arm* nach 5 Minuten kleine Blutaustritte (Petechien) in der Ellenbeuge erkennbar sind, ist das Rumpel-Leede-Phänomen positiv. Es besteht eine *Gefäßwandschwäche.*

Blutgruppen und Bluttransfusion

210. Welche Blutgruppen sind zu unterscheiden?

Blutgruppe 0, A_1, A_2, B, A_1B und A_2B.

211. Zu welcher Stoffklasse muß man die die Blutgruppen bedingenden Faktoren rechnen?

Sie sind *Agglutinine,* d.h., daß ein Mensch der *Blutgruppe A* in seinem Serum agglutinierende = verklumpende Substanzen gegen die Erythrozyten der Blutgruppe B = *Anti-B-Agglutinin* hat. Sein Blut der Gruppe A verträgt sich so z.B. nicht mit dem Blut der Gruppe B (Abb. 2).

Jeder Mensch hat im Blut *Antikörper gegen die Blutgruppen,* die er selbst nicht hat.

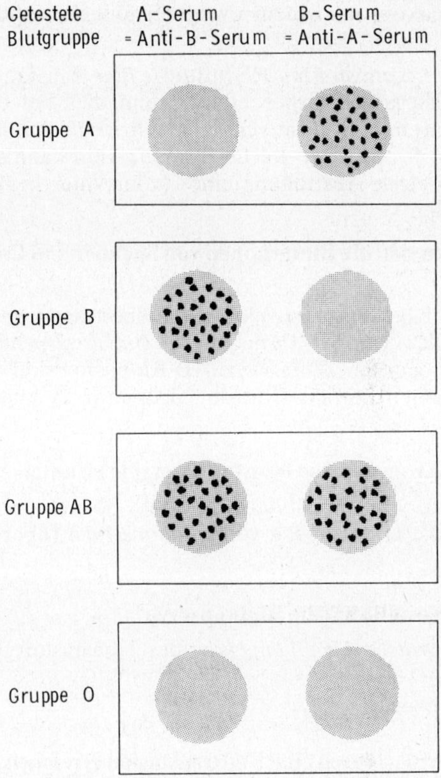

Abb. 2 Vereinfachte Darstellung der mit Testserum auftretenden Agglutinationen. Bestimmung der Blutgruppe (aus *Faller, A.:* Der Körper des Menschen, 11. Aufl. Thieme, Stuttgart 1988)

212. Was bezeichnet man als Rhesus-Faktor?

Eine Blutkörpercheneigenschaft, die 85% der Menschen aufweisen, und die man *Rh-positiv* nennt, während 15% *rh-negativ* sind, weil ihnen dieser Faktor fehlt.

213. Was geschieht, wenn ein rh-negativer Patient Rh-positives Blut transfundiert bekommt?

Er bildet gegen den ihm zugeführten körperfremden Rhesusfaktor *Antikörper*. Das macht sich vorerst nicht bemerkbar. Erhält er aber (fälschlich!) wieder Rh-positives Blut, so kommt es durch Antigen-

Antikörper-Reaktion zu einem eventuell tödlichen *Transfusionszwischenfall.*

Wenn einer *rh-negativen Frau Rh-positives Blut* transfundiert wird und sie dadurch Rhesusantikörper bildet, kann dies bei einer späteren Schwangerschaft mit Rh-positivem Kind zur *Erythroblastose führen* (s. Frage 144–146, S. 30). Eine solche Komplikation kann sich aber auch nach der *vorherigen* Austragung eines (vom Vater her) Rh-positiven Kindes einstellen.

214. Wie sollen sich die Blutgruppen von Spender und Empfänger verhalten?

Es soll grundsätzlich *gruppengleiches Blut* übertragen werden. Im Notfall kann Blut der Gruppe 0 rh-negativ als *Universalspender* genommen werden. Die Träger der Blutgruppe AB Rh-positiv sind *Universalempfänger* und können notfalls Blut der Gruppe 0, A und B rh-negativ erhalten.

215. Welche Arten der Bluttransfusionen sind zu unterscheiden?

Die Transfusion von *Frischblut* direkt vom Spender zum Empfänger (selten) oder die Übertragung von *Blutkonserven* (überwiegende Methode).

216. Welche Vorteile hat die Blutkonserve?

Zeitliche und örtliche Unabhängigkeit der Transfusion vom Blutspender.

Möglichkeit der *Bevorratung.*

217. Was kann man durch eine Bluttransfusion erreichen?

Eine Bluttransfusion ist als vollwertiger *Blutersatz* anzusehen. Sie hat als Frischbluttransfusion auch *blutstillenden Effekt* und wirkt auf das *Knochenmark anregend.* Außerdem bedeutet sie die Zufuhr von hochwertigem Eiweiß und von Eisen.

218. Welche Gefahren bestehen bei einer Bluttransfusion?

Die Transfusion von Blut mit ungeeigneter Blutgruppe kann *durch Schock zum Tode* führen.

Es kann eine *Überempfindlichkeit* gegen fremdes Serumeiweiß ausgelöst werden.

Es können *Krankheitserreger* übertragen werden, z. B. das *Hepatitisvirus,* das humane Immundefizienz-Virus (HIV), evtl. auch Lues oder Malaria.

Durch häufige Transfusionen kann eine zu starke Eisenmenge eingebracht werden und im Körper durch Speicherung zu Schäden führen = *Hämosiderose.*

219. Welche Untersuchungen müssen bei einem(r) Blutspender(in) vorgenommen werden?

Bestimmung von Hb, Blutsenkung, Transaminasen, Blutdruck, HB_SAg (Hepatitis-B-surface-Antigen), Antikörper gegen HIV und TPHA-Reaktion.

220. Welche Arten von Spendern unterscheidet man?

Man unterscheidet *Gelegenheitsspender,* die nicht öfter als zweimal im Jahr spenden, und *Dauerspender,* die etwa alle 3 Monate spenden und in einer Spenderkartei geführt werden.

221. Welche Eigenschaften muß ein(e) Blutspender(in) haben?

Er/Sie muß *beschwerdefrei* und arbeitsfähig sein.

Er/Sie soll zwischen *18 und 65 Jahren alt sein.*

Er/Sie soll sich in *gutem Allgemeinzustand* befinden.

Es darf keine *Schwangerschaft* bei der Spenderin bestehen;

die letzte Geburt muß über 6 Monate zurückliegen.

Er/Sie darf an keiner *chronischen Krankheit* leiden.

Es darf keine vorübergehende *akute Krankheit* bestehen, auch die Rekonvaleszenz nach einer solchen muß abgeschlossen sein.

Menschen, die *infektiöse Gelbsucht,* Malaria, Tuberkulose oder Lues durchgemacht haben oder in den letzten 2 Jahren eine Brucellose hatten, dürfen kein Blut spenden.

Dauerausscheider von Typhus-Paratyphus-Bakterien oder anderen Salmonellen kommen nicht in Betracht.

Nach *Impfung mit Lebendvakzinen* (Pocken, Gelbfieber) oder *Impfung mit Antitoxin* müssen 6 Wochen abgewartet werden.

Der/Die Spender(in) darf nicht aus einem Gebiet mit *endogenen Krankheiten* kommen.

Die letzte negative *Seroreaktion auf Lues* darf nicht älter als 6 Wochen sein, so daß die Luesreaktion vor jeder Blutspende kontrolliert werden muß.

222. Was ist bei einer Bluttransfusion unbedingt zu beachten?

Die *Blutgruppe* und das *Verfallsdatum* der Konserve müssen kontrolliert werden. Die Nummern des Teströhrchens und der Konserve müssen übereinstimmen.

Vom Empfänger werden 5 ml abgenommen und die *Kreuzprobe* durchgeführt. Erst wenn *schriftlich* bestätigt worden ist, daß das Ergebnis der Kreuzprobe einwandfrei war, läßt man als *Vorprobe* 20 ml Konservenblut einlaufen und wartet 10 Minuten, ob Unverträglichkeitszeichen auftreten.

Dann muß der Arzt den Patienten *ansehen,* ob Zeichen von Unverträglichkeit zu bemerken sind.

Bei bewußtlosen Patienten muß ein Dauerkatheter eingeführt werden, um eine Hämolyse sofort erkennen zu können.

Wenn keine *Unverträglichkeitszeichen aufgetreten sind,* darf man die Transfusion ganz langsam einlaufen lassen.

223. Was versteht man unter der Kreuzprobe?

Es werden einerseits Empfängerserum und Spenderblutkörperchen, andererseits Spenderserum und Empfängerblutkörperchen miteinander vermischt. Dabei darf *keine Agglutination* oder *Hämolyse* eintreten.

224. Wie müssen Blutkonserven aufbewahrt werden?

Sie sind im *Kühlschrank* bei + 4° bis + 6° zu halten. Vor der Transfusion ist die Konserve rechtzeitig aus dem Kühlschrank zu holen, damit sie *Zimmertemperatur* annehmen kann.

Die Blutkonserve darf *nicht* im Wasserbad *aufgewärmt* oder *geschüttelt* werden.

225. Wie machen sich Transfusionszwischenfälle bemerkbar?

Sie können sich anzeigen durch:

Unruhe,

Angstgefühl,

Schmerzen im Rücken,

Beklemmungsgefühl in der Brust,

Übelkeit,

Blässe,

Schweißausbruch,

Schüttelfrost,

Tachykardie,

Kollaps.

226. Welche schweren Transfusionsfolgen sind möglich?

Tödlicher Schock,

akutes Nierenversagen mit Anurie, eventuell Übergang ins Coma uraemicum (s. Frage 135, S. 294),

Hämolyse.

227. Was muß bei Transfusionszwischenfällen getan werden?

Die Transfusion muß *sofort abgebrochen werden.*

Schockbekämpfung mit Adrenalin und 250–1000 mg Prednisolon i.v.

Plasmaersatzmittel, bei stärkerer Hämolyse *Austauschtransfusion.*

Verstärkte Diurese (Mannit, Lasix) wegen der Hyperkaliämie durch den Zerfall der kaliumreichen Erythrozyten.

Eventuell *Natriumbikarbonat* gegen die Azidose.

Die Blutkonserve muß im Kühlschrank zur späteren Untersuchung *aufbewahrt* werden.

228. Wer ist für die Transfusion verantwortlich?

Transfusionen dürfen *nur durch Ärzte* vorgenommen werden. Der durchführende Arzt ist für die Transfusion verantwortlich. Aber auch das *Hilfspersonal* (Labor- und Pflegepersonal) kann zur Verantwortung herangezogen werden, z. B. bei Verwechslungen.

Lymphatisches System und Milz

1. Wie fließt die Lymphe im Körper?

Die Lymphflüssigkeit umfließt alle Zellen und sammelt sich in den dünnen *Lymphkapillaren,* die zu größeren *Lymphgefäßen* zusammenfließend langsam von der Peripherie nach zentral führen.

Sie münden schließlich in den Milchbrustgang, den *Ductus thoracicus,* der mit der Cisterna chyli vor dem ersten Lendenwirbelkörper beginnt und im Winkel der V. subclavia und V. jugularis links ins Blutgefäßsystem mündet. Die Lymphe der rechten oberen Körperhälfte wird durch den kleineren *Ductus lymphaticus dexter* in den rechten Venenwinkel geleitet.

Die *Lymphknoten* sind in die Lymphbahnen als Zwischenstationen eingeschaltet.

2. Woraus besteht die Lymphflüssigkeit?

Die Lymphe bildet sich aus Gewebsflüssigkeit und enthält dieselben *Eiweißstoffe* wie das Blut (Albumin, Globuline und Fibrinogen) als sogenanntes Lymphplasma.

Im Gegensatz zur *klaren Lymphe* der Körperperipherie ist die Lymphe, die aus dem Verdauungstrakt durch den Milchbrustgang fließt, durch die Aufnahme von Fetttröpfchen *milchig-trüb.*

3. Wie sind die Lymphknoten aufgebaut?

Sie sind als *Filterstationen* und *Abwehrzentren* gegen Infektionen in die Lymphbahnen eingelagert. Sie haben außen eine *bindegewebige Kapsel.* Im Innern befindet sich *Retikulumgewebe,* in dessen Zentren Lymphozyten gebildet werden.

4. In welchen Organen befindet sich lymphatisches Gewebe?

Lymphgewebe findet sich in den *Lymphknoten,* in der *Milz,* im *Thymus,* in den *Tonsillen,* in den kleinen schlecht abgrenzbaren *Lymphfollikeln* des *Atmungs- und Verdauungstraktes,* in den großen *Peyerschen Plaques* des Ileums und in der *Appendix.*

5. Wo befinden sich Lymphknoten?

Die Lymphknoten liegen oft *in Gruppen* beisammen, z.B. in den Gelenkbeugen, besonders in der Achsel- und Leistenbeuge, in den Lungenwurzeln und im Mesenterium, am Hals und im kleinen Becken.

6. Welche Aufgaben hat das Lymphsystem?

Es ist ein Transportorgan, das *Stoffwechselschlacken* aus dem Gewebe und *resorbierte Nahrungsstoffe,* vor allem Fette aus dem Darm, abtransportiert.

Die *Lymphknoten* halten Bakterien, Fremdkörper und Entzündungsstoffe zurück, um ihre weitere Ausbreitung im Organismus zu verhindern.

7. Welche Krankheiten gehen mit allgemeinen Lymphknotenschwellungen einher?

Allgemeine Lymphknotenschwellungen (Lymphadenopathien) kommen vor bei:

lymphatischer Leukämie (Lymphadenose);

Lymphogranulomatose (Hodgkinsche Krankheit);

Mononucleosis infectiosa (Pfeiffersches Drüsenfieber, Virusinfektion);

HIV-Infektion.

8. Wodurch können lokale Lymphknotenschwellungen entstehen?

Bei lokaler Entzündung, z. B. *Fingereiterung,* Anschwellen der axillären Lymphknoten.

Lymphknotentuberkulose am Hals, Hilustuberkulose, Mesenterialtuberkulose.

Karzinommetastasen in Lymphknoten.

9. Was versteht man unter Lymphographie?

Die röntgenologische Darstellung der Lymphbahnen und Lymphknoten eines bestimmten Gebiets mit einem Kontrastmittel zur *Krankheitserkennung* oder zum Ausschluß krankhafter Veränderungen.

10. Bei welchen Krankheiten wird die Lymphographie angewandt?

Zum Nachweis oder Ausschluß von *Karzinommetastasen* in den Lymphknoten oder einer Systemerkrankung des Lymphgewebes, wie z. B. *Lymphogranulomatose* (Morbus Hodgkin).

11. Welches Verfahren hat heute die Lymphographie weitgehend verdrängt?

Die Computertomographie.

12. Was ist ein Ödem?

Als Ödem bezeichnet man eine *krankhafte Ansammlung* von Gewebs- bzw. *Lymphflüssigkeit* zwischen den Gewebezellen, wodurch eine *Schwellung* entsteht.

13. Wodurch kann es zu einem Ödem kommen?

Durch *Abflußbehinderung* der *Lymphflüssigkeit,* z. B. durch Krebsmetastasen in der Achsel mit Lymphödem des Armes.

Durch *Behinderung* des *venösen Abflusses* z. B. durch Thrombosen oder durch Herzinsuffizienz mit Ödemen an den abhängigen Körperpartien.

Durch *vermehrte Kapillardurchlässigkeit,* z. B. toxisch bei Insektenstich.

Durch *Albuminmangel* im Blut (Hypalbuminämie) mit Herabsetzung des onkotischen Druckes und des Wasserbindungsvermögens des Blutes, wie bei nephrotischen Ödemen oder bei Hungerödemen (Eiweißmangelschaden = „Dystrophie").

14. Wo liegt die Milz?

Die Milz liegt seitlich im *linken Oberbauch* und überragt normalerweise den linken Rippenbogen nicht. Sie liegt unter der linken Zwerchfellkuppe zwischen linker Niere, dem Magen und der linken Flexur des Dickdarms.

15. Wie ist der Aufbau der Milz?

Die Milz wird außen von einer bindegewebigen *Kapsel,* die mit glatter Muskulatur durchsetzt ist, umschlossen. Im Inneren der Milz finden sich *lymphatisches* und *retikuloendotheliales Gewebe* (RES).

16. Welche Aufgaben hat die Milz?

Durch das reichlich vorhandene lymphatische Gewebe ist die Milz eine wichtige *Bildungsstätte der Lymphozyten.*

Im RES der Milz werden die überalterten Erythrozyten *abgebaut,* und das freiwerdende *Eisen* wird in der Milz *gespeichert.*

Durch den hohen Gehalt an RES-Gewebe und Lymphozyten spielt die Milz eine wichtige Rolle in der *Infektionsabwehr.*

Die Milz kann sich bis auf das Doppelte vergrößern und so als *Blutspeicher dienen,* der sich durch Kontraktion der glatten Muskulatur teilweise entleeren kann.

Die Milz kann eine *hemmende Wirkung* auf das Knochenmark ausüben.

17. Was bezeichnet man als RES?

Das retikuloendotheliale System (auch histiozytäres System genannt) stellt eine *Leistungsgemeinschaft* mehrerer Zellarten dar, die in verschiedenen Organen wie Leber, Milz, Knochenmark, Lymphknoten u. a. vorkommen.

Sie bilden ein Netzwerk oder Zellansammlungen, die mit dem Blutstrom oder mit den Lymphbahnen in Verbindung stehen.

18. Welche Aufgaben haben die Zellen des RES?

Die *Kupfferschen Sternzellen* in der Leber z. B. *speichern* das Eisen.

Andere *Endothelzellen* nehmen körperfremde Substanzen auf, z. B. eingedrungene Krankheitserreger *(Phagozytose)*, oder machen deren Gifte unschädlich *(Neutralisation)*. Die *Lymphozyten* und *Plasmazellen* bilden *Antikörper*. Somit spielt das RES bei der *Infektionsabwehr* eine wichtige Rolle.

19. Wie ist die Blutversorgung der Milz?

Die Milz erhält ihr arterielles Blut aus der *Aorta* und der Milzarterie. Der venöse Abfluß geht mit der *Pfortader* in die Leber.

20. Was ist ein Milztumor?

Eine Milzvergrößerung bezeichnet man als *Milztumor*.

Dieser kann durch *Stauungen im Pfortaderkreislauf* (Leberzirrhose, Rechtsherzinsuffizienz) auftreten.

Durch die Beteiligung der Milz an der *Infektionsabwehr* kann man bei vielen Infektionskrankheiten eine Milzschwellung (Milztumor) finden.

Auch bei *hämolytischen Anämien* ist die Milz durch vermehrte Verarbeitung zugrunde gegangener Erythrozyten oft vergrößert.

21. Wodurch kann es zu Schmerzen in der Milzgegend kommen?

Durch Verschleppung eines Blutgerinnsels kann es zu einem *Milzinfarkt* mit Schmerzen beim Atmen in der Milzgegend kommen.

Auch eine *Perisplenitis* mit Entzündung der Milzkapsel bzw. des peritonealen Überzuges der Milz führt zu atmungsabhängigen Schmerzen im linken Oberbauch.

22. Was ist eine Milzruptur?

Die Milzkapsel kann bei Gewalteinwirkung von außen zerreißen. Eine solche Milzruptur führt zu einer gefährlichen Blutung in die Bauchhöhle.

23. Was bedeutet Splenektomie?

Splenektomie heißt *Milzentfernung*. Der Verlust der Milz hat im allgemeinen keine wesentlichen Folgen, da ihre Aufgaben rasch von anderen Organen übernommen werden.

24. Was bedeutet Hypersplenismus?

Wörtlich: *Überfunktion der Milz*. Man versteht darunter störende Einflüsse der Milz auf das Blut, wahrscheinlich aufgrund von Blutabbau in der vergrößerten Milz.

Diskutiert wird auch eine *splenomegale Markhemmung* mit Leukopenie oder Panmyelopathie bei Milztumor.

In manchen Fällen sind die Störungen durch die *Milzentfernung* zu bessern.

25. Was bedeutet Milzszintigraphie?

Durch Erythrozyten, die mit Radiochrom markiert wurden, kann man Lage, Größe und Form und die erythrozytenauflösende Aktivität der Milz mit Hilfe eines Registriergeräts erkennen.

26. Wie kann die Milzgröße am einfachsten und zuverlässigsten bestimmt werden?

Mit der Sonographie.

Immunsystem

(Abb. 3)

1. Was leistet das Immunsystem?

Das hoch spezialisierte Immunsystem setzt den Organismus instand, *körperfremde* oder fremdgewordene Substanzen (Bakterien, Viren, Zelltrümmer, chemische Schadstoffe) als sogenannte *Antigene* zu *erkennen* und zu *vernichten.*

2. Welche zwei Teile wirken im Immunsystem zusammen?

Das *humorale* (flüssige) Abwehrsystem der *T- und B-Lymphozyten* und das *zelluläre* Abwehrsystem der „Freßzellen" *(Makro- und Mikrophagen).*

3. Wie werden Antigene erkannt?

Ein Teil der *T-Lymphozyten* genannten Zellen kann zwischen *körpereigenen* und *körperfremden* Stoffen unterscheiden und letztere *als Antigene erkennen.*

4. Was bewirken Antigene?

Durch Antigene werden ganz bestimmte (spezifische) *immunologische Abwehrmechanismen* in Gang gebracht:

Die Bildung von spezifischen Abwehrstoffen *(Antikörper),* die sich im Blut als *Immunglobuline* finden,

zelluläre Abwehrreaktionen z. B. der Granulozyten und Makrophagen *(„Freßzellen")* werden durch Antigene ausgelöst.

5. Was sind Antikörper?

Sie sind komplizierte Eiweißkörper, die sich als Immunglobuline unter den *Gammaglobulinen* im Serum befinden. Man kennt heute rund eine Million verschiedener Antikörper. Antikörper werden in den *B-Lymphozyten* und *Plasmazellen* gebildet. Nach ihrem Aufbau werden sie in verschiedene Gruppen zusammengefaßt.

6. Welche Gruppen von Antikörpern werden unterschieden?

Die *IgM-Antikörper* entstehen schon in der Embryonalzeit und werden als *erste Reaktion* auf ein Antigen mobilisiert.

Die *IgG-Antikörper* dominieren im Serum. Sie folgen der Erstreaktion und sind für eine *längerdauernde Immunität* verantwortlich.

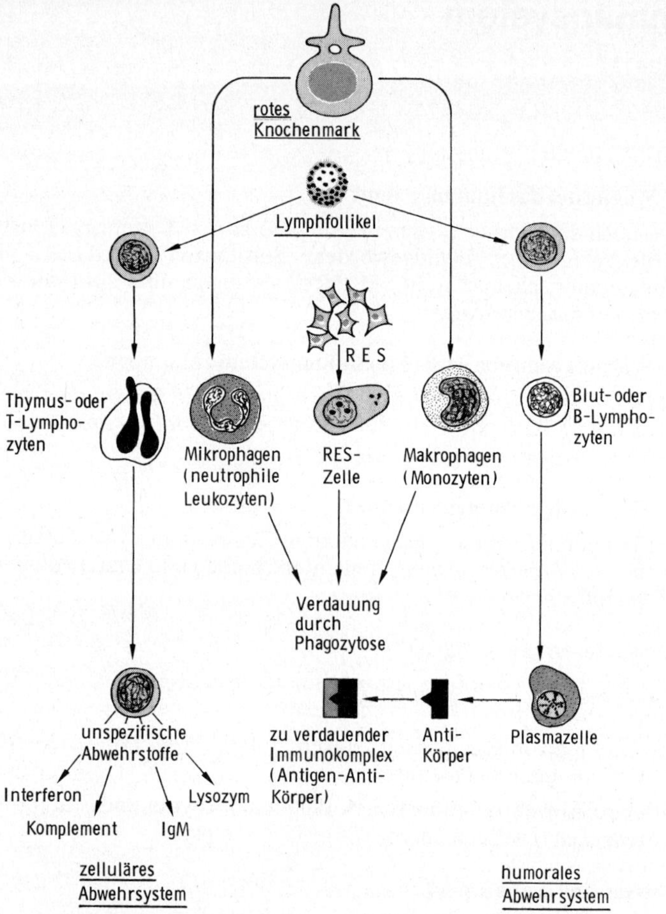

Abb. 3 Das zelluläre und humorale Abwehrsystem (aus *Faller, A.:* Der Körper des Menschen, 11. Aufl. Thieme, Stuttgart 1988)

Die *IgA-Antikörper* bilden eine *Schutzbarriere in den Schleimhäuten* und in deren Sekreten z. B. des Atmungs- und Verdauungstraktes gegen eindringende Antigene.

Die *IgE-Antikörper* spielen z.B. bei Bronchialasthma und anderen *allergischen Reaktionen* eine Rolle.

7. Wie wirken die Immunglobuline?

Sie reagieren *streng spezifisch,* d.h., daß z.B. Typhusantikörper nur gegen Typhusantigene, nicht aber gegen Paratyphus wirksam sind.

Die Antikörper überziehen die *Oberflächenstrukturen der antigenen Fremdsubstanzen* mit einer Schicht; dadurch werden Toxine, Viren und kleinere Bakterien unwirksam *(inaktiviert).*

Diese *Antigen-Antikörper-Komplexe* setzen weitere Immunmechanismen in Gang. So phagozytieren Granulozyten und Makrophagen bevorzugt solche mit Immunglobulinen überzogene Partikel.

8. Wann werden Immunglobuline dem Körper therapeutisch zugeführt?

Zur *Vorbeugung* gegen oder zur *Behandlung* einer schweren Infektion, z.B. antitoxisches Diphtherieserum oder Hyperimmunglobulin gegen Tetanus.

Bei *Mangel* oder *Fehlen* körpereigener Immunglobuline z.B. nach Verbrennungen, Traumen oder Synthesestörungen als Folge einer aggressiven *immunsuppressiven* oder *zytostatischen* Behandlung, wie sie nach Transplantationen oder im Rahmen der Krebstherapie nötig sein kann.

9. Wann spricht man von Immunität?

Immunität bedeutet *Unempfindlichkeit* für eine Infektion durch den Schutz, den vorhandene Abwehrstoffe, die *Antikörper*, bieten.

10. Wann liegt eine aktive Immunität vor?

Wenn der Körper durch *Überstehen einer Infektion* oder durch *Impfung* mit abgeschwächten oder abgetöteten Erregern *selbst* in die Lage versetzt wurde, spezifische Antikörper zu bilden. Er hat dadurch einen Infektionsschutz, eine *aktive Immunität.* Sie kann verschieden lang, manchmal lebenslang anhalten.

11. Was nennt man eine passive Immunisierung?

Wenn nur die *fertigen Antikörper,* wie sie in einem tierischen oder menschlichen *Serum* enthalten sind, übertragen werden, liegt keine aktive Eigenleistung des Organismus vor. Man spricht von *passiver Immunisierung.* Sie hat nur *vorübergehende Schutzwirkung, ist aber sofort wirksam.*

12. Worauf beruht die unspezifische Abwehr des Organismus?

Durch *Verdauungsenzyme der Schleimhäute*, z.B. des Verdauungstraktes, durch die *eiweißauflösenden Enzyme* des *Blutserums* und durch die *„Freßzellen“* (Phagozyten = polymorphkernige Granulozyten und Makrophagen) besteht ein unspezifisches Abwehrsystem gegen alle Arten von Schadstoffen.

13. Was versteht man unter einer Autoimmunkrankheit?

Wenn die normalen Kontrollmechanismen, z.B. die *Suppressor*-T-Lymphozyten, versagen, kann es vorkommen, daß auch *Antikörper gegen körpereigene Gewebe* gebildet werden. Die entzündlichen oder proliferativen (= wuchernden) Veränderungen stellen dann eine *Autoimmunkrankheit* = *Autoaggressionskrankheit* dar.

14. Bei welchen Krankheiten nimmt man eine Autoaggression als Ursache oder Teilursache an?

Beim jugendlichen Diabetes mellitus *(Diabetes Typ I),*

bei Hyperthyreose vom Typ *Morbus Basedow,*

bei Nebenniereninsuffizienz *(Morbus Addison),*

bei chronisch atrophischer Gastritis mit *perniziöser Anämie,*

bei chronischer Polyarthritis,

bei chronischer *aggressiver Hepatitis, Lupus erythematodes.*

15. Was versteht man unter immunsuppressiver Therapie?

In manchen Fällen oder Phasen von *Autoaggressionskrankheiten* oder nach *Organtransplantationen* müssen die *unerwünschten* Immunreaktionen (z.B. Abstoßung des Transplantates) durch Medikamente unterdrückt werden = *Immunsuppression. Nebenwirkungen* wie *Knochenmarkschädigung* oder *komplizierende Infektionen* müssen möglichst frühzeitig erkannt werden.

Herz-Kreislauf-System

Kreislaufsystem

Allgemeines

1. Aus welchen Teilen besteht das Herz-Kreislauf-System?

Aus dem zentralen Motor, dem *Herzen,* und den *Arterien* (Schlagadern), in denen das Blut vom Herzen zu den Geweben fließt, aus den *Kapillaren* (Haargefäßen), in denen der Stoffaustausch mit dem Gewebe stattfindet, und den *Venen* (Blutadern), in denen das Blut wieder zum Herzen zurückströmt.

2. Von wem und wann wurde der Blutkreislauf entdeckt?

Von dem Engländer *William Harvey* 1628, also vor etwa 360 Jahren.

3. Welche 3 Unterteilungen des Kreislaufs sind zu unterscheiden?

Der *große oder Körperkreislauf,* der aus der linken Herzkammer mit der Aorta beginnt und durch die obere und untere Hohlvene (V. cava superior und inferior) das Blut wieder an den rechten Vorhof des Herzens zurückführt, versorgt den größten Teil des Körpers.

Der *kleine oder Lungenkreislauf,* der in der rechten Herzkammer mit der Lungenarterie (Truncus pulmonalis) beginnt, das Blut durch die Lungen leitet und mit den Lungenvenen wieder in den linken Vorhof mündet.

Der *Pfortaderkreislauf* ist im Bereich der Verdauungsorgane in den großen Kreislauf eingeschaltet. Das venöse Blut, das von den Baucheingeweiden zurückfließt, wird in der Leber bis in Kapillaren aufgeteilt, die sich dann wieder zu den Lebervenen zusammenfinden, die in die untere Hohlvene münden.

4. Welche Gefäße bezeichnet man als Arterien, welche als Venen?

Alle Gefäße, die Blut *vom Herzen wegführen,* bezeichnet man als Arterien oder Schlagadern, sie haben dicke, aber elastische Wände.

Alle Gefäße, die Blut *zum Herzen zurückführen,* sind Venen, sie haben dünne, wenig kontraktionsfähige Wandungen.

5. Welches Blut führen die Arterien und welches die Venen?

In den *Arterien* fließt *hellrotes sauerstoffreiches Blut,* nur in den Lungenarterien befindet sich *dunkelrotes sauerstoffarmes Blut,* das erst in der Lunge mit Sauerstoff beladen und dadurch hellrot wird.

In den Venen strömt *dunkelrotes, sauerstoffarmes Blut* aus der Peripherie zum Herzen zurück. Nur in den *Lungenvenen* fließt *hellrotes,* in der Lunge mit Sauerstoff aufgeladenes *Blut.*

6. Wie groß ist die Strömungsgeschwindigkeit des Blutes?

Sie ist in der *Aorta* mit 4–5 m/s am größten und nimmt mit der Verzweigung und Verbreiterung des Strombettes stark ab.

Am langsamsten ist sie in den *Kapillaren,* deren gesamter Querschnitt 600–800mal größer ist als der der Aorta.

7. Wo liegt der größte Widerstand und Druckabfall im Kreislauf?

Die Gefäße vor der Verzweigung in die Kapillaren, die sogenannten *Arteriolen,* sind besonders kontraktionsfähig; an ihnen setzen das Gefäßnervensystem und die gefäßaktiven Substanzen (z. B. Kreislaufhormone und Medikamente) an und drosseln die *Blutzufuhr,* gleichzeitig steigern sie aber auch den Gefäßwiderstand und lassen den Blutdruck vor den Arteriolen ansteigen, nach den Arteriolen aber um so stärker absinken.

In den *großen Venen* beträgt der Druck 0–5 mmHg.

8. Wie wird die Blutverteilung im Körper geregelt?

Je nach Bedarf werden bestimmte Gebiete des Körpers *durch Erweiterung der Arteriolen* besser durchblutet, andere *durch Drosselung auf Spargang* geschaltet.

Bei körperlicher Arbeit fließt das Blut der Muskulatur, bei Kälte dem Unterhautgewebe, nach dem Essen den Verdauungsorganen vermehrt zu. Auch die Durchblutung des Gehirns zeigt Schwankungen („Ein voller Bauch studiert nicht gern").

Arterien

9. Wie verläuft die Aorta?

Die Aorta geht aus der linken Herzkammer hervor, bildet einen aufsteigenden Teil, die *Pars ascendens,* dann den Aortenbogen, den *Arcus aortae,* und verläuft dann links von der Wirbelsäule abwärts als *Aorta descendens.*

Von diesem Abschnitt unterscheidet man über dem Zwerchfell den Brustteil der Aorta, die *Aorta thoracica,* unter dem Zwerchfell den Bauchteil, die *Aorta abdominalis.*

10. Welche wichtigen Äste gehen von der aufsteigenden Aorta ab?

Unmittelbar nach ihrem Beginn gibt die Aorta die beiden *Koronararterien* (Herzkranzarterien) zur Ernährung des Herzmuskels ab (s. Frage 20–22, S. 100 u. 101).

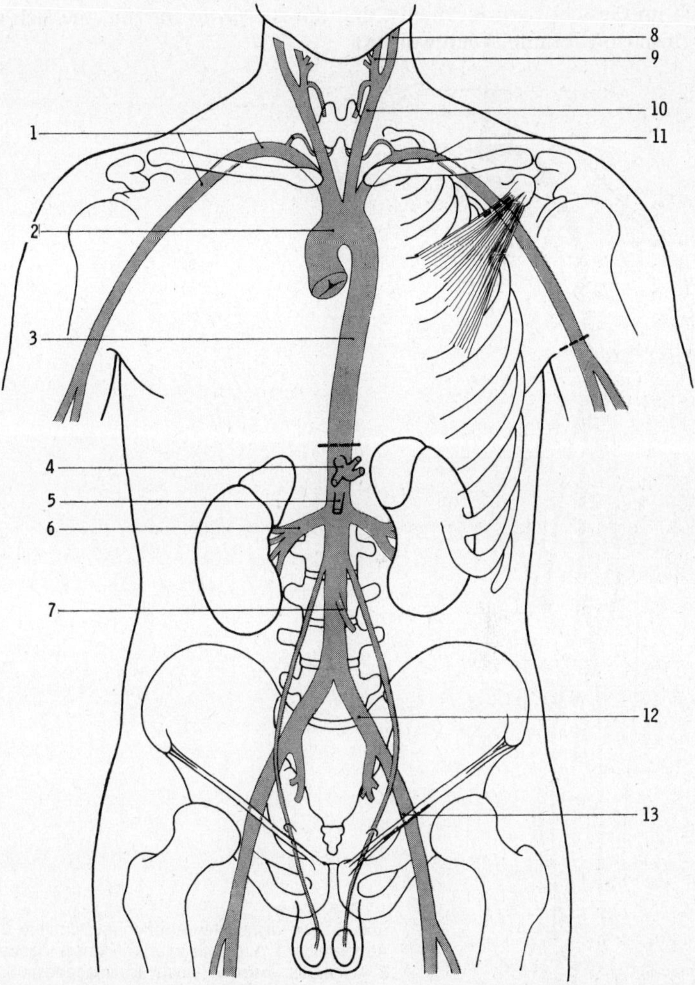

Abb. 4 Die wichtigsten Arterien im Stammbereich. 1. A. subclavia rechts. 2. Aortenbogen. 3. Aorta descendens. 4. Truncus coeliacus. 5. A. mesenterica superior. 6. A. renalis. 7. A. mesenterica inferior. 8. A. carotis interna. 9. A. carotis externa. 10. A. carotis communis. 11. A. subclavia links. 12. A. iliaca communis. 13. A. femoralis links.

11. Welche Verzweigungen entspringen aus dem Aortenbogen?

Aus ihm gehen rechts der gemeinsame Stamm der *A. subclavia* (Unterschlüsselbeinarterie) und der *A. carotis* (Halsschlagader) hervor, nach links diese beiden Arterien jede für sich (Abb. 4–6).

Die *A. carotis* (Halsschlagader) teilt sich in die *A. carotis externa,* die sich im Gesicht (extrakraniell), und die *A. carotis interna,* die sich im Gehirn (intrakraniell) verzweigen.

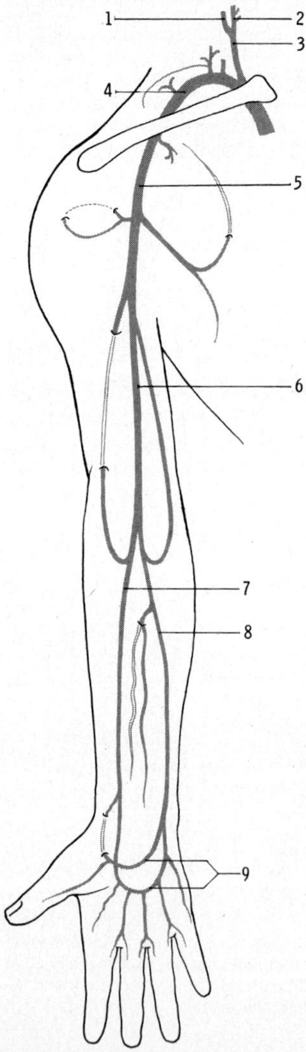

Abb. 5 Die wichtigsten Arterien im Schulter- und Armbereich. 1. A. carotis interna (Hirnschlagader). 2. A. carotis externa (Gesichtsschlagader). 3. A. carotis communis. 4. A. subclavia (Unterschlüsselbeinarterie). 5. A. axillaris (Achselarterie). 6. A. brachialis (Oberarmarterie). 7. A. radialis (Speichenschlagader). 8. A. ulnaris (Ellenschlagader). 9. Arterieller Hohlhandbogen

12. Wie setzt sich die Arteria subclavia fort?

Die *A. subclavia* (Unterschlüsselbeinarterie) setzt sich in die *A. axillaris,* diese in die *A. brachialis* des Oberarmes fort.

Diese teilt sich in die *A. radialis* (Speichenschlagader, an der der Puls gefühlt wird) und *A. ulnaris* des Unterarmes.

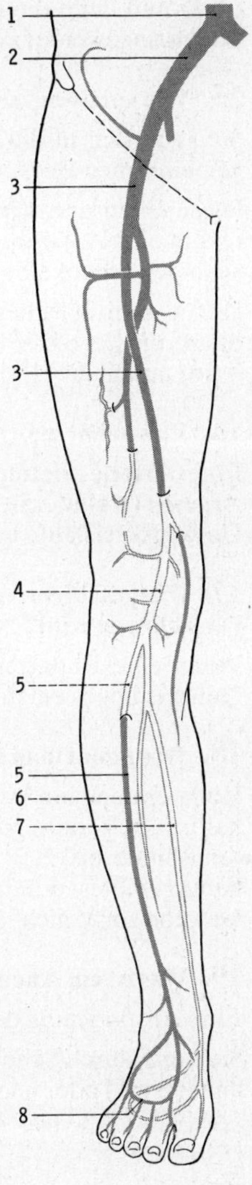

Abb. 6 Die wichtigsten Arterien in Becken und Bein. 1. Aorta abdominalis. 2. A. iliaca communis (gemeinsame Beckenschlagader). 3. A. femoralis (Oberschenkelschlagader). 4. A. poplitea (Kniekehlenarterie). 5. A. tibialis anterior (vordere Schienbeinarterie). 6. A. fiburalis (Wadenbeinarterie). 7. A. tibialis posterior (hintere Schienbeinarterie). 8. Arterienbogen des Fußrückens
(Abb. 4–6 aus *Faller, A.:* Der Körper des Menschen, 11. Aufl. Thieme, Stuttgart 1988)

13. Welche Äste hat der Brustteil der Aorta?

Vom Brustteil der Aorta gehen die paarigen *Aa. intercostales* (Zwischenrippenarterien) ab.

14. Welche wichtigen Äste gehen aus der Bauchaorta hervor?

Aus der Aorta unterhalb des Zwerchfells entspringt der *Truncus coeliacus* mit seinen Verzweigungen zu den Bauchorganen; etwas tiefer die *obere* und dann die *untere Mesenterialarterie* für die Durchblutung der Baucheingeweide; zwischen ihnen gehen die beiden *Nierenarterien* ab.

15. Wie verzweigt sich die Aorta abdominalis nach unten?

Sie setzt sich in die rechte und linke *A. iliaca communis* (die beiden gemeinsamen Beckenschlagadern) fort.

Diese teilen sich in je eine äußere Beckenschlagader (A. iliaca externa) und in eine *A. femoralis* (Oberschenkelschlagader). Der Femoralispuls ist in der Schenkelbeuge tastbar.

Die A. femoralis heißt in der Kniekehle *A. poplitea* und gabelt sich in die *A. tibialis anterior* und *posterior* (vordere und hintere Schienbeinarterie) und in die *A. fibularis* (Wadenbeinschlagader).

16. Was nennt man eine Endarterie?

Eine Arterie, deren Verzweigungen *keine Verbindungen mit anderen Arterien* (Kollateralen) haben und deren Versorgungsgebiet nicht durch Umwegskreisläufe mitversorgt werden kann, nennt man Endarterie.

17. Was geschieht, wenn eine Endarterie z. B. durch einen Thrombus verschlossen wird?

Wenn eine Endarterie verschlossen wird, stirbt das von ihr ernährte Gewebe ab, es entsteht eine *Nekrose*.

18. Was nennt man Kollateralen?

Kollateralen sind netzartige *Verbindungen von kleinen Arterien* innerhalb eines Verzweigungsgebietes. Sie ermöglichen bei einem Durchblutungshindernis, z. B. bei arterieller Embolie, die Ernährung des Versorgungsgebietes durch *Umwegskreisläufe,* die *Kollateralkreisläufe,* das Gewebe stirbt nicht ab.

19. Was ist ein Aneurysma?

Eine *Ausbuchtung* der Arterienwand.

Sie kann durch Schwäche der Gefäßwand spindelförmig (z. B. Aortenaneurysma) oder nach Verletzung sackartig sein.

20. Was ist eine arteriovenöse Fistel?

Eine direkte Verbindung (= *Kurzschluß*) zwischen Arterie und Vene. Sie kann angeboren sein, durch Entzündung oder Tumor entstehen.

21. Welche Folgen hat eine arteriovenöse Fistel?

Die Umgehung der Kapillaren durch diesen Kurzschluß bewirkt durch rasches Abströmen einen Volumenverlust in der Arterie, aber eine Volumenfülle in der Vene und dadurch eine *Mehrbelastung des rechten Herzens*. Reflektorisch wird das Herzzeitvolumen erhöht = Mehrarbeit des Herzens. Arterie und Vene im fistelnahen Gebiet erweitern und schlängeln sich; es entsteht ein pulsierender Tumor, über dem man mit dem Stethoskop ein Maschinengeräusch hört.

22. Welchen Schichtaufbau zeigt die Arterienwand?

Sie zeigt 3 Schichten:

Die *Intima,* die innere Schicht, besteht aus einem einschichtigen Endothel.

Die *Media,* die mittlere Schicht, besteht bei den großen Arterien aus *elastischen Fasern,* die sich der Pulswelle elastisch anpassen, bei den kleineren Arterien vom muskulären Typ aus *glatten Muskelfasern,* durch deren Kontraktion die Arterien je nach Durchblutungsbedarf enger oder weiter gestellt werden können. Diese Anpassung wird durch das Gefäßnervensystem, einem Teil des vegetativen Nervensystems, reguliert.

Die *Adventitia* als äußere Schicht besteht aus Bindegewebe.

23. Was nennt man die Windkesselwirkung der Aorta?

Durch ihre Elastizität gibt die Aortenwand dem Pulsdruck der Herzkontraktion nach und verflacht die Pulswelle etwas. Dieses Abfangen des Pulsdrucks und die *Verteilung des Drucks* auf einen längeren Zeitraum nennt man die Windkesselwirkung der Aorta.

24. Wo kann man die Pulswelle tasten?

(Abb. 7)

Der Puls wird an der *A. radialis,* der Speichenschlagader, gezählt. Bei Anomalien oder Krankheiten kann er seitenverschieden sein.

Auch an der *A. carotis,* vor dem M. sternocleidomastoideus und der Halswirbelsäule oder an der *A. temporalis* (Schläfenarterie vor dem Ohr) kann man den Puls tasten.

Auch an der *A. brachialis* kann der Puls an der Innenseite des Oberarmes und in der Ellenbeuge (A. cubitalis), wo man ja auch den Blutdruck auskultatorisch mißt, palpiert werden.

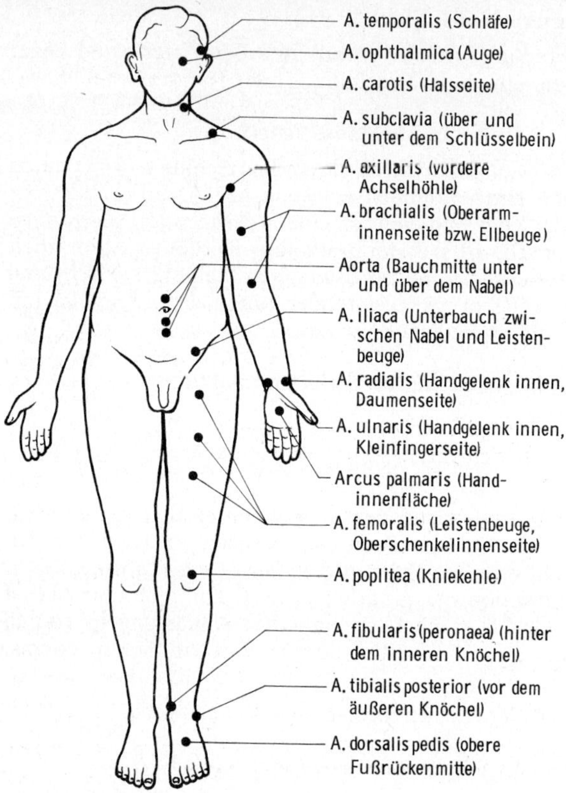

Abb. 7 Pulsations- und Auskultationsstellen (aus *Beske, F.:* Lehrbuch für Krankenschwestern und Krankenpfleger, Bd. II, 6. Aufl. Thieme, Stuttgart 1990)

Besonders bei *Durchblutungsstörungen der Beine* (z. B. bei der arteriellen Verschlußkrankheit = AVK) wird der Puls in der Leistenbeuge (A. femoralis), in der Kniekehle an A. poplitea, hinter dem Außenknöchel an der A. fibularis, hinter dem Innenknöchel an der A. tibialis posterior und über dem Fußrücken an der A. dorsalis pedis untersucht und mit der Gegenseite verglichen (s. Frage 98–100, S. 80 u. 81).

25. Was beurteilt man beim Fühlen des Pulses?

Frequenz, d. h. die Anzahl der Schläge pro Minute.

Stärke, d. h. gut gefüllter, kräftiger Puls oder schwacher, schlecht gefüllter, fadenförmiger Puls, z. B. bei Kollaps, Herzschwäche oder Blutung.

Rhythmus, regelmäßig, einzelne Unregelmäßigkeiten (Extrasystolen) oder dauernde Unregelmäßigkeit (Arrhythmia absoluta).

26. Wie nennt man den beschleunigten oder verlangsamten Puls?

Pulsfrequenz über 100 nennt man *Tachykardie, unter 50 Bradykardie.*

27. Was nennt man den Blutdruck?

Blutdruck ist der Druck, den der Blutstrom *auf die Gefäßwand* ausübt.

Den Druck, der bei der Kontraktion der linken Herzkammer (Systole) in den Arterien entsteht, nennt man den *systolischen Blutdruck,* der Druck, der beim Wiedererschlaffen des linken Ventrikels gemessen wird, ist der *diastolische Blutdruck.*

Man schreibt diese beiden Werte z. B. RR 120/70 mmHg.

28. Wie wird der Blutdruck gemessen?

Der Blutdruck wird durch die unblutige Methode nach *Riva-Rocci* gemessen.

Dazu komprimiert man die *A. brachialis* am Oberarm durch eine *Gummimanschette,* an die ein *Manometer* (Druckmesser) angeschlossen ist, indem man die Manschette mit Luft aufpumpt, bis kein Blut mehr durchfließt, der Puls nicht mehr tastbar ist und die Gefäßtöne verschwinden.

Während des langsamen Ablassens des Drucks auf die Arterie durch Öffnen des Ventils wird mit dem Stethoskop (Hörrohr) über der A. cubitalis in der Ellenbeuge auskultiert.

Wenn man die *ersten Töne* durch das stoßweise Durchtreten von Blut in dieses Gefäß während des höchsten Drucks (Systole) hört, registriert man diesen *systolischen Druck* durch gleichzeitiges Ablesen des Manometers.

In dem Augenblick, in dem sich durch weiteres Ablassen des Drucks in der Manschette wieder ein kontinuierlicher Blutstrom einstellt und die klopfenden Töne verschwinden, liest man den *diastolischen Wert* auf dem angeschlossenen Manometer ab.

29. An welchen Stellen wird der Blutdruck gemessen?

Meist wird der Blutdruck nur an *einem Arm* des ruhenden Patienten gemessen. Es ist ein Unterschied, ob man liegend, sitzend, stehend, in Ruhe oder nach Belastung mißt (s. Schellongsche Funktionsprüfung, s. Frage 44, S. 106). Man mißt den Blutdruck evtl. auch *vergleichend an beiden Armen.*

Bei bestimmten Fragestellungen (z. B. bei Aortenisthmusstenose; s. Frage 239, S. 153) wird der Blutdruck *auch an den Beinen* gemessen, wobei besonders breite Blutdruckmanschetten für die Oberschenkel erforderlich sind; dabei wird in der Kniekehle auskultiert. Besser ist es, den systolischen Druck am Bein mit Hilfe eines Doppler-Gerätes zu messen.

30. Wie hoch ist der normale Blutdruck?

Der Blutdruck des Gesunden hängt von *Alter* und *Konstitution* ab, es gibt daher keine allgemeine, sondern nur eine *individuelle Norm.*

Er liegt beim *jungen Erwachsenen* bei RR 120/70 mmHg und nimmt mit jedem Lebensjahrzehnt etwa um 5 mm systolisch zu.

Er soll aber auch *im hohen Alter* nicht über 160 systolisch ansteigen.

Ein *diastolischer Blutdruck* über 95 mmHg gilt als krankhaft.

31. Was versteht man unter Blutdruckamplitude?

Die *Differenz* zwischen systolischem und diastolischem Blutdruck wird Blutdruckamplitude genannt. Sie beträgt bei RR 120/70 mmHg: 50 mm.

32. Welche Krankheit zeigt eine hohe Blutdruckamplitude?

Die *Hyperthyreose.* – Bei der *Aortenklappeninsuffizienz* kann der diastolische Wert sehr tief liegen, z. B. RR 150/30 mmHg.

33. Was bedeutet eine kleine Blutdruckamplitude?

Eine kleine Blutdruckamplitude, besonders mit Hypotonie und schnellem Puls, bedeutet *schlechten Kreislauf,* z. B. bei Kollaps, bei Blutverlust, bei Herzversagen. – Auch bei *Aortenklappenstenose* kann die Blutdruckamplitude sehr klein sein, z. B. RR 110/90 mmHg.

34. Wie wird der Blutdruck gesteuert?

Der arterielle Blutdruck wird durch Nervenendigungen, die *Pressorezeptoren,* an der Teilungsstelle der A. carotis communis, am Aortenbogen, im rechten Vorhof und in der linken Kammer registriert und über den Hirnstamm und das *Gefäßnervensystem* sowie über *gefäßwirksame Hormone* (z. B. Adrenalin und Noradrenalin) reguliert.

35. Von welchen weiteren Faktoren ist der Blutdruck abhängig?

Der Blutdruck hängt ab von:

der *Füllung* der Blutgefäße, z. B. Abfall des Blutdrucks bei Blutverlusten;

von der *Elastizität* der Gefäße (z. B. hoher Blutdruck bei Arteriosklerose);

von der *Herzleistung,* Abfall bei Herzmuskelschwäche;

von *Viskosität* (Leicht- oder Zähflüssigkeit des Blutes), z. B. Anstieg bei Polyglobulie.

Weitere Faktoren sind: Alter, Konstitution, augenblickliche Disposition, Körperlage, Tageszeit und Atmung.

Kapillaren

36. Wie sind die Kapillaren aufgebaut?

Die Wand der Kapillaren besteht aus einem *einschichtigen Epithel.* Das Lumen, d. h. die innere Weite der Kapillaren, beträgt etwa 8 μm = 0,008 mm, so daß Erythrozyten und Leukozyten hindurch können. Die Leukozyten können sich durch die Spalten zwischen den Epithelzellen durchzwängen und ins Gewebe auswandern.

37. Welche wichtige Aufgaben haben die Kapillaren?

Durch die Wände der Kapillaren findet der *Stoffaustausch* zwischen Blut und Gewebe statt.

Krankheiten der Kapillaren s. Hämorrhagische Diathese (Frage 206–209, S. 41 u. 42).

Venen

38. Welche Aufgaben haben die Venen?

Die Venen besorgen den *Rückstrom des Blutes* zum Herzen.

39. Welche Funktion hat die obere Hohlvene (Vena cava superior)?

Die *V. cava superior* nimmt das Blut von Kopf und Hals durch die *V. jugularis* (Drosselvene) und aus dem Arm durch die *V. subclavia* (Unterschlüsselbeinvene) und aus dem Brustkorb durch die *V. azygos* auf und mündet von oben in den rechten Vorhof.

40. Welche Aufgabe hat die untere Hohlvene (Vena cava inferior)?

Die *V. cava inferior,* die untere Hohlvene, sammelt das Blut aus den Beinen und dem *Bauchbereich.* Die *Lebervenen* als Endstrecken des Pfortaderkreislaufs fließen knapp unterhalb des Zwerchfells in die untere Hohlvene. Diese mündet von unten her in den rechten Vorhof.

41. Welchen Wandaufbau zeigen die Venen?

Die *Intima* bildet die innerste Schicht.

Die *Media* als Mittelschicht zeigt nur wenig Muskelfasern und geringe Wanddicke.

Die *Adventitia* aus Bindegewebe bildet die äußerste Schicht.

Besonders an den Venen der unteren Körperpartien finden sich zahlreiche *Venenklappen,* die das Zurückströmen des Blutes in die Peripherie ventilartig verhindern.

42. Wovon hängt die Fortbewegung des Blutes in den Venen ab?

Sie hängt ab vom *Kapillardruck,* der eine Fortsetzung des Drucks in den Arterien ist;

von den *Muskelbewegungen,* die durch ihre Kontraktionen die Venen auspressen;

vom *Druck der Eingeweide* auf die Venen;

vom *Sog im Brustkorb bei der Einatmung,* der das Blut dem Herzen zufließen läßt;

von der *Schwerkraft:* besserer Rückstrom des Blutes im Liegen oder bei Hochlagerung der Extremitäten.

Krankheiten der Blutgefäße und des Kreislaufs

Krankheiten der Venen

43. Welche allgemeine Bedeutung haben Venenleiden?

Sie sind *sehr häufig,* bei Frauen viermal häufiger als bei Männern. Durch ihre thrombotischen Komplikationen können sie *zum Tode* führen (z. B. Lungenembolie, s. Frage 130–136, S. 183–185).

44. Wie nennt man Venenerweiterungen?

Varizen oder Varikose.

Am Bein, wo sie am häufigsten auftreten, spricht man von *Krampfadern,* am Analring von (äußeren) *Hämorrhoiden.*

45. Welche Erscheinungen können Varizen machen?

Die Venen sind im Stehen *erweitert,* oft *geschlängelt* und verschwinden bei Hochlagerung. Sie können *Druck, Kribbeln, Ziehen,* selten krampfartige Schmerzen verursachen, die bei längerem Gehen oder Hochlagerung verschwinden.

46. Wodurch entstehen Varizen?

Sie sind Ausdruck einer *anlagebedingten Bindegewebsschwäche. Langes Stehen,* enge Strumpfbänder und Hüftgürtel oder postthrombotische Venenveränderungen, Tumoren im Becken und der gravide Uterus sind *Abflußhindernisse,* die die Varikosis fördern.

47. Welchen Zustand nennt man chronische venöse Insuffizienz?

Wenn die Venenklappen das Zurückfließen des Blutes in die Peripherie nicht mehr verhindern können, besteht eine venöse Insuffizienz. Als ihre Folgen können eine *ödematöse Schwellung,* später auch eine Atrophie *der Haut und bräunliche Pigmentierungen* durch Hämosidereinlagerungen auftreten.

Schließlich kommt es zur Ulzeration, dem hartnäckigen *Unterschenkelgeschwür* (Ulcus cruris).

48. Was kann man gegen die chronische venöse Insuffizienz unternehmen?

Rechtzeitige Vorbeugung durch Vermeiden von längerem Stehen und Sitzen und Tätigkeiten wie Pressen und Heben (Berufswechsel), *Vermeidung von Übergewicht,* Bewegungen zur Aktivierung der Muskelpumpe: Gehen, Schwimmen, *häufiges Beinhochlagern,* nachts erhöhtes Bettfußende, Massagen.

Stramm anliegende *Spezialstrümpfe* aus festem Gewebe, die aber genau passen müssen, evtl. *Gummistrümpfe,* die *vor* dem Aufstehen angezogen werden müssen.

Chirurgische Maßnahmen wie *Varizenverödung* kommen in Betracht.

Das *Ulcus cruris* ist wegen der Rezidivneigung stationär zu behandeln.

49. Wie kann es zur Venenthrombose kommen?

Verlangsamung des Blutstromes bei Varikosis oder Herzkranken, bei längerer Bettruhe, nach Operationen, besonders des Unterleibs, durch Tumoren und durch *lokale Schäden* wie Druck oder ein Trauma mit Verletzung der Venenwand.

Erhöhte Gerinnungsfähigkeit des Blutes, die nach Operationen oder im Wochenbett, aber auch bei Ovulationshemmern oft eine wichtige Rolle spielt.

Fettreiche Ernährung und höheres Lebensalter.

Örtliche oder *verschleppte Entzündungen* an der Gefäßwand.

Lähmungen und *Frakturen.*

50. Wann spricht man von Thrombophlebitis?

Wenn *Entzündungserscheinungen* wie Rötung und Fieber zu beobachten sind.

51. Welche Lokalisationen von Venenthrombosen sind zu unterscheiden?

90% der Venenthrombosen spielen sich an den *Bein-* und *Beckenvenen* ab.

Am Arm können sich Thrombosen nach intravenösen Injektionen oder Infusionen entwickeln.

Venenthrombosen an den *inneren Organen* sind selten.

Für die Prognose und Therapie ist zwischen *oberflächlichen* und *tiefen Venenthrombosen* zu unterscheiden.

52. Welche Erscheinungen machen oberflächliche Thrombosen?

Strichförmige Rötung, strangartige Schwellung und *Schmerzen* entlang dem Venenverlauf. Kein stärkeres Ödem, weil der Abfluß über die tiefen Venen erhalten bleibt.

53. Welche Symptome sprechen für eine tiefe Venenthrombose?

Beginn mit *Spannungsgefühl, Ödembildung* im Zuflußgebiet der Venen, *Druckschmerzhaftigkeit* der Vene und auch der Fußsohle, fortschreitende *Zunahme von Ödem und Schmerz.*

54. Welche Gefahren bestehen bei Venenthrombose und Thrombophlebitis?

Oberflächliche Thrombosen verursachen nur sehr selten Komplikationen, dagegen sind bei *tiefen Thrombosen* Lungenembolien nicht selten.

55. Wie können Venenthrombosen behandelt werden?

Eine *oberflächliche Thrombose* oder Thrombophlebitis kann durch lokale gerinnungs- und entzündungshemmende Salben (heparinoidhaltige Salben) sowie mit Alkoholumschlägen behandelt werden. Bettruhe ist schädlich, die Patienten sollen mit straff gewickeltem Bein *viel gehen.*

Eine *tiefe Thrombose* erfordert in der ersten Zeit Heparinbehandlung, *Bettruhe, Hochlagerung* der Extremität (Schiene, Sandsack), *lokale Salbe,* feuchte *Umschläge* und oral *entzündungshemmende Medikamente.* Vielfach wird eine *Kompression* im thrombophlebitischen Gebiet als Schutz gegen Lungenembolie empfohlen.

Bis zum 21. Tag ist eine *fibrinolytische Behandlung* noch angezeigt. Danach muß wegen Embolie- und Rezidivgefahr eine *Antikoagulantientherapie* angeschlossen werden (Lungenembolie s. Frage 130–136, S. 183–185).

Hypotonie

56. Was bezeichnet man als Hypotomie?

Erniedrigter Blutdruck (Blutunterdruck) wird *Hypotonie* genannt.

Man muß zwischen gelegentlicher Hypotonieneigung, z.B. als orthostatische Schwäche im Stehen, und konstantem Blutunterdruck unterscheiden.

57. Wann spricht man von Hypotonie?

Systolische Blutdruckwerte beim Mann unter 110, bei der Frau unter 100 mmHg und diastolische Werte unter 60 mmHg bezeichnet man als hypoton.

58. Welche Beschwerden können bei Hypotonie auftreten?

Hypotoniker klagen über *Schlappheit,* rasche Ermüdbarkeit, Neigung zu *Kopfschmerzen* und *Schwindel,* besonders morgens nach dem Aufstehen. Es kommt leicht zum *Kollaps,* besonders bei längerem Stehen in geschlossenen Räumen mit verbrauchter Luft.

59. Wodurch kann es zu Hypotonie kommen?

Die Hypotonie kann als *konstitutionelle Eigenart,* besonders bei Asthenikern (Schlankwüchsigen), oft *ohne* jegliche Beschwerden beobachtet werden.

Hochleistungssportler und Schwerarbeiter zeigen oft *Hypotonie* und *Bradykardie* ohne Beschwerden und Krankheitsbedeutung = *Vagotonie* (s. Frage 165, S. 136).

Sie kann bei vegetativ labilen Menschen besonders mit *orthostatischer Regulationsschwäche* (Blutdruckabsinken im Stehen) vorkommen. Man spricht dann auch von einem orthostatischen Syndrom.

Als Folge von *Erschöpfungszuständen.*

Sie kann bei akuten oder chronischen *Infektionskrankheiten* toxisch bedingt sein (z. B. bei Diphtherie).

Als Folge *großer Blutverluste.*

Bei *Nebennierenrindenstörung,* dem Morbus Addison, ist Hypotonie infolge von Mangel an den Nebennierenmarkhormonen Adrenalin und Noradrenalin ein Hauptsymptom (s. Frage 109–112, S. 322 u. 323).

60. Wie ist die Hypotonie durch infektiös-toxische Ursachen zu behandeln?

Die hypotone Kreislaufschwäche durch infektiös-toxische Ursachen erfordert eine *intensive Therapie der Infektionskrankheiten.*

61. Welche Möglichkeiten bestehen, um die konstitutionelle Hypotonie zu behandeln?

Wenn eine konstitutionelle Hypotonie Beschwerden macht, helfen *Kreislaufmittel* auch *nur symptomatisch,* solange sie gegeben werden. Manchmal kommt es nach der abklingenden Kreislaufstimulation durch Erschöpfung der überbeanspruchten sympathikotonen Regulationsmechanismen erst recht zu Hypotonieerscheinungen und Kollapsneigung, z. B. bei Leuten, die ihr Kreislaufsystem mit Bohnenkaffee aufputschen.

Besser und nachhaltiger ist ein entsprechendes *Kreislauftraining:* Bewegung an frischer Luft, körperliche Arbeit, Gymnastik, Sport, Hydrotherapie, besonders Kneippsche Maßnahmen, Bürstenmassagen.

Schock

62. Was wird als „Schock" bezeichnet?

Der Ausdruck „Schock" wird für sehr verschiedene Zustandsbilder verwendet. Er ist meist ein *lebensbedrohendes* Ereignis.

Unter Schock ist vor allem ein akutes Versagen der Blutzirkulation mit einer schweren Störung der *Organdurchblutung* und nachfolgender *Zellschädigung* zu verstehen.

63. Wie werden die Bezeichnungen Schock, Kollaps und Ohnmacht gebraucht?

Zwischen Schock (s. oben) und Kollaps oder Kollaps und Ohnmacht wird nicht immer streng unterschieden. Der Ausdruck *Schock* wird meist für eine schwere Schädigung der Zirkulation,

Kollaps für leichtere Zustände des Kreislaufversagens durch verschiedene Ursachen mit Bewußtseinsverlust gebraucht.

Ohnmacht ist ein leichter Kreislaufkollaps mit einer Blutverteilungsstörung, vor allem mit ungenügender Hirndurchblutung, nach längerem Stehen *(orthostatisch)* oder *psychisch* bedingtes Kreislaufversagen mit kraftlosem Zusammenfallen, Blässe und Bewußtseinsverlust. Der Puls ist im Gegensatz zum Schock oft verlangsamt.

64. Was ist eine Synkope?

Ein kurzer Bewußtseinsverlust, meist durch eine Herzrhythmusstörung bedingt, aber auch aus nicht kreislaufbedingten Gründen, z.B. Petit-mal-Epilepsie.

65. Wie kann ein Kollaps bei Erschöpfung oder vegetativ Labilen (= Ohnmacht) behandelt werden?

Flachlagerung von Kopf und Körper, Lockerung der Kleider, Hochlagerung der Beine (nicht bei Kopf- und Thoraxverletzten), um einen besseren Blutrückstrom an das Herz zu bewirken.

Oft genügen schon externe *Kreislaufreize* wie frische Luft, nasses Tuch auf die Stirn, Klopfen mit der flachen Hand. Evtl. *Kreislaufmittel* i.v.

66. Welche Schockarten sind nach ihren Ursachen zu unterscheiden?

Der *Blutmangelschock = hypovolämische Schock* durch mangelhafte Füllung des Kreislaufsystems.

Der *kardiogene Schock* durch Versagen des zentralen Motors.

Der *septische Schock* durch infektiös-toxisches Kreislaufversagen.

Der *anaphylaktische = allergische Schock* durch Überempfindlichkeit gegen Medikamente oder Fremdeiweiß.

Der *traumatische Schock,* reflektorisch durch Gewalteinwirkung.

Der *hypoglykämische Schock,* der eigentlich kein Schock im engeren Sinne ist, durch Unterzuckerung bzw. Insulinüberdosierung.

67. Wodurch kann es zum hypovolämischen Schock kommen?

Der hypovolämische Schock kann z. B. durch eine große *Blutung* oder durch den Flüssigkeitseiweiß- und Elektrolytverlust bei *Verbrennung* oder durch *gehäuftes Erbrechen* und *Durchfälle* eintreten. Es kommt zu einem ungenügenden venösen Rückfluß, erkennbar an der *schlechten Füllung* der Halsvenen, meßbar am Absinken des *zentralen Venendrucks* (= ZVD), gemessen durch Kavakatheter.

68. Was kann einen kardiogenen Schock auslösen?

Der kardiogene Schock kann bei *Herzinfarkt, Rhythmusstörungen,* schwerer kardialer Insuffizienz oder Herzbeuteltamponade auftreten. Aber auch bei *Lungenembolie* bricht die Blutzirkulation durch Versagen des zentralen Motors zusammen. Der kardiogene Schock ist erkennbar an den *gestauten Halsvenen,* meßbar an dem *hohen zentralvenösen Druck* (= ZVD), feststellbar durch Kavakatheter.

69. Wie kann es zu einem septischen Schock kommen?

Der septische Schock bei Infektionen entsteht durch *toxische Lähmung* des Gefäßnervensystems (Vasomotoren); meist ist aber auch eine toxische Herzinsuffizienz damit verbunden.

70. Auf welche Weise kommt ein anaphylaktischer, d. h. allergischer Schock zustande?

Der allergische Schock wird durch Überempfindlichkeit gegen *Fremdeiweiß,* z. B. als anaphylaktischer Schock bei *Serumallergie* oder *Fehltransfusion,* ausgelöst.

Besonders häufig wird er durch Überempfindlichkeit gegen *Medikamente,* z. B. jodhaltige Kontrastmittel, verursacht. Es kommt zu vermehrter Durchlässigkeit der Kapillarwandungen, Erschlaffen der Blutgefäße (Hypovolämie), auch bis zur Verkrampfung der glatten Muskulatur, z. B. in den Bronchiolen.

71. Wie kann es zu einem traumatischen Schock kommen?

Der traumatische Schock wird durch Gewalteinwirkung, wie z. B. durch Kopf- oder Thoraxprellung (K.-o.-Schlagen), durch Bauchtrauma, Quetschung, Fraktur oder Operation über eine reflektorische Vaguswirkung mit Kreislaufversagen ausgelöst.

72. Was versteht man unter einem hypoglykämischen Schock?

Der hypoglykämische Schock durch Zuckerverarmung in Blut und Gewebe führt zu Bewußtlosigkeit, aber ohne Kreislaufbeeinträchtigung (s. Frage 55–60, S. 337 u. 338).

73. Welche Folgen hat das Kreislaufversagen im Schock?

Das Gewebe erhält zu wenig Sauerstoff = *Hypoxie.*

Dadurch entstehen vermehrt saure Stoffwechselprodukte wie Milchsäure u. a. = *Azidose.*

Der Blutstrom *verlangsamt* sich; in den kleinen Gefäßen ballen sich Thrombo- und Erythrozyten zusammen = *Sludge-Phänomen* (sprich: sladsch).

Durch die Störung der Durchblutung und des Stoffwechsels kommt es zu *irreparablen Zellschädigungen* von Herz, Lunge, Leber, Niere, Nebenniere und Nervensystem, die zum Tode führen können.

74. Welche 3 Phasen oder Schweregrade des Schocks können unterschieden werden?

Die *Frühphase,*

der *kompensierte* Schock und

der *dekompensierte* Schock.

75. Wodurch ist die Frühphase eines Schocks gekennzeichnet?

In der Frühphase findet sich selten verlangsamter, meist *beschleunigter Puls,*

etwas erhöhter oder normaler *Blutdruck;*

die Haut ist *blaß.*

76. Was kann man als noch kompensierten Schock bezeichnen?

Im noch kompensierten Schock sinkt der Blutdruck ab, ist aber *noch meßbar.*

Der Puls ist *beschleunigt* und *schlecht gefüllt.*

Die Haut ist *blaß* oder *grau-zyanotisch, kalt* und *feucht.*

77. Was sind die Symptome eines dekompensierten Schocks?

In der dekompensierten Phase ist

der Blutdruck *kaum oder nicht mehr meßbar,*

der Puls sehr *schnell* und *kaum tastbar,*

die Atmung *beschleunigt.*

Der Patient ist *unruhig* und fühlt sich elend.

Er ist bewußtseinsgetrübt bis bewußtlos.

Die *Mikrozirkulation* in den Kapillaren ist schwer gestört;

es kommt zu *Sludge* und Mikrothromben,

in den Organen treten *irreversible* (nicht mehr behebbare) *Gewebsschädigungen* auf.

78. Welche Rolle spielen die Nieren im Schock?

Bei einem längeren und schwereren Schock kommt es durch den Blutdruckabfall zu einem ungenügenden *Filtrationsdruck* in den Glomeruli mit *Oligurie* oder *Anurie.* Auch *Hypoxie* und *Azidose* können eine entscheidende Nierenschädigung bewirken, die zum Tode führt.

79. Wie sind die Aussichten bei einem Schock?

Der Schock stellt eine *vitale Bedrohung* dar.

Vom *rechtzeitigen* Erkennen und von der *richtigen* Behandlung hängt das Leben ab.

Die Frühphase und der noch kompensierte Schock lassen sich noch erfolgreich beeinflussen, wenn die *Ursache beseitigt* und die Mikrozirkulation in den Geweben wieder normalisiert werden kann.

Ein Patient in der *dekompensierten Phase* läßt sich nur sehr selten und schwer retten.

80. Welche Sofortmaßnahmen kommen bei einem Schock in Betracht?

Flach lagern, eventuell Beine hoch (nicht bei Kopf- oder Brustverletzten!).

Freihalten der Atemwege, Kopf zur Seite. Bei Bewußtlosen *stabile Seitenlage.*

Arzt rufen, eventuell Notarztwagen oder Krankenwagen.

Für *Beruhigung* sorgen.

Sauerstoffzufuhr (Dosierung beachten!).

Schutz vor *Unterkühlung* oder *Überwärmung.*

Eventuelle *Transportfähigkeit* beurteilen (Puls möglichst unter 100/min, RR systolisch möglichst über 100 mmHg, möglichst rosige Hautdurchblutung und warme Körperenden).

Eine *Vene* offenhalten.

81. Welche Laborbefunde müssen bei einem Schock sofort erhoben werden?

Hb, Erythrozyten, Hämatokrit, Blutgruppe.

Harnstoff und Kreatinin.

Blutgasanalyse und Elektrolytstatus.

82. Welche Behandlungsmaßnahmen kommen bei einem Schock in Frage?

Sie richten sich nach *Art* und *Schwere* des Schocks.

Die *Ursache* muß möglichst ausgeschaltet werden (Blutung usw.).

Bei Schock mit Hypovolämie steht die *Auffüllung des Kreislaufs* (Infusionen, Blutersatzmittel, Albumin, Plasma, Transfusion) im Vordergrund, aber *nicht* beim kardiogenen Schock.

Bei jeder Art von Schock sind *Glukokortikoide* 1–5 g i.v. angezeigt, besonders beim anaphylaktischen Schock.

Bei schwerem Schock mit Azidose *Pufferlösungen* (Natriumbikarbonat), eventuell *Elektrolytersatz* entsprechend den Laborbefunden.

Beim Versagen der Gefäßnervenregulation wie beim traumatischen oder infektiös-toxischen Schock *Blutdruck anheben:* Noradrenalin, Dopamin u. a. m.

Beim kardiogenen Schock *Sauerstoff* und *Herzglykoside* (Strophanthin, Digitalis), aber Vorsicht bei Rhythmusstörungen!; den Herzrhythmus stabilisierende Medikamente. Eventuell *Schrittmacher* bei Block, *Defibrillieren* bei Kammerflimmern.

Nicht zu viel Flüssigkeit geben wegen der Gefahr des Lungenödems.

83. Welche ärztlichen Maßnahmen sind bei einem schweren Schock zu erwarten?

Schaffung eines dauerhaften *venösen Zugangs,* evtl. *Venae sectio;*

Kavakatheter als venöser Dauerzugang und mit der Möglichkeit, den zentralen Venendruck (ZVD) zu messen;

evtl. *Tracheotomie;*

evtl. vorsichtige *Schmerzbekämpfung* (Dolantin 25–50 mg),

evtl. *Magensonde* bei Rückstau von Magensaft.

84. Welche allgemeinen Befundkontrollen durch die Schwester sind bei einem Patienten im Schock wichtig?

Allgemeinzustand beachten: Unruhe, Angst.

Bewußtseinsgrad: Somnolenz, leichte oder tiefe Bewußtlosigkeit, Koma.

Hautdurchblutung: Lippenfarbe, Haut warm und rosig oder blaß, zyanotisch und kühl. Körperenden (Akren) wie Nase, Ohren, Finger beachten.

Puls und Blutdruck: alle 30 Minuten kontrollieren, auch diastolischen Wert und Amplitude beachten.

Körpertemperatur: stündlich rektal messen.

Urinausscheidung (Blasenkatheter): anfangs stündlich messen.

EKG-Überwachung.

Hypertonie

85. Was bezeichnet man als Hypertonie?

Blutdruckwerte, die bei wiederholter Messung in Ruhe *160 mmHg systolisch* und *95 mmHg diastolisch* übersteigen, bestätigen eine Hypertonie.

Besondere Bedeutung kommt auch dem diastolischen Wert zu.

Man unterscheidet *labile Hypertonie* mit nicht immer erhöhten Blutdruckwerten und *fixierten Bluthochdruck* mit ständiger Blutdruckerhöhung.

86. Welche Ursachen führen zu Hypertonie?

In den meisten Fällen ist eine Ursache nicht erkennbar, man spricht dann von:

essentieller Hypertonie. Sie ist die häufigste Form des Bluthochdrucks. Sie kommt familiär gehäuft vor. Emotioneller Streß und Überernährung, auch hoher Kochsalzkonsum sind häufige Teilursachen der essentiellen Hypertonie, ebenso das Zigarettenrauchen.

Die renale Hypertonie entsteht bei bestimmten Nierenkrankheiten, z.B. chronischer Nephritis, durch krankhaft vermehrte gefäßaktive Substanzen im Blut (Renin u. a.), die eine Engerstellung der Arteriolen mit Blutdruckerhöhung bewirken.

Ein hormonell bedingter Hochdruck kann bei Erkrankungen der Hypophyse (Akromegalie), der Nebennierenrinde (Morbus Cushing), des Nebennierenmarkes (Phäochromozytom) und der Schilddrüse (Morbus Basedow), eventuell auch durch die „Pille“, vorkommen.

87. Wie ist der Verlauf der Hypertonie?

Es kann *viele Jahre Beschwerdefreiheit* bestehen. Allmählich machen sich aber doch Folgeerkrankungen bemerkbar. Schließlich kommt es oft zu *tödlichen Komplikationen, wie Herzinfarkt, Apoplexie oder Nierenversagen.*

88. Welche Krankheitszeichen können auf eine Hypertonie hinweisen?

Kopfschmerzen, Schwindel, Kurzatmigkeit, starkes Herzklopfen, Herzbeklemmungen, manchmal Nasenbluten.

Durch zunehmende Arteriosklerose der Gefäße entstehen häufig *akute Gefäßleiden,* wie Angina pectoris, Herzinfarkt und Hirnthrombose,

z. B. als transitorische (= vorübergehende), ischämische Attacken (= TIA).

Später kann es durch Bluthochdruck zum chronischen Herzversagen (s. *Linksinsuffizienz*), zum chronischen Nierenversagen (s. *Urämie*), zu Gehirnschlag *(Apoplexie)* und peripheren *Durchblutungsstörungen* (Claudicatio intermittens) kommen.

89. Welche besonders bösartige Verlaufsform der Hypertonie gibt es?

Die *maligne Hypertonie* kann schon in jüngeren Jahren auftreten, sich rasch verschlimmern, mit hohen, besonders *auch diastolisch hohen Werten* einhergehen und mit starken Kopfschmerzen, Erbrechen, Krämpfen, Lähmungen, Schlaganfall, Herz- oder Nierenversagen (Urämie) zum Tode führen.

90. Welche Behandlungsmöglichkeiten bieten sich bei Hypertonie an?

Änderung der Lebensweise: Übergewicht, Nikotin und körperlichen sowie psychischen Streß vermeiden, salzarme Kost. Bohnenkaffee (bis zu 5 g pro Tag) und Alkohol in vernünftigen Grenzen halten. Für ausreichende körperliche Bewegung und Schlaf sorgen.

Blutdrucksenkende Medikamente = *Antihypertonika* = Antihypertensiva.

91. Welche Antihypertensiva sind wichtig?

Saluretika vom Typ der Chlorothiazide. Sie fördern die Urinausscheidung und bewirken Blutdrucksenkung durch Kochsalzausscheidung, beachte aber auch Kaliumverarmung. Auch Diabetes und Gicht können bei entsprechender Disposition gefördert werden. – Nur Triamteren (Jatropur), Amilorid (Moduretik) und Aldosteronantagonisten (Aldactone) wirken kaliumsparend.

Blutzucker und Harnsäure im Serum kontrollieren!

Betarezeptorenblocker = *Betablocker* setzen die Spannung der Arterienwände herab und wirken dadurch blutdrucksenkend.

Kalziumantagonisten (Isoptin, Dilzem, Adalat) bewirken eine Gefäßerweiterung und verringern den peripheren Widerstand und den Blutdruck.

ACE-Hemmer (ACE = Angiotensin-Converting-Enzym) z. B. *Captopril* hemmen die Aktivierung des inaktiven Angiotensin I in das aktive *Angiotensin II,* die stärkste körpereigene Substanz, die den Blutdruck hochhält.

Rauwolfiapräparate enthalten sympathikushemmende und beruhigende Substanzen (Reserpin). Beachte Kreislaufregulationsstörungen, Schläfrigkeit, Depression, Tremor.

Alphamethyldopa (Presinol, Sembrina) wirkt durch Hemmung der Adrenalinbildung. Beachte vegetative Dystonie, Schläfrigkeit.

Hydralazine (Nepresol, Adelphan) zeigen nicht selten Nebenerscheinungen.

Guanethidin (Ismelin) hemmt die Sympathikuswirkung auf die Gefäße stark. Achtung auf Kollapsneigung beim Aufstehen.

Sogenannte *Ganglienblocker* haben sehr starke Wirkung und Nebenwirkungen.

Kombination von Antihypertensiva verstärkt die Wirkung.

92. Worauf ist bei einer antihypertensiven Behandlung zu achten?

Die Medikamente sollen nur *langsam gesteigert* werden. Der Blutdruck ist oft und *in verschiedenen Situationen* zu messen: liegend, sofort nach Aufstehen, nach längerem Stehen, vor und nach Belastung.

93. Welche Rolle spielt der Hochdruck statistisch?

25% aller Menschen über 45 Jahren leiden an Bluthochdruck. Er ist besonders in Verbindung mit Arteriosklerose eine der *häufigsten Krankheiten* und *Todesursachen.*

Erkrankungen der Arterien

94. Welche organischen Gefäßkrankheiten sind wichtig?

Die *Arteriosklerose* ist die verbreitetste organische Gefäßkrankheit und eine der häufigsten Krankheiten überhaupt. Ihre wichtigen *Komplikationen:* Herzinfarkt, Gehirnschlag, arterielle Verschlußkrankheit (AVK), periphere Thrombose oder Embolie.

Die *Thrombangiitis obliterans* oder Endangiitis obliterans (Winiwarter-Buergersche Krankheit).

Die *Raynaudsche Krankheit,* die mit spastischen Gefäßveränderungen beginnt und bis zur Gangrän führen kann.

Die *Periarteriitis nodosa.*

Selten sind *luische Gefäßkrankheiten.*

Arteriosklerose

95. Wodurch entsteht die Arteriosklerose?

Von den Ursachen, die bei der Entwicklung einer Arteriosklerose eine Rolle spielen, sind bekannt:

Familiäre Fettstoffwechselstörungen.

Die gegenseitige Verstärkung von *hohem Blutdruck* und Arteriosklerose.

Die Verstärkung der Arteriosklerose bei *Diabetes mellitus* und *Gicht.*

Die Förderung der Arteriosklerose durch *falsche Ernährung* mit viel tierischen Fetten (Butter, Rahm, fetter Käse, Speck, fettes Fleisch) und cholesterinhaltigen Nahrungsmitteln (Eier, Butter), aber auch durch zuviel Kochsalz, durch *Nikotin* und *Bewegungsmangel* und *Fettsucht.*

96. Wie entwickelt sich die Arteriosklerose in der Gefäßwand?

Durch *degenerative Veränderungen* des Intimaendothels kommt es zu umschriebenen Schwellungen, in denen sich Fettstoffe ablagern. Diese gelblichen Flecken werden *atheromatöse Plaques* genannt. Dieser Prozeß kann schon bei zwanzigjährigen Menschen beginnen. Später kommt es zu *Kalkeinlagerungen:* aus der Atheromatose wird die Arteriosklerose. Bei Frauen schreitet die Arteriosklerose meist erst *nach der Menopause* stärker fort.

97. Welche lokalen Komplikationen können bei der Atheromatose und Arteriosklerose entstehen?

Die atheromatösen Plaques und Kalkeinlagerungen verengen das Gefäßlumen und verursachen *Durchblutungsstörungen* (Angina pectoris, Claudicatio intermittens, Zerebralsklerose u. a. m.).

Die atheromatösen und sklerotischen Plaques bilden *durch geschwürigen Zerfall* eine rauhe Oberfläche, an der sich Gerinnsel entwickeln können: *arterielle Thrombosen,* evtl. mit Verschluß des Gefäßes (Koronarthrombose = Herzinfarkt, Thrombose der Hirngefäße = Erweichungsherd mit Halbseitenlähmung, arteriosklerotische Gangrän, z. B. am Bein). Verkalkung der Aorta bis zu den Aortenklappen bewirkt eine *sklerotische Aortenstenose* oder auch Insuffizienz.

98. Was versteht man unter arterieller Verschlußkrankheit?

Als arterielle Verschlußkrankheit (AVK) bezeichnet man alle durch Einengung oder Verstopfung der Arterien verursachten Zustände von *Mangeldurchblutung.* Sie betrifft meist das ganze Arteriensystem, aber oft mit Bevorzugung bestimmter Gefäßgebiete.

99. Wie sind die Beschwerden bei Claudicatio intermittens?

Beim intermittierenden Hinken kommt es nach einer kurzen Gehstrekke wegen der ungenügenden Blutzufuhr durch die sklerotisch verengten Gefäße in die Muskulatur zu *heftigen Schmerzen im Bein,* meist besonders in der Wade. Der Patient *muß stehenbleiben.* Nach kurzer Zeit schwinden die Schmerzen, weil die Durchblutung für den ruhenden Muskel noch ausreicht. Will der Patient wieder weitergehen, so kommt es nach einer noch kürzeren Wegstrecke *wieder zu den Schmerzen,* die zum Stehenbleiben zwingen („Schaufensterkrankheit").

100. Welche Befunde können bei Claudicatio intermittens festgestellt werden?

Die *Fußpulse* der A. dorsalis pedis, A. tibialis posterior und A. fibularis sind auf der kranken Seite schwach oder gar nicht tastbar.

Beidseitige Blutdruckmessung.

Auskultation von Becken- und Beinarterien auf Stenosegeräusche.

Die Doppler-Drücke sind erniedrigt (s. Frage 50, S. 108).

Der *Ratschowsche Versuch* fällt krankhaft aus.

Pathologisches Oszillogramm.

Das *Arteriogramm* zeigt die Verengung der Arterie.

101. Was ist ein Oszillogramm?

Die Extremitäten werden durch *aufblasbare Gummimanschetten* wie beim Blutdruckmessen abgeschnürt, die Beine z. B. am Ober-, Unterschenkel und Fußrücken.

Beim Nachlassen des Manschettendrucks werden die *arteriellen Pulsationen* durch den Oszillographen als Ausschläge auf einen ablaufenden Papierstreifen als Kurve aufgezeichnet.

Die Höhen der Ausschläge entsprechen der Pulswelle und damit der *Durchblutung.* Wichtig ist auch der Seitenvergleich der Kurven, z. B. beider Beine, und der Höhenvergleich der Ausschläge, z. B. am Oberschenkel und Fußrücken, wo durch die Seiten- und Höhenlokalisation der Sitz einer Durchblutungsstörung festgestellt werden kann.

102. Worauf beruht die Lagerungsprobe nach Ratschow?

Auf der *Veränderung der Hautfarbe* und der *Venenfüllung* erst bei *Hochlagerung,* dann nach *Absinkenlassen* der Beine in bestimmten Zeitabständen.

103. Wozu wird die Angiographie angewandt?

Bei der röntgenologischen Gefäßdarstellung mit Kontrastmitteln können Kaliberveränderungen der Blutgefäße, Umwegkreisläufe, *Wandveränderung* oder ein *Stop* durch Thromboembolie erkannt werden.

104. Was kann mit der Hauttemperaturmessung erreicht werden?

Durch die vergleichende Hauttemperaturmessung, z. B. beider Beine, kann eine Durchblutungsstörung festgestellt werden.

105. Wie kann man der Arteriosklerose vorbeugen?

Man kann der Entwicklung einer Arteriosklerose vorbeugen durch:

Senkung von Bluthochdruck, Behandlung von Diabetes und Gicht. Medikamente zur Senkung des Blutfett- und Cholesterinspiegels.

Reduzierung besonders der *tierischen* Fette und ihren teilweisen Ersatz durch Pflanzenöl, z.B. Erdnußöl, Sonnenblumenöl, Maisöl, Genuß von Margarine statt Butter.

Vermeidung von Fettsucht und *Übergewicht* durch körperliche Bewegung.

Vermeidung von *Nikotin*.

Vermeidung von *psychischem Streß*, regelmäßige *Entspannung*.

106. Was bedeutet Ischämie?

Ungenügende Durchblutung eines Gewebebereichs mit mangelhafter Sauerstoffversorgung des Gewebes. Dies führt bei plötzlich auftretender Ischämie zu ischämischem Schmerz (z.B. bei Claudicatio intermittens), Stenokardie, Herzinfarkt.

Chronische Ischämie kann zu fortschreitenden Gewebeschädigungen mit Nekrose und Gangrän führen.

107. Wo tritt die periphere arterielle Verschlußkrankheit am häufigsten auf?

90% der arteriellen Gefäßverschlüsse entwickeln sich durch arteriosklerotische Verengung an den unteren *Extremitäten;* Männer sind 4mal häufiger befallen als Frauen.

108. Welche Arten von Gangrän sind zu unterscheiden?

Nicht infizierte Gangrän: *trockene Gangrän*.

Infizierte Gangrän: *feuchte Gangrän*.

109. Welche chirurgischen Eingriffe zur besseren Durchblutung sind wichtig?

Durch die *Endarteriektomie* = Ausschälen der einengenden Intimaveränderungen wird der Durchfluß wieder gebessert (sog. „stripping“).

Gefäßplastiken können durch Einsatz von Kunststoffprothesen oder eines Venenstücks anstelle des kranken Arterienteils oder

als Umleitung neben der undurchgängigen Arterie (Bypass, sprich: baipass) die Durchblutung wieder herstellen.
Die *Sympathektomie:* Durch operative Entfernung z.B. der lumbalen Ganglienknoten des Sympathikus wird die gefäßverengende Funktion dieses Teils des Gefäßnervensystems ausgeschaltet. Die Gefäße der unteren Extremität erweitern sich; die Durchblutung wird gebessert.

110. Was bedeutet perkutane, transluminale Angioplastie (PTA)?

Die drohende Beinamputation wegen einer arteriellen Verschlußkrankheit (AVK) kann vermieden werden, wenn durch eine *mechani-*

sche Aufdehnung von Gefäßstenosen durch eine PTA eine Erweiterung des Gefäßlumens erreicht werden kann.

Bei diesem Angioplastie genannten Verfahren wird ein *doppellumiger Katheter* in die Stenose eingeschoben und der *Ballon an seiner Spitze* unter Druck so aufgefüllt und erweitert, daß das *arteriosklerotische Material zusammengepreßt* und die Verengung wieder erweitert wird. – Gleichzeitig wird ein Fibrinolytikum wie *Urokinase* durch den Katheter eingespritzt und eine orale antithrombotische Begleitbehandlung mit *Azetylsalizylsäure* (Aspirin, Colfarit, Asasantin) durchgeführt.

Zur Vor- und Nachuntersuchung werden *Serienangiogramme* angefertigt, die *Fußarteriendrücke* dopplersonographisch gemessen sowie die *Gehstrecke* bei einer Geschwindigkeit von 3 km pro Stunde und 5% Steigung ermittelt.

Nichtarteriosklerotische Krankheiten der Arterien

111. Welche arteriellen Erkrankungen außer der Arteriosklerose spielen eine Rolle?

Die *Endangiitis* oder *Thrombangiitis obliterans* (Buerger-Winiwartersche Krankheit);

die *Periarteriitis* nodosa oder Panarteriitis;

die *Arteriitis temporalis;*

die *Raynaudsche* Krankheit;

die *luischen* Gefäßveränderungen.

112. Welche Veränderungen liegen der Buergerschen Krankheit zugrunde?

Bei ihr kommt es zu *entzündlichen Verquellungen* der *Gefäßintima* mit Neigung zu Thrombose und *Gefäßverschluß*. Besonders Männer und starke Raucher werden befallen. Intermittierendes Hinken (Claudicatio intermittens) und Fußgangrän („Raucherbein") sind nicht selten.

113. Welche Behandlungsmöglichkeiten bestehen bei der Endangiitis obliterans?

Da die eigentliche Ursache unbekannt ist, muß prophylaktisch und symptomatisch behandelt werden:

Das *Rauchen* ist sofort und vollständig einzustellen.

Die *schlecht durchbluteten Füße* sind vor *Kälte,* Druck und *Bagatellverletzungen* (Achtung beim Nägelschneiden) *zu schützen,* da sie die Gangrän auslösen können.

Fußgymnastik zur Durchblutungsförderung durch Öffnung der Kollateralgefäße.

Medikamente zur Verbesserung der Durchblutung wie Prostavasin, Trental, Dusodril.

Evtl. *gefäßchirurgische Maßnahmen* (lumbale Sympathektomie, s. Frage 109, S. 82). Häufig ist die *Amputation* nicht zu umgehen.

114. Welche Vorgänge liegen der Periarteriitis bzw. Panarteriitis nodosa zugrunde?

Man glaubt, daß eine Sensibilisierung gegen körpereigene Substanzen, eine *Autosensibilisierung,* zugrunde liegt, und rechnet sie zu den Autoimmunerkrankungen.

Sie spielt sich als *chronische generalisierte Entzündung,* vor allem der kleineren Arterien, ab.

115. Welche Krankheitszeichen können bei der Periarteriitis nodosa auftreten?

Es entstehen Krankheitsgefühl, Gewichtsabnahme, subfebrile Fieberschübe, Leukozytose und Eosinophilie.

Je nach Lokalisation des Arterienbefalles treten abdominelle Beschwerden mit Gefäßverschlüssen, vaskuläre Schrumpfniere mit Hypertonie und Urämie, bei Koronariitis Angina pectoris und Rhythmusstörungen, im zentralen Nervensystem Enzephalomalazien, Blutungen, epileptische Anfälle und psychische Veränderungen auf.

116. Welche Erscheinungen treten bei der Arteriitis temporalis auf?

Durch entzündliche Veränderungen der Schläfenarterie können heftige *Kopfschmerzen,* aber bei Übergreifen auf die Gefäße des Auges auch *Erblindung* eintreten.

117. Welche Veränderungen spielen sich bei der Raynaudschen Krankheit (Morbus Raynaud, sprich: Räinó) ab?

Sie beruht auf meist *symmetrischen funktionellen Durchblutungsstörungen* durch überschießende Reaktionen des Gefäßnervensystems (Arterioneuropathie).

Es kann anfangs vor allem unter Kälteeinwirkungen oder psychischen Erregungen zu spastischen Verengungen der Arterien, besonders der Finger, mit Weißwerden, „Absterben“ und Schmerzen (*„Leichenfinger“* = Digiti mortui) kommen, dem eine blaurote Verfärbung folgt.

Auch Gangrän durch Gefäßverschluß kann als Spätfolge auftreten.

118. Was wird bei Raynaudscher Krankheit empfohlen?

Schutz vor Abkühlung, besonders vor nasser Kälte,

Nikotinverbot,

Kalziumantagonisten (Adalat, Isoptin, Dilzem),

physikalische Therapie mit Kapillartraining: *Kneippen* usw., evtl. *Sympathektomie.*

119. Welche Veränderungen können durch luische Gefäßprozesse entstehen?

Die Lues kann eine *Entzündung,* Vernarbung und Schwächung der Gefäßwand bewirken, der Druck in den Blutgefäßen kann eine Ausbuchtung, ein *Aneurysma* ausbilden (Aneurysmen können auch angeboren sein, durch Verletzung mit Verdünnung der Gefäßwand und durch altersarteriosklerotische Wandschwäche entstehen).

Besonders im aufsteigenden Teil der Aorta (Aorta ascendens) und im Aortenbogen entwickelt sich ein *luisches Aneurysma.* Dieses kann durch Druck die Nachbarorgane, z.B. Trachea (Stridor), N. recurrens (Heiserkeit), den Ösophagus (Schluckbeschwerden) und die großen Venen (Einflußstauung), beeinträchtigen.

Durch Ausweitung der Aorta und ihres Klappenringes werden auch die Aortenklappen schlußunfähig, so daß eine luische *Aorteninsuffizienz* entsteht (s. Frage 88, S. 118).

Durch narbige Einengung der *Koronargefäßabgänge* im Anfangsteil der Aorta kann es zu Angina pectoris kommen. Luische Veränderungen der *Hirngefäße* können zu neurologischen Störungen und Blutungen im Schädelraum führen.

Thrombose und Embolie

120. Wie entsteht eine Thrombose?

Thrombose ist ein an der Wand festsitzendes *Blutgerinnsel* in einem Blutgefäß:

Die Entstehung einer Thrombose wird durch *Veränderungen der Gefäßintima* bei Atheromatose bzw. Arteriosklerose oder anderen Erkrankungen der Gefäße gefördert.

Außerdem spielen *Gerinnungsstörungen* eine Rolle.

121. Welche Lokalisation von arteriellen Thrombosen sind gefährlich?

Die Thrombose einer *Hirnarterie* bewirkt Untergang von Gehirngewebe (Enzephalomalazie), eine der Formen des Gehirnschlages = Apoplexie (s. Frage 131–133, S. 88f).

Die *Koronarthrombose* verursacht den Ausfall eines Teils des Herzmuskels = Herzinfarkt (s. Frage 108, S. 122f).

Vollständiger Verschluß einer *Beinarterie* durch Thrombose führt zum Absterben (Nekrose) des von ihr versorgten Gewebes. Es entsteht eine *arteriosklerotische Gangrän.* Wenn gleichzeitig ein Diabetes mellitus besteht, spricht man von einer diabetischen Gangrän.

122. Was nennt man eine Embolie?

Wenn sich ein *Blutgerinnsel* von einer Thrombose *loslöst,* mit dem Blutstrom weitergetragen wird und *in einer Arterie steckenbleibt,* nennt man das eine Embolie. Das verschleppte Gerinnsel heißt *Embolus.*

123. Von wo nehmen die Embolien häufig ihren Ausgang?

Von einer *Venenthrombose* kann ein Gerinnsel durch das Herz in die Lungenschlagader, Truncus pulmonalis, verschleppt werden und zu einer evtl. tödlichen *Lungenembolie* führen. Kleine Lungenembolien nennt man Lungeninfarkte (s. Frage 130–136, S. 183 u. 184).

Bei Mitralvitien mit Vorhofflimmern stammen die Gerinnsel *aus dem Herzen als Vorhofthromben* oder

entstehen als *wandständige* Thromben an der Innenfläche des Herzens unter einem Myokardinfarkt oder

gehen *von den Herzklappen selbst aus,* z. B. bei bakterieller Endokarditis (Lentasepsis). Abgelöste kleine Thromben können kleine Haut-, Nieren-, Gehirn- und andere Embolien verursachen (s. Frage 83, 86, S. 117 u. 118).

124. Welche Folgen hat eine Embolie?

Wenn das betroffene arterielle Versorgungsgebiet nicht durch *Kollateralen* versorgt werden kann, kommt es zur *Nekrose.*

Große Embolien, z. B. Lungenembolien, können durch Schock zum *sofortigen Tod* führen.

Eine *Hirnembolie* führt meist zu *Halbseitenlähmung* = Hemiplegie (s. Frage 131, 132, S. 88).

Eine *Mesenterialembolie* bewirkt eine Nekrose im betreffenden Gebiet mit *Darmbluten,* evtl. *paralytischem Ileus* und *Peritonitis* (s. Frage 158, S. 226).

In den *peripheren Beinarterien* kommt es zur *Gangrän* wie bei arterieller Thrombose, wenn keine anderen arteriellen Verbindungen (Kollateralen) die Blutversorgung aufrechterhalten können.

Die Folgen einer Embolie sind z. T. denen einer arteriellen Thrombose sehr ähnlich, unterscheiden sich aber meist durch ihren *plötzlichen Beginn* und schweren Verlauf.

125. Wie sind die Krankheitszeichen einer arteriellen Embolie am Bein?

Die „4 englischen P“: *Schmerz* (pain), *Blässe* (pallor), Störung der Sensibilität *(Parästhesie)* und der Bewegung *(Parese).*

Meist *plötzlicher, sehr heftiger Schmerz* im betroffenen Versorgungsgebiet.

Dieses ist erst *kalt und blaß,* später zyanotisch oft mit deutlicher Abgrenzung gegen das gesunde Gewebe.

Bewegungen sind nicht mehr möglich.

Der akute arterielle Verschluß ist ein chirurgischer Notfall.

Wenn der Fuß *nekrotisch* wird, verfärbt er sich *dunkel,* das Gewebe fault ab (Gangrän).

126. Was ist ein reitender Embolus?

Es kann vorkommen, daß ein Embolus *erst* an der Verzweigung der Bauchaorta in die Beckenarterien hängenbleibt (sog. reitender Embolus), dann einen *hohen Verschluß,* z.B. in der Oberschenkelarterie, verursacht, *später* oft unter Einwirkung von gefäßerweiternden Mitteln *sich weiter peripher verlagert* und dann einen weniger großen Ausfall verursacht.

127. Wie kann man die Lage eines peripheren Embolus feststellen?

Durch *Kontrolle der Pulse* in der Inguinal-, Poplitealgegend und der Fußpulse;

durch das *Oszillogramm;*

durch die Doppler-Sonographie (Ultraschall);

durch *Arteriographie;*

durch die *Abgrenzung* des geschädigten Gewebes.

128. Welche Behandlungsmöglichkeiten kommen bei Embolie in Frage?

Schmerz- und *Schockbekämpfung,*

Tieflagerung des Beins, lockerer Watteverband,

keine Wärme- oder Kälteanwendung, sie verschlimmert die Schmerzen!

Sofortige Krankenhauseinweisung auf eine gefäßchirurgische Abteilung!

Bei einer frischen Embolie kommt das *Auflösen* des Thrombus durch *Streptokinase* in Betracht.

Beim frischen Fall und bei günstiger Lage kann durch die chirurgische *Embolektomie* das Gerinnsel aus der Arterie entfernt werden; besonders das Herausziehen mit dem *Fogarty-Katheter* ist oft erfolgreich.

Bei Gangrän muß rechtzeitig *amputiert* werden.

Apoplexie

129. Was versteht man unter Apoplexie?

Als Apoplexie, Schlaganfall oder Gehirnschlag bezeichnet man *plötzlich eintretende, meist halbseitig ausgeprägte Lähmungen* durch Gefäßverschluß oder Blutung.

130. Wo im Gehirn tritt ein Gefäßverschluß oder eine Blutung am häufigsten auf?

Die häufigste Stelle einer Gefäßveränderung, die zur Apoplexie führt, ist in dem kleinen *Seitenast der A. cerebri media* (mittlere Hirnarterie), der in der *Capsula interna* (innere Kapsel) verläuft und dort vor allem die gebündelten Pyramidenbahnen einer Hirnseite versorgt.

131. Welche Gefäßveränderungen können in der Capsula interna zur Apoplexie führen?

Dafür kommen *3 Ursachen* in Frage:

Die Thrombose der Arterie bei Arteriosklerose (selten auch durch luische Gefäßwandveränderungen) ist die weitaus häufigste Ursache der Apoplexie.

Die Hirnblutung, meist als Massenblutung, kommt bei Gefäßwandschwäche und *Hypertonie* vor. Dies führt zum Platzen einer Arterie mit Ausbreitung des Blutes in das Gehirn und Zerstörung von Nervenfasern in diesem Gebiet.

Eine *Hirnembolie* kann durch *Verschleppung von Thromben* aus dem linken Vorhof bei Mitralklappenfehler mit Vorhofflimmern, bei frischem Herzinfarkt mit Herzwandthromben und bei bakterieller Endokarditis (Lentasepsis) vorkommen.

132. Welche Folgen haben Thrombose oder Embolie einer Hirnarterie?

Die Verstopfung einer Hirnarterie durch Thrombose oder Embolie bewirkt eine *Ischämie* des von der Arterie mit Blut versorgten Hirnbezirkes *mit raschem Absterben des Nervengewebes.* An seiner Stelle entsteht ein Gewebsverlust, den man als *Erweichungsherd* (Enzephalomalazie) bezeichnet.

Je nach Lage des enzephalomalazischen Herdes stellen sich verschiedene Lähmungen, Sensibilitätsstörungen oder andere neurologische Ausfallserscheinungen ein.

133. Welche Unterschiede sind bei Eintritt einer Apoplexie wichtig?

Eine *Thrombose* kann sich *manchmal allmählich* oder schubweise entwickeln.

Hirnblutung und Hirnembolie treten besonders *schlagartig* auf. Die Hirnblutung hat eine besonders schlechte Prognose.

134. Welche Schweregrade können bei Apoplexie in den ersten Tagen beobachtet werden?

Bei leichten Fällen (meist durch Thrombose hervorgerufen) kann manchmal nur eine flüchtige Lähmung des Gesichtsnervs *(Fazialisparese)* oder eine *Parese des Fazialis und des Armes der gleichen Seite* mit Herabsetzung der groben Kraft auftreten. Auch *flüchtige Seh-* oder *Sprachstörungen* können beobachtet werden. Die Veränderungen bilden sich spätestens nach 24 Stunden zurück. So ein vorübergehendes Ereignis nennt man *transitorische ischämische Attacke* (TIA).

Meist kommt es zur durchgehenden Schwäche oder Lähmung einer Körperhälfte, zur *Halbseitenlähmung* (Hemiparese bis Hemiplegie), wobei die rechtsseitige Hemiplegie meist mit *Aphasie* verbunden ist.

Selten kommt es auf der gelähmten Seite auch zu einer Sensibilitätsstörung und zu einem Gesichtsfeldausfall.

In allen *schweren Fällen* tritt plötzlich oder manchmal auch allmählich ein Bewußtseinsverlust, das *apoplektische Koma,* ein. Wenn das apoplektische Koma über 2–3 Tage bestehenbleibt, ist die Prognose sehr schlecht.

Bei großer Hirnblutung mit *Durchbruch der Blutung in das Ventrikelsystem* werden beiderseitige Streckkrämpfe der Arme und Beine beobachtet. Bei der Lumbalpunktion gewinnt man dann *blutigen Liquor.* Die Prognose ist infaust.

135. Wie ist das Bild eines Patienten mit Hemiplegie im apoplektischen Koma vor Beginn der Behandlung?

Der Patient liegt *bewußtlos* auf dem Rücken.

Die *Atmung ist vertieft,* oft schnarchend.

Die *Pupillen* sind *weit.*

Der *Mund* der gelähmten Seite *hängt herab.*

Die Wange der gelähmten Seite *wölbt sich bei der Atmung vor* (sogenanntes „Tabakblasen").

Der *gelähmte Arm liegt* dem Körper *an.*

Die *Hand* ist *eingerollt.*

Das *Bein* ist *nach außen rotiert.*

Der *Fuß fällt nach außen unten ab.*

Nach Anheben des gelähmten Armes oder Beines fällt die Extremität auf das Bett zurück. Es besteht in diesem Stadium eine *schlaffe Lähmung.*

136. Welche Lähmungsarten treten bei Hemiplegie durch Apoplexie auf?

Bei typischer Hemiplegie durch Apoplexie in der Capsula interna besteht erst eine *schlaffe Hemiparese.*

Später kommt es durch Fortfall der Hemmung der zerstörten Pyramidenbahnen zum Überwiegen des extrapyramidalen Systems mit *Eintritt der Spastik.* Die schlaffe Muskulatur wird wieder innerviert, die Reflexe sind gesteigert, die Pyramidenzeichen (z.B. das Babinskische Zehenphänomen) sind positiv. Die Bewegungen sind allerdings nicht mehr so fein koordiniert wie vor der Apoplexie, weil die regulierende Einwirkung der Pyramidenbahnen weggefallen ist.

137. Welche Sofortmaßnahmen sind bei einem apoplektischen Insult zu treffen?

Patient *hochlagern,*

Sauerstoff geben,

Nasogastrale Sonde legen wegen Aspirationsgefahr,

Flüssigkeitsbeschränkung (Gefahr des Hirnödems).

138. Wie ist der weitere Verlauf einer Apoplexie in der ersten Phase?

Für den weiteren Verlauf sind das Ausmaß des Schadens, aber auch die *pflegerische Behandlung* in der Anfangsphase von großer Bedeutung. Wenn die Hirnschädigung (Erweichungsherd oder Blutung) begrenzt bleibt sowie *Atmung und Kreislauf ausreichend stabilisiert sind,* kann das apoplektische Koma abklingen.

139. Wie geht die Lähmung zurück?

Die Rückbildung der Lähmung beginnt meist am Bein und ist dort auch am besten, so daß die meisten Halbseitengelähmten wieder *gehfähig* werden. Am Arm ist die Rückbildung meist schlechter, so daß nur 1% der Hemiplegiker die volle Handgeschicklichkeit wieder erlangen.

140. Wie kann sich die Aphasie zurückbilden?

Bei einer Aphasie bildet sich die sensorische Kompenente für das *Wortverständnis* rascher zurück als die motorische Aphasie. D.h., der Patient versteht bald wieder alles, es dauert aber länger, bis er wieder selbst sprechen kann. Die *Wortfindung* ist erschwert, der *Wortschatz* bleibt oft klein.

141. Welche Komplikationen sind bei Apoplexie zu fürchten?

Der *Tod* kann durch die *ausgedehnte Gewebszerstörung* im Gehirn, durch *gesteigerten Hirndruck* oder durch *Ventrikeldurchbruch* bei großer Massenblutung eintreten.

Von seiten der *Atmungsorgane* können aus einer Bronchitis durch Sekretstauungen *Bronchopneumonien* entstehen, ebenso durch Aspiration von Speichel, da der komatöse Patient nicht schlucken kann.

Da nicht selten bei einem Apopletiker auch ein Diabetes mellitus oder eine Niereninsuffizienz vorliegt, können sich *bedrohliche Stoffwechselstörungen* entwickeln.

Durch die *Blasenentleerungsstörung* und die Notwendigkeit des Katheterisierens bzw. eines Dauerkatheters können sich Harnwegsinfektionen, besonders eine *Pyelonephritis,* entwickeln.

Dekubitalgeschwüre entstehen leicht bei den bewußtlosen gelähmten, inkontinenten und oft übergewichtigen Patienten.

142. Welche Probleme entstehen bei der allgemeinen Lagerung des Patienten im apoplektischen Koma?

Der Kopf ist zur Seite zu drehen, damit die Zunge nicht zurückfällt.

Um eine Aspiration von Speichel zu verhüten, kann der *Patient* in *Bauchlage* gebracht werden.

Um Druckgeschwüre zu vermeiden, *muß zweistündlich ein Lagewechsel* vorgenommen werden.

143. Woran ist bei plötzlich auftretender Zyanose eines Patienten im apoplektischen Koma zu denken?

Sie kann das Zeichen einer beginnenden *Asphyxie* (= Erstickung) sein. Diese kann bei dem auf dem Rücken liegenden Patienten durch das *Zurückfallen der Zunge* entstehen. Der Kopf des Patienten soll deshalb *zur Seite* gelagert werden. Evtl. sind Sauerstoffbeatmung und Intubation erforderlich.

144. Warum bedürfen die Atemwege im apoplektischen Koma besonders sorgfältiger Pflege?

Da im apoplektischen Koma Schluck- und Hustenreflex erloschen sind, kommt es zur *Sekretansammlung* in Mundhöhle und Bronchien, die leicht zu zusammenfließenden *Bronchopneumonien* führt. Manchmal gelingt es, den Patienten in *Bauchlage* zu bringen, um die Mundsekretion zu beherrschen. Auch häufiger *Lagewechsel* hilft hypostatische Pneumonien zu verhüten. Sonst müssen die Sekrete durch einen Mund- oder Nasenkatheter *abgesaugt* werden; evtl. muß für die sogenannte Bronchialtoilette dazu *intubiert* oder *tracheotomiert* werden.

145. Welche Maßnahmen helfen Dekubitus zu vermeiden?

Häufiger Lagewechsel; gefährdet sind Stellen des Körpers mit ungenügender Weichteildeckung: Kreuzbein, Fersen, Steißbein, Trochantergegend, Schultern und Wirbelsäule.

Jede Druckstelle durch *Faltenbildung im Bett* muß vermieden werden.

Vermeidung von Einnässen bei Inkontinenz durch Dauerkatheter.

Allgemeine Hautpflege, Einreiben mit Franzbranntwein, Schutzfilm durch Silikonspray, Puder, Fersenringe oder aufblasbare Luftkissen um die Unterschenkel.

146. Welche Gelenke sind bei Hemiplegie gefährdet?

Es besteht besonders die Gefahr der *Versteifung* im Schultergelenk durch *Schrumpfung der Gelenkkapsel,* Kontrakturen der Fingergelenke, der Hüfte, des Knies und die Gefahr der *Spitzfußbildung.*

147. Wie ist den Gefahren der Gelenkschädigung bei Apoplexie vorzubeugen?

Bei Hemiplegie muß der Kontrakturbildung im Schultergelenk des gelähmten Armes vorgebeugt werden, indem man den *Oberarm* durch eine breite Bindenschlinge in *Abduktionsstellung* lagert.

Man kann auch durch ein kleines Kissen unter der Achsel des gelähmten Armes die Adduktion vermeiden.

Der *Unterarm und die Hand* werden zur Vermeidung des trophischen Handrückenödems *auf ein Kissen* etwas hoch und außerhalb der Bettdecke gelagert.

Um die Beugekontraktur der Finger zu vermeiden, legt man eine Watterolle oder einen Gummischwamm *zwischen Daumen und die übrigen Finger.*

Das gelähmte Bein darf nicht durch das Gewicht der Bettdecke belastet werden, dies ist durch einen *Bettbogen* zu vermeiden.

Damit das gelähmte Bein sich nicht nach außen dreht, wird es durch einen *Sandsack* von außen her *gestützt.*

Das Knie soll durch ein kleines Kissen *in leichte Beugestellung* gebracht werden.

Um Beugekontrakturen von Hüft- und Kniegelenk zu vermeiden, wird das Bein stundenweise durch einen Gurt über das Knie *zeitweise* in *Streckstellung* gebracht.

Der Spitzfuß muß durch eine *gepolsterte Bettkiste* vermieden werden.

Die *Gelenke* der gelähmten Glieder müssen täglich mehrmals in allen Richtungen *passiv bewegt* werden.

So früh wie möglich sind *Widerstandsübungen* durchzuführen, und der Patient ist zu *aktiven Bewegungsübungen* anzuhalten.

148. Welche Störungen der Blasentätigkeit können bei Apoplexie vorkommen?

Es liegt häufig eine *Inkontinenz* der Blase vor, so daß diese sich dauernd entleert.

Es kann auch eine *Urinretention* (Harnverhaltung) entstehen, so daß sich die Blase enorm ausdehnen muß. Man kann sie als Tumor über der Symphyse tasten. Dieser Zustand versetzt die Patienten oft in sehr starke Unruhe. Durch *Katheterisieren* ist die Unruhe gleichzeitig mit der Harnverhaltung zu beheben.

Bei Urinretention kann es oft zu Harnträufeln, zur sogenannten *Überlaufblase,* kommen, die gefüllt bleibt, wobei nur eine kleine Harnmenge entleert wird. Auch diese Patienten müssen unter strengster Vermeidung einer Harnwegsinfektion (Gefahr der Pyelonephritis!) katheterisiert werden.

Die Urinausscheidung im apoplektischen Koma ist genau zu messen.

149. Welche Probleme können im apoplektischen Koma mit dem Wärmehaushalt entstehen?

Es kann durch Störung der Wärmeregulation zur *Unterkühlung* kommen. Dies ist durch vorsichtige Gaben von *Wärmflaschen* zu vermeiden, wobei, wie bei allen bewußtlosen und unruhigen Patienten, darauf zu achten ist, daß es nicht zu *Verbrennungen kommt.*

150. Welcher Defektzustand bleibt oft nach Apoplexie zurück?

Der oft bleibende Defektzustand nach Apoplexie wird als *Wernicke-Mannsche Haltung* (Abb. 8) bezeichnet: Dabei sind Arm und Hand gebeugt und an den Körper gepreßt. Beim Gang wird das Bein im Bogen nach vorne geführt.

Meistens bestehen auch eine *Hirnleistungsschwäche* und eine *Affektinkontinenz.*

151. Wie kann der Patient nach Apoplexie gehfähig gemacht werden?

Voraussetzung für Gehübungen sind eine entsprechende Herz-Kreislauf-Leistung sowie ausreichende Konzentration und Mitarbeit.

Nachdem die schlaffe in eine *spastische Lähmung* übergegangen ist und der Patient durch Sitzen auf der Bettkante das *Gleichgewichtsgefühl* geübt hat, darf er versuchen, mit Unterstützung von zwei Pflegekräften sich vor das Bett zu stellen. Dann übt man das *Verlagern des Körpergewichts* vom gesunden auf das kranke und vom kranken auf das gesunde Bein, vorerst ohne Schritte zu machen, später mit *abwechselndem Vorschieben der Füße,* wobei beim kranken Fuß anfangs vom Pflegepersonal mitgeholfen werden muß.

Beim Üben darf der Patient weder in seiner Konzentration noch körperlich überfordert werden.

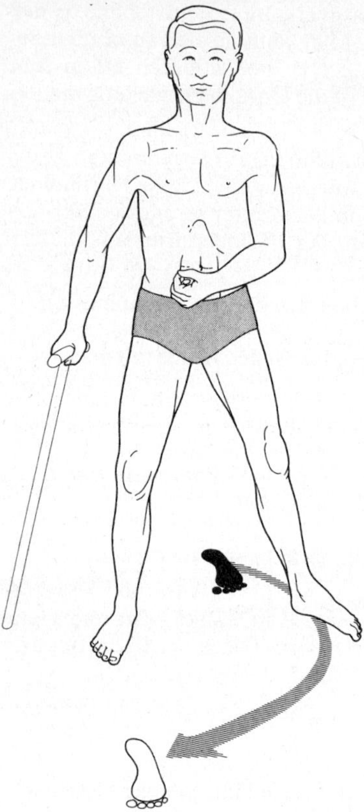

Abb. 8 Werncke-Mannsche Haltung und Gang durch Halbseitenlähmung (aus *Mumenthaler, M.:* Neurologie, 4. Aufl. Thieme, Stuttgart 1973)

152. Welche psychischen Störungen bleiben oft nach Apoplexie zurück?

Oft bleibt eine mehr oder minder stark ausgeprägte *allgemeine Hirnleistungsstörung* bestehen mit:

Konzentrationsschwäche, schlechtem Gedächtnis, Verlangsamung des Denkens, herabgesetzter Kombinationsfähigkeit, Antriebsmangel (Verlust der Initiative), Neigung zur Reizbarkeit und depressiven Verstimmung, Kopfschmerzen, Schwindel, Schlafstörung.

153. Wie ist die psychische Führung bei Apoplektikern zu gestalten?

An Apoplexie leiden meist alte, körperlich, geistig und seelisch mehr oder weniger stark abgebaute Patienten. Durch den Schlaganfall sind sie oft weiterhin stark *in ihrer Persönlichkeit getroffen.* Dies muß von Anfang an bei allen Maßnahmen berücksichtigt werden.

Da dem Patienten oft die *Initiative und Konzentration* zu eigenem Handeln *fehlen,* muß er zu den notwendigen Übungen und möglichst weitgehender Selbständigkeit mit Geduld ermuntert werden.

Der Patient muß dazu angehalten werden, sobald die Befunde es erlauben, mit *Bewegungsübungen* und *Gehübungen* zu beginnen. Wenn die Patienten zu lange sich selbst überlassen im Bett bleiben, gelingt es oft nicht mehr, sie wieder an Aktivität zu gewöhnen, sie bleiben oft *bettlägerige Pflegefälle.*

154. Wie ist ein Patient mit Aphasie zu behandeln?

Bei einem Patienten mit Aphasie ist immer daran zu denken, daß er vielleicht über *ein ausreichendes Wortverständnis* verfügt, aber sich selbst nicht ausdrücken kann. Deshalb sind alle den Patienten bedrükkenden Gespräche zu vermeiden.

Das Nicht-sprechen-Können macht den Patienten meist *ungeduldig* und *unglücklich.* Das Pflegepersonal muß *Geduld* bewahren und versuchen, die Wünsche des Patienten zu erraten.

Das Wieder-sprechen-Lernen übt man am besten durch *Nachsprechen-Lassen* einfacher Formeln des alltäglichen Lebens („auf Wiedersehen", „ja", „nein"), die sich aus der jeweiligen Situation ergeben.

Herz (lat. Cor, griech. Kardía)

Bau und Funktion des Herzens

1. Wo liegt das Herz?

Es liegt im *Mediastinum* (Mittelfellraum) zwischen den Lungen, hinter dem Brustbein, vor der Speiseröhre und über dem Zwerchfell. Ein Drittel des Herzens liegt rechts, *zwei Drittel liegen links* von der Mittellinie. Die Herzspitze ist nach vorne links unten gerichtet.

2. Wo liegt die Herzspitze?

Im 5. Interkostalraum (Zwischenrippenraum) und *innerhalb der linken Medioklavikularlinie* (Mittelschlüsselbeinlinie).

Der Herzspitzenstoß kann als Pulsation gesehen oder gefühlt werden.

3. Was kann bei der Beobachtung der Herzgegend auffallen?

Der *Herzspitzenstoß* kann verlagert sein.

Er kann auch vermehrt hebend und *stärker pulsierend* sein.

Außerdem können sich *abnorme Pulsationen* in der Herzgegend erkennbar machen.

Verstärkte Pulsationen *im epigastrischen Winkel* beobachtet man bei Hypertrophie der rechten Kammer.

Verstärkte Pulsationen der *Halsschlagadern* fallen z.B. bei Hyperthyreose auf.

4. Wie groß ist das Herz?

Das Herz ist etwa so groß wie die Faust. Herzgröße und -form können *je nach Konstitution* ziemlich stark schwanken.

5. Aus welchen Schichten baut sich das Herz auf?

Das Herz besteht aus einem Hohlmuskel, dem *Myokard* (Herzmuskel), der durch rhythmische Zusammenziehungen das Blut im Kreislauf weiterpumpt.

Innen ist der Herzmuskel vom *Endokard* (Herzinnenhaut) ausgekleidet, das auch die *Herzklappen* bildet bzw. überzieht.

Nach außen wird der Herzmuskel vom *Perikard* (Herzbeutel) umschlossen.

6. Wie ist der Herzbeutel aufgebaut?

Das Perikard bildet einen *doppelten Sack,* dessen innere Schicht, Epikard genannt, dem Myokard anliegt und dessen äußere Wandung den Herzraum nach außen begrenzt. Zwischen beiden Hüllen ist nur ein sehr schmaler Spielraum, ein *Gleitspalt* für die Bewegungen des Herzmuskels.

Das Epikard ist eine Art Serosaüberzug und sondert etwas *Flüssigkeit* in den Herzbeutel ab, wodurch die Bewegung des Herzens erleichtert wird.

7. Aus welchen Abschnitten oder Unterteilungen besteht das Herz?

Das Herz wird durch das *längs verlaufende Septum* (Trennwand) in eine rechte und linke Hälfte geteilt.

Beide Herzhälften werden durch die quer liegende *Ventilebene,* die durch die Atrioventrikularklappen (rechts Trikuspidalis, links Mitralis) gebildet wird, in je einen *Vorhof* (Atrium) und eine *Kammer* (Ventrikel) unterteilt.

Das Herz besteht also aus 2 Vorhöfen (Atrien) und 2 Kammern (Ventrikeln).

8. Wo befinden sich die Herzklappen?

Es gibt 4 Herzklappen (Abb. 9). Je eine Klappe liegt *zwischen Vorhof und Kammer* (Atrioventrikularklappen) und je eine *am Austritt der großen Arterien* aus den Kammern: in der Aorta und Pulmonal-(Lungen-) Arterie.

9. Wie heißen die Herzklappen?

Die zweizipfelige Klappe zwischen linkem Vorhof und der linken Kammer heißt *Mitralklappe.*

Die dreizipfelige Klappe liegt zwischen rechtem Vorhof und rechter Kammer, sie wird *Trikuspidalklappe* genannt.

Die Klappe, die im Abgang der Aorta aus dem linken Ventrikel liegt, heißt *Aortenklappe.*

Die Klappe am Beginn der Pulmonalarterie (Lungenschlagader), wo diese aus der rechten Herzkammer hervorgeht, heißt *Pulmonalklappe.*

10. Wie sind die Herzklappen ausgebildet?

Die zweizipfelige Mitralklappe und die dreizipfelige Trikuspidalklappe werden durch *segelförmige Platten* der Herzinnenhaut, des Endokards gebildet, die bei ihrem Schluß genau aneinanderpassen. An ihrer Unterseite ziehen *sehnenartige Stränge* zu den *Papillarmuskeln* genannten Teilen des Myokards. Von diesen aus können die beiden Atrioventrikularklappen durch Muskelkontraktion geöffnet oder bei ihrem Erschlaf-

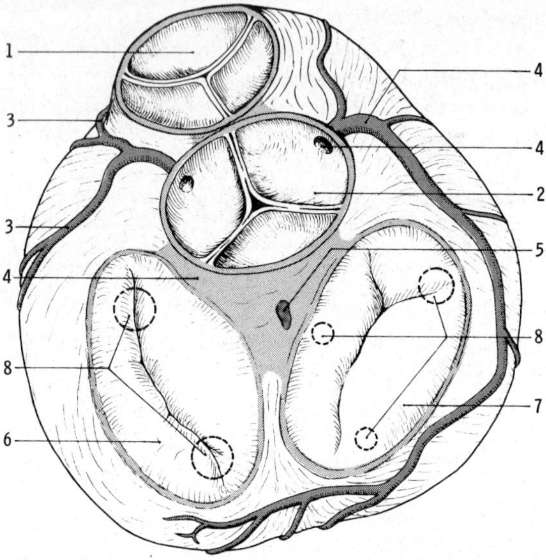

Abb. 9 Darstellung der Klappenebene des Herzens nach Entfernung der Vorhöfe und der großen Gefäße (aus *Faller, A.:* Der Körper des Menschen, 11. Aufl. Thieme, Stuttgart 1988). 1. Pulmonalklappe. 2. Aortenklappe. 3. Linke Koronararterie. 4. Rechte Koronararterie. 5. Reizleitungssystem. 6. Die zweizipfelige Mitralklappe. 7. Die dreizipfelige Trikuspidalklappe. 8. Projektion der Papillarmuskeln in den Ventrikeln

fen durch den Blutstrom wieder geschlossen werden. Die Sehnenfäden verhindern auch das Zurückschlagen der Segelklappen in die Vorhöfe hinein.

Die *Aorten- und Pulmonalklappen* sind *taschenförmig* oder *halbmondartig* ausgebildet. Sie werden durch den von unten aus den Ventrikeln kommenden Blutstrom in der Systole geöffnet. Wenn dieser in der Diastole aufhört, fallen sie durch den Druck des über ihnen liegenden Blutes zurück und schließen dicht, so daß kein Blut aus den großen Gefäßen ins Herz zurückfließen kann.

11. Mit welcher technischen Einrichtung kann man das Herz selbst und die Funktion der Herzklappen vergleichen?

Das Herz selbst läßt sich mit einer *Pumpe* und die Klappen mit *Ventilen* vergleichen.

Die Klappenventile sorgen dafür, daß das Blut immer nur *in einer Richtung* fließen kann.

12. Welche Klappen gehören zur rechten und welche zur linken Kammer?

Die rechte Kammer wird gegen den rechten Vorhof durch die *Trikuspidalklappe,* gegen den Truncus pulmonalis (= Stamm der Lungenarterien) durch die *Pulmonalklappe* verschlossen. – Die linke Kammer wird durch die *Mitralklappe* und *Aortenklappe* begrenzt.

13. Wie heißt die Zusammenziehung und die Erschlaffung des Herzmuskels?

Die Kontraktion ist die *Systole,* die Arbeitsphase des Herzens, durch die das Blut in den Kreislauf getrieben wird.

Die *Diastole* ist die Erschlaffungsphase oder Erweiterung des Herzens, in der dieses wieder mit Blut aufgefüllt wird.

14. Wie fließt das Blut durch das Herz?

Das Blut kommt aus dem Körper durch die obere und untere Hohlvene (V. cava superior und inferior) an das Herz heran. Diese Venen münden in den rechten Vorhof.

Vom rechten Vorhof fließt das Blut in der Diastole durch die geöffnete *Trikuspidalklappe* in den *rechten Ventrikel* (rechte Kammer). In der Systole wird das Blut bei geschlossener Trikuspidalklappe durch die geöffnete Pulmonalklappe *in die Pulmonalarterie* (Lungenschlagader) ausgepreßt.

Das Blut verteilt sich im *Lungenkreislauf* bis in die Lungenkapillaren, die die Alveolen (Lungenbläschen) umspinnen. Dort findet der *Gasaustausch* statt, indem Kohlendioxid vom Blut durch die Alveolenwand ausgeschieden und Sauerstoff aus der Einatmungsluft ins Blut aufgenommen werden.

Das sauerstoffreiche Blut sammelt sich dann aus den Lungenkapillaren in den *Lungenvenen,* die in den *linken Vorhof* münden (kleiner oder Lungenkreislauf).

Während der Diastole saugt der *linke Ventrikel* (linke Kammer) das Blut durch die geöffnete Mitralklappe in sich ein und wirft es in der Systole bei wieder geschlossener Mitralklappe durch die geöffnete *Aortenklappe* in den *großen Körperkreislauf,* von wo es dann auf seinem Rückfluß durch die *Venen* wieder an das Herz zurückgebracht wird (großer oder *Körperkreislauf*).

15. Was nennt man den kleinen Kreislauf?

Als kleinen, Pulmonal- oder Lungenkreislauf bezeichnet man den Weg des Blutes *vom rechten Ventrikel* durch die Pulmonal- oder *Lungenarterien,* durch die *Lungenkapillaren* und die Pulmonal- oder *Lungenvenen* zum *linken Vorhof.*

16. Wie unterscheidet sich das Blut in den Pulmonalarterien und Lungenvenen?

Die *Lungenarterien* führen das sauerstoffarme kohlendioxidreiche *dunkelrote Blut* zu den Lungenalveolen. Die Lungenvenen bringen nach dem Gasaustausch das sauerstoffreiche hellrote und kohlendioxidarme Blut an das Herz zurück. Im Gegensatz zu den Schlagadern und Venen im großen Körperkreislauf fließt im pulmonalen Kreislauf in den *Lungenarterien dunkles* und in den *Lungenvenen hellrotes Blut.*

17. Welchen Aufbau zeigt das Myokard?

Die Herzmuskulatur zeigt Eigenschaften der glatten, unwillkürlichen und der quergestreiften (Skelett-)Muskulatur.

Die Fasern zeigen *Querstreifen,* sind aber, anders als der Skelettmuskel, *geflechtartig miteinander verbunden.* Die Kontraktion ist *unwillkürlich, rhythmisch* und *autonom* (autorhythmisch) wie bei der glatten Muskulatur, aber im Gegensatz zu dieser viel schneller.

Die Tätigkeit des Herzmuskels wird vom vegetativen Nervensystem und den Kreislaufhormonen (vor allem Adrenalin und Noradrenalin) beeinflußt.

18. Was sind die Papillarmuskeln?

Sie sind besondere Teile des Myokards, die nach innen *in die Ventrikel zapfenförmig* vorspringen. An ihnen beginnen die *Sehnenfäden,* die die *Segelklappen* fixieren.

19. Wie dick ist das Myokard?

Im *linken Ventrikel* ist der Herzmuskel weitaus *am kräftigsten* und etwa 1,0 cm breit, da er zur Versorgung des großen Kreislaufs auch die schwerste Arbeit leisten muß. Der *rechte Ventrikel* für den kleinen Kreislauf ist *deutlich dünner,* seine Wanddicke beträgt etwa 0,5 cm. Am schwächsten ist die Herzmuskulatur im *Vorhofbereich* entwickelt.

20. Was nennen wir das Koronarsystem?

Die 2 Herzkranzarterien oder *Koronararterien* entspringen aus der *Aorta* unmittelbar nach der Aortaklappe.

Die *linke Koronararterie* versorgt den linken Ventrikel durch einen zwischen rechtem und linkem Ventrikel abwärts ziehenden Ast (Ramus interventricularis) und einen nach hinten führenden Ast (Ramus circumflexus) mit arteriellem Blut.

Die *rechte Kranzarterie* verläuft in einer Furche zwischen rechtem Ventrikel und rechtem Herzrohr und versorgt die untere und hintere Wand des Herzens mit Nährstoffen, vor allem mit Sauerstoff und Blutzucker (Glukose).

21. Wie ist der Abfluß des Blutes aus dem Koronarsystem?

Aus den Kapillaren des Myokards sammelt sich das venöse Blut in den *Koronarvenen,* deren größere Gefäße mit den Koronararterien in den *Kranzfurchen* des Herzens verlaufen und im *rechten Vorhof* münden.

22. Welche Bedeutung haben die Herzkranzgefäße?

Das Koronarsystem ist *für die Ernährung* und *den Stoffwechsel* und damit für die Funktion *des Herzmuskels* entscheidend. Störungen der koronaren Durchblutung bedeuten Beeinträchtigung der Herzleistung. Umschriebene Durchblutungsausfälle verursachen lokale Gewebszerstörung (Nekrosen) des Myokards (s. Angina pectoris und Herzinfarkt, Frage 94 u. 107, S. 120, 122).

23. Welche Wirkung hat der Sympathikus auf das Herz?

Die autorhythmische Herzaktion kann durch den sympathischen Teil des vegetativen Nervensystems *gefördert* werden: *Erregbarkeit, Erregungsleitung* und *Schlagfrequenz* nehmen durch den Sympathikusreiz mit Ausschüttung von Adrenalin und Noradrenalin zu.

24. Welche Wirkung hat der Parasympathikus auf die Herzaktion?

Die parasympathischen Fasern des *N. vagus* (X. Hirnnerv) setzen *Erregbarkeit, Erregungsleitung* und *Schlagfrequenz* durch Azetylcholin, den Vaguswirkstoff, herab. Er bremst das Herz oder schaltet sozusagen einen *Schongang* ein.

25. Wie kommt die rhythmische Herzaktion zustande?

Das Herz verfügt über ein *selbständiges Reizbildungszentrum* im rechten Vorhof, *den Sinusknoten* (oder Keith-Flackschen Knoten). Von diesem gehen bei Füllung des rechten Vorhofs 60–70 rhythmische Reize pro Minute aus, die über *ein besonderes Reizleitungssystem* zur Kontraktion des Herzens (zur Systole) führen.

26. Wie baut sich das Reizleitungssystem des Herzens auf?

(Abb. 10)

Es besteht aus dem *Sinusknoten,* der zwischen den Einmündungsstellen der oberen und unteren Hohlvene (V. cava superior und inferior) im rechten Vorhof liegt. Er wird als *Schrittmacher* bezeichnet.

Der dort entstehende Reiz wird durch die *Vorhofmuskulatur* zum *Atrioventrikularknoten* (= AV-Knoten oder Aschoff-Tawara-Knoten) geleitet.

Von diesem AV-Knoten wird der Reiz durch das *Hissche Bündel,* das sich *in 2 Schenkel,* je einen für den rechten und den linken Ventrikel, teilt, weitergeleitet.

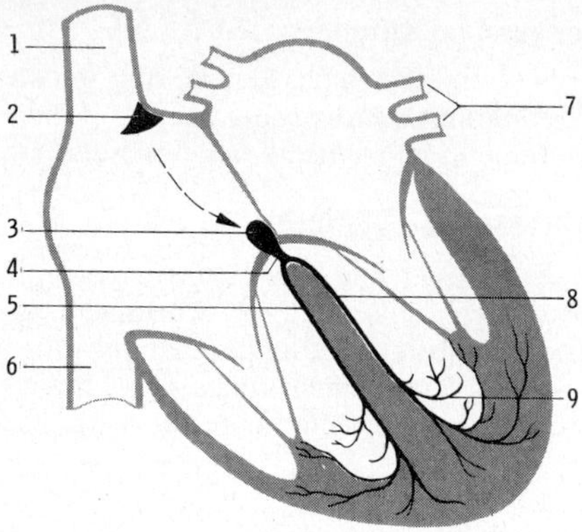

Abb. 10 Das Reizleitungssystem des Herzens (aus *Faller, A.:* Der Körper des Menschen, 11. Aufl. Thieme, Stuttgart 1988). 1. V. cava superior (obere Hohlvene). 2. Sinusknoten im rechten Vorhof. 3. AV-Knoten (Atrioventrikularknoten, Vorhofkammerknoten). 4. Hissches Bündel. 5. Rechter Schenkel des Hisschen Bündels. 6. V. cava inferior (untere Hohlvene). 7. Linke Lungenvenen. 8. Linker Schenkel des Hisschen Bündels. 9. Purkinjesche Fasern

Diese Schenkel des Hisschen Bündels verzweigen sich als *Purkinjesche Fasern,* die den Erregungsreiz auf die *Kammermuskulatur* übertragen, wodurch die Kontraktion des Herzmuskels, die *Systole,* ausgelöst wird.

27. Wie ist die Vorhof- und Kammertätigkeit aufeinander abgestimmt?

Wenn die *Kammern* in der Diastole *erschlaffen,* müssen sich schon die *Vorhöfe zusammenziehen,* um mit ihrem Blut die Kammern zu füllen. Die Vorhöfe müssen sich daher *vor* den Kammern zusammenziehen. Das wird dadurch bewirkt, daß der Reiz vom Sinusknoten *zuerst* die Vorhofmuskulatur erreicht. Der Reiz wird dann *mit Verzögerung* vom AV-Knoten aufgenommen und an die Kammermuskulatur weitergeleitet. Diese *„Überleitungszeit"* von den Vorhöfen auf die Kammern beträgt 0,1–0,2 Sekunden.

28. Welche Störungen der Reizbildung gibt es?

Außer der normalen Reizbildung im Sinusknoten (= *Sinusrhythmus*) kann es auch in anderen Herzabschnitten zur Reizbildung und von dort zur Reizausbreitung kommen.

Wenn das Erregungszentrum in der Kammermuskulatur liegt, kommt es zu *ventrikulären Extrasystolen.*

Wenn es im Vorhofbereich oder auch im Aschoff-Tawara-Knoten liegt, spricht man von *supraventrikulären Extrasystolen.*

Außerdem gibt es *Vorhofflattern und Vorhofflimmern* als rasch aufeinanderfolgende Reizbildungen und Kontraktionen in den Vorhöfen, die in unregelmäßigen Abständen auf die Kammern übergeleitet werden.

Es besteht dann eine *absolute Arrhythmie.*

Untersuchungsmethoden des Herzens

29. Wie können Herzgröße und -form untersucht werden?

Man kann die Herzform und -größe durch *Perkussion* (Abklopfen) gegen das umgebende Lungengewebe bestimmen.

Noch besser läßt sich das Herz *röntgenologisch* bei der Thoraxdurchleuchtung, durch eine Übersichtsaufnahme und Ergänzung durch eine seitliche Aufnahme oder durch Schrägaufnahmen des Vorder- und Hinterherzraumes oder durch andere Spezialaufnahmen z. B. Computertomographie (= CT) in seiner Lage und in all seinen Abschnitten erkennen. Auch *Stauungszeichen* im kleinen Kreislauf und *Perikardergüsse* können röntgenologisch erfaßt werden. Die empfindlichste Nachweismethodc von Perikardergüssen ist die Echokardiographie (s. Frage 49, S. 108).

30. Was kann durch Auskultation am Herzen festgestellt werden?

Durch *Auskultation* (Abhören), evtl. durch *Phonokardiographie* (elektrische Aufzeichnung der Herztöne), läßt sich vor allem ein Urteil über die *Funktion der Herzklappen* bilden und die besondere Belastung bestimmter Herzabschnitte durch Verstärkung einzelner Herztöne hören. Bei Herzbeutelentzündung kann sog. Perikardreiben auftreten.

31. Welche Blutuntersuchungen können bei Herzkrankheiten wichtig sein?

Blutbild, BSG, Elektrophorese, Antistreptolysintiter (AST), Transaminasen (SGOT, SGPT) und die Kreatinphosphokinase (CK, früher CPK) – besonders wichtig ist das herzspezifische Enzym CK-MB – geben Aufschluß über *entzündliche* oder mit *Gewebszerstörung* einhergehende (nekrotisierende) Prozesse am Herzen.

32. Welche allgemeinen Kontrollen sind bei Herzkranken wichtig?

Kontrolle von *Puls,* evtl. Rhythmusstörungen, *Blutdruck* und *Atmung, Durchblutung der Haut* (Zyanose, Blässe, Gesichtsröte), Flüssigkeitsausscheidung (*Ein- und Ausfuhr* sowie spezifisches Gewicht des Urins messen), Kontrolle von Ergüssen (Pleura, Perikard, Aszites), Einflußstauung der Halsvenen, Zeichen von Lungenstauung, Leberschwellung und *Ödemneigung* an den Beinen oder in der Kreuzgegend (Anasarka) sind wichtige Grundlagen der Beurteilung und Behandlung von Herzkrankheiten.

33. Wie kommen die Herztöne zustande?

Es sind 2 Herztöne zu unterscheiden:

Der erste Herzton ist dumpf und entsteht durch die Anspannung der Kammermuskulatur am Beginn der Systole als *Anspannungston.*

Der zweite Herzton ist heller und kürzer. Er wird durch den Schluß der Aorten- und Pulmonalklappen gebildet und ist demnach ein *Klappenton.*

34. Wodurch entstehen krankhafte Herzgeräusche?

Durch Erkrankungen der Herzklappen kommt es zu *Veränderungen des Blutstromes.* Dadurch können krankhafte systolische oder diastolische Herzgeräusche entstehen. Diese sind oft nicht am Ort ihrer Entstehung, sondern *fortgeleitet* mit dem Blutstrom an anderer Stelle am besten hörbar.

Durch besondere Belastungen einzelner Herzteile können *besondere Akzentuationen* bestimmter Herztöne entstehen.

35. Wie kommt das EKG zustande?

Bei *jeder Aktion einer Zelle* entstehen minimale *elektrische Ströme,* so auch bei der Anspannung und Erschlaffung des Herzmuskels, die sogenannten *Herzaktionsströme.*

Die ganz schwachen Herzaktionsströme werden durch *Elektroden* aufgenommen und durch einen Verstärker im EKG-Apparat so verstärkt, daß sie *registriert* werden können.

36. Welche EKG-Ableitungen sind allgemein üblich?

Man leitet diese Herzaktionsströme, die sich über den ganzen Körper ausbreiten, nicht vom Herzen, sondern von bestimmten Stellen als *Extremitäten-* oder *Standardableitungen,* als *Brustwandableitungen* und andere *Spezialableitungen* wie das Nehbsche Dreieck oder durch besondere Schaltungen wie die Goldberger-Ableitungen ab.

Man kann auch durch einen *Einschwemmkatheter* mit Elektrode, den man durch eine Vene ins rechte Herz einführt, direkt Aktionsströme getrennt aus den Vorhöfen und Kammern ableiten.

37. Wie werden die einzelnen Ableitungen bezeichnet?

Die *3 Extremitäten-* oder *Standardableitungen* werden als I, II, III oder D_1, D_2, D_3 beschrieben.

Den *Brustwandableitungen* wird ein V vorgesetzt, die werden nach links hin als V_1, V_2, V_3, V_4, V_5, V_6, evtl auch V_7 und V_8, nach rechts als Vr_1, Vr_2 usw. abgeleitet.

Die *3 Goldberger-Ableitungen* werden als aVR, aVL und aVF und manchmal nur als R, L und F bezeichnet.

Beim *Nehbschen Dreieck* werden die Ableitungen D, A, J unterschieden (D = dorsalis, A = anterior, I = inferior).

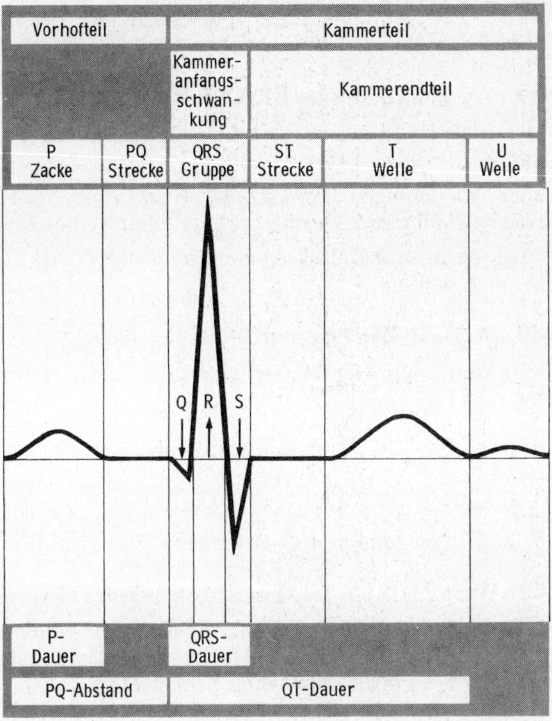

Abb. 11 Bezeichnung der Abschnitte und Ausschläge des EKG (nach *Müller-Seiffert*)

38. Welche Einzelheiten sind an der EKG-Kurve zu unterscheiden?

Die einzelnen Phasen der Herzaktion sind im EKG (Abb. 11) als Zacken und Linien erkennbar und werden mit Buchstaben bezeichnet:

Die P-Zacke entspricht der *Vorhofaktivität.* Die Zeit vom Beginn der Vorhoftätigkeit bis zum Beginn der Kammeraktion entspricht der *Reizleitung* vom Sinusknoten bis zum AV-Knoten und damit zur Kammermuskulatur. Sie heißt *Überleitungszeit* und soll 0,2 Sekunden nicht überschreiten (s. Frage 27, S. 102).

Die *Gruppe-QRS,* Kammeranfangsschwankung entspricht der *Erregungsausbreitung in den Kammern* und soll nicht über 0,1 Sekunden betragen.

Die Strecke ST wird als *Zwischenstück* bezeichnet und T die *Endschwankung* genannt, beide entsprechen der abklingenden Kammererregung, *Erregungsrückbildung* oder Repolarisation.

In der Zeit vom Ende des T bis zum Beginn des nächsten P ruht der Herzmuskel in der *Diastole*.

39. Was kann durch das EKG erkannt werden?

Das *Elektrokardiogramm (EKG)* läßt ein Urteil über die *Reizbildung* und *Reizleitung* im Herzen und

über *Schädigungen des Herzmuskels* und seines Stoffwechsels zu. Es hat eine besondere Bedeutung zur Feststellung eines *Herzinfarktes*.

Auch besondere Belastungen einzelner Herzteile können im EKG erkennbar werden.

40. Wozu werden Langzeit-EKGs angefertigt?

Man kann damit *Herzrhythmusstörungen* nach *Art* und *Häufigkeit* erfassen.

41. Was bezeichnet man als Schlagvolumen?

Die Menge von Blut, die durch einen Herzschlag (Systole) von der linken Kammer in die Aorta und den großen Kreislauf befördert wird, heißt Schlagvolumen. Es beträgt etwa 70–100 ml Blut.

42. Was nennt man das Minutenvolumen des Herzens?

Schlagvolumen mal Anzahl der Schläge pro Minute (Pulsfrequenz) ist das Minutenvolumen, auch Herzzeitvolumen genannt. Dieses beträgt in Ruhe 5–7 l pro Minute. Das Schlagvolumen kann z. B. bei körperlicher Arbeit durch bessere Füllung der Kammer, die stärker erschlafft und sich kräftiger zusammenzieht, und durch Vermehrung der Herzschläge pro Minute (Pulsfrequenz) ansteigen.

43. Was ist der Schellong-Test?

Der Test nach Schellong stellt eine Funktionsprüfung des *Herz-Kreislauf-Systems* dar. Er dient zur Prüfung der *orthostatischen Kreislaufregulation*. Der Schellong-Test (nach Originalbeschreibung) registriert zwar die Atemfrequenz, ist aber als Lungenfunktionstest ungebräuchlich und wohl auch ungeeignet.

44. Wie wird der Schellong-Test durchgeführt?

Nach 10 Minuten Liegen werden dreimal Puls und Blutdruck im Abstand von 1 Minute gemessen.

Dasselbe *sofort nach Aufstehen,* stehend 5 Minuten (orthostatische Kreislaufregulationsprüfung).

Danach *im Liegen* erneute Messungen von Puls und Blutdruck bis zur Rückkehr zu den Ausgangswerten.

Als nächstes werden eine *dosierte Belastung* wie eine bestimmte Anzahl Kniebeugen in einer genauen Zeit oder Treppenlaufen ausgeführt und nach Wiederhinliegen 5 oder 10 Minuten lang Puls und Blutdruck registriert *(Herzfunktionsprüfung)*.

45. Was bedeutet Ergometrie?

Ergometrie, wörtlich Arbeitsmessung, bedeutet die Untersuchung bei einer genau dosierten körperlichen Belastung, womit die Leistungsfähigkeit, z. B. des Herzens, anhand des EKG (= Belastungs-EKG) untersucht wird.

Sie wird meist mit dem *Fahrradergometer* durchgeführt, wobei die menschliche Arbeitsleistung nach Zeitdauer in Minuten und nach Schwere in Watt geprüft wird: z. B. Fahrradtreten für 5 Minuten bei 60 Watt.

46. Wodurch kann die Herzfrequenz (Pulsfrequenz) erhöht werden?

Erhöhter Bedarf bei körperlicher Arbeit, *psychischer Erregung* (Aufgeregtsein, Angst, Wut), *erhöhter Grundumsatz* bei Überfunktion der Schilddrüse, *erhöhter Stoffwechsel* bei Fieber.

Ungenügender Sauerstofftransport: bei Anämie, um das Gewebe durch beschleunigten Blutumlauf doch noch möglichst gut mit Sauerstoff zu versorgen, ebenso bei einer *Blutung* oder bei *Bronchialasthma,* wo die Sauerstoffaufnahme in der Lunge erschwert ist, oder bei *Schock* durch Absinken des Blutdrucks und Versuch, durch Frequenzanstieg das Minutenvolumen zu erhalten und die Durchblutung der lebenswichtigen Zentren zu gewährleisten.

Ungenügende Herzleistung mit dem Versuch, diese durch schnellere Herzaktion auszugleichen.

Als Folge von *Medikamenten* oder *Genußmitteln,* Sympathikomimetika, Parasympathikolytika (Atropin), Kaffee.

47. Wodurch kann es zur Bradykardie kommen?

Eine Herzaktion unter 60/Minute kann *konstitutionell* sein. Man beobachtet sie bei Hochleistungssportlern und Schwerarbeitern häufig.

Sie kann Folge einer Störung im Reizbildungs- und Reizleitungssystem sein, die man als *Block* bezeichnet (s. Frage 213, S. 147).

Sie kann durch *Medikamente,* besonders durch Digitalis, bewirkt werden.

Sie kann auch Folge von *gesteigertem Hirndruck,* z. B. bei einem Hirntumor, sein.

Selten entsteht Bradykardie durch *infektiös-toxische Schäden* wie bei Typhus oder schwerer Herzschädigung durch Diphtherie.

48. Was versteht man unter ZVD?

Als ZVD = zentraler Venendruck wird der Druck in der *V. cava superior* bezeichnet.

Er wird durch Einführen eines Kunststoffkatheters in die V. cava superior gemessen; Normalwert 10 cm H_2O (Wassersäule).

Der ZVD gibt Aufschluß über das venöse Angebot und die Leistungsfähigkeit des rechten Herzens, d.h., er ist z.B. bei Herzinsuffizienz und Hypervolämie erhöht, bei Hypovolämie (Schock) erniedrigt.

49. Was kann mit der Ultraschall-Echokardiographie des Herzens erfaßt werden?

Ultraschallwellen können Gewebe durchdringen. Sie werden an den verschiedenen Grenzflächen aber verschieden zurückgeworfen *(Echoeffekt)*. Die Aufzeichnung der reflektierten Wellen durch einen Empfänger ermöglicht eine *bildliche Darstellung* innerer Organe.

Durch die zweidimensionale Schnittbild-Echokardiographie des Herzens können Aussagen über die *Dicke von Kammer- und Vorhofwänden* bzw. über das Septum, ferner über die *Größe der Herzhöhlen* und über das *Perikard* gemacht werden. Mit Hilfe der Farb-Doppler-Echokardiographie kann auch die Klappenfunktion gut beurteilt werden.

Sie läßt bei einem *vergrößerten Herzen* erkennen, welche Anteile besonders betroffen sind, z.B. zeigt sie früher als die gewöhnliche Röntgenmethode eine Vergrößerung des Vorhofes. Sie läßt *wandständige Thromben* und *Tumoren* erkennen. Sie kann einen *Perikarderguß* erfassen. Auch Aussagen über entzündliche Auflagerungen auf die *Herzklappen* bei Endokarditis sowie über das *Kontraktionsverhalten* des Herzmuskels und über die *Auswurfleistung* sind möglich.

50. Worauf beruht der Doppler-Effekt?

Wenn sich eine Lokomotive uns nähert, klingt der Ton ihrer Pfeife höher, wenn sie sich von uns entfernt, klingt er deutlich tiefer. Im ersten Fall verkürzt sich die Wellenlänge durch die Bewegung der Schallquelle, im zweiten Fall verlängert sie sich, was in beiden Fällen die Tonhöhe bestimmt.

Bei der Doppler-Sonographie des Herzens oder der peripheren Gefäße *reflektieren die Erythrozyten* den Ultraschall. Bewegen sie sich auf den Schallkopf zu, verkürzt sich die Wellenlänge, bewegen sie sich weg, verlängert sie sich. *Wellenlänge* und *Frequenz* sind umgekehrt proportional. Aus der *Frequenzverschiebung* lassen sich Schlüsse auf die Strömungsrichtung und -geschwindigkeit des Blutstromes ziehen. So werden *Stenosen* oder die *Strömungsumkehr* bei Kollateralkreisläufen erkannt.

51. Worauf beruht die Doppler-Echokardiographie?

Sie beruht auf der Kombination *zweier* Untersuchungsmethoden:

Auf der *Echokardiographie,* die im zweidimensionalen Schnittbildverfahren angeborene und erworbene Herzfehler aufklären hilft (s. Frage 49, S. 108) und auf der *Doppler-Sonographie,* wie sie in der peripheren Gefäßdiagnostik angewandt wird (s. Frage 50, S. 108).

Diese beiden Verfahren sind als *nichtinvasive Methoden* (d.h. ohne instrumentelles oder medikamentöses oder Röntgenstrahlen verwendendes Eindringen in den Körper) besonders schonende Untersuchungen, die die Computertomographie (CT) und Angiokardiographie z.T. ersetzen können.

52. Was leistet die Doppler-Echokardiographie?

Die Kombination der beiden Verfahren erlaubt erstmals die exakte Darstellung der *Strömungsverhältnisse im Herzen* durch eine nichtinvasive Methode.

Ihre besondere Bedeutung gewinnt sie in der Beurteilung von *Klappenstenosen* und *-insuffizienzen* und als zuverlässige Methode bei der Diagnostik von *Shuntvitien* mit ihren besonderen Problemen der Strömungsrichtung und -geschwindigkeit.

53. Wozu dient der Herzkatheterismus?

Zur *Druckmessung* im Herzen und in den Lungenarterien,

zur Messung des *Sauerstoffgehalts* in den verschiedenen Teilen des Herzens und der Gefäße,

zur Erkennung von Septumdefekten und Gefäßanomalien, auch zum Nachweis von Klappenfehlern.

54. Wie wird eine Herzkatheterisierung durchgeführt?

Halbsteife Kunststoffkatheter werden nach *Rasieren* der Leistengegend oder Axilla nach *Desinfektion* und *Lokalanästhesie* aseptisch durch eine *Kanüle* eingeführt. Ihre Lage wird röntgenologisch (Bildverstärker-Fernsehanlage) ständig kontrolliert.

55. Welche Arten des Herzkatheterismus werden unterschieden? (Abb. 12)

Der *Rechtsherzkatheter* (Einschwemm- oder Flowkatheter) wird von der linken Armvene durch die obere Hohlvene und den rechten Vorhof in die *rechte Kammer* und von da noch in den *Truncus pulmonalis* bzw. A. pulmonalis vorgeschoben.

Der *Linksherzkatheter* wird gegen den Blutstrom durch die A. femoralis und durch die Aorta in den *linken Ventrikel* eingeführt.

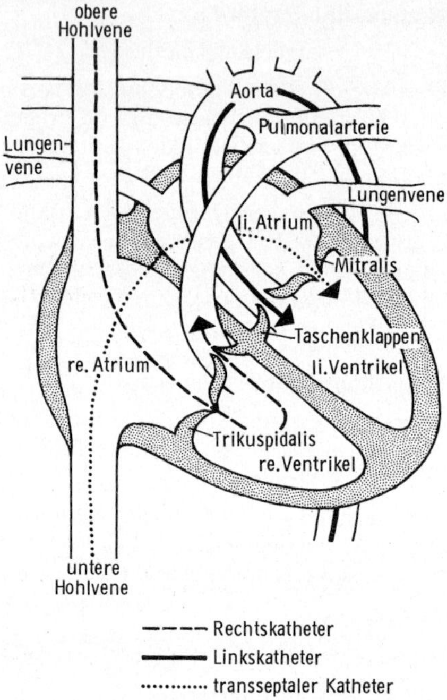

Abb. 12 Möglichkeiten des Herzkatheterismus (aus *Juchli, L.:* Krankenpflege, 6. Aufl. Thieme, Stuttgart 1991)

Der *transseptale Katheter* geht durch die V. cava inferior in den *rechten Vorhof.* Dort wird mit einer feinen Kanüle am Katheter das Vorhofseptum durchstochen und der Katheter durch den linken Vorhof in die *linke Kammer* weitergeschoben.

56. Welche Kontrastmitteluntersuchungen des Herzens gibt es?

Bei der *Angiokardiographie* wird ein hochkonzentriertes Kontrastmittel durch Herzkatheter zur Darstellung des Herzens und der großen Gefäße eingespritzt.

Sie zeigt:

die *Größe* von Vorhöfen und Kammern;

Shuntverbindungen, Klappenstenosen oder Insuffizienzen;

die *Strömung* innerhalb des Herzens, z. B. Septumdefekte, *Abgang* und *Verlauf* der großen Gefäße, z. B. angeborene Anomalien, Pulmonalstenose, offenen Ductus arteriosus (s. Frage 235–241, S. 152f).

Durch die *Koronarographie* mittels Herzkatheter können Anomalien, Wandveränderungen oder Gefäßverschlüsse der Herzkranzarterien erkannt werden.

57. Was ist bei der Nachbehandlung nach Linksherzkatheterismus zu beachten?

Bettruhe für 24 Stunden nach arterieller Katheterisierung.

Kompression der arteriellen Punktionsstelle mit Sandsack für 12 Stunden.

Kontrolle der Fußpulse.

Überwachung von *Puls* und *Blutdruck*.

Nicht essen, *nicht* trinken, bis die Allgemeinerscheinungen abgeklungen sind (Erbrechen mit Pressen kann eine Nachblutung auslösen), dann erst Tee und Zwieback.

Herzkrankheiten

Allgemeine Erläuterungen

58. Durch welche Ursachen können Herzkrankheiten hervorgerufen werden?

Angeborene *Herzmißbildungen;*

allergisch-rheumatische Erkrankungen des Endo-, Myo- oder Perikards;

infektiöse Entzündungen am Endo-, Myo- oder Perikard (z.B. Sepsis);

toxische Myokardschädigung (z.B. Infektionskrankheiten, Alkoholkardiomyopathie);

Erkrankungen der *Herzkranzgefäße* (Arteriosklerose, Lues, Thrombose mit Herzinfarkt);

Überlastung des linken Ventrikels bei Bluthochdruck und Arteriosklerose;

Überlastung des rechten Ventrikels durch Lungenkrankheiten (Cor pulmonale);

degenerative Myokardschädigung oft kombiniert (arteriosklerotisch-infektiös-toxisch und stoffwechselbedingt);

Rhythmusstörungen;

Perikarderkrankungen (Verwachsungen, Verkalkungen).

Endokarditis

Allgemeines

59. Welche Arten von Endokarditis können wir unterscheiden?

Die Entzündung der Herzinnenhaut, die Endokarditis, spielt sich vor allem an den Herzklappen ab und heilt mit *Herzklappenfehlern* aus.

Sie kann im Rahmen eines rheumatischen Fiebers als *rheumatische Endokarditis* oder

als *infektiöse Endokarditis* in einem rheumatisch vorgeschädigten Endokard bzw. bei Herzmißbildungen und

durch eine *luische Erkrankung* der Aorta und des Aortenklappenringes auftreten.

60. Wie können sich die Herzklappen durch Endokarditis verändern?

Die Herzklappen können bei der Abheilung der Entzündung miteinander verwachsen. Die Verengung ihrer Öffnung durch Verwachsung nennt man *Stenose,* z.B. Mitralstenose, Aortenstenose. Das Blut staut sich vor der verengten Klappe.

Wenn eine Herzklappe durch teilweise Zerstörung ihrer Ränder oder durch Überdehnung ihrer Ansatzstellen nicht mehr vollständig schließt, nennt man das eine *Klappeninsuffizienz,* z.B. Mitralinsuffizienz, Aorteninsuffizienz. Bei Schlußunfähigkeit einer Herzklappe, der Insuffizienz, fließt ein Teil des Blutstromes wieder zurück, so daß sich das Blut vor der insuffizienten Klappe vermehrt, also auch anstaut.

Rheumatische Endokarditis

61. Wie kann es zu einer rheumatischen Herzerkrankung kommen?

Die rheumatischen Herzerkrankungen sind Teilerscheinungen des *rheumatischen Fiebers,* des akuten Gelenkrheumatismus, dessen Ursache zwar nicht genau bekannt ist, der aber 1–3 Wochen nach einer akuten *Streptokokkeninfektion,* z.B. an den Mandeln (eitrige Angina, Tonsillitis; s. Frage 250, S. 421), auftreten kann.

Meist werden Kinder oder Jugendliche betroffen; je jünger, um so häufiger ist die Herzbeteiligung am rheumatischen Prozeß. Bei Kindern sind *oft nur das Herz* und nicht die Gelenke befallen.

62. Wo spielen sich die rheumatischen Herzerkrankungen ab?

Im akuten rheumatischen Schub sind oft alle 3 Hauptschichten des Herzens als *Endo-, Myo-* und *Perikarditis* befallen, man spricht dann von rheumatischer Karditis oder Pankarditis.

In 30–40% verbleiben *rheumatische Klappenfehler,* durch die häufigen rheumatischen Rückfälle erhöht sich später noch diese Zahl.

63. Wie verläuft eine rheumatische Endokarditis?

Bei einer rheumatischen Endokarditis entwickeln sich an den befallenen Herzklappen kleine *warzenähnliche Wucherungen* mit kleinen Thromben. Diese bestehen aus Fibrin, Thrombozyten und Erythrozyten. Sie lösen sich nicht so leicht ab wie bei Endocarditis lenta (s. Frage 83, 86, S. 117f), daher sind Mikroembolien bei rheumatischer Endokarditis selten.

Die anfangs verdickten Klappen heilen narbig aus. Dabei können durch narbige Verziehung und Schrumpfung *Klappeninsuffizienz* oder durch narbige Verwachsung der Klappenränder miteinander *Stenosen* entstehen.

64. Was sind kombinierte Klappenfehler?

An ein und derselben Klappe, z.B. Mitralis oder Aorta, können durch teilweise Verwachsung und teilweise Schrumpfung *kombinierte Klappenfehler,* z.B. Mitralinsuffizienz und -stenose, entstehen, wobei der Stenosen- oder der Insuffizienzanteil überwiegen kann. Es können auch 2 Klappen befallen sein, z.B. bei einem kombinierten Aorten- und Mitralvitium (vitium = Herzfehler).

65. Wie kann man Klappenveränderungen feststellen?

Beim Abhören können *krankhafte Geräusche,* die durch die Beeinträchtigung des Blutstromes entstehen, mit dem *Stethoskop* gehört und auch *phonokardiographisch* aufgezeichnet werden.

Durch Mehrbelastung der Herzteile vor dem Klappenfehler kommt es zur *Änderung der Herzform,* die am besten röntgenologisch oder sonographisch (durch Ultraschall) erkennbar ist.

66. Woran ist eine akute rheumatische Myokarditis zu erkennen?

Tachykardie, manchmal auch *Rhythmusstörungen.*

Das *EKG* zeigt charakteristische Veränderungen.

Die *Herzfigur* ist schlaff und erweitert.

Meist liegen noch andere *Rheumazeichen* vor (BSG beschleunigt, AST positiv, s. Frage 6, 7, S. 361).

67. Wie kann eine rheumatische Perikarditis verlaufen?

Die rheumatische Perikarditis kann „trocken“, d.h. ohne Erguß, verlaufen und sich durch ein charakteristisch reibendes Geräusch (Perikardreiben) über dem Herzen bemerkbar machen = *Pericarditis sicca.*

Bei einer *Pericarditis exsudativa* kann der Erguß auf das geschädigte

Myokard drücken und das schwer geschädigte Herz in seiner Funktion bedrohlich beeinträchtigen. Evtl. muß der Erguß durch Punktion aus dem Herzbeutel entfernt werden (Perikardpunktion).

68. Wie wird der Verlauf einer rheumatischen Herzerkrankung kontrolliert?

Es müssen beobachtet werden:

Am Herzen *Frequenz, Herzgeräusche, EKG,* Phonokardiogramm, *Herzform* im Röntgen, *Pulsunregelmäßigkeiten,* Belastungsfähigkeit, evtl. *Insuffizienzzeichen.*

Die evtl. *gleichzeitigen Gelenkveränderungen* der Polyarthritis rheumatica mit Schmerz, Schwellung und Rötung.

Als *Laborbefunde* vor allem die *Aktivitätszeichen des Rheumatismus,* BSG (Blutkörperchensenkung), AST (Antistreptolysintiter), Elektrophorese, CRP (C-reaktives Protein).

69. Wie wird eine rheumatische Karditis behandelt?

Strenge Bettruhe im akuten Stadium, Patienten müssen evtl. gewaschen und gefüttert werden.

Leichte Kost, kleine Mahlzeiten.

Als *Medikamente* kommen die Gruppen der Antirheumatika und Antiphlogistika (entzündungshemmende Medikamente) in Betracht:

Salizylpräparate (wie Aspirin und Natrium salicylicum),

kortisonartige Präparate (Kortikosteroide), deren Nebenwirkungen aber zu beachten sind.

Möglichst früh einsetzende *Penizillinbehandlung,* um die Streptokokken zu vernichten und erneute Krankheitsschübe zu verhindern.

Bei Kindern ist nach Polyarthritis eine bis zu 5 Jahre fortgeführte *Dauerprophylaxe* mit *oralem Penizillin* durchzuführen, um Rezidive mit Verschlimmerung des Herzleidens zu vermeiden.

70. Welche Verlaufsformen der rheumatischen Herzerkrankung gibt es?

Außer der *akuten Endo-, Myo-* oder *Perikarditis* gibt es bei Kindern auch:

den *subakuten Gelenkrheumatismus* mit nur gelegentlichen, oft flüchtigen Gelenkerscheinungen, wobei aber auch rheumatische Schübe der *Endo-* oder *Myokarditis* mit bleibenden Schäden auftreten können.

Sehr selten kommt es bei Kindern zu einer *vorübergehenden Hirnbeteiligung* am rheumatischen Prozeß mit ständigen, unwillkürlichen, ausfahrenden, *schlenkernden Bewegungen* und *Grimassieren* = *Chorea minor* genannt.

71. Welche Dauerfolgen können nach einer rheumatischen Herzerkrankung verbleiben?

Es können *rheumatische Klappenfehler* (Vitien) zurückbleiben:

Am häufigsten wird die *Mitralklappe* befallen, meist als *Mitralstenose*, etwas seltener als *Mitralinsuffizienz*, oft als kombiniertes Vitium (Mitralinsuffizienz und -stenose) mit überwiegendem Insuffizienzanteil.

Am zweithäufigsten erkrankt die *Aortenklappe* an Insuffizienz, Stenose oder kombiniertem Vitium.

Auch die *Kombination* von *Mitral-* und *Aortenfehler* kommt vor.

72. Wie ist die Prognose der rheumatischen Vitien?

Rheumatische Herzklappenfehler, wie z.B. eine *Mitralinsuffizienz*, werden manchmal erst Jahre nach dem rheumatischen Schub bemerkt und können auch Jahrzehnte eine zwar verminderte, aber auch für leichte und mittelschwere Arbeit ausreichende Leistung ermöglichen.

In anderen Fällen kann es noch während der akuten rheumatischen Erkrankung zu *Herzinsuffizienz* und früher oder später tödlichen *Komplikationen* (Embolien, Herzversagen) kommen.

Erneute Rheumaschübe, besonders im Kindesalter, verschlechtern die Prognose.

Je *stärker* die *Klappenveränderungen*, um so stärker die Strömungsbehinderung und *Leistungseinschränkung* mit Dekompensation.

Die Prognose der *Mitralstenose* ist meist schlechter als die der Mitralinsuffizienz.

Die *Aortenklappenfehler* zeigen zwar oft lange eine ausgeglichene (kompensierte) Leistung, wenn sie aber dekompensieren, ist die weitere Prognose schlecht.

Die Prognose der rheumatischen Mitralvitien verschlechtert sich, wenn *Vorhofflattern* mit *absoluter Arrhythmie* der Kammertätigkeit auftritt.

Durch *Aufpfropfen* einer *bakteriellen Endokarditis* (Lentasepsis) auf ein rheumatisches Vitium verschlechtert sich die Prognose erheblich.

73. Welche operativen Möglichkeiten der Behandlung gibt es bei erworbenen Herzklappenfehlern?

Mitralstenosen können besonders bei jüngeren Leuten, sofern keine Gegengründe bestehen, durch *Sprengung der Verwachsungen* („Kommissurotomie“) erfolgreich operiert werden und eine entscheidende Besserung erfahren.

In fortgeschrittenen Fällen von Mitral- oder Aorteninsuffizienz und auch von Aortenklappenstenosen kommt ein *künstlicher Klappenersatz* in Frage.

Als letzte Möglichkeit kommt eine Herztransplantation in Betracht.

74. Wie wird das Herz bei Mitralvitien umgebaut?

Bei Mitralfehlern staut sich das Blut *vor der Mitralklappe* im linken Vorhof. Dieser wird vergrößert, wodurch die *Herztaille* ausgefüllt wird (Mitralherzform).

Der *linke Vorhof* kann durch seine Lage an der Hinterwand des Herzens die *Speiseröhre verdrängen* und sich vom linken *bis an den rechten Herzrand* ausdehnen.

Bei *Mitralstenose* ist der *linke Ventrikel klein,* weil er durch die verengte Mitralklappe wenig Blut bekommt.

Bei der *Mitralinsuffizienz* ist der *linke Ventrikel groß,* weil er *Pendelblut* bewegen muß, das immer wieder in ihn zurückfließt.

75. Welche Folgen hat ein Mitralvitium?

Durch weitere Rückstauung des Blutes kommt es zur *Lungenstauung,* evtl. mit *blutig tingiertem Auswurf* und der Gefahr des *Lungenödems* (Linksinsuffizienz).

Wenn auch der rechte Ventrikel unter der Rückstauung im kleinen Kreislauf versagt, kommt es zur *Links-rechts-Insuffizienz* mit Nachlassen der Lungenstauung, aber *Dekompensationszeichen im großen Kreislauf:* Leberschwellung, Beinödeme usw. (s. Frage 135f, S. 130).

76. Wie wird das Herz durch Aortenfehler umgebaut?

Bei Aortenfehlern muß der *linke Ventrikel* mehr Arbeit leisten:

bei der Aortenstenose gegen den erhöhten Widerstand der verengten Klappe, bei Aorteninsuffizienz, weil immer ein Teil des ausgeworfenen Blutes durch die schlußunfähige Aortenklappe in den Ventrikel zurückfließt. In beiden Fällen *hypertrophiert* der linke Ventrikel, später *dilatiert* (erschlafft) er, so daß sich das Herz *nach links vergrößert.* Die Herzspitze ist vermehrt gerundet, die *Herztaille* darüber erscheint *vertieft* = Aortenform des Herzens.

77. Was nennt man eine relative oder sekundäre Mitralinsuffizienz?

Bei der *Erweiterung des linken Ventrikels* z.B. durch Bluthochdruck oder Aortenvitium kann es auch zu *Überdehnung der Mitralklappe* kommen, so daß diese nicht mehr dicht schließt. Man nennt dies eine sekundäre Mitralinsuffizienz.

78. Wann liegt ein Mitralklappenprolapssyndrom vor?

Durch *Veränderungen am Halteapparat* der Mitralklappe, nämlich an den Papillarmuskeln (z.B. nach Herzinfarkt), kann es bei der Systole zur *Vorwölbung der Mitralsegel* in den linken Vorhof kommen. Es fließt ein Teil des Blutes in den Vorhof zurück: *Mitralinsuffizienz* durch *Mitralklappenprolapssyndrom.*

Es wird am besten durch *Echokardiographie* erkannt.

Bakterielle Endokarditis

79. Wodurch kann eine bakterielle Endokarditis entstehen?

Ausgangspunkt sind oft *Tonsillen-* oder *Zahnwurzeleiterungen,* die z. B. nach Eingriffen wie Tonsillektomie oder Zahnextraktion *bakteriell streuen.* Die *Erreger* setzen sich dann *an den Herzklappen* fest.

80. Welche Erreger sind für die bakterielle Endokarditis verantwortlich?

In 2/3 der Fälle *Streptococcus viridans.*

Außerdem kommen *andere Kokken* wie Enterokokken, Staphylokokken, A-Streptokokken, Pneumokokken, Meningokokken, schließlich auch Kolibakterien in Betracht.

Fast immer besteht schon ein *rheumatisches Vitium* oder eine *Herzmißbildung* vor der bakteriellen Endokarditis.

81. Welche Herzklappen werden von der bakteriellen Endokarditis häufig befallen?

Meist werden *Mitral-* oder *Aortenklappen* oder beide befallen.

82. Wie ist der Verlauf der bakteriellen Endokarditis?

Sie *kann* unter dem Bild einer *hochfieberhaften Sepsis* verlaufen: „Lentasepsis“.

Häufig ist aber ein *schleichendes Krankheitsbild,* daher die Bezeichnung *„subakute bakterielle Endokarditis“.*

83. Welche Krankheitszeichen treten bei bakterieller Endokarditis auf?

Es bestehen *leichte Ermüdbarkeit,* allgemeines Krankheitsgefühl, *subferible Temperaturen.*

Wichtig ist die Beobachtung eines neu aufgetretenen oder *sich ändernden Herzgeräusches.*

Später treten *Anämie, Mikroembolien* in die Haut als schmerzhafte rote Knötchen und in den Nieren mit mikroskopisch erkennbarer Hämaturie bzw. *Mikrohämaturie* auf, wobei nur im Urinsediment Erythrozyten nachweisbar sind. Auch *Hirnembolien* mit Halbseitenlähmung kommen vor.

Eine *infektiös-toxische Myokardschädigung* (EKG) und ein *septischer Milztumor* sind nachweisbar.

84. Welche Laborbefunde sind bei bakterieller Endokarditis wichtig?

Wichtig ist die *Blutentnahme* mit Venüle, möglichst während eines Fieberschubes, am besten *bei Schüttelfrost* zur bakteriellen Züchtung der Erreger *(Blutkultur).*

Häufige Blutentnahme erhöht die Wahrscheinlichkeit des Erregernachweises und damit die Diagnose.

Die *BSG* ist *stark beschleunigt.*

Im Blutbild *Leukozytose* und *Anämie.*

In der Elektrophorese *Alphaglobulinvermehrung,* später Verminderung des Gesamteiweißes und des Albumins mit *Vermehrung der Gammaglobuline.*

85. Welche klinische Kontrolle ist wichtig?

Puls, Blutdruck, EKG, evtl. Phonokardiogramm, evtl. Echokardiographie, genaue, z.B. zeitweise dreistündlich durchgeführte rektale *Temperaturkontrolle, häufige Urinkontrolle* auf Erythrozyten, Beachtung der *Mikroembolien* in der Haut.

86. Wodurch kommt es zu den Mikroembolien bei der bakteriellen Endokarditis?

Die Erreger sitzen an den Klappen mit Erythrozyten, Thrombozyten und Fibrin fest. Es bilden sich viel größere *warzenartige Auflagerungen* als bei der rheumatischen Endokarditis, die sich leicht *ablösen* und mit dem Blutstrom als Mikroembolien *verschleppt* werden.

87. Welche Behandlung kommt bei der bakteriellen Endokarditis in Betracht?

Strenge *Bettruhe.*

Eventuell *chirurgische Beseitigung* des Ausgangsherdes der Sepsis.

Antibiotikum, möglichst nach Empfindlichkeitstest der Erreger, *meist hochdosiertes Penizillin,* durch Infusion oft über Monate.

Je eher und *intensiver* die Behandlung wirkt, um so *geringer* sind die *bleibenden Klappenfehler,* um so besser die Prognose.

Als *Prophylaxe* bei Tonsillektomie und Zahnextraktion mit Wurzelvereiterung ist daher ein *antibiotischer Schutz,* meist Penizillin, empfehlenswert.

Luische Herzerkrankungen

88. Welche Erkrankung kann durch Gefäßwandentzündungen Klappenfehler am Herzen verursachen?

Die *Lues* (= Syphilis) kann durch *chronische Entzündung* der Gefäßwände zu einer *Erweiterung der Aorta* führen:

Durch ein *Aortenaneurysma* im Anfangsteil (Aszendenzabschnitt) der Aorta kann der *Klappenring der Aortenklappen erweitert* und schlußunfähig werden = *Aortenklappeninsuffizienz.*

Der Entzündungsprozeß kann von der Aorta auch auf die *Aortenklappen* übergehen und zu *narbiger Schrumpfung* führen, wodurch ebenfalls eine *Aortenklappeninsuffizienz* entsteht.

Die *luische Gefäßerkrankung* befällt auch häufig die *Koronararterien.* Folge: Koronarinsuffizienz mit Angina pectoris und evtl. Herzinfarkt (s. Frage 93, S. 120).

Myokarditis

89. Wodurch kann es zu Myokarditis kommen?

Eine Herzmuskelentzündung kann entstehen:

Als *rheumatische Myokarditis* im Rahmen eines rheumatischen Fiebers, s. Fragen 66, S. 113);

als *infektiös-toxische Myokarditis* bei vielen bakteriellen Infektionen (z.B. Diphtherie) und besonders bei Sepsis.

Virusbedingte Myokarditiden sind als leichte Fälle bei Virusinfekten häufig und meist ohne Folgen. Es gibt aber auch vereinzelt schwere, lang hingezogene Verlaufsformen mit bleibendem Herzmuskelschaden durch Virusinfektion, z.B. durch Coxsackie-B-Virus oder bei Virusgrippe.

Auch *Pilze* und *Parasiten* können eine Myokarditis verursachen.

90. Welche Symptome macht eine Myokarditis?

Subjektiv *Herzdruck,* unangenehmes *Herzklopfen,* Herzstolpern, *Mattigkeit,* in schweren Fällen *Atemnot* und *Unruhe.*

Objektiv *Tachykardie, Rhythmusstörungen* bis zum totalen Block und Kammerflimmern mit Todesfolge.

Wichtig sind die *EKG-Veränderungen, Puls- und RR-Verhalten.* Häufig besteht gleichzeitig eine infektiös-toxische Kreislaufschwäche (s. Frage 59, 60, S. 71).

91. Welche Therapie empfiehlt sich bei Myokarditis?

Behandlung des *Grundleidens;*

Bettruhe, evtl. Sedativa, Antirheumatika, Antibiotika, evtl. Antiarrhythmika; auf Digitalis spricht der kranke Herzmuskel *schlecht* an.

Erkrankungen der Koronararterien

Koronare Herzkrankheit (Koronarinsuffizienz)

92. Welche Wandveränderungen der Koronararterien gibt es?

Spasmen der Koronargefäße als funktionelle Störung;

koronares *Intimaödem* als Übergang von funktionellen zu organischen Veränderungen.

Die Arteriosklerose der Herzkranzarterien (= *Koronarsklerose*) ist die häufigste Ursache der koronaren Herzkrankheit (Koronarinsuffizienz). Sie beginnt schon in frühen Jahrzehnten und führt in der zweiten Lebenshälfte häufig zu Beschwerden und Komplikationen *(Angina pectoris, Herzinfarkt)*.

93. Was nennt man Koronarinsuffizienz?

Koronarinsuffizienz heißt die *ungenügende Durchblutung* der Herzkranzgefäße.

94. Welche Bedeutung hat die koronare Herzkrankheit?

Durch Koronarinsuffizienz kann es zu stenokardischen Anfällen (= Angina pectoris) kommen.

Sie kann die Grundlage für die Entstehung einer Koronarthrombose = *Herzinfarkt* bilden.

95. Was versteht man unter Ein-, Zwei- oder Dreigefäßerkrankung?

Je nachdem, ob nur die *rechte* oder die *linke* Koronararterie oder der *Ramus circumflexus* eine arterielle Stenose aufweist, spricht man von *Eingefäßerkrankung*. Sind zwei oder alle drei Gefäße betroffen, liegt eine *Zwei-* oder *Dreigefäßerkrankung* vor.

96. Welche Beschwerden können bei akuter Koronarinsuffizienz auftreten?

Die Mangeldurchblutung des Herzmuskels durch Koronarinsuffizienz bewirkt *anfallsweise* auftretende *stechende* oder dumpfe, beklemmende bis *krampfartige* zusammenschnürende *Schmerzen,* die oft mit *Angst* verbunden sind und sich bis zum Vernichtungsgefühl steigern können.

Diese Schmerzen werden häufig *unter dem Brustbein* oder links *über dem Herzen* empfunden.

Sie können in die *linke Schulter,* den *linken Arm,* meist in die Kleinfingerseite, selten auch nach rechts oder in den *Hals,* manchmal auch nach links hinten in den *Rücken,* selten in den Bauchraum *ausstrahlen.*

Nicht selten besteht ein Gefühl wie ein *Ring um die Brust* oder ein *Zusammenschnüren des Halses,* verbunden mit *Atemnot.*

97. Wie nennt man die Beschwerden durch Koronarinsuffizienz?

Man nennt sie *Stenokardien* (wörtlich Herzenge) oder *Angina pectoris* (Enge der Brust). Man spricht von stenokardischen oder pektanginösen Beschwerden.

98. Wie sind pektanginöse Beschwerden zu bewerten?

Bei jüngeren, oft vegetativ labilen Menschen sind Engegefühl in der Brust häufig nicht Ausdruck einer koronaren Herzkrankheit, sondern haben sog. funktionellen Charakter. Sie treten typischerweise eher in Ruhe auf und bessern sich sogar bei körperlichen Belastungen. Man bezeichnet diese Zustände von starkem Herzklopfen und Angstgefühlen, die oft stundenlang anhalten können, auch als Herzphobie.

Bei älteren Menschen (Männer häufiger betroffen als Frauen) beruhen pektanginöse Beschwerden dagegen viel wahrscheinlicher auf organischen Gefäßwandveränderungen im Rahmen einer Koronarsklerose. Das Engegefühl tritt in der Regel bei körperlichen oder psychischen Belastungen (z.B. Sport, Hetze, Geschlechtsverkehr), nach reichlichen Mahlzeiten und bei kaltem Wetter auf. Die Dauer der Beschwerden beträgt nur 10–15 Minuten.

99. Welche Bedeutung haben Angina-pectoris-Anfälle?

Angina-pectoris-Anfälle *in Ruhe* sind ein *schwerwiegendes Krankheitssymptom,* das eingehende Untersuchungen durch EKG usw. erfordert; sie können Vorboten eines Herzinfarkts sein (s. Herzinfarkt, Frage 107f, S. 122).

100. Was versteht man unter koronarer Reserve?

Koronare Reserve ist die *größtmögliche koronare Durchblutung* der Herzkranzgefäße *ohne* Steigerung von Herzfrequenz und Blutdruck. Sie beträgt bei einem jugendlichen Gesunden 300%. Durch *Mangel an körperlicher Tätigkeit* und im *Alter* sinkt sie ab.

101. Wie kann der akute Angina-pectoris-Anfall behandelt werden?

Bei Patienten mit Verdacht auf Angina pectoris sollte ein Versuch mit Nitroglyzerin-Kapseln oder -Spray gemacht werden. Eine Kapsel Nitrolingual aufbeißen und den Inhalt im Mund lassen, nicht schlucken. Den Patienten mit organisch, d.h. arteriosklerotisch bedingten Beschwerden, geht es mit Nitroglyzerin-Kapseln meist rasch besser; Patienten mit sog. funktionellen Beschwerden sprechen auf Nitroglyzerin nicht an. Insofern hat diese Therapie gleichzeitig diangostischen Wert.

102. Welche Medikamente eignen sich zur Dauerbehandlung der Angina pectoris?

Nitrate mit verzögerter Wirkung z.B. Isosorbitdinitrate (Isoket retard), Isosorbitmononitrat (Ismo, Elantan).

Betarezeptorenblocker. Sie setzen Herzfrequenz, Kontraktionsgeschwindigkeit und den Druck in den Arterien herab, wodurch auch der *O_2-Verbrauch im Herzmuskel* vermindert wird.

Kalziumantagonisten: Isoptin, Adalat, Dilzem. Sie senken auch den *Sauerstoffbedarf des Herzens.*

103. Wie kann der Koronarsklerose vorgebeugt werden?

Behandlung bzw. *Vermeidung der Risikofaktoren* wie: Nikotin, Überernährung, Bewegungsmangel, Hochdruck, Diabetes, Gicht, Hyperlipidämie und Vermeidung von Überlastungen, Konfliktsituationen, übertriebenem Ehrgeiz in der beruflichen und privaten Sphäre.

104. Wie kann die Hyperlipidämie bekämpft werden?

Die Erhöhung des Fett- und Cholesterinspiegels im Blut kann durch *fettarme Diät,* besonders Reduzierung der tierischen Fette, ferner durch *Medikamente* wie Clofibrat (Regelan), Nikotinsäurepräparate, Cholestyramin und Hemmstoffe des Schrittmacherenzyms der Cholesterinsynthese (HMG-CoA-Reduktase) als Dauerbehandlung erfolgreich bekämpft werden.

105. Wie geht die Ballondilatation einer Koronararterienstenose vor sich?

Bei der *perkutanen transluminalen Koronararterienangioplastie* (PTK) wird über einen Führungskatheter der eigentliche Ballonkatheter in die betroffene Koronararterie und bis in die Stenose hinein vorgeschoben. Eine günstig gelegene Stenose kann durch *Druckfüllung des Ballons* an der Katheterspitze (bis zu 13 Atmosphären) erweitert werden. Das arteriosklerotische Material wird verschoben und komprimiert. Medikamentöse Unterstützung durch Heparin und Azetylsalizylsäure.

106. Was versteht man unter aortokoronarem Bypass?

Eine *Koronararterienstenose* kann eventuell durch ein Venenstück, das in die Aorta und in die Koronararterie jenseits der Stenose eingepflanzt wird, umgangen werden. Eine solche *Überbrückung* nennt man einen *aortokoronaren* Bypass (sprich: baipass).

Herzinfarkt

Allgemeine Beurteilung

107. Was versteht man unter einem Herzinfarkt?

Ein Myokardinfarkt ist ein *umschriebener Untergang,* eine *Nekrose,* von Herzmuskelgewebe durch Ischämie (Durchblutungsmangel).

Die Nekrose kann mit einer *bindegewebigen Narbe* abheilen.

108. Welche Vorgänge spielen sich bei einem Herzinfarkt ab?

Man glaubt, daß ein Ödem oder eine *Verquellung der Intima* in einem Koronargefäß oft am Anfang eines Infarktes entsteht.

Am häufigsten läßt sich ein Koronarverschluß durch eine *Thrombose* auf der aufgerauhten Gefäßinnenwand bei Koronarsklerose nachweisen.

109. Welche Umstände erhöhen das Risiko, einen Herzinfarkt zu bekommen?

Herzinfarkte sind bei Hypercholesterinämie, Zigarettenrauchen, Bluthochdruck, Übergewicht, Diabetes mellitus und Gicht besonders häufig. Wenn 2 oder mehr dieser *Risikofaktoren* zusammentreffen, steigt die Gefahr eines Herzinfarktes erheblich an.

110. Wodurch haben die Herzinfarktfälle in den letzten Jahrzehnten zugenommen?

Man nimmt an, daß die Änderung der Lebensweise vieler Menschen mit *„Streß"* aller Art, z. B. Reizüberflutung, Arbeit unter Zeitdruck, angespannte Aufmerksamkeit, verantwortungsvolle Tätigkeit, Zwang zu rascher Entscheidung („Managerkrankheit") und besonders der *Mangel an Entspannung,* Gelöstheit, Beschaulichkeit einerseits, *Bewegungsmangel* und *Überernährung* andererseits für die Zunahme der Herzinfarkte, die auch immer jüngere Jahrgänge und auch mehr Frauen befallen, verantwortlich sind. Auch die Zunahme des Nikotinmißbrauchs spielt eine wesentliche Rolle.

111. Wie ist die Infarkthäufigkeit nach Alter und Geschlecht?

Am häufigsten treten Herzinfarkte bei *Männern* zwischen dem 50. und 60. Lebensjahr, bei *Frauen* zwischen dem 60. und 70. Lebensjahr auf.

Männer erkranken *etwa 4mal* häufiger als Frauen.

112. Wie kann man versuchen, einen Angina-pectoris-Anfall von einem Herzinfarkt zu unterscheiden?

Eine *schwere* und *länger anhaltende* Stenokardie, die sich z. B. auf Nitropräparate *nicht bessert,* ist infarktverdächtig, insbesondere wenn Schocksymptome oder Insuffizienzzeichen erkennbar sind.

Beim Herzinfarkt besteht das Bild eines schweren *Angina-pectoris-Anfalles,* oft mit Todesangst und Vernichtungsgefühl, der trotz entsprechender Behandlung nicht abklingt.

Die Entscheidung bringen *EKG* und *Herzmuskelenzyme.*

Klinik des Herzinfarktes

113. Wie ist das Krankheitsbild des akuten Myokardinfarktes?

Meist besteht das Bild eines schweren *Angina-pectoris-Anfalles,* der trotz entsprechender Behandlung nicht abklingt.

Die *Schwere der Erscheinungen* ist von der Größe des befallenen Herzmuskelteiles abhängig: Neben den typischen Infarkten gibt es *Mikro-* und *Rieseninfarkte.*

Auch eine Vorschädigung oder Begleitkrankheiten spielen prognostisch eine ungünstige Rolle.

Wichtig sind die *Schocksymptome: Blässe, kalter Schweiß, schneller, schwacher Puls, Blutdruckabfall* mit kleiner Amplitude = kardiogener Schock.

Atemnot und Zyanose sind Ausdruck einer Herzinsuffizienz.

Rhythmusstörungen verschlechtern die Prognose.

Manchmal kommt es auch zu Erbrechen.

Untypische Infarkte können in den Bauchraum ausstrahlen und eine Magenperforation oder eine Gallenkolik vortäuschen.

Etwa 20% der Herzinfarkte verlaufen *ohne typische Beschwerden* als sogenannte *„stumme Infarkte"*.

114. In welchen Teilen des Herzens können Herzinfarkte auftreten?

Sie treten fast nur im *linken Ventrikel* auf.

Je nach Lokalisation der Myokardnekrose spricht man von *Vorder-* oder *Hinterwandinfarkt,* bei seitlichem Übergreifen von *Lateralinfarkt.*

Wenn nur ein verhältnismäßig kleines Gebiet an der Vorderfläche über der Herzspitze betroffen ist, handelt es sich um einen supraapikalen *Vorderwandinfarkt.*

Beim Innenschichtinfarkt ist nur subendokardial eine geringe Schichttiefe des Herzmuskels,

beim *transmuralen* Infarkt die gesamte Dicke der Herzmuskelwand betroffen.

Wenn das *Kammerseptum* in den Infarkt mit einbezogen ist, wird das Reizleitungssystem oft beeinträchtigt, so daß Blockformen entstehen.

115. Welche wichtigen Untersuchungen müssen bei Herzinfarkt sofort eingeleitet werden?

EKG am Krankenbett.

Untersuchung von *Muskelzellenzymen,* die durch das Absterben von Herzmuskelgewebe frei werden und im Blut nachweisbar sind: CK (früher CPK), besser noch CK-MB, GOT und LDH (s. Frage 117, S. 125).

Weißes Blutbild (*Leukozytose* und Linksverschiebung), flüchtiger *Blutzucker-* und *Temperaturanstieg,* bei Schock auch Kontrolle von Harnstoff und Kreatinin und der *Urinausscheidungsmenge.*

Feststellung von *Vorschädigung des Herzens* durch Diabetes, Hochdruck, Hyperlipidämie, Hypercholesterinämie und Gicht.

116. Welche laufenden Kontrollen sind durch das Pflegepersonal bei Herzinfarkt auszuführen?

Frage nach *Herzschmerzen.*

Auf *Schocksymptome:* Blässe, kalten Schweiß, Dyspnoe und Unruhe achten.

Kontrolle von Puls, *Rhythmusstörungen* beachten!

Blutdruckkontrolle, auch Beachtung der Amplitude!

Urinausscheidung messen!

Evtl. Kontrolle des Patienten durch *Überwachungsgerät* (Monitor mit Alarmeinrichtung) in Kombination mit *Defibrillator* und *Schrittmacher.*

Möglichst Behandlung auf *Intensivpflegestation.*

117. Wann fallen die Muskelzellenzyme am höchsten aus?

Ein *Myoglobinanstieg* tritt bereits 2–3 Stunden nach dem Infarkt ein.

CK = Kreatin-Phosphokinase beginnt bereits nach 4 Stunden anzusteigen und ist in den *ersten Stunden* am höchsten, normal Frauen 10–70 U/l, Männer 10–80 U/l.

CK-MB = Das herzmuskelspezifische Isoenzym der Kreatinphosphokinase ist nach 4 Stunden erhöht. Normal unter 6% der CK-Aktivität.

GOT = Glutamat-Oxalazetat-Transaminase, *maximal am 3. Tag,* normal 5–20 U/l.

LDH = Laktat-Dehydrogenase fällt *am 4.–5. Tag* am höchsten aus, normal bis 180 U/l.

118. Was ist bei der Blutentnahme zur Enzymbestimmung zu beachten?

Auch die geringste *Hämolyse* muß *vermieden* werden, da zerfallene Erythrozyten auch Enzyme freisetzen und das Resultat verfälschen:

Wenig stauen, Blut tropfen lassen (nicht saugen!), absolut saubere Röhrchen benützen, Blut sofort ins Labor bringen oder in den Kühlschrank stellen.

119. Welche Komplikationen können beim Herzinfarkt auftreten?

Rhythmusstörungen können vor allem zum lebensbedrohlichen *Kammerflimmern* mit „Sekundenherztod“ führen: Kontrolle durch *Monitor,* Behandlung: *Defibrillation.*

Der *kardiogene Schock* (s. Frage 68, S. 73) ist anfangs die größte Gefahr.

Bei *totalem AV-Block* mit bedrohlichem Absinken der Herzfrequenz: Kontrolle durch Monitor, Behandlung durch *Schrittmacher*.

Akute Linksinsuffizienz durch das geschwächte Herz; lebensbedrohliches *Lungenödem*.

Herzwandruptur (Todesursache bei 10% der Infarktpatienten) in der Frühphase der Behandlung.

Herzwandaneurysma durch Ausbuchtung der geschädigten Herzwand.

Eine *bleibende Herzinsuffizienz* als Links-rechts-Insuffizienz durch das geschwächte Myokard, von dem ein Teil ausgefallen ist. Die Infarktnarbe hat keine Kontraktionsfähigkeit.

Perikarditis mit Reibegeräusch.

Bronchopneumonien, vor allem als Stauungspneumonie.

Venenthrombosen durch Verlangsamung des Blutstromes.

Ablösung eines Herzwandthrombus, der sich am Endokard über der Infarktstelle bilden und dann zu einer Embolie, z. B. Hirnembolie mit Halbseitenlähmung, führen kann.

Behandlung des Herzinfarktes

120. Welche Richtlinien sind für die Behandlung des Herzinfarktes einzuhalten?

Strengste Bettruhe, anfangs flach liegen, aber bei Atemnot halb sitzend, evtl. Sedierung oder *anxiolytische* (= angstlösende) Behandlung durch Valium.

Sofort für einen *venösen Zugang* sorgen.

Schockbekämpfung mit Dopamin, Dobutamin oder Noradrenalin. Bei Infusion Gefahr des Lungenödems!

Sauerstoff bei Zyanose und Dyspnoe (O_2-Dosierung beachten!).

Schmerzbekämpfung: Fortral, Dolantin, evtl. Opiate, aber ohne Beeinträchtigung von Atmungs- und Kreislaufzentrum.

Bei *Rhythmusstörungen* Lidocain, Isoptin, bei Bradykardie Alupent, Atropin, evtl. Einlegen eines *Herzschrittmacher-Katheters.*

Antikoagulantien (gerinnungshemmende Mittel), die das Weiterwachsen der Thrombose verhüten sollen. Erst Heparin, das sofort, aber nur kurz wirkt, dann Übergang auf Marcumar, genaue Dosierung und strenge Kontrolle der Wirkung erforderlich.

Evtl. *Fibrinolyse,* falls Infarktereignis nicht länger als 6 Stunden zurückliegt und keine Kontraindikation für eine Lysebehandlung bestehen.

Gabe von Betablockern und Aspirin.

Pneumonieprophylaxe durch Antibiotikaschutz, Inhalieren. Wenn es der Zustand erlaubt, vorsichtige Atemübungen, Lagewechsel.

Diät, leicht verdaulich, nicht blähend, sehr kleine Portionen, evtl. Abmagerungsdiät.

Stuhlgangregelung sofort und individuell angepaßt.

Bei *Herzinsuffizienz* Strophantin oder Digitalis.

Absolutes *Nikotinverbot,* Telefonverbot, Besuchseinschränkung.

121. Wie kann ein Koronarverschluß wieder durchgängig gemacht werden?

Dem akuten Myokardinfarkt liegt meist eine mehr als 80%ige *Stenose* zugrunde. Das entsprechende Gefäß ist fast immer durch einen *Thrombus total verschlossen.*

Zur *intrakoronaren Thrombolyse* wird wie bei der Koronarangiographie ein *Katheter* in den Anfang der Koronararterie plaziert und dann *Streptokinase* oder *Urokinase* eingespritzt. Bei rechtzeitiger Wiedereröffnung der Herzkranzarterie durch *Thrombolytika* können die Herzbeklemmungen und Rhythmusstörungen verschwinden und die Myokardkontraktilität sich bessern, das ischämisch geschädigte Myokard z. T. noch gerettet werden.

122. Welche bildgebenden Verfahren können nach einem Infarkt vorgenommen werden?

Die *Röntgenaufnahme* des Thorax kann die Herzgröße, Stauungszeichen der Lunge und mit Einschränkungen auch ein Herzwandaneurysma erkennbar machen.

In der *Echokardiographie* können die Bewegungen der Herzwände studiert, hypo- oder akinetische Areale der Herzwände dargestellt und evtl. vorhandene Thromben in den Vorhöfen oder Kammern frühzeitig erkannt werden. Sie ist die empfindlichste Methode zum Nachweis eines Perikardergusses.

Die *Szintigraphie* vermag eine Infarktnarbe vom übrigen, noch gut durchbluteten Herzmuskel gut abzugrenzen.

In der *Koronarangiographie kann* kann der Zustand der Koronararterien am besten beurteilt werden. Gleichzeitig läßt sich möglicherweise eine Therapie durch die Ballondilatation durchführen.

123. Wie ist die Nachbehandlung eines Myokardinfarktes?

Meist wird die *Antikoagulantienbehandlung* mit Dikumarol-(Kumarin-)Präparaten wie Marcumar unter 2mal wöchentlich *Quick-Test-Kontrolle* wenigstens 1–2 Jahre nach dem Infarkt fortgeführt, oft auch als Dauertherapie.

Häufig ist eine *Dauerdigitalisierung* wegen Insuffizienzneigung nötig, evtl. durch Diuretika unterstützt.

Betablocker zur Rezidivprophylaxe.

Wegen der Arteriosklerose Kontrolle von Blutfett (Lipide) und Cholesterin, entsprechend *fettarme Diät.*

Anpassung der Lebensweise (Streßvermeidung, Beseitigung von Übergewicht und Bewegungsmangel, Nikotinverbot).

124. Was ist bei der Behandlung mit Heparin zu beachten?

Heparin ist ein sehr wirksames Medikament zur Gerinnungshemmung. Es wirkt sofort, aber nur einige Stunden nach der i.v. Gabe. Die Kontrolle der Heparintherapie erfolgt durch Bestimmung der partiellen Thromboplastinzeit (soll 1,5- bis 2fach verlängert sein) und der Thrombinzeit (soll 3fach verlängert sein).

125. Wie wird Heparin angewendet?

Bei der Vollheparinisierung wird zunächst ein Bolus von 10000 E Heparin i.v. gegeben und dann die Heparingabe über den Perfusor entsprechend den Werten von PTT und Thrombinzeit dosiert. Zur Thromboseprophylaxe bei bettlägerigen Patienten oder Patienten in der postoperativen Phase gibt man eine niedrige Heparindosis subkutan, z. B. 2mal 7500 E s.c. oder 3mal 5000 E s.c.

126. Was ist als Antidot gegen zu starke Heparinwirkung anzuwenden?

Das Gegenmittel ist 1%iges *Protaminsulfat* i.v. oder i.m. Es hebt die Heparinwirkung sofort auf.

127. Wie wirken die Kumarine (= Dikumarol) als Antikoagulantien?

Kumarine wie Marcumar, Sintrom u.a. setzen mit ihrer Wirkung *erst nach 24–36 Stunden* ein. Daher meist gleichzeitiger Beginn der Antikoagulantientherapie mit Heparin und Kumarin, bei Einsetzen der Kumarinwirkung dann Weglassen des Heparins.

128. Wie werden Kumarinpräparate verordnet?

Kumarine werden oral als Tabletten gegeben. Dabei ist zu beachten, daß die Patienten zunächst eine Sättigungsdosis von 3–4 Tabletten an 2–3 Tagen bekommen müssen, um sie in den therapeutischen Bereich zu bringen. Danach ist der Quick-Wert laufend zu kontrollieren und die Marcumar-Dosis entsprechend zu modifizieren. Eine Unterdosierung bedeutet Unwirksamkeit und Gefahr einer Thrombose oder Embolie, eine Überdosierung bedeutet Blutungsgefahr.

Die Patienten sind über die Wirkung, die Gefahr und die Gegenmaßnahmen *eingehend zu belehren,* sie erhalten eine *Kontrollkarte,* auf der ihre Blutgruppe eingetragen ist, die *Quick-Werte laufend registriert* werden und die *Verordnung* der Antikoagulantien aufgeführt wird. Gleichzeitig wird ihnen ein *Antidot* (Konakion) gegeben.

129. Wie wird die Kumarinwirkung kontrolliert?

Die Kumarinwirkung muß durch Bestimmung der *Prothrombinkonzentration = Quick-Test regelmäßig* nach ärztlicher Verordnung *kontrolliert* werden; anfangs oft täglich, später meist zweimal wöchentlich, bei Dauerbehandlung evtl. in größeren Abständen, wenn der Quick-Test nicht zu große Schwankungen zeigt. Sein Ergebnis soll zwischen 15 und 20% liegen.

130. Welche Gefahr besteht bei Kumarinbehandlung?

Hauptgefahr sind *Blutungen,* besonders Hämaturie, aber auch Schleimhautblutungen im Rachen, Magen, Uterus oder Apoplexie durch Hirnblutung u. a. m.

131. Welches Antidot gibt es gegen die Kumarine bzw. Dikumarole?

Vitamin K_1 (Konakion', Synka-Vit) in großen Dosen hebt die Kumarinwirkung in einigen Stunden auf. In dringenden Fällen ist jedoch eine Bluttransfusion erforderlich.

132. Wann sind Antikoagulantien kontraindiziert?

Bei *Apoplexie* mit Hirnblutung;

bei *Blutungsneigung* und offenen Wunden;

bei *Magen-Darm-Ulzera*;

bei schweren *Leber-* und *Pankreaserkrankungen*;

bei schwerer *Hyypertonie*;

vor *chirurgischen Eingriffen, Punktionen, Zahnextraktionen*.

133. Wodurch wird die Kumarinwirkung evtl. verstärkt?

Vor allem gleichzeitige Einnahme von Allopurinol, Chinidin und einigen Antibiotika verstärkt die Kumarinwirkung und ist zu vermeiden.

134. Wodurch wirken das Heparin und die Kumarine (Dikumarole)?

Das Heparin hemmt vor allem das *Thrombin,* auch das Prothrombin, und aktiviert die Fibrinolyse.

Die Kumarine *verdrängen das Vitamin K* in der Leber, wodurch die *Prothrombinbildung* verhindert wird.

Herzinsuffizienz

135. Was versteht man unter Herzinsuffizienz?

Herzinsuffizienz bedeutet unzureichende und ungenügende Leistung.

Man unterscheidet zwischen *Belastungsinsuffizienz* mit Einschränkung der Herzleistung für mehr oder minder starke körperliche Tätigkeit und *Ruheinsuffizienz,* wobei die Herzleistung auch nicht mehr für die geringen Anforderungen des Organismus in Ruhe genügt.

Bei kardialer Insuffizienz kann das Herz das Blutangebot nicht mehr bewältigen. Es kommt zur *Stauung vor dem Herzen,* d.h. in der Lungenstrombahn und im Venensystem. *Lungenstauung, Leberschwellung* und *Beinödeme* sind die Folge (Dekompensation).

136. Welche Teile des Herzens können die Insuffizienz verursachen?

Beim Versagen der linken Kammer spricht man von *Linksinsuffizienz* (s. Frage 147f, S. 132), bei der rechten Kammer von *Rechtsinsuffizienz* (s. Frage 157f, S. 134), bei Überlastung beider Ventrikel von *Links-rechts-Insuffizienz* = Globalinsuffizienz. Dementsprechend entwickeln sich verschiedene Symptome.

Die Symptome der Herzinsuffizienz sind je nachdem, welche Teile des Herzens geschädigt sind, verschieden ausgeprägt.

137. Welche leicht sichtbaren Symptome können bei Herzinsuffizienz oft beobachtet werden?

Atemnot als Arbeits- oder Ruhedyspnoe;

Zyanose, besonders der Lippen;

Stauungsödeme, besonders als Knöchelödem, oder prätibiale Ödeme an den Unterschenkeln;

Tachykardie, eventuell als Tachyarrhythmia absoluta.

138. Welche Arten der Dyspnoe kommen bei Herzinsuffizienz vor?

Die Kurzatmigkeit ist das *erste* und *führende* Symptom bei Herzinsuffizienz; sie entsteht durch Sauerstoffmangel. Die Dyspnoe bei Herzkranken ist eine vor allem *inspiratorische,* aber auch exspiratorische, beschleunigte und vertiefte Atmung (bei Bronchialasthma *exspiratorisch* verstärkte und verlängerte Atmung).

In leichteren Fällen nur *Anstrengungsdyspnoe* (Belastungs- oder Arbeitsdyspnoe).

Bei schwerer Insuffizienz bereits *Ruhedyspnoe.*

Bei sehr starker Atemnot kann der Patient nur sitzend einigermaßen Luft bekommen; man spricht von *Orthopnoe.*

Terminal vor Eintritt des Todes können nach längeren Pausen noch einzelne schnappende Atemzüge auftreten: *Schnappatmung.*

139. Wodurch kommt es zur Zyanose?

In den gestauten Lungen wird *zu wenig Sauerstoff* aufgenommen und durch den *zu langsamen Blutstrom* in den Kapillaren mehr Sauerstoff aus dem Oxyhämoglobin an die Gewebe abgegeben.

Durch das stark reduzierte (= sauerstoffarme) dunkle Blut entsteht eine bläuliche Verfärbung: erst *Lippenzyanose,* später allgemein flächige Zyanose, besonders des Gesichts, oder auch Akrozyanose (Ohrläppchen, Nasenspitze, Finger).

140. Wo treten bei Herzinsuffizienz häufig schon früh Stauungserscheinungen auf?

Weil die gestauten Venen die Gewebsflüssigkeit nicht ableiten können, sammelt sich diese in den Beinen an, zuerst als abendliche *Knöchelödeme,* später als prätibiale oder auf den Oberschenkel übergreifende *Beinödeme.*

Wenn das kranke Herz das Blutangebot nicht bewältigen kann, kommt es vor dem Herzen in der Leber, die viel Blut aufnehmen kann, zu den ersten Rückstauerscheinungen; sie vergrößert sich: *Stauungsleber.*

Liegt der Patient nachts flach im Bett, so sinkt der hydrostatische Druck in den Beinen. Die Gewebsflüssigkeit (Ödem) fließt zurück in das Venensystem und wird über die Nieren ausgeschieden. Der Patient muß nachts 2- bis 3mal Wasser lassen = *Nykturie.*

141. Wo bilden sich Ödeme beim bettlägerigen Patienten mit Herzinsuffizienz?

Die nicht abtransportierte Gewebeflüssigkeit sammelt sich der Schwerkraft entsprechend an den tiefliegenden Körperteilen an, beim liegenden Patienten in der Kreuz- und Steißbeinregion als *Sakralödem,* auch *Anasarka* genannt. Auf Daumendruck wird im teigig geschwollenen Gewebe eine Delle erkennbar.

142. Wie zeigt sich ein venöser Rückstau in der oberen Körperhälfte an?

Der Abfluß aus der oberen Körperhälfte ist durch die Schwerkraft länger ausgeglichen als aus der unteren. Daher sind gestaute Halsvenen (V. jugularis), die sich bei der Einatmung nicht entleeren, ein Zeichen schwerer Herzinsuffizienz: *Halsveneneinflußstauung.*

143. Welche Stauungserscheinungen können bei Herzinsuffizienz im Bauchraum auftreten?

Leber- und Milzschwellung, *Stauungsleber* (s.o.), evtl. mit Stauungsikterus und *Milztumor.*

Sogenannte „*Stauungsgastritis*" (obwohl es keine Gastritis im Sinne einer Entzündung ist) und vermehrte Blutfülle im Darm: dadurch Appetitlosigkeit, Übelkeit, Blähsucht.

Durch Austritt von Gewebeflüssigkeit in den Bauchraum: *Aszites* = Bauchwassersucht (Transsudat).

144. Wo können sich Stauungsergüsse bilden?

Bei kardialer Insuffizienz können sich Transsudate absetzen als *Aszites, Pleuraerguß* oder *Perikarderguß* (Lungenstauung s. Linksinsuffizienz, Frage 149, S. 133).

145. Wie wirkt sich eine Herzinsuffizienz an den Nieren aus?

Bei Stauungen haben die Nieren einen verminderten Blutdurchfluß; die Urinausscheidung ist herabgesetzt: *Oligurie.* Der Urin ist dunkel und konzentriert: hohes spezifisches Gewicht.

Eiweiß tritt aus den Gefäßen in den Urin über: *Albuminurie.*

Im Blut Vermehrung von *Harnstoff* und *Kreatinin.*

146. Wodurch kommt es bei Herzinsuffizienz zu Tachykardie?

Die Tachykardie bei Herzinsuffizienz, oft in Form der Tachyarrhythmia absoluta (s. Frage 189, S. 141), kann als Versuch angesehen werden, das Blut schneller weiterzupumpen. Steigt die Herzfrequenz aber über einen bestimmten Wert, so werden die Ventrikel *ungenügend gefüllt* und trotz vermehrter Herzarbeit *weniger Blut gefördert,* so daß sich die Insuffizienz verstärkt.

Linksinsuffizienz

147. Welche Ursachen können zur Linksinsuffizienz führen?

Koronare Herzkrankheit oder Herzinfarkt;

Bluthochdruck;

Myokarditis oder infektiös-toxische Myokardschädigung;

Kardiomyopathien;

dekompensierte *Mitralklappenfehler;*

dekompensierte *Aortenklappenfehler;*

Rhythmusstörungen;

Hypervolämie, z.B. bei zu rascher und zu starker Flüssigkeitszufuhr (Infusionen, Plasma).

148. Welche Folgen kann die Hypertonie am Herzen haben?

Bei Hypertonie muß das Herz das Blut gegen den erhöhten Gefäßwiderstand in die Peripherie pumpen und dabei *vermehrt Arbeit* aufwenden.

Die linke Herzkammer hypertrophiert, d.h., ihre Muskelschicht wird dicker und größer. Das Herz nimmt (wie beim Aortenklappenfehler) durch Linksvergrößerung „aortale Form“ mit hohem Kammerbogen und tiefer Herztaille an.

Der verdickte Muskel der linken Kammer braucht für seine vermehrte Arbeit eine stärkere koronare Durchblutung, bei Aufbrauchen der koronaren Funktionsreserven (s. Frage 100, S. 121) reicht die Durchblutung nicht mehr aus. Es kommt über die *Koronarinsuffizienz* zu Herzmuskelschädigung mit Erschlaffung und Erweiterung der linken Kammer = *Dilatation.*

149. Was geschieht, wenn der überlastete linke Ventrikel in seiner Leistung plötzlich unzureichend wird?

Bei Linksinsuffizienz kann es durch akute Stauung in der Lunge zu *Lungenödem* oder *Asthma cardiale* kommen.

150. Wie sind die Krankheitserscheinungen eines Lungenödems?

Rasch zunehmende *Atemnot* mit *brodelndem Atemgeräusch* („Trachealrasseln“) und Zyanose, Tachykardie, Schweißausbruch und Todesangst. Meist wird eine leicht rötliche (hämorrhagische) schaumige Ödemflüssigkeit ausgehustet. Es ist ein *lebensbedrohlicher Zustand!*

151. Wie kann das Lungenödem behandelt werden?

Vorbeugen durch *Flüssigkeitsbeschränkung,* besonders abends.

Den Patienten aufsetzen, Beine aus dem Bett hängen lassen, „Herzbett“, für frische, kühle Luft sorgen, zum Aushusten anhalten, nicht allein lassen (s. Frage 198, S. 143).

Durch ein rasch und stark wirkendes Diuretikum (Lasix), evtl. Aderlaß, kann als Sofortmaßnahme die Blutmenge und damit die Lungenstauung vermindert werden.

Nitrolingual.

Andere Medikamente kommen je nach Ursache des Lungenödems in Betracht, evtl. z.B. *Strophanthin, Digitalis, Sauerstoffbeatmung* und *sedierende Maßnahmen.*

152. Was nennt man Asthma cardiale?

Bei Herzasthma (Asthma cardiale) kommt es durch Stauung im kleinen Kreislauf zu *anfallsweise nächtlicher Atemnot.* Die Patienten setzen sich im Bett auf oder gehen an das offene Fenster, um besser Luft zu bekommen. Asthma cardiale ist ein *lebensbedrohlicher Zustand!*

Durch die Atemnot, die vermehrte Bronchialsekretion und gleichzeitige Bronchospastik ist das Asthma cardiale in den Krankheitszeichen dem Bronchialasthma sehr ähnlich. Das Asthma cardiale entsteht aber durch Lungenstauung, das Asthma bronchiale durch Allergie (Überempfindlichkeit; s. Frage 91f, S. 175).

153. Was ist beim Asthma-cardiale-Anfall zu machen?

Der Patient muß, z.B. in einem Herzbett, so *gelagert werden,* daß der Oberkörper möglichst frei ist und die Beine herabhängen.

Strophanthin oder *Digitalis, Diuretika, Sauerstoffatmung, Nitroglyzerin* sublingual oder i.v., evtl. Beruhigungsmittel, die die Atem- und Kreislaufzentren nicht beeinträchtigen, werden meistens verordnet.

Cor pulmonale

154. Was nennt man Cor pulmonale?

Unter Cor pulmonale versteht man eine vermehrte Belastung des rechten Ventrikels durch einen erhöhten Widerstand im Lungen-(Pulmonal-)Kreislauf.

Man unterscheidet ein *akutes Cor pulmonale,* z.B. bei Lungenembolie, und ein *chronisches Cor pulmonale* bei chronischen Lungenkrankheiten.

155. Wie sind die Krankheitszeichen eines akuten Cor pulmonale?

Neben den Symptomen der Lungenembolie wie Schmerz, Schock und blutiger Auswurf (s. Frage 130f, S. 183f) treten *Luftnot, Todesangst* und *Zyanose* auf, sofern nicht durch den Schock Blässe und kalter Schweiß bestehen. Im EKG Tachykardie und typische Veränderungen der vermehrten Belastung des rechten Herzens.

156. Wodurch kann das chronische Cor pulmonale entstehen?

Es entsteht bei *Asthma, chronischer Bronchitis, Bronchiektasen, Lungenemphysem, Staublungenerkrankung;* das gleiche Bild aber auch bei Druckerhöhung im kleinen Kreislauf durch Mitralstenose oder durch erschwerte Entleerung der rechten Kammer bei Stenose der Pulmonalklappe (Pulmonalstenose).

157. Wie ist der Verlauf eines chronischen Cor pulmonale?

Es entwickelt sich allmählich über eine lange Zeit der Anpassung an den gesteigerten Druck (Hypertonie) im kleinen Kreislauf.

Die Muskelwand der rechten Kammer *hypertrophiert,* später *dilatiert* sie auch.

Wenn die rechte Kammer die erforderliche Leistung nicht mehr aufbringen kann, kommt es zur *Rechtsinsuffizienz:* stark ausgeprägte Zyanose, Polyglobulie, erweiterte Halsvenen, Leberschwellung, evtl. auch

Stauungsikterus mit leichter Gelbfärbung in den Skleren, Ödeme. Eventuell kommt es zu Uhrglasnägeln und Trommelschlegelfingern.

158. Wie kann das chronische Cor pulmonale behandelt werden?

Sofern das *ursächliche Lungenleiden* besserungsfähig ist, muß dieses behandelt werden.

Bettruhe mit aufrechtem Oberkörper, am besten im Herzbett, *Sauerstoff* nach Verordnung.

Besserung der Herzökonomie durch *Digitalisierung.*

Entwässerung der Stauungsödeme durch *Diuretika* sind die Hauptprinzipien der Behandlung.

159. Welche besondere Gefahr besteht bei Cor pulmonale?

Es kommt oft zu unvorhersehbarem, *sehr plötzlichem Versagen* und schlagartigem Eintritt des Todes. Deshalb müssen Befinden und Vitalzeichen gut kontrolliert werden.

Herzrhythmusstörungen

Änderungen des Sinusrhythmus

160. Welches ist der normale Herzrhythmus?

Der *Sinusrhythmus,* er geht vom Sinusknoten aus.

161. Welche Variation des Sinusrhythmus gibt es?

Sinustachykardie, Sinusbradykardie, Sinusarrhythmie.

162. Was nennt man Sinustachykardie und was -bradykardie?

Eine Herzschlagfolge *über 100/min* wird als Sinustachykardie, eine Frequenz *unter 50* als Sinusbradykardie bezeichnet, wenn sie vom Sinusknoten ausgehen.

163. Was kann beim Gesunden zur Sinustachykardie führen?

Bei körperlicher Belastung, Schwangerschaft oder psychischer Erregung wird das Herz über den *Sympathikusteil* des vegetativen Nervensystems angetrieben, um den Blutumlauf an die Erfordernisse des Körpers anzupassen.

Bei schwersten körperlichen Anstrengungen kann die Sinusfrequenz des Herzens ihr Maximum von 180/min erreichen.

164. Wann kann es pathologisch zur Sinustachykardie kommen?

Viele Krankheitsprozesse sind mit Tachykardie verbunden, z. B.:

Fieber oder Überfunktion der Schilddrüse *(Hyperthyreose),* weil der Stoffwechsel gesteigert ist.

Manche *Medikamente,* z.B. Adrenalin oder andere Sympathikomimetika genannte Medikamente, oder *Genußmittel* wie Koffein bewirken Tachykardien.

Als *kompensatorische Tachykardie* bei:

Blutarmut (Anämie) oder *Einschränkung der Lungenfunktion* kann Tachykardie auftreten, um die Sauerstoffversorgung des Organismus zu gewährleisten.

Herzkrankheiten, z.B. *Myokarditis, Herzinsuffizienz,* gehen oft mit Tachykardie einher.

165. Wann finden wir bei einem Gesunden Sinusbradykardie?

Bei Männern viel häufiger als bei Frauen.

Vor allem bei *Sportlern* und *Schwerarbeitern* kann eine Sinusbradykardie von 40–60 Schlägen pro Minute der konstitutionellen Norm entsprechen.

166. Welche Krankheitszustände können zu Sinusbradykardie führen?

Typhus und Paratyphus gehen mit relativer oder absoluter Bradykardie einher.

Cholämie bei Hepatitis.

Hirndrucksteigerung, z.B. durch Hirntumor oder -blutung.

Medikamente, z.B. *Digitalisüberdosierung,* Betarezeptorenblocker.

167. Was beobachtet man beim sogenannten Sinusknotensyndrom?

Durch Schädigung des Sinusknotens, z.B. durch *Myokarditis* oder bei *Koronarsklerose,* können *anfallsweise Rhythmusstörungen* auftreten, und zwar sowohl *bradykarde* als auch *tachykarde* Frequenzen, *Extrasystolen* und *Überleitungsstörungen* (sinuatriale Blockierung). Am aufschlußreichsten ist die Beobachtung durch das *Langzeit-EKG.*

168. Wie kann man unterscheiden, ob es sich um eine Sinustachykardie bzw. -bradykardie oder eine andere, vielleicht bedrohliche Rhythmusstörung, z.B. Kammerflattern, oder einen Herzblock handelt?

Durch das Elektrokardiogramm.

169. Wie kommt es zur periodischen Sinusarrhythmie?

Die Einatmung beschleunigt, die Ausatmung verlangsamt den Herzschlag = respiratorische Arrhythmie.

170. Welche Bedeutung hat die respiratorische Sinusarrhythmie?

Man beobachtet sie bei Kindern oder Jugendlichen und bei Sportlern. Sie hat *keine* Krankheitsbedeutung.

Extrasystolen

171. Welche Arten von krankhaften Rhythmusstörungen des Herzens sind zu unterscheiden?

Krankhaft gesteigerte Reizbildung: Extraschläge mit Neigung zu Tachykardie.

Störung der Erregungsbildung im Sinusknoten mit Neigung zu Bradykardie und *Ersatzschlägen* oder *Ersatzrhythmen.*

172. Wieso können sich Extraschläge bilden?

Jede Herzmuskelzelle hat die Fähigkeit der Reizbildung und Reizleitung. Am empfindlichsten ist jedoch der Sinusknoten, dem sich als dem *Schrittmacher* der Herzaktion die Herzmuskelzellen unterordnen. Wenn der Sinusknoten aber geschädigt ist oder zusätzliche Reize auf den Herzmuskel einwirken, können Extraschläge, sogenannte *Extrasystolen,* entstehen.

173. Wie empfindet der Patient Extrasystolen?

Viele Patienten bemerken sie gar nicht.

Andere verspüren ein *Aussetzen* oder *Stolpern* des Herzschlages, z.T. als unangenehm, manchmal auch als beängstigend.

174. Wodurch können Extrasystolen entstehen?

Bei leicht erregbaren Menschen können sie durch das *neurovegetative System* ausgelöst werden.

Durch *herdförmige Entzündungen* des Herzmuskels *(Myokarditis).*

Durch *Mangeldurchblutung* des Myokards (z. B. koronare Herzkrankheit, Herzinfarkt).

Stoffwechselstörungen, z. B. Hypokaliämie, Hyperthyreose.

Durch *toxische* Einwirkungen, z. B. Digitalisüberdosierung.

175. Welche Arten von Extrasystolen werden unterschieden?

Supraventrikuläre Extrasystolen (Abb. 13) entstehen im Vorhofgebiet, der Reiz geht über den AV-Knoten auf die Kammermuskulatur über.

Ventrikuläre Extrasystolen (Abb. 14) entstehen im Kammerbereich, breiten sich aber über die ganze Kammermuskulatur aus.

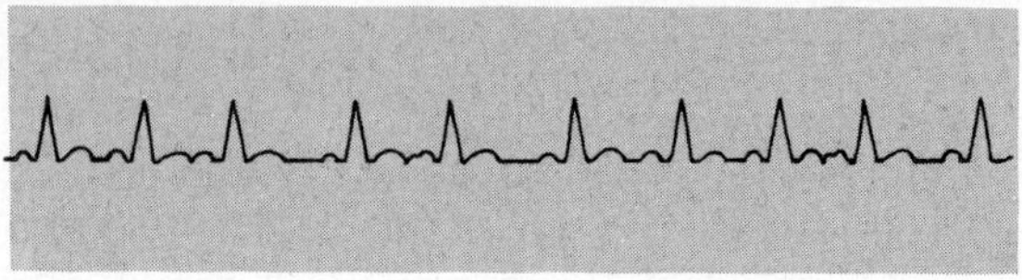

Abb. 13 Supraventrikuläre Extrasystolen (aus *Schettler, G., H. Greten:* Innere Medizin, 8. Aufl. Thieme, Stuttgart 1990)

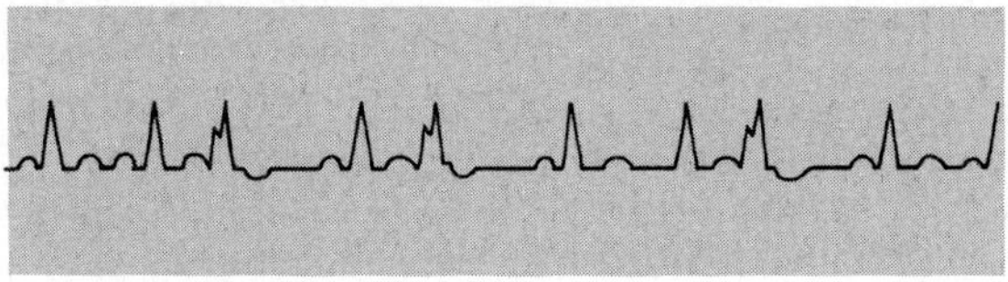

Abb. 14 Ventrikuläre Extrasystolen (aus *Schettler, G., H. Greten:* Innere Medizin, 8. Aufl. Thieme, Stuttgart 1990)

Wenn sie an wechselnden Stellen entstehen, nennt man sie heterotope oder *polytope* oder *polymorphe* Extrasystolen. Sie entsprechen einem schweren Herzschaden.

176. Was nennt man Bigeminus oder Trigeminus?

Extrasystolen können *regelmäßig* zwischen die Normalschläge eingestreut sein.

Bigeminus: auf jeden Normalschlag folgt eine Extrasystole.

Trigeminus: auf jeden Normalschlag folgen 2 Extrasystolen.

177. Welche Bedeutung haben Extrasystolen?

Sie können *harmlose Nebenbefunde* sein.

Wenn sie häufig auftreten, bedingen sie eine *unökonomische Herzleistung.*

Bei Digitalisbehandlung sind sie evtl. Zeichen der *Überdosierung.*

Bei schweren Myokardschädigungen (infektiös-toxisch, z. B. bei Diphtherie oder Myokarditis oder bei Herzinfarkt) zeigen sie ein *bedrohliches Stadium* an.

178. Was bedeutet das R-auf-T-Phänomen?

Der *vorzeitige* Einfall einer Extrasystole, wobei die R-Zacke des EKG auf die vorausgehende Endschwankung, das T, fällt, leitet oft zum gefährlichen Kammerflattern über. Am Überwachungsgerät = Monitor ist deshalb darauf zu achten.

179. Wie können Extrasystolen behandelt werden?

Gelegentlich auftretende, asymptomatische Extrasystolen bedürfen keiner Behandlung.

Behandlung der organischen Ursache: der koronaren Herzkrankheit, Myokarditis, der infektiös-toxischen Ursache, der Hyperthyreose der allgemeinen nervösen Erregbarkeit usw.

Überprüfung der Medikamente: Achtung auf Kumulierung von Digitalis und auf Hypokaliämie.

Evtl. Medikamente (Antiarrhythmika) zur *Unterdrückung der Extrasystolen* wie Chinidin, Novocainamid, Ajmalin, Propafenon, Betarezeptorenblocker (z.B. Amiodaron, Propranolol).

Paroxysmale Tachykardien

180. Was versteht man unter paroxysmaler Tachykardie?

Eine *plötzlich* einsetzende und über Stunden, evtl. über Tage anhaltende *Tachykardie.*

Sie kann *ohne* eine sonstige Herzkrankheit auftreten.

Der Herzrhythmus ist dabei *regelmäßig.*

Die paroxysmale Tachykardie kann ohne Behandlung ebenso *plötzlich aufhören,* wie sie begonnen hat.

181. Welche Arten von paroxysmalen Tachykardien werden unterschieden?

Durch das EKG können unterschieden werden:

die *supraventrikuläre* paroxysmale Tachykardie (Abb. 15),

die *ventrikuläre* paroxysmale Tachykardie (Abb. 16) mit Frequenz von 160–250/min. Sie ist ein *lebensbedrohlicher Zustand,* besonders in Form des Kammerflatterns (Haarnadelkurven im EKG).

182. Welche Erscheinungen können bei paroxysmaler Tachykardie beobachtet werden?

Anfangs können Schwindel, *unangenehmes Herzklopfen* oder Herzbeklemmung auftreten.

In schweren Fällen kann eine *Dekompensation* entstehen, d.h. Einflußstauung der Halsvenen, Leberschwellung, Lungenstauung, auch *Blutdruckabfall.*

Nach Abklingen der paroxysmalen Tachykardie wird oft viel wasserheller Urin entleert, sogenannte *Harnflut.*

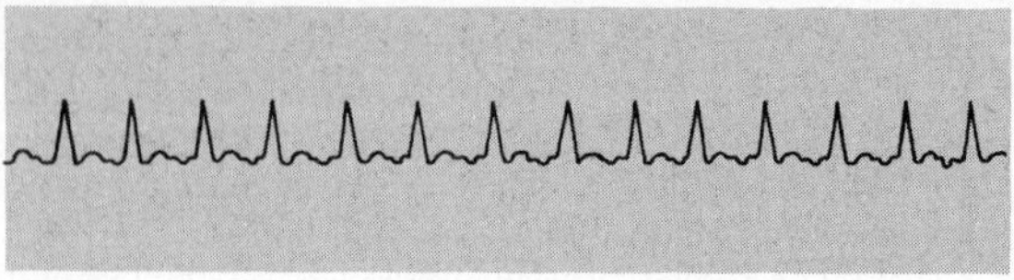

Abb. 15 Supraventrikuläre Tachykardie (aus *Schettler, G., H. Greten:* Innere Medizin, 8. Aufl. Thieme, Stuttgart 1990)

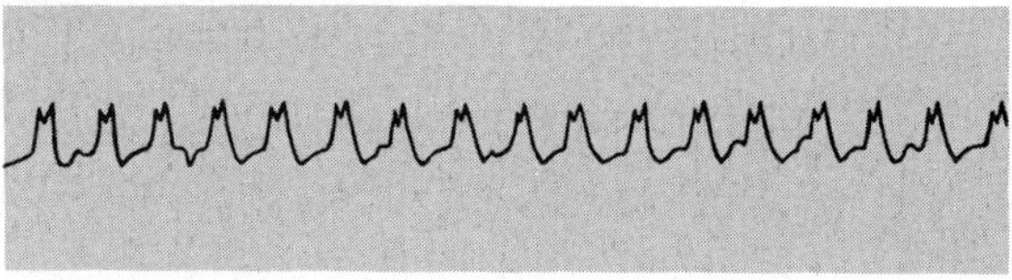

Abb. 16 Ventrikuläre Tachykardie (aus *Schettler, G., H. Greten:* Innere Medizin, 8. Aufl. Thieme, Stuttgart 1990)

183. Wodurch kann es zu einer paroxysmalen Tachykardie kommen?

Die supraventrikuläre Form kann manchmal nur durch *psychovegetative Fehlsteuerungen* ausgelöst werden.

Als *organische* Ursachen sind Myokardschädigung, Vorhofüberdehnung bei Klappenfehlern, Myokarditis, Koronarsklerose und Herzinfarkt auslösend.

184. Wie kann man die paroxysmale Tachykardie behandeln?

Bei leichteren Fällen, z.B. der supraventrikulären Form, genügt manchmal ein Vagusreiz, z. B. Druck beiderseits auf die Halsschlagader = *Karotisdruckversuch* oder Schlucken von eiskaltem Wasser.

Als Medikamente kommen besonders bei der supraventrikulären Form die i.v. Gabe von Verapamil (Isoptin), Ajmalin (Gilurytmal) oder Propafenon in Betracht.

Die elektrische Defibrillation mit dem Defibrillator ist besonders bei der ventrikulären paroxysmalen Tachykardie angezeigt.

185. Was nennt man Kammerflimmern?

Eine *völlig ungeordnete rasche Tätigkeit* der Herzmuskelfasern. Das Herz kann dabei kaum mehr Blut in den Kreislauf befördern. Der Effekt ist daher praktisch der gleiche wie bei einem Herzstillstand.

Nachweis des Kammerflimmerns durch das *EKG* (Abb. 17).

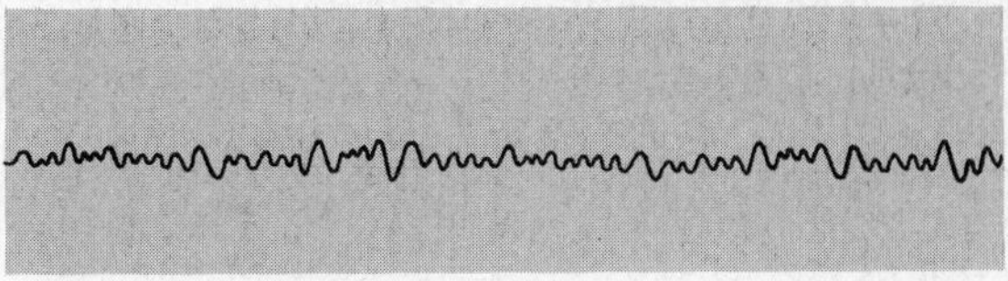

Abb. 17 Kammerflimmern (aus *Schettler, G., H. Greten:* Innere Medizin, 8. Aufl. Thieme, Stuttgart 1990)

186. Wodurch kommt es zum Kammerflimmern?

Durch schwerste *Schädigungen des Herzmuskels* oder *Entgleisungen des Stoffwechsels.*

187. Welche Krankheitszeichen können bei Kammerflimmern auftreten?

Fehlen von Puls und Herztönen, *Schnappatmung, Bewußtlosigkeit, weite Pupillen,* evtl. hirnorganische Krämpfe, Tod.

188. Was kann man bei Kammerflimmern noch machen?

Herzmassage, Beatmung, Defibrillation. Als Medikamente evtl. Lidocain, Ajmalin, Propafenon (s. Frage 226, S. 150).

Absolute Arrhythmie

189. Was versteht man unter Vorhofflattern und -flimmern? (Abb. 18 und 19)

Durch *Schädigung der Vorhöfe* kann es zu mehr oder weniger rasch aufeinanderfolgenden Kontraktionen der Vorhofmuskulatur mit *Frequenz von 300–1000/min* zum Vorhofflimmern kommen. – Bei niedrigen Frequenzen, dem Vorhofflattern, kann es noch zu einer *regelmäßigen Überleitung* durch den AV-Knoten auf die Kammern kommen.

Bei hohen Frequenzen, z. B. immer bei Vorhofflimmern, treten keine regelmäßigen Kammeraktionen mehr auf, es tritt eine *absolute Arrhythmie* ein.

190. Wodurch kann es zum Vorhofflattern oder -flimmern kommen?

Bei Patienten unter 50 Jahren meist durch die *Überdehnung der Vorhöfe* infolge von Mitralklappenfehlern oder durch *allgemeine Myokardschädigung* oder im Verlauf einer *rheumatischen Karditis,* evtl. durch *Hyperthyreose.*

Bei über 50jährigen Patienten hauptsächlich durch *Koronarsklerose* und *Myokardinfarkt.*

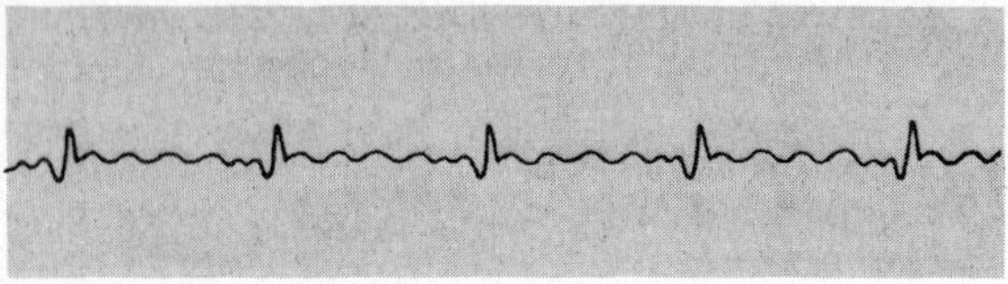

Abb. 18 Vorhofflattern (aus *Schettler, G., H. Greten:* Innere Medizin, 8. Aufl. Thieme, Stuttgart 1990)

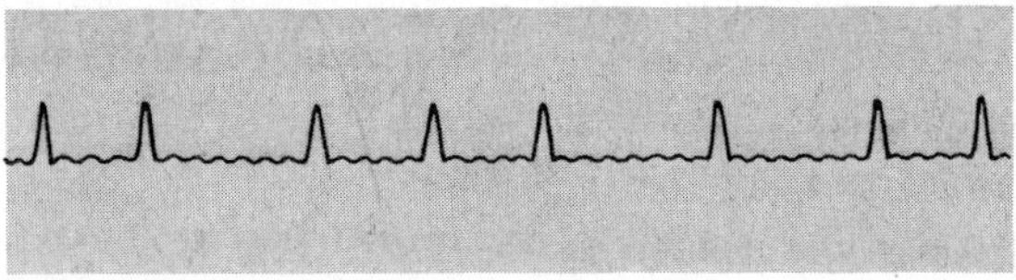

Abb. 19 Vorhofflimmern (aus *Schettler, G., H. Greten:* Innere Medizin, 8. Aufl. Thieme, Stuttgart 1990)

191. Welche Gefahren bestehen bei Vorhofflattern oder -flimmern?

Da die Vorhöfe ihr Blut nicht regelrecht entleeren und praktisch stillstehen, können sich durch Verlangsamung des Blutstromes besonders *in den Herzohren Thromben* bilden, die gelegentlich mit dem Blutstrom verschleppt werden: *Emboliegefahr,* besonders Hirnembolie mit Apoplex.

192. Welche Herzfrequenzen sind mit Vorhofflimmern oder -flattern verbunden?

Je nach Frequenz der Kammerarrhythmie spricht man von *Tachyarrhythmia absoluta* oder *Bradyarrhythmia absoluta.*

193. Wie kann man die Vorhof- und Kammerarrhythmien behandeln?

Wenn ein beeinflußbares *Grundleiden* vorhanden ist, so z.B. eine *Hyperthyreose,* muß dieses therapiert werden.

Wenn das Vorhofflattern noch nicht lange besteht, gelingt manchmal die *Rhythmisierung* mit Digitalis oder Antiarrhythmika wie Chinidin, Disopyramid, Propafenon, Verapamil oder *Betarezeptorenblocker* (z. B. Propranolol, Beloc, Tenormin).

Bei länger bestehendem Vorhofflattern und -flimmern läßt sich dieses zwar nicht beseitigen, die *unökonomische Tachyarrhythmie* der Kammern mit der kardialen Insuffizienz läßt sich aber durch *Vollsättigung mit Digitalis* in eine mittlere Herzfrequenz mit Rekompensierung überführen. Allzu *bradykarde* Frequenzen mit dadurch bedingter Insuffizienz lassen sich evtl., z.B. mit *Alupent,* anheben und kompensieren. Auch die Einpflanzung eines *Herzschrittmachers* kann in Frage kommen.

194. Was ist eine frustrane Kontraktion?

Wenn bei der schnellen Form einer Arrhythmie oder auch bei Extrasystolen die Kammerkontraktionen so schnell aufeinander folgen, daß der Ventrikel noch nicht wieder genug mit Blut gefüllt ist und daher durch seine Kontraktion kaum Blut in den großen Kreislauf befördert wird, so ist das eine frustrane, d.h. *vergebliche Kontraktion,* bei der das Herz *zwar Arbeit* aufwendet, aber *keine Leistung* für den Blutkreislauf erbringt.

195. Was ist ein Pulsdefizit?

Ein Pulsdefizit entsteht durch *frustrane Kontraktionen.* Die Ventrikel kontrahieren sich zwar, aber in Ermangelung eines entsprechenden Schlagvolumens kommt es bei diesem Herzschlag zu *keiner Pulswelle* in der Peripherie.

Das Mißverhältnis von Herzschlägen, z.B. 140/min, und Pulsfrequenz, z.B. von 80/min, ist das Pulsdefizit von 60/min.

196. Wie wird das Pulsdefizit festgestellt und registriert?

Es werden *gleichzeitig* während einer Minute die *Herzschläge* und die *Pulsfrequenz* gezählt.

Auf der Fieberkurve wird die Herzfrequenz = *zentraler Puls* durch Herzsymbol über dem *peripheren Puls* registriert.

197. Was bedeutet ein Pulsdefizit?

Es stellt eine höchst *unökonomische Herztätigkeit* dar, die rasch, meist durch *Vollsättigung mit Digitalis* ausgeglichen werden muß, um die damit verbundene kardiale Insuffizienz zu beheben.

Pflege und Behandlung der Herzkrankheiten

198. Welche allgemeinen Gesichtspunkte gelten für die Unterbringung und Pflege von Herzkranken?

Das *Krankenzimmer* muß gut gelüftet (eher kühl), hell und ruhig sein.

Bettruhe zur Reduzierung der Herzarbeit auf ein Minimum, Körperpflege im Bett.

Dekubitus-, Thrombose- und Pneumonie*prophylaxe* durch Lagewechsel, eventuell vorsichtige Bewegungs- und Atemübungen.

Die *Lagerung* muß so sein, daß der Patient gut Luft bekommt; je nach Bedarf mehr oder weniger Hochlagerung mit Fußstütze zum Abstemmen, eventuell im *„Herzbett"* mit aufrechtem Oberkörper, herabhängenden Unterschenkeln und seitlichem Aufstützen der Arme, manchmal ist Lehnstuhlbehandlung ausreichend.

Vitalzeichen überwachen: Puls, Blutdruck, Atmung, EKG, eventuell Überwachung am Monitor.

Herzschmerzen, Unruhe, Angst beachten.

Als *Diät* leichte, nicht blähende, kochsalzarme, aber kaliumreiche Kost, eventuell Abmagerungsdiät (Obst- und Reistage). *Kaffee, Tee* und *Alkohol* in wirklich kleinen Mengen können meist gestattet werden. *Stuhlregelung,* Vermeidung von Obstipation (kein Pressen!) und Meteorismus (Blähsucht). Der Nachtstuhl ist oft weniger anstrengend als die Bettschüssel (Steckbecken, Pfanne). *Flüssigkeitsbeschränkung:* Urinausscheidung kontrollieren, eventuell Ein- und Ausfuhr messen, Gewichtskontrolle!

Für *Ruhe,* Entspannung, Vertrauen und Geborgenheit sorgen, weil Herzpatienten besonders unter ängstlicher Spannung und Unruhe leiden.

199. Was kann bei starker Dyspnoe oder Zyanose verordnet werden?

Dyspnoe und Zyanose sind Zeichen des O_2-Mangels. *Sauerstoffgabe* kann den Zustand bessern, am einfachsten durch die sogenannte *Sauerstoffbrille,* bei der kleine Schläuche in die Nasenlöcher hineinreichen und die Schläuche durch brillenartige Bügel an den Ohren fixiert sind.

Zeitdauer und *Dosis* der O_2-Gabe müssen genau beachtet werden!

Das *Sauerstoffzelt* ist eine Einrichtung, deren Anwendung genaue Kontrolle und Erfahrung verlangt und die manche Menschen mit Atemnot als besonders beengend und beängstigend empfinden.

200. Welche Gruppe von Medikamenten sind bei Herzinsuffizienz wichtig?

Die *Herzglykoside* (Digitalispräparate und Strophanthin) zur Ökonomisierung der Herzaktion.

Diuretika zur Ausschwemmung der retinierten Flüssigkeit (Ödeme, Ergüsse).

Durch *Nitrate* und ähnliche Substanzen (Nitroglyzerin, Mono- und Dinitrate) können der *erhöhte Füllungsdruck in den Venen* vor dem Herzen (Vorlast) und der *Auswurfwiderstand in den Arterien* (Nachlast) durch Minderung der Wandspannung dieser Gefäße herabgesetzt werden.

Elektrolytersatz, z. B. bei Kaliummangel-Hypokaliämie.

Antiarrhythmische Mittel bei Rhythmusstörungen.

Psychopharmaka (Neuro- und Thymoleptika = Beruhigungs- und Entspannungsmittel), um die mit der Dyspnoe verbundene Angst zu lösen und den Sauerstoffbedarf durch Beheben der Unruhe herabzusetzen (das Atemzentrum darf aber nicht gedämpft werden!).

201. Was versteht man unter einem Diuretikum?

Diuretika sind *harntreibende Mittel zum Ausschwemmen von Ödemen und Ergüssen.*

202. Wie wirken die Diuretika?

Die *Saluretika* verhindern die tubuläre Rückresorption von Natrium, Chloriden (Kochsalz) und Wasser, die dadurch vermehrt ausgeschieden werden.

Aber auch Kalium geht dabei verloren. Gefahr der Hypokaliämie! Manchmal auch Förderung von Diabetes mellitus und Gicht: Lasix, Hydromedin, Chlorothiazide u. a.

Kaliumsparende Duiretika: Jatropur, Moduretik.

Aldosteron-Antagonisten hemmen die Wasser retinierende und Kalium ausscheidende Wirkung des Aldosterons (s. Frage 104, S. 320). Sie halten Kalium zurück und schwemmen Wasser und Kochsalz aus (Aldactone).

203. Woran kann ein Kaliummangel erkannt werden?

Die Patienten sind apathisch, klagen über Schlappheit und *Muskelschwäche,* z. B. beim Treppensteigen. Auch Darmträgheit tritt häufig auf.

In schweren Fällen kann es zur Darmlähmung (= *paralytischer Ileus*) durch Hypokaliämie kommen.

Das *Kalium im Serum* ist herabgesetzt (normal etwa 4–5 mval/l).

Im EKG treten typische Veränderungen bei Hypokaliämie auf.

204. Nennen Sie kaliumreiche Nahrungsmittel!

Trockenobst: bes. Aprikosen, Trauben, Feigen, Datteln, Rosinen.

Frischobst: Bananen, Trauben, auch Zitronen.

Gemüse: bes. Spinat, Tomaten, Pilze, Kohl, Rhabarber, Hülsenfrüchte, Kartoffel.

Fleisch: geräucherter Schinken, Geflügel, Kalbfleisch, Hammel.

Fisch: Thunfisch, Forelle, Kabeljau, Schellfisch.

Getränke: Tee, Kakao, Tomatensaft, Fruchtsäfte.

205. Wie wirken die Digitalispräparate auf das Herz?

Sie setzen die Erregbarkeit im Sinusknoten herab, die *Herzfrequenz* sinkt (negativ chronotrop).

Sie *verlangsamen* die *Reizausbreitung,* die Diastole wird länger, die Herzkammern füllen sich besser (negativ dromotrop).

Die *Kontraktion* in der Systole wird beschleunigt und *verstärkt,* das bedeutet, daß Schlagvolumen und Minutenvolumen zunehmen (positiv inotrop).

206. Welche Nebenwirkungen hat Digitalis bei Überdosierung?

Appetitlosigkeit, Übelkeit, Erbrechen, evtl. auch Farbensehen, Benommenheit und Verwirrtheit.

Am Herzen *Bradykardie, Extrasystolen,* verlängerte Zeit der Überleitung vom Vorhof auf die Kammern = PQ über 0,2 Sek. Evtl. kommt es zum *totalen Block* (s. Frage 213, S. 147).

207. Wodurch unterscheiden sich die Herzglykoside?

Die digitalisartigen Präparate, die sogenannten Herzglykoside unterscheiden sich durch den *Grad der Resorption im Darm* und die *Dauer ihrer Wirkung am Herzen.* Es sind drei Gruppen zu unterscheiden.

208. Welche 3 Gruppen von Herzglykosiden werden verwendet?

Digitoxin als stärkstes Mittel mit fast vollständiger Aufnahme im Darm, daher als Tabletten gut geeignet. Beginn der Wirkung nach 2 Stunden, Vollwirkung ab 6 Stunden. Sehr langsame Ausscheidung, daher Gefahr der Kumulation = Anhäufung von Digitalis im Herzmuskel mit Überdosierungserscheinungen. Digitoxin hat die *stärkste Wirkung auf Frequenz und Reizausbreitung.*

Mittelstarke Gruppe mit 60 bis 100% Resorption, raschem Wirkungseintritt und raschem Abbau, dadurch *leichter steuerbar* als Digitoxin. Präparate wie Digoxin (Lanicor) und seine Abkömmlinge wie α-Azetyldigoxin (Sandolanid),

β-Azetyldigoxin (Novodigal),

β-Methyldigoxin (Lanitop).

Strophanthin: keine verläßliche Resorption im Darm, daher nur als i.v. Injektion verwendbar. *Wirkungseintritt in 10 Minuten,* keine Kumulation, je nach Dosis nur einige Stunden wirksam, es hat die geringste frequenzhemmende Wirkung.

209. Welches Herzglykosid wird gewählt?

Die Wahl der Herzglykoside richtet sich *nach Art der Krankheit,* z.B. wird bei *Tachyarrhythmie mit Pulsdefizit* meist eine Schnelldigitalisierung mit dem stark verlangsamenden *Digitoxin* (hohe Anfangsdosis) verordnet.

Bei *akutem Herzversagen* wird oft *Strophanthin* wegen seines raschen Wirkungseintritts bevorzugt.

Auch bei *bradykarden Insuffizienzen* ist *Strophanthin* wegen seiner geringen frequenzhemmenden Wirkung besonders geeignet.

Die Gruppe der *mittelstarken Glykoside* wird wegen ihrer leichten Steuerbarkeit in vielen Fällen für die *ambulante Behandlung* bevorzugt.

Als Dauermedikation sind orale Präparate den Injektionen vorzuziehen.

210. Wie müssen die Herzglykoside dosiert werden?

Die *rasche Vollwirkung* ist anzustreben.

Die *Dosis* muß *individuell* angepaßt werden. Sie muß *genau* nach Verordnung verabreicht und eingenommen werden. Die Dosis muß durch Beobachtung der *Wirkung* (Pulsfrequenz, Rekompensation) und der evtl. *Nebenwirkungen* wie Appetitlosigkeit, Übelkeit, Erbrechen, Bradykardie und Extrasystolen angepaßt werden.

Die *Einstellung auf Dauermedikation* ist eine wichtige Aufgabe. Die Patienten müssen auf Nebenwirkungen aufmerksam gemacht werden.

211. Was bedeutet Kumulation?

Durch die langsame Ausscheidung, besonders von Digitoxin, kann sich Digitalis auch bei nur leichter *Überdosierung* allmählich im Körper anhäufen (= kumulieren) und toxische Wirkungen zeigen: Appetitlosigkeit, Übelkeit, Erbrechen, Bradykardie, Rhythmusstörungen.

212. Worauf ist bei Digitalisüberempfindlichkeit zu achten?

Digitalisunverträglichkeit kann durch *Hypokaliämie* infolge von Kaliumverlusten durch starke oder anhaltende Diuretikagaben hervorgerufen werden. Daher Elektrolythaushalt beachten.

Aber keine Kaliumzufuhr bei Niereninsuffizienz.

Kalzium i.v. verstärkt die toxische Digitaliswirkung und darf nicht gleichzeitig injiziert werden.

Herzblock

213. Welche Störungen der Reizausbreitung im Herzen kommen vor?

Es kann die Reizleitung vom Sinusknoten zum AV-Knoten verzögert sein = verlängerte Überleitungszeit = *AV-Block I. Grades.* Er muß nicht krankhaft sein, er kommt auch bei Sportlern und Schwerarbeitern vor.

Bei wechselnd langer, z. T. aussetzender Überleitung auf die Kammern spricht man von *AV-Block II. Grades.*

Wenn keine Überleitung vom Vorhof zur Kammer mehr stattfindet, Vorhof und Kammer unabhängig voneinander arbeiten, ist dies *ein totaler AV-Block,* die Kammern schlagen in einem Ersatzrhythmus.

Vorübergehende Asystolie, vorübergehender Herzstillstand durch Herzblock = *Adams-Stokes-Anfall.*

214. Wodurch kann es zum Herzblock kommen?

Konorarsklerose,

Herzinfarkt,

Myokarditis, rheumatisch oder infektiös,

Digitalisüberdosierung.

215. Wie können die Überleitungsstörungen behandelt werden?

Kein Digitalis!

Behandlung der *Grundkrankheit,*

Atropin oder *Alupent* zur Anregung und Verbesserung der Herzautomatie, evtl. Schrittmacher.

216. Was ist bei Asystolie zu machen?

Bei Herzstillstand sofort *Herzmassage* und Beatmung (s. Frage 228 u. 229, S. 150f).

Alupent 0,5–1,0 mg oder Adrenalin intrakardial.

Elektrischer *Schrittmacher* (s. Frage 219, S. 149).

217. Wie verläuft ein Adams-Stokes-Anfall?

In leichten Fällen kommt es nur zu *Schwindel* oder *Ohnmacht.*

Durch vorübergehenden Ausfall der Systolen = Asystolie treten plötzlich *Blässe,* dann *Zyanose* mit *Bewußtlosigkeit,* manchmal auch mit *Krämpfen* für einige Sekunden bis zu 3 Minuten auf, weil das Gehirn nicht durchblutet wird.

Die Anfälle können sich in Abständen *wiederholen.*

Ein schwerer Anfall kann *tödlich* verlaufen.

218. Wie kann man dem drohenden Adams-Stokes-Anfall vorbeugen?

Durch *Alupent-Dauertropfinfusionen.*

Durch elektrische *Schrittmacher* („Pacemaker").

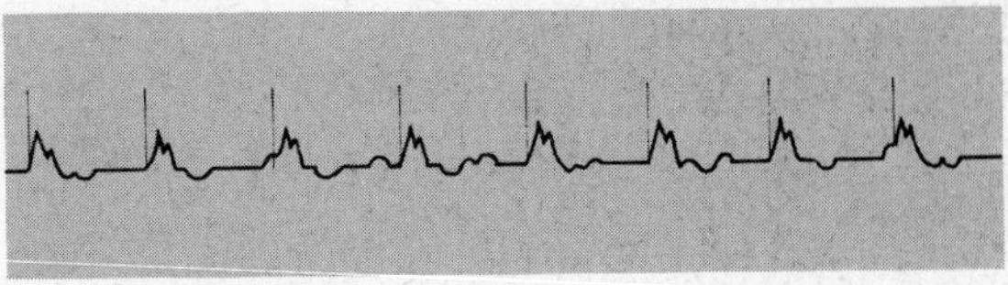

Abb. 20 Schrittmacher-EKG (aus *Schettler, G., H. Greten:* Innere Medizin, 8. Aufl. Thieme, Stuttgart 1990)

219. Womit kann ein künstlicher Herzrhythmus hergestellt werden?

Externe Impulsgeber (Elektroschock): Durch Aufsetzen von Elektroden an den EKG-Ableitungspunkten V_1 und V_6 wird ein Stromstoß erzeugt, der das Herz zu einer Kontraktion bringt. Die rhythmische Wiederholung erzwingt einen künstlichen Herzrhythmus. Nachteil: Es kommt gleichzeitig zu schmerzhaften Mitkontraktionen der Körpermuskulatur, dadurch sind externe Schrittmacher *nur kurzfristig* oder *in Narkose* anwendbar.

Durch einen *flexiblen Elektrodenkatheter,* der durch Punktion einer peripheren Vene unter Röntgen- und EKG-Kontrolle in den rechten Ventrikel eingeschoben wird.

Einpflanzung eines *batteriebetriebenen Schrittmachers,* z.B. in die Brust- oder Bauchhaut, der durch schwache Stromstöße über Elektroden das Herz regelmäßig stimuliert (Abb. 20).

220. Welche Schrittmachertypen sind zu unterscheiden?

Frequenzkonstante Schrittmacher geben gleichbleibende *regelmäßige Impulse* an den Herzmuskel. Da es dabei aber auch zu Stimulationen in Konkurrenz mit den Eigenimpulsen des Herzens kommen kann (= Arrhythmien, Parasystolien), werden sie nicht mehr verwendet.

Demand-Schrittmacher (demand, engl. sprich: dimand = verlangen, nachfragen, anfordern) setzen nur dann eine Herzaktion in Gang, wenn die Eigenfrequenz zu stark absinkt.

221. Welche Störungen können an der Schrittmacherelektrode auftreten?

Durch eine *Schleifenbildung* und *Verquirlung* der Elektrode kann es zur *Dislokation* der Elektrodenspitze und dadurch zu fehlendem oder ungenügendem Kontakt (*Wackelkontakt*) mit dem Herzmuskel kommen.

222. Durch welche Einflüsse von außen kann ein Schrittmacher gestört werden?

Durch *elektrische* und *magnetische Felder,* wobei die Elektrode als Antenne wirken kann.

Durch *Röntgenbestrahlung.*

Durch Diathermiebestrahlung *(Kurzwellen).*

Durch Elektrochirurgie *(Elektrokauter).*

Durch *Radar-, Funk-* und *Fernsehstationen.*

Durch *Mikrowellenherde.*

223. Wann ist eine Schrittmacherbehandlung angezeigt?

Bei *Adams-Stokes-Anfällen;*

bei Herzinsuffizienz durch bradykarde Rhythmusstörungen.

224. Wie lange liefert die Batterie eines Schrittmachers Strom?

Meist Jahre. Sie kann aber auch schon nach 24 Monaten erschöpft sein, so daß ein *Batteriewechsel* erforderlich wird. Das Versagen der Batterie macht sich durch *Rhythmusstörungen* bemerkbar.

225. Was geschieht mit einem Schrittmacher nach dem Tode des Patienten?

Er kann entfernt werden. – Verbleibt das Gerät im Körper eines Verstorbenen, so besteht bei einer *Feuerbestattung* die Gefahr einer *Explosion* der Lithiumbatterie im Verbrennungsofen. Angehörige und Leichenbestatter sind darüber zu informieren.

226. Was nennt man Defibrillieren?

Zur Durchbrechung tachykarder Extrareizbildungen, besonders des lebensbedrohlichen *Kammerflimmerns,* aber auch der *paroxysmalen* ventrikulären und supraventrikulären *Tachykardien* und sogar in besonderen Fällen des Vorhofflatterns und -flimmerns wird ein *Stromstoß* angewendet, der wieder einen normalen Sinusrhythmus in Gang bringen soll: Defibrillation = Entflimmerung.

227. Wie wird die Defibrillation durchgeführt?

Handtellergroße Elektroden werden an den EKG-Ableitungspunkt von V_1 und V_6 angesetzt und ein Stromstoß durch Kondensatorenladung von ca. 150 Ws in Narkose ausgeübt.

228. Wie wird die Herzmassage zur Wiederbelebung vorgenommen?

Der Patient liegt auf dem Rücken auf *harter Unterlage.*

Es werden mit den *Handballen rhythmische Kompressionsstöße* auf das Brustbein (Sternum) ausgeübt, dadurch wird das Herz gegen die Wirbelsäule gedrückt und ausgepreßt.

Anfangs soll eine Frequenz der Kompressionen von 100/min, später von 60/min ausgeübt werden.

Zur effektiven Beatmung von *Mund zu Mund* ist ein zweiter Helfer erforderlich.

229. Wie wird die Mund-zu-Mund-Beatmung vorgenommen?

Der *Kopf des Patienten* wird durch die eine Hand des Beatmers *nach hinten* geneigt und die Nase des Patienten mit Daumen und Zeigefinger zugehalten. Die andere Hand liegt unter dem Kinn, um den Kopf zu fixieren. *Nach tiefer Einatmung* des Beatmers wird Mund auf Mund gesetzt und die Luft kräftig in die Lungen des Patienten geblasen. Dies wird in Abständen von 20–40/min wiederholt.

Erkrankungen des Herzbeutels

230. Welche Erkrankungen des Herzbeutels können vorkommen?

Es gibt *akut-entzündliche* Erkrankungen des Perikards = Perikarditis,

chronisch-persistierende Entzündungen und

narbig ausgeheilte, zum Teil verkalkte Perikarditiden.

231. Welche Veränderungen können bei der Perikarditis am Herzbeutel entstehen?

Bei der trockenen Form, der *Pericarditis sicca,* bilden sich fibrinöse Auflagerungen an der entzündeten Stelle, die Schmerzen verursachen können (wie bei Pleuritis sicca).

Mit einem Stethoskop kann man oft ein *Reibegeräusch* hören.

Bei einem *Perikarderguß* setzt sich Flüssigkeit (Exsudat) im Herzbeutel ab. Dabei entstehen keine Schmerzen.

Der *Herzschatten* kann röntgenologisch vergrößert sein, die Herztöne werden leiser, das Herz kann sich nicht gut entfalten und nicht entsprechend füllen. Dadurch kann es zur Venenstauung am Hals und zur Leberschwellung kommen, der Blutdruck und die Förderleistung des Herzens sinken bedrohlich ab = Herztamponade.

232. Wodurch kann es zu einer Perikarditis kommen?

Bei zahlreichen Krankheiten kann es auch zu einer Perikarditis kommen. Eine *rheumatische Perikarditis,* meist als Zeichen einer *schweren rheumatischen Karditis,* bei rheumatischem Fieber, sowohl als Pericarditis sicca als auch exsudativa.

Bei einem Myokardinfarkt, der bis an die äußere Herzoberfläche reicht, kann eine Perikarditis durch das perikarditische Reibegeräusch als Begleitsymptom des Grundleidens erkannt werden.

Die *tuberkulöse Perikarditis* als Teilerscheinung einer Tuberkulose verläuft meist als exsudative Form im subakuten-subchronischen Verlauf.

Eine eitrige Perikarditis entsteht manchmal fortgeleitet von einer Pneumonie des linken Unterlappens.

Die sogenannte *unspezifische Perikarditis* ohne nachweisbare Erreger ist meist durch Virusinfektionen bedingt.

In fortgeschrittenen Stadien des Nierenversagens (Urämie) kann eine *urämische Perikarditis* auftreten.

233. Welche Behandlungsmöglichkeiten kommen bei Perikarditis in Frage?

Bei drohender Herztamponade durch Exsudat (auch bei Transsudat oder Hämatoperikard): *Entlastungspunktion.*

Behandlung des Grundleidens: Bei allergisch-rheumatischer Perikarditis: Antirheumatika, z.B. *Kortikosteroide.*

Bei Tuberkulose: *Tuberkulostatika.*

Bei eitriger Perikarditis: Penizillin oder andere *Antibiotika.*

234. Welche Folgen können nach Perikarditis verbleiben?

Es können narbige Schrumpfungen des Herzbeutels oder Verwachsungen des äußeren und inneren Perikards entstehen, die die Herzbewegungen behindern = *Pericarditis constrictiva.*

Wenn eine Perikardschwiele verkalkt, nennt man das ein *Panzerherz.*

Diese Veränderungen können die *Herzarbeit selbst* oder das *Einfließen des Blutstromes in das Herz* beeinträchtigen, so daß operiert werden muß.

Angeborene Herzfehler

235. Welche Teile des Herzens oder der großen Blutgefäße können bei angeborenen Herzmißbildungen betroffen sein?

Es können die *Herzklappen,* das *Septum* und die Anfangsteile der *großen Gefäße* betroffen sein.

236. Wie kann das Septum verändert werden?

Die Herzscheidewand, das Septum zwischen den Vorhöfen oder zwischen den Kammern, kann unvollständig geschlossen sein, so daß das Blut von einer Herzseite in die andere fließt: *Vorhofseptumdefekt bzw. Kammerseptumdefekt.*

237. Welche Mißbildung kommt an der Pulmonalarterie vor?

Bei der angeborenen *Pulmonalstenose* sind die Pulmonalklappen miteinander verwachsen und eingeengt (Stenose), der rechte Ventrikel wird überlastet und hypertrophiert. Die Lunge bekommt zu wenig Blut, es entsteht eine Blaufärbung der Haut, *Zyanose.*

238. Was liegt bei der Fallotschen Tetralogie vor?

Häufig sind gleichzeitig mit der *Pulmonalstenose* andere Mißbildungen vorhanden, z. B. ein *Kammerseptumdefekt* mit „reitender" Aorta, die über dem linken und rechten Ventrikel liegt und aus beiden Blut bekommt, die sogenannte *Fallotsche Tetralogie.*

239. Welche Mißbildung kann am Aortenbogen auftreten?

Bei der *Aortenisthmusstenose* liegt eine Verengung im Aortenbogen vor, so daß durch die Aorta descendens zu wenig Blut in die Bauchorgane und unteren Extremitäten fließen kann. Es bildet sich deshalb ein *Umwegkreislauf über die Interkostalarterien,* die sich stark erweitern. In der oberen Körperhälfte findet sich ein Bluthochdruck (Blutdruck an beiden Armen erhöht) und ein Blutunterdruck in der unteren Körperhälfte *(Blutdruckmessung an den Beinen!).*

240. Was bezeichnet man als offenen Ductus Botalli?

Beim *offenen Ductus arteriosus Botalli* bleibt eine embryonale Gefäßverbindung zwischen Aorta und Truncus pulmonalis, die sich sonst nach der Geburt selbst schließt, offen, so daß Blut aus der Aorta direkt in die Pulmonalarterie fließt und, obwohl es schon in der Lunge arterialisiert worden ist, nochmals durch die Lunge geführt wird.

241. Was ist ein Shunt?

Shunt (engl., gesprochen „schant") bedeutet *Kurzschluß.* Man versteht darunter den verkürzten falschen Weg, den das Blut bei angeborenem Herzfehler nimmt, z. B. durch das offene Vorhof- oder Kammerseptum vom linken ins rechte Herz oder umgekehrt. Man spricht demnach von einem Links-rechts-Shunt oder Rechts-links-Shunt.

242. Welche Untersuchungsmethoden sind zur Aufklärung von angeborenen Herzfehlern von besonderer Bedeutung?

Abgesehen von Zyanose, Dyspnoe, krankhaften Herzgeräuschen, pathologischen Röntgen-, Echokardiographie- und EKG-Befunden und Trommelschlegelfingern (Verdickung der Fingerendglieder) bei Säuglingen und Kleinkindern (blue babies = blausüchtige Kinder), die auf einen angeborenen Herzfehler hinweisen, sind wichtige Untersuchungen:

Durch den *Herzkatheter* wird der *Druck in den Herzhöhlen gemessen* und durch die Entnahme von Blutproben der *Sauerstoffgehalt* in den einzelnen Abschnitten bestimmt. So können z. B. erhöhter Druck und vermehrter Sauerstoffgehalt im rechten Ventrikel für einen Kammerseptumdefekt mit Links-rechts-Shunt sprechen, durch den der kräftige linke Ventrikel arterielles Blut in die rechte Kammer hinüberpreßt.

Bei der *Angiokardiographie* wird die röntgenologische Darstellung der Herzhöhlen und großen Gefäße mittels eines Herzkatheters durch die Ausbreitung eines Kontrastmittels angewendet, um abnorme Verbindungen darzustellen und beurteilen zu können.

243. Welche Komplikationen kommen bei angeborenen Herzfehlern vor?

Angeborene Herzfehler neigen besonders zu bakterieller Endokarditis (s. Frage 79, S. 117).

244. Welche Behandlungsmöglichkeiten stehen bei konnatalen Vitien zur Verfügung?

Es kommen Herzoperationen in Frage:

Beim offenen *Ductus arteriosus Botalli* wird dieser unterbunden und evtl. durchgetrennt. Die Resultate sind sehr gut.

Die Verengung bei der *Aortenisthmusstenose* wird entfernt und die Gefäßenden durch Naht miteinander verbunden.

Operationen am offenen Herzen, z. B. Septumdefekte, erfordern einen großen Aufwand mit der *Herz-Lungen-Maschine.* Dabei wird das Blut über Plastikschläuche aus den Hohlvenen durch einen Apparat (Oxygenator), der es, wie sonst die Lunge, mit Sauerstoff versorgt, gepumpt und den Arterien wieder zugeführt.

Nur ein Teil der Mißbildungen ist operabel.

Atmungsorgane (Respirationstrakt)

Allgemeines

1. Welchen Weg nimmt die Atmungsluft?

Sie zieht durch die oberen und unteren Luftwege.

Zu den *oberen Luftwegen* werden die Nase mit ihren Nebenhöhlen und der Pharynx (Rachen) gerechnet.

Die *unteren Luftwege* bestehen aus dem Larynx (Kehlkopf), der Trachea (Luftröhre), den beiden Haupt- oder Stammbronchien, die sich im rechten Hilus (Lungenwurzel) in 3 und im linken Hilus in 2 Lappenbronchien teilen. Diese verzweigen sich weiter in die Segmentbronchien und Bronchiolen. An diese schließen sich die Alveolen (Lungenbläschen) an.

2. Welche Aufgaben haben die Atmungsorgane?

Die *lebensnotwendige Aufnahme von Sauerstoff* und die *Abgabe von Kohlendioxid* = CO_2*, damit auch die Regulation des *Säure-Basen-Gleichgewichts.*

Die Lunge ist außerdem ein wichtiges *Blutdepot.*

3. Welche Bedeutung haben Sauerstoff und Kohlensäure?

Sauerstoff ist für die langsame stufenweise *Verbrennung* von kohlenstoff- und wasserstoffhaltigen Substanzen im Körper unentbehrlich.

Durch diese Verbrennung entstehen *Energie* und *Wärme* (gleichbleibende Körpertemperatur zwischen 36,5° und 37°).

Endprodukte der Verbrennung sind *Kohlendioxid* und *Wasser.*

4. Aus welchen Anteilen setzt sich die Luft zusammen?

Die Luft besteht aus ca. *20% Sauerstoff* und fast 80% Stickstoff und 1% Edelgasen, das Kohlendioxid macht nur etwa 0,03% aus.

5. Wie setzt sich die Ausatmungsluft zusammen?

In den Lungenbläschen werden etwa 4% des Sauerstoffgehaltes der Luft aufgenommen. Daher finden sich in der Ausatmungsluft noch *16%*

---

* Kohlendioxid = CO_2, Kohlensäure = H_2CO_3: Etwas unkorrekt, aber im allgemeinen Sprachgebrauch üblich ist die Bezeichnung von CO_2 als Kohlensäure.

Sauerstoff, daneben auch *4% Kohlendioxid.* Stickstoff und Edelgase werden unverändert ein- und ausgeatmet.

6. Welche 2 Orte der Atmung sind zu unterscheiden?

Die *äußere Atmung* ist der Gasaustausch in den Alveolen zwischen Luft und Blut mit O_2-Aufnahme und CO_2-Abgabe.

Die *innere Atmung* ist der Gasaustausch des Blutes mit den Geweben durch die Kapillarwände mit Abgabe von O_2 und Aufnahme von CO_2 ins Blut.

7. Wie werden Sauerstoff und Kohlensäure im Blut transportiert?

Der Sauerstoff wird im Blut locker an das Hämoglobin der Erythrozyten gebunden, wodurch *Oxyhämoglobin* entsteht und das Blut hellrot wird. Die Kohlensäure aus den Geweben wird im *Blutplasma* gelöst transportiert.

8. Wodurch wird die Atmungsluft bewegt?

Bei der *Erweiterung des Brustkorbes* folgen die elastischen Lungen, die der inneren Brustwand luftdicht anliegen, dieser Bewegung und saugen Atemluft ein: *Inspiration.*

Durch die Verkleinerung des Brustraumes und der Lungen wird ein großer Teil der Luft aus den Lungen wieder hinausbefördert: *Exspiration.*

9. Wie erfolgt die Einatmungsbewegung?

Bei der Inspiration heben die *Zwischenrippenmuskeln* die Rippen, der Thorax hebt sich und wölbt sich stärker nach vorne und nach den Seiten.

Das *nach oben gewölbte Zwerchfell* (Diaphragma) kontrahiert sich, wird dadurch flach und abwärts bewegt, so daß sich der Thoraxraum auch nach unten vergrößert.

10. Wie geht die Ausatmung vor sich?

Die Ausatmung mit Verkleinerung des Brustkorbraumes geschieht durch *Erschlaffung der Einatmungsmuskulatur,* die Rippen sinken durch die *Schwerkraft* herab, die Lungen ziehen sich gleichzeitig durch ihre *Elastizität* zusammen. Das *Zwerchfell* erschlafft und wölbt sich bei seinem Erschlaffen durch den *Druck der Eingeweide* aus dem Bauchraum in 2 Kuppeln unter den Lungen nach oben.

11. Wie kann die Atmung verstärkt werden?

Bei verstärkter Atmung werden *Hals- und Schultermuskeln* betätigt, die die Hebung und Erweiterung des Thorax bei der Inspiration unterstützen.

Bei der Ausatmung können die *Bauchmuskeln* durch Kontraktion den Brustkorb stärker herabziehen.

12. Wann kommt es zu verstärkter Ventilation?

Bei starken *körperlichen Anstrengungen,* aber auch bei *Dyspnoezuständen* wie Asthma, Bronchitis, Herzinsuffizienz.

13. Wieso macht die Lunge die Bewegungen der Thoraxwand mit?

Die *Pleura* überzieht die Lunge (Lungenfell) und die innere Thoraxwand (Rippenfell). Beide serösen Häute liegen unmittelbar aneinander, dazwischen findet sich etwas seröse Flüssigkeit. Diese stellt einen *Berührungskontakt* zwischen Lungenfell und Rippenfell her, wodurch sich die Lunge von der Thoraxwand nicht entfernen kann. Sie ermöglicht auch die *gleitende Verschiebung.*

Nase

14. Wodurch werden die beiden Nasenhöhlen gebildet?

Das *Siebbein* bildet das Dach der beiden Nasenhöhlen und läßt die Fasern der Riechnerven (Nn. olfactorii) aus der Riechregion der Nasenschleimhaut ins Gehirn durchtreten.

Die *Nasenscheidewand* wird zum Teil knöchern, z.T. durch Knorpel gebildet. Der *harte* und *weiche Gaumen* stellen den Boden der Nasenhöhlen dar.

Innen an den *Seitenwänden* finden sich die obere, mittlere und untere *Nasenmuschel.*

15. Welche Öffnungen und Verbindungen haben die Nasenhöhlen?

Die Verbindung nach außen stellen die *Nasenlöcher* her, die Verbindungen nach hinten zum Rachen heißen *Choanen.*

Unter der mittleren Nasenmuschel finden sich die *Öffnungen* zur *Stirn-* und *Oberkieferhöhle.*

Der *Tränennasengang* mündet in den unteren Nasengang.

16. Wie ist die Schleimhaut der Nase aufgebaut?

In der Schleimhaut liegen zahlreiche *Becherzellen und andere Drüsenzellen,* die Schleim absondern. Dieser und die Tränenflüssigkeit feuchten die Atemluft an.

An der Oberfläche der Nasenschleimhaut findet sich ein *Flimmerepithel,* dessen Härchen Schleim und Staub gegen die Nasenöffnungen hin bewegen.

Im Bindegewebe der Nasenschleimhaut liegen ausgedehnte *Venenge-*

flechte, die die Atemluft anwärmen, aber bei Entzündung auch stark anschwellen und die Nase luftundurchlässig machen können.

Das *Riechfeld* mit den Nervenzellen des ersten Hirnnervs (Nn. olfactorii) liegt im oberen Nasengang und ermöglicht eine gewisse Beurteilung der Atemluft.

17. Welche Aufgabe haben die Nasennebenhöhlen?

Die *Kiefer-, Stirn- und Keilbeinhöhle* sowie die *Siebbeinzellen* stellen eine Erweiterung des Nasenraumes dar und verstärken durch ihre Schleimhäute die *Anfeuchtung, Anwärmung und Säuberung* der Atemluft. – Außerdem verstärken sie durch die in ihnen mitschwingende Luft die *Resonanz* beim Sprechen und tragen zur Klangfarbe der Stimme bei.

18. Wie können die Nasennebenhöhlen untersucht werden?

Sekret und Eiter können durch *Spülung* gewonnen und bakteriologisch auf Erreger geprüft werden.

Die Kiefer-, Stirn- und Keilbeinhöhle können *röntgenologisch* und *sonographisch* (Ultraschall) untersucht werden.

Bei der *vorderen Rhinoskopie* wird durch die Nasenlöcher, bei der *hinteren Rhinoskopie* vom Rachen aus durch die Choanen die Nase inspiziert.

Durch die *Endoskopie* der Nebenhöhlen kann auch direkter Einblick in diese und durch *Biopsie* Gewebe zur histologischen Untersuchung gewonnen werden.

Rachen und Kehlkopf (Pharynx und Larynx)

19. Welche Bedeutung hat der Rachen?

Im Rachen *überkreuzen* sich Atem- und Speisewege.

Im Rachendach findet sich die *Rachenmandel,* eine Anhäufung lymphatischen Gewebes in der Schleimhaut.

Im oberen Teil des Pharynx münden die *Ohrtrompeten* (Tubae auditivae; Eustachische Röhren), die den Rachen und das Mittelohr verbinden. Sie vermitteln den Druckausgleich im Mittelohr, indem sie sich beim Schlucken öffnen.

20. Wie werden die Atemwege beim Schluckakt vor dem Eindringen von Speisen geschützt?

Beim Schluckakt wird das *Gaumensegel* (= der weiche, bewegliche, hinten gelegene Teil des Gaumens) nach oben bewegt und *verschließt* den Rachen gegen den Nasenraum. Bei *Gaumensegellähmung* treten während des Schluckens Speisen und Getränke durch die Nase aus.

Der *Kehldeckel* legt sich beim Schlucken über den Kehlkopfeingang und *schützt* vor Eindringen der Speisen in die Luftröhre.

21. Wie baut sich der Kehlkopf auf?

Mit dem Kehlkopf beginnen die *unteren Luftwege.* Er baut sich aus *Knorpeln* auf, die einen Hohlraum bilden, in dem die *Stimmbänder* von vorne nach hinten verlaufen. Der enge Spalt dazwischen heißt *Stimmritze.*

Je *stärker* die Spannung der Stimmbänder, um so *höher* der Ton.

22. Was bedeutet Laryngitis?

Laryngitis bedeutet *Kehlkopfentzündung.*

Sie kann akut im Rahmen einer Virusinfektion der Atemwege mit *Heiserkeit, bellendem Husten* und hörbar erschwerter Atmung (= *inspiratorischem Stridor*) als sogenannter Pseudo-Krupp (echter Krupp nur durch Kehlkopfdiphtherie) auftreten.

Als *stenosierende Laryngitis* oder *Epiglottitis* ist sie besonders bei Kleinkindern mit Atemnot, Tachykardie, Unruhe, Blässe, Zyanose, Stridorgeräusch und akuter Erstickungsgefahr ein *lebensbedrohlicher Zustand.* Behandlung mit Prednisolon, Antihistaminika, Sauerstoffatmung, eventuell Nottracheotomie (Luftröhrenschnitt unterhalb des Kehlkopfs mit Einlegen einer Atmungskanüle).

Bronchien

23. Wo liegen die Trachea und die Hauptbronchien?

Die Trachea verläuft *vor der Speiseröhre* und *hinter der Schilddrüse* und dem Brustbein. Sie befindet sich z. T. im Hals, z. T. im Brustkorb. Die Stelle der Teilung der Trachea in die beiden Stammbronchien *(Bifurkation)* liegt vor dem 4. Brustwirbel. Der rechte Stammbronchus ist kürzer und zieht steiler abwärts. Über dem linken Stammbronchus verlaufen der Aortenbogen und die linke Pulmonalarterie (Lungenschlagader). Die Stammbronchien enden im Lungenhilus (Lungenwurzeln).

24. Wie verzweigen sich die Bronchien vom Hilus bis zur Lunge?

Aus dem rechten Hilus gehen *3 Lappenbronchien* für den rechten Ober-, Mittel- und Unterlappen, links 2 Lappenbronchien für den linken Ober- und Unterlappen ab. – Die Lappenbronchien verzweigen sich in die *Segmentbronchien* für die 2–5 Lungensegmente, aus denen ein Lungenlappen besteht. – Die Segmentbronchien verzweigen sich immer weiter bis in ihre kleinsten Äste, die *Bronchiolen,* die in die Alveolengänge übergehen, an denen die *Lungenbläschen* (Alveolen) hängen (Abb. 21).

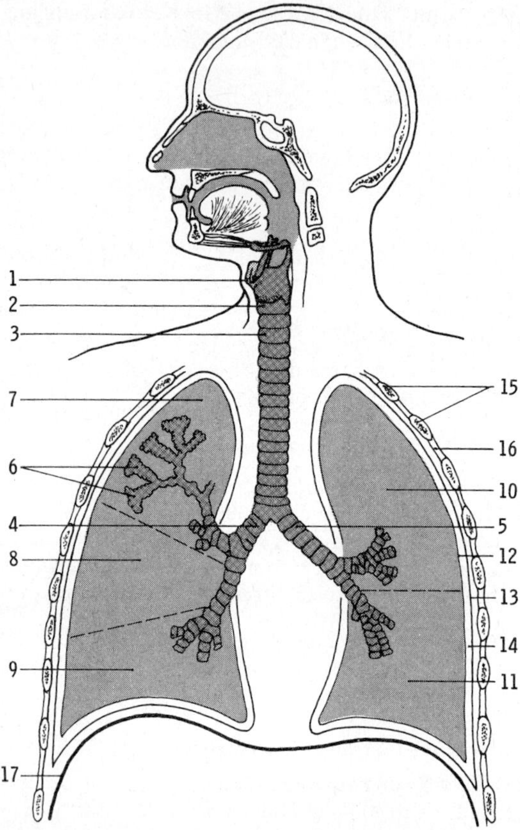

Abb. 21 Die Atmungsorgane (aus *Juchli, L.:* Krankenpflege, 6. Aufl. Thieme, Stuttgart 1991). 1. Schildknorpel. 2. Ringknorpel. 3. Luftröhre (Trachea). 4. Rechter Hauptbronchus. 5. Linker Hauptbronchus. 6. Lungenbläschen (Alveolen). 7. Rechter Oberlappen. 8. Mittellappen. 9. Rechter Unterlappen. 10. Linker Oberlappen. 11. Linker Unterlappen. 12. Pleura visceralis (Lungenfell). 13. Pleura parietalis (Rippenfell). 14. Pleuraspalt. 15. Rippen. 16. Interkostalmuskeln. 17. Zwerchfell

25. Wie ist der Schichtaufbau der Trachea und der Bronchien?

Trachea und Bronchien sind innen mit einem *Flimmerepithel* und *Becherzellen* und gemischten Drüsen ausgekleidet. Die Flimmerhaare befördern Schleim- und Staubteilchen nach oben. In den Wandungen finden sich hufeisenförmige *Knorpelspangen,* durch die die Atemwege offengehalten werden. Zwischen diesen finden sich bindegewebige Membranen und in den Bronchien *glatte Muskulatur,* wodurch die

Bronchien verengt werden können (z. B. bei Asthma). Die Bronchiolenwandung besitzt viel glatte Muskulatur und keine Knorpelspange.

Lungen (pulmones, Einzahl: pulmo)

26. Wie sind die Lungen aufgebaut?

Die *rechte Lunge* besteht aus Ober-, Mittel- und Unterlappen, die *linke Lunge* nur aus Ober- und Unterlappen.

Der *horizontale Lappenspalt* trennt den rechten Ober- und Mittellappen, der *große schräge Lappenspalt* verläuft auf beiden Seiten zwischen den Unterlappen und den darüberliegenden Lungenteilen.

Die Lungenlappen sind in je *2–5 Segmente* unterteilt, es finden sich rechts 10, links 9 Segmente.

Diese setzen sich aus zahlreichen *Lungenläppchen* zusammen, die etwa 1–1,5 cm Durchmesser haben.

Die kleinsten Bausteine sind die *Lungenalveolen* (Lungenbläschen), die das eigentliche Lungengewebe darstellen.

27. Wie ist ein Lungenläppchen aufgebaut?

Im Lungenläppchen liegen um einen *Bronchiolus* und einen Ast der *Lungenschlagader* die *Lungenbläschen* (Alveolen). Diese werden von einem *Kapillarnetz* umsponnen, das durch einen Ast der *Lungenvene* abgeleitet wird.

28. Wie sehen die Lungenalveolen aus?

Eine Lungenalveole hat einen *Durchmesser* von etwa 0,2 mm.

Insgesamt finden sich etwa 500 Millionen Lungenbläschen in beiden Lungen, die zusammen eine atmende Oberfläche von 200 m^2 haben.

Am *Alveoleneingang* finden sich *glatte Muskelfasern,* in der Alveolenwand vor allem elastische Fasern.

29. Welche Aufgaben haben die Alveolen?

In den Alveolen findet der *Gasaustausch* zwischen Luft und Kapillaren statt. Maßgeblich für den Austausch von Sauerstoff und Kohlensäure ist der *jeweilige Teildruck* (Partialdruck) dieser Gase diesseits und jenseits der Alveolarwand.

Pleura

30. Was ist die Pleura?

Die Pleura ist der seröse Überzug der Lungen (Pleura visceralis = Lungenfell) und der inneren Thoraxwand (Pleura parietalis = Rippenfell) und des Zwerchfells (Pleura diaphragmatica). An der Lungenwurzel gehen Pleura visceralis und parietalis ineinander über.

31. Welche Aufgabe hat die Pleura?

Zwischen dem Lungen- und dem Rippenfell befindet sich ein *kapillärer Gleitspalt* mit etwas seröser Flüssigkeit, der das *Aneinandervorbeigleiten* der beiden serösen Häute bei der Atmung ermöglicht.

Lungenhilus

32. Was bezeichnet man als den Lungenhilus?

Die *Verzweigung der Stammbronchien* und der *Lungengefäße* an der Innnenseite der Lungen wird Lungenstiel, Lungenwurzel oder Hilus genannt. Dort treten auch die Nerven des vegetativen Systems *(N. vagus)* in die Lunge ein, und die Lymphbahnen aus der Lunge fließen durch die im Hilus befindlichen *Lymphknoten* („Hilusdrüsen") ab.

Ventilation

33. Wie wird die Atembewegung gesteuert?

Die rhythmischen Atembewegungen werden *vom Atemzentrum* im verlängerten Mark (Medulla oblongata) gesteuert.

Dieses erhält auf *dreierlei Wegen* Impulse: durch die Verzweigungen des *vegetativen Nervengeflechtes* (N. vagus) werden Reize von den Dehnungsrezeptoren in den Lungen, von *Chemorezeptoren* in der Aorta und A. carotis (Halsschlagader), die das Absinken des Sauerstoffgehaltes im Blut melden, und durch den *Kohlensäuregehalt* bzw. den pH-Wert des Blutes im Atemzentrum selbst.

Muskelarbeit mit Sauerstoffverbrauch und Anstieg der Kohlensäure reizt das Atemzentrum, wodurch die Atmung beschleunigt und vertieft wird.

34. Wieviel Atemzüge sind normal?

Die *Atemfrequenz* hängt von Alter und Konstitution ab. Beim Erwachsenen in Ruhe sind etwa 16 Atemzüge/Minute normal, während Neugeborene etwa 40 Atemzüge/Minute zeigen.

35. Wie kann das Atemzentrum medikamentös beeinflußt werden?

Manche Medikamente, wie Schlafmittel, oder Opiate wie Morphium, *dämpfen* das Atemzentrum und können dadurch *gefährlich* werden (z.B. bei Suizid).

Durch Koffein, Strychnin und andere *Analeptika* kann das Atemzentrum angeregt werden.

36. Was nennt man Respirationsluft?

Das Luftvolumen eines Atemzuges nennt man *Atemzugvolumen* oder Respirationsluft. Es beträgt in Ruhe etwa 500 ml.

37. Was ist das inspiratorische und exspiratorische Reservevolumen?

Die Luftmenge, die man über das Atemzugvolumen (= Respirationsluft) *maximal einatmen* kann, ist das inspiratorische Reservevolumen (auch Komplementärluft genannt).

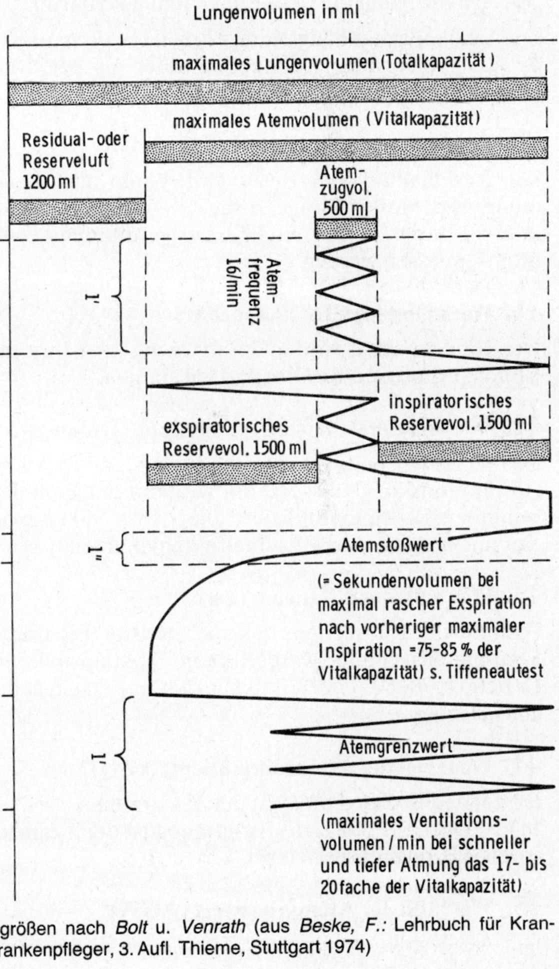

Abb. 22 Ventilationsgrößen nach *Bolt* u. *Venrath* (aus *Beske, F.:* Lehrbuch für Krankenschwestern und Krankenpfleger, 3. Aufl. Thieme, Stuttgart 1974)

Die Luftmenge, die man nach der gewöhnlichen Ausatmung *noch weiter ausatmen* kann, ist das exspiratorische Reservevolumen (auch Reserveluft genannt).

38. Was bezeichnet man als Vitalkapazität?

Vitalkapazität (VK) ist die Luftmenge, die nach tiefster Einatmung bis zur vollständigen Ausatmung abgegeben wird. Sie entspricht der Summe von *Atemzugvolumen, inspiratorischem* und *exspiratorischem Reservevolumen.*

39. Wovon hängt die Größe der Vitalkapazität ab?

Die Vitalkapazität hängt vom *Alter, Geschlecht* und von der *Körpergröße* ab. – Sie ist bei Männern größer als bei Frauen, bei größeren Menschen höher als bei kleinen und nimmt im Alter ab.

40. Was versteht man unter Residualluft?

Die Residualluft oder Reserveluft bleibt auch bei maximaler Ausatmung noch in der Lunge zurück. Sie kann nicht direkt, sondern nur indirekt durch die Verteilung bzw. Verdünnung von Helium im Atemraum gemessen werden.

41. Was nennt man Totalkapazität?

Die Totalkapazität ist die Gesamtmenge der Luft in den Lungen, also Vitalkapazität und Residualluft zusammen.

42. Wie errechnet man das Atemminutenvolumen?

Das Volumen eines normalen Atemzugs (= Atemzugvolumen oder Respirationsluft), z. B. 500 ml, wird mit der Zahl der Atemzüge in der Minute, z. B. 16, multipliziert: $0{,}5 \times 16 = 8{,}0$ l werden in einer Minute ein- und ausgeatmet = Atemminutenvolumen.

43. Was mißt der Tiffeneau-Test?

Er mißt die Luftmenge, die nach tiefster Einatmung *innerhalb einer Sekunde* ausgeatmet werden kann = Atemstoß-Sekunden-Kapazität. Er beträgt 70–80% der Vitalkapazität und ist ein *gutes Maß der Exspirationsleistung.*

44. Was zeigt der Atemzeitquotient (AZQ)?

Er zeigt das *Zeitverhältnis* der Einatmung zur Ausatmung. Normal 1 : 1,3. Durch verlängerte Ausatmung ist der Atemzeitquotient bei spastischer Bronchitis verändert, z. B. 1 : 1,8.

45. Was mißt der Atemgrenzwert (AGW)?

Der AGW stellt das *maximale Ventilationsvolumen* in einer Minute dar.

Er wird durch maximal tiefe und schnelle Ein- und Ausatmung gemessen.

46. Womit wird die Lungenleistung gemessen?

Einfache Werte wie die Vitalkapazität können mit einem *Spirometer* (Trockenspiromter, Gasuhr),

andere Ventilationsgrößen, die mit Zeitmaßen in Zusammenhang stehen, wie der Atemzeitquotient, Tiffeneau-Test und Atemgrenzwert, müssen mit einem *Spirographen* gemessen werden (Ruhespirographie).

Atemleistungen unter körperlicher Belastung werden durch *die Ergospirographie* untersucht.

47. Welche Angaben sind für die Auswertung einer Spirographie erforderlich?

Alter, Körpergröße, Gewicht des Patienten.

Temperatur und Luftdruck (Barometerstand) im Untersuchungszimmer.

48. Wie kann die Dehnbarkeit der Lungen gemessen werden?

Durch die *Ösophagussonde* lassen sich die Druckschwankungen im Brustkorb (Intrapleuralraum) registrieren und die *Compliance* (spr.: Komplaiens), d.h. die Dehnbarkeit und die Elastizität der Lungen errechnen.

49. Was ist ein Ganzkörper-Plethysmograph?

Der Ganzkörper- oder Bodyplethysmograph ist eine Einrichtung, die es gestattet, unabhängig von der Bereitschaft des Untersuchten (Gutachten!) die verschiedenen Lungenvolumina, die Atemwegswiderstände (Resistance) und die Lungendehnbarkeit (Compliance) zu messen.

50. Welche Bedeutung hat die Blutgasanalyse?

Die Bestimmung des *arteriellen Sauerstoffdruckes* (pO_2), des *Kohlensäuredruckes* (pCO_2) und der Plasmabikarbonatkonzentration ist wichtig für die Beurteilung mancher Krankheitszustände, der Narkoseverträglichkeit und Operabilität, besonders zur Kontrolle von Patienten unter künstlicher Beatmung.

Normalwerte (im Venenblut): pC_2: 36–44 mmHg, pCo_2: 37–50 mmHg; Bikarbonat (im Serum): 21–28 mmol/l.

51. Wie kann die Bikarbonatkonzentration verändert werden?

Bei *Urämie* durch Niereninsuffizienz oder bei *Ketoazidose* im diabetischen Koma nehmen die Anionen zu und die *Bikarbonatkonzentration nimmt ab*.

Bei *Erbrechen* mit Chloridverlust *steigt das Bikarbonat* durch Anionenverlust an.

Auch *respiratorische Störungen* durch zuviel oder zu wenig CO_2-Abgabe (Hyper- oder Hypoventilation) können die Bikarbonatkonzentration verändern.

52. Was nennt man Azidose und was Alkalose des Blutes?

Der *normale pH-Wert* (= Wasserstoffionenkonzentration) des Blutes liegt bei 7,4.

Eine Abnahme des pH-Wertes nennt man *Azidose,* eine *Zunahme Alkalose.*

53. Wie verändern sich die Ventilationsleistungen im Alter?

Die Ventilationsleistung der Lunge nimmt dadurch ab, daß das exspiratorische, später auch das inspiratorische Reservevolumen fortschreitend kleiner werden; damit sinkt die Vitalkapazität ab, die Residualluft nimmt zu. Durch Rückgang der Lungenelastizität und der Thoraxbeweglichkeit verringert sich das Atemstoß-Sekundenvolumen (= Tiffeneau-Test) und der Atemgrenzwert.

54. Von welchen drei Vorgängen ist die äußere Atmung abhängig?

Die *Ventilation* ist die Luftbewegung bei Ein- und Ausatmung, die *Diffusion* ist der Gasaustausch durch die Alveolenwand hindurch, und die *Perfusion* ist die Durchblutung des Kapillarnetzes um die Alveolen.

55. Was ist eine obstruktive und was eine restriktive Ventilationsstörung?

Bei der obstruktiven Ventilationsstörung wird die Atemströmung in der *Exspiration* durch *Verengung* der Bronchiallumina, wie bei Asthma oder Bronchitis, behindert.

Eine restriktive Ventilationsstörung entsteht durch *Elastizitätsverlust* der Lungen, der Pleura oder des Thorax, z.B. durch bindegewebige Schrumpfung bei Steinstaublunge (Silikose), bei Pleuraschwarten oder Verknöcherung der Rippen-Wirbel-Gelenke (Bechterewsche Krankheit). Dadurch wird sowohl die *Ein-* wie die *Ausatmung* eingeengt. Beide Ventilationsstörungen können sich *kombinieren,* wie z.B. bei fortgeschrittener Emphysembronchitis.

56. Welche krankhaften Atemtypen werden unterschieden?

Dyspnoe: Atemnot, verstärkte Atmung. Man unterscheidet Atemnot bereits in Ruhe: Ruhedyspnoe; bei Belastung: Belastungsdyspnoe.

Orthopnoe: Der Patient kann nur bei aufrechtem Oberkörper, z.B. im Sitzen, noch einigermaßen ausreichend Luft bekommen.

Apnoe: Atemstillstand, vorübergehend oder endgültig.

Asphyxie: Erstickung durch O_2-Mangel oder Lähmung des Atemzentrums.

Kußmaulsche Atmung: Die große Atmung mit verlangsamten und vertieften Atemzügen, z. B. im Coma diabeticum.

Normal: Kußmaul:

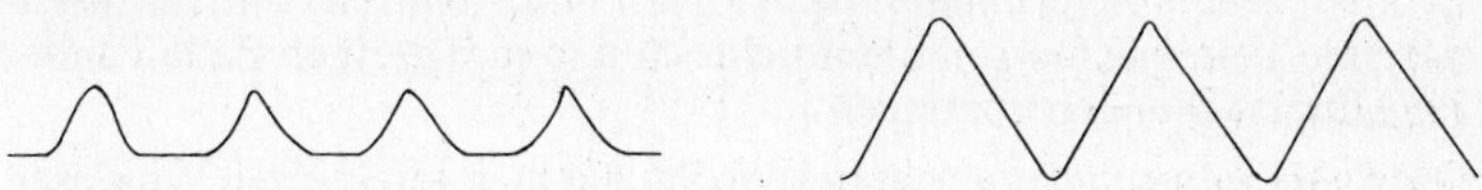

Cheyne-Stokessche Atmung: Eine periodisch an- und abschwellende, bei Aufzeichnung spindelförmige Atmung mit vorübergehender Apnoe:

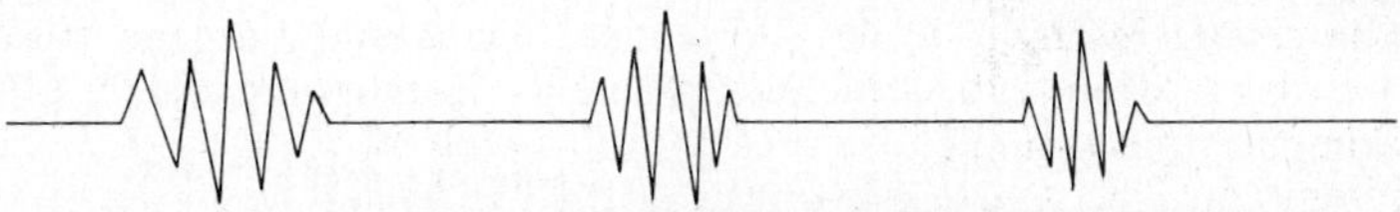

Cheyne-Stokessche Atmung

Biotsche Atmung: Vertiefte Atemzüge gleicher Höhe mit vorübergehendem Atemstillstand:

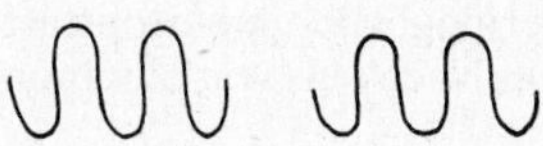

57. Was bedeutet die Cheyne-Stokessche Atmung?

Sie stellt eine *bedrohliche Atemstörung* dar, z. B. bei schwerster Herzinsuffizienz, Gehirnkrankheiten, schweren Stoffwechselstörungen (Urämie) oder Vergiftungen, die rechtzeitig erkannt werden muß.

Sie zeigt, daß das Atemzentrum nur noch auf verstärkte Reize anspricht. Erst durch das Ansteigen des CO_2 im Blut während eines kurzen Atemstillstands (apnoische Phase) wird es gereizt und löst die vertieften Atemzüge aus. Wenn durch diese der vermehrte CO_2-Gehalt des Bluts wieder abgeatmet wurde, verflacht die Atmung und setzt wieder kurz aus, bis das Atemzentrum erst wieder durch den Anstieg des Kohlendioxids im Blut gereizt wird.

58. Wie kommt es zur Biotschen Atmung?

Wenn das Atemzentrum nicht mehr auf CO_2 anspricht, sondern nur auf Sauerstoffmangel, kommt es zu regelmäßigen, sehr tiefen Atemzügen. Wird durch diese vertiefte Atmung der Sauerstoffmangel ausgeglichen, so tritt ein kurzer Atemstillstand ein, bis durch erneuten Sauerstoffmangel die vertiefte Atmung wieder einsetzt: Diese Biotsche Atmung kann

z. B. bei gesteigertem Hirndruck (Hirnödem, -blutung, -tumor oder Meningitis) auftreten.

59. Welche besonderen Untersuchungsmethoden spielen bei Erkrankung der Atmungsorgane eine wichtige Rolle?

Neben der *Inspektion* durch direkte Betrachtung:

Perkussion und Auskultation (Abklopfen und Abhören) sind als orientierende Untersuchungen unentbehrlich und in einzelnen Fällen anderen Untersuchungen überlegen.

Die *Sputumuntersuchung* hat bei den entzündlich-infektiösen Prozessen eine entscheidende Aufgabe. Auch Krebszellen (z. B. bei Bronchialkrebs) können durch Färbung nach Papanicolaou nachgewiesen werden.

Röntgenuntersuchungen aller Abschnitte der Atmungsorgane, besonders der Lungen, evtl. Schichtaufnahmen = Tomogramme oder CT = Computertomographie.

Untersuchung durch Spiegelungen durch den HNO-Arzt (z. B. Kehlkopf).

Die *Bronchoskopie,* besonders zur Karzinomentdeckung mit Biopsie oder zur Fremdkörperentfernung.

Die *Bronchographie* ermöglicht eine Kontrastdarstellung der Bronchialverzweigungen zum Nachweis von Tumoren oder Bronchiektasen.

60. Welche äußere Beschaffenheit ist am Sputum zu beachten?

Die *Menge:* Messung im Spitzglas durch 24 Stunden.

Die *Farbe:* z. B. rot durch Blutbeimengungen = Hämoptoe (Bluthusten) bei Lungenembolie, bei Tuberkulose, Karzinom und bei Lungenstauung durch Herzfehler (bei Lungenödem rötlich-schaumig), auch bei hämorrhagischer Diathese.

Schleimig-eitriges Sputum bei eitriger Bronchitis oder Bronchiektasen, bei letzteren dreischichtiges Sputum.

Geruch des Auswurfs, z. B. faulig-fötider Geruch wie Aas bei Lungengangrän.

61. Welche bakteriologischen Untersuchungen des Auswurfs sind wichtig?

Wichtige Erreger lassen sich durch bestimmte Färbungen der *Sputumausstriche* im Mikroskop erkennen, z. B. Tuberkelbakterien nach Ziehl-Neelsen.

Manche Krankheitskeime lassen sich durch *bakteriologische Züchtung* auf bestimmten Nährböden erkennen. Dabei läßt sich auch ihre Empfindlichkeit gegen die wirksamsten Medikamente herausfinden (*Resistenzprüfung,* Antibiogramm).

62. Was wird bei einer Mediastinoskopie gemacht?

In Intubationsnarkose werden nach einem Hautschnitt über dem Brustbein durch Einführen des Mediastinoskops die Lymphknoten um die Trachea und an ihrer Teilung (Bifurkation) gespiegelt und Biopsieproben entnommen. Die Mediastinoskopie wird bei *Verdacht auf Bronchial- oder Lungenkarzinom* oder bei Mediastinaltumoren durchgeführt.

Künstliche Beatmung

63. Wann muß ein Patient maschinell beatmet werden?

Es kann *pulmonale* Ursachen geben, die zur *Ateminsuffizienz* führen und durch den Sauerstoffmangel im Gehirn mit Zittern (Tremor), verwaschener Sprache, Unruhe, Somnolenz, Psychosen, Koma und Krämpfen auftreten.

Als *extrapulmonale* Indikationen zur künstlichen Beatmung sind vor allem *Vergiftungen* und *Lähmungen* (Polyneuritis, Poliomyelitis) zu nennen.

64. Wie wird eine künstliche, apparative Beatmung durchgeführt?

Wenn vermutlich nur *kurz* beatmet werden muß, wird meist nur eine *Intubation* vorgenommen.

Wenn der Patient voraussichtlich *länger* an das Gerät angeschlossen werden soll, wird eine *Tracheotomie* vorgezogen.

Während der künstlichen Beatmung muß die Trachealkanüle häufig von Schleim gereinigt und eine Bronchialtoilette durch Absaugen durchgeführt werden. Die Atemluft muß durch Bronchitiskessel angefeuchtet werden. Es sind Puls, Blutdruck, Blutgase und Elektrolyte zu kontrollieren, das Verhalten des Patienten ist zu beobachten, evtl. muß er sediert werden. Manchmal sind schleimlösende Medikamente (Mukolytika) erforderlich.

65. Welche Probleme können bei einem tracheotomierten Patienten auftreten?

Durch die Umgehung des Nasen-Rachen-Raumes wird die Atmungsluft zu wenig aufgewärmt, angefeuchtet und nicht von Staub und Bakterien gereinigt. Dadurch entsteht eine *erhöhte Infektionsgefahr* der Atemwege (Pneumonie!). In der Trachea können Druckulzera entstehen und Spätschäden (Tracheomalazie = Knorpelerweichung) verbleiben.

Erkrankungen der Atmungsorgane

Rhinitis und Sinusitis

66. Wodurch kann Schnupfen hervorgerufen werden?

Die häufigste Ursache einer Rhinitis sind *Virusinfektionen,* die mit Bakterien Mischinfektionen, den „eitrigen Schnupfen", bilden. Die Übertragung erfolgt durch *Tröpfcheninfektion.* – Wegen der vielen Erregertypen kann man mehrmals im Jahr an Schnupfen erkranken.

Der *Heuschnupfen* ist eine *allergische Reaktion* der Nasenschleimhaut auf Pflanzenpollen, z. B. während der Gräserblüte.

Auch viele andere Reize können zum Bild des Schnupfens mit Vermehrung des Nasensekrets führen (Rauch, Staub, Dämpfe).

67. Was bedeutet Sinusitis?

Eine Sinusitis oder *Nasennebenhöhlenentzündung* ist häufig am *Schnupfen* beteiligt. Sie kann sich durch Zuschwellen der Nebenhöhlenausführungsgänge in die Nase zum *Empyem* entwickeln, am häufigsten in den *Kieferhöhlen* und Siebbeinzellen, selten in den Stirnhöhlen und der Keilbeinhöhle.

Die Entzündung der Oberkieferhöhle kann sich auch von Zahneiterherden enwickeln = dentogene Sinusitis maxillaris.

68. Welche Komplikationen können von einer Sinusitis ausgehen?

Die Entzündung kann auf die Hirnhäute übergreifen: *eitrige Meningitis* oder

auf die *Augenhöhle* als Ophthalmitis übergehen.

Nebenhöhlenentzündungen stehen sehr häufig im Zusammenhang mit einer *chronischen Bronchitis* und sollen mit dieser gleichzeitig behandelt werden.

69. Wie kann eine Sinusitis behandelt werden?

Es muß für *guten Abfluß* der Nebenhöhlen in die Nase durch *schleimhautabschwellende Mittel,* evtl. durch Punktion mit *Spülung* oder Operation gesorgt werden. Bei eitriger Entzündung medikamentöse Behandlung mit *Antibiotika.*

Bei mangelhafter Luftdurchgängigkeit der Nase durch Verkrümmung der Nasenscheidewand oder Schleimhautwucherung kommen *operative* Eingriffe in Frage.

Tonsillitis

70. Was ist der lymphatische (Waldeyersche) Rachenring?

Er besteht aus einer Ansammlung von lymphatischem Gewebe im Rachen. Dazu gehören die *Rachenmandel* oben an der Decke des Nasenrachens, die beiden *Gaumenmandeln* (Tonsillen) und die lymphatischen *Seitenstränge* beiderseits im unteren Rachengebiet.

71. Welche Formen der Tonsillitis sind zu unterscheiden?

Angina catarrhalis = Rötung und Schwellung.

Angina follicularis = kleine gelbliche Stippchen auf den geröteten und geschwollenen Tonsillen.

Angina lacunaris = Tonsillitis mit größeren Belägen.

Angina membranacea = festhaftende Beläge über den ganzen Mandeln (Diphtherieverdacht!).

Angina necroticans = Entzündung mit geschwürigem Zerfall von Mandelgewebe, z.B. bei Angina Plaut-Vincent (s. Frage 247, S. 421; Frage 257, S. 423).

72. Wann ist die Tonsillektomie angezeigt?

Wenn durch die akute Entzündung *unmittelbare Gefahren* entstehen (z.B. Abszeßbildung).

Bei *rezidivierenden* Entzündungen.

Wenn die Mandeln zu groß sind (Hypertrophie) und ein *mechanisches Hindernis* für die Atmung darstellen.

73. Was nennt man eine Seitenstrang-Angina?

Auch nach der Mandelentfernung kann es zur „Halsentzündung" durch Infektion mit *Rötung* und *Schwellung* des lymphatischen Gewebes in den Seitensträngen des Rachens durch Viren oder Streptokokken kommen.

Pharyngitis – Laryngitis

74. Wie nennt man eine allgemeine Entzündung des Rachens?

Rachenkatarrh oder *Pharyngitis*.

75. Welche Erkrankungen des Kehlkopfs sind wichtig?

Die *akute Entzündung* = Laryngitis acuta durch Infekte, viel Sprechen, Raucheinwirkung.

Die *chronische Entzündung* = Laryngitis chronica durch ständiges Einwirken äußerer Reize.

Laryngitis auch bei Grippe, Masern, Diphtherie.

Die tuberkulöse Laryngitis = *Kehlkopftuberkulose* bei Lungentuberkulose.

Bei chronischer Heiserkeit muß immer auch an *Kehlkopfkrebs* gedacht werden.

76. Welche Krankheitserscheinungen treten bei Kehlkopfkatarrh auf?

Heiserkeit, evtl. bis zur Aphonie = Stimmlosigkeit.

Die Laryngoskopie zeigt *Rötung* und *Schwellung* der Stimmbänder, evtl. wulstige Schwellung, Fibrinbeläge.

77. Wie ist eine Laryngitis zu behandeln?

Bei Laryngitis im Rahmen einer Infektionskrankheit ist diese zu behandeln.

Im übrigen *Vermeidung* aller Reize wie *Rauchen* und *Sprechen.*

Inhalieren mit Salzlösungen (z.B. Emser Salz) oder Aerosolinhalationen.

Halswickel als durchblutungsfördernde Maßnahme.

78. Worum handelt es sich bei der Erkältung der Luftwege?

Durch *Unterkühlung* können oft schon länger vorhandene Erreger oder durch Ansteckung infolge Tröpfcheninfektion eingeschleppte Krankheitskeime ein geändertes, für sie günstiges *lokales Milieu* finden und Entzündungen der Schleimhäute in den Luftwegen auslösen.

Meist handelt es sich *primär* um *Virusinfekte,* die *sekundär* durch eine *bakterielle Superinfektion* kompliziert werden.

Die *Ausdehnung der Entzündung* kann verschiedene Abschnitte des Atmungstraktes befallen, z.B. als Pharyngitis, Laryngitis, Tracheobronchitis, oder alle Abschnitte von einer Sinusitis bis zur Bronchitis und Bronchopneumonie.

79. Welche Beschwerden machen Infekte der Luftwege?

Allgemeine Mattigkeit und Krankheitsgefühl, Schnupfen, Heiserkeit, Husten, wundes Gefühl hinter dem Brustbein (Tracheitis), Temperatursteigerung, manchmal Auswurf.

80. Welche Behandlungsmaßnahmen kommen bei einer Infektion der Luftwege in Betracht?

Bettruhe, Schwitzpackungen mit Aspirin und Lindenblütentee, evtl. Hals- oder Brustwickel, Inhalieren, Hustenmittel (Expektorantien), bei bakterieller Mischinfektion Antibiotika.

Bronchitis, Bronchiektasen und Asthma

81. Welche statistische Bedeutung haben Bronchitis, Asthma und Emphysem?

Die Zahl der Fälle *nimmt ständig zu.*

Bronchitis ist die häufigste Ursache der *Krankschreibung.* Sie ist in hohem Maße für vorzeitig eintretende *Berufs-* oder *Erwerbsunfähigkeit* verantwortlich.

Renten, Krankenhausbehandlung und Kuren wegen Bronchitis stellen eine hohe *finanzielle Belastung* der Allgemeinheit dar.

Bei *Operationen* stellen die Folgen der chronischen Bronchitis an der Lunge eine starke Gefährdung vor allem älterer Patienten dar.

82. Wodurch kann es zur akuten Bronchitis kommen?

Durch „Erkältung" kommt es zu einer *örtlichen Abwehrschwäche* in der Bronchialschleimhaut. Der Beginn der Entzündung wird durch *Viren* ausgelöst, denen *bakterielle Mischinfektionen* mit Pneumokokken, Streptokokken, Staphylokokken und Influenzabakterien folgen.

Bei Grippe, Masern, Keuchhusten stellt die Bronchitis eine Begleitkrankheit des Grundleidens dar.

83. Welche Beschwerden treten bei akuter Bronchitis auf?

Wundes Gefühl unter dem Brustbein, *Husten,* anfangs wenig zäh-glasiger, schlecht löslicher *Auswurf,* der später schleimig-eitrig werden kann.

84. Welche Behandlungsmöglichkeiten bestehen bei einer akuten Bronchitis oder einem akuten Schub einer rezidivierenden Bronchitis?

Inhalieren und Expektorantien (Hustensaft) zur Verflüssigung und besseren Lösung des Auswurfs;

kurzfristig Kodein, um den zu häufigen Hustenreiz, besonders nachts, zu unterdrücken;

Brustwickel, Schwitzen mit Tee und Aspirin.

Bei eitriger Bronchitis *Antibiotika,* evtl. Erregernachweis und Empfindlichkeitstest.

Bei spastischer Komponente *Asthmamittel.*

Manchmal sind Herz- und Kreislaufmittel nötig.

85. Welche Komplikationen können bei Bronchitis auftreten?

Bronchiolitis, als besonders bei Kleinkindern und Säuglingen schweres Krankheitsbild: Unruhe, Zyanose und Dyspnoe.

Peribronchitis durch Eindringen der Bronchitis in tiefe Gewebsschichten.

Bronchopneumonie, besonders bei Kindern und alten Leuten.

Übergang in eine chronische Bronchitis, eventuell mit *Bronchospastik* (asthmoide Bronchitis).

Emphysem und *Cor pulmonale.*

85a. Wie ist die chronische Bronchitis definiert?

Eine chronische Bronchitis liegt vor, wenn ein Patient mehr als 3 Monate im Jahr an 2 aufeinanderfolgenden Jahren hustet.

86. Was kann zu einer chronischen Bronchitis führen?

Voraussetzung scheint eine *erbliche Krankheitsanlage* zu sein, mit *Neigung zu allergischen Reaktionen.*

Chronische Reize wie *Staub* und *Rauch* (Zigaretten!) wirken verschlimmernd.

Mehrere akut ablaufende bronchitische Schübe führen zu einer *vermehrten Bronchialsekretion und Schädigung des Flimmerepithels.* Diese Veränderungen ermöglichen eine *chronische Infektion* der Bronchien mit Neigung zu Verschlimmerungsschüben durch Erkältung, besonders im Herbst und Winter.

87. Wodurch entsteht die Atemnot bei Bronchitis und Asthma?

Hauptursache ist die *Bronchospastik.* Sie entsteht durch Kontraktion der Ringmuskeln in den Bronchien als Folge der allergischen Reaktion, beim Asthma gegen inhalierte Antigene, bei der Bronchitis gegen die Infektionserreger und ihre Stoffwechselprodukte.

Außerdem *schwillt* die *Bronchialschleimhaut* an und verengt die Bronchien noch mehr.

Die dritte Ursache der Bronchialverengung ist die verstärkte Schleimschicht durch *vermehrte Sekretabsonderung* in den Bronchien.

Alle drei Vorgänge sind Teil der überschießenden allergischen Reaktionen der Bronchien und *verengen* das Lumen der Atemwege.

Die fortschreitende Ausbildung eines *Lungenemphysems* als Folge der Bronchialerkrankung verstärkt die Kurzatmigkeit.

88. Welche Krankheitserscheinungen kommen bei chronischer Bronchitis vor?

Husten und *Auswurf,* besonders morgens.

Atemnot bei Anstrengungen, evtl. auch schon in Ruhe.

Beim *Abhören* der Lungen: Giemen, Pfeifen und Brummen (nichtklingende Rasselgeräusche – RG).

Sputumuntersuchung: Menge (Spitzglas), äußere Beschaffenheit (eitrig), Kultur mit Empfindlichkeitstest (Antibiogramm).

Röntgenologisch können peribronchitische Veränderungen erkennbar sein, vor allem müssen Bronchialkarzinom und Tuberkulose ausgeschlossen werden.

89. Welche allgemeinen Maßnahmen sind bei Bronchitis wichtig?

Rauchverbot, Vermeidung von Stäuben und Dämpfen, von Unterkühlungen und Durchnässungen, aber auch von zu trockener Luft.

Behandlung von Nasennebenhöhlenerkrankungen.

Im nichtakuten Stadium *Atemgymnastik.*

90. Welche medikamentösen Behandlungen kommen bei Bronchialerkrankungen in Frage?

Zur *Schleimverflüssigung* reichlich trinken und Expektorantien (Hustensaft usw.)

Bei trockenem *Reizhusten* Kodein.

Broncholytika wegen Bronchospasmen zum Beispiel Euphyllin (= Theophyllin).

Aerosoltherapie mit Teilchengrößen von 1–5 µm nach vorausgehendem Broncholytikum.

Bei akuten Verschlimmerungen mit *eitrigem Sputum:* Antibiotika.

91. Was nennt man Asthma bronchiale?

Bronichalasthma ist eine anfallsweise auftretende *allergisch-hyperergische Reaktion* mit spastischer Kontraktion der Bronchialmuskulatur, Schwellung der Schleimhaut und vermehrter Sekretbildung, wodurch anfallsweise starke Atemnot, ein *Status asthmaticus,* auftritt.

92. Wodurch kommt es zum Bronchialasthma?

Voraussetzung ist eine *Veranlagung* zu Überempfindlichkeitsreaktioen (Allergie).

Die *Inhalation von Substanzen,* die als Antigene eine überschießende Antikörperreaktion im Bronchialsystem in Gang setzen, löst den Anfall aus. Solche sind Pflanzenpollen, Hausstaub, Tierhaare, Federn, aber auch Medikamente.

Die *Sensibilisierung* kann gegen viele sehr verschiedene Allergene zustande kommen, z.B. Staub aller Art, Tierhaare, Schimmelpilze, die sich an den Wohnwänden finden, Küchendunst, Blütenpollen. Besonders Wetterveränderungen können Verschlimmerungen bewirken.

Auch die *psychische Reaktionsweise* spielt bei der Auslösung der Anfälle eine große Rolle, der Asthmaanfall kann die „Antwort" auf eine bedrohlich wirkende Umgebung sein.

93. Welche Symptome können im Asthmaanfall oder bei spastischer Bronchitis beobachtet werden?

Atemnot; exspiratorische Dyspnoe mit verlängerter und erschwerter Ausatmung = obstruktive Ventilationsstörung. Die Patienten müssen meist sitzen (= *Orthopnoe*), sie stützen die Arme auf, um die Muskulatur des Schultergürtels als Atemhilfsmuskulatur einsetzen zu können. Es bestehen Spannung und Unruhe und ein Bedürfnis nach frischer Luft.

94. Wie kann ein Status asthmaticus behandelt werden?

Bronchospasmolytika: 2–4 Sprühstöße eines Beta-2-Mimetikums (Berotec, Sultanol, Bronchospasmin); Theophyllin i.v.; Berotec s.c.

Steroide: 100–250 mg Prednisolon i.v.
Sedierung: Valium oder Atosil (nur unter Blutgaskontrolle und bei Intubationsmöglichkeit).
Sauerstoff: über Nasensonde; evtl. Intubation und Beatmung.

95. Was nennt man Bronchiektasen?

Bronchiektasen sind längliche oder sackförmige *Erweiterungen der Bronchien,* selten angeboren, meist erworben durch Wandveränderungen bei chronischer Bronchitis mit Peribronchitis oder Lungenentzündung. Sie sind *nicht rückbildungsfähig.*

96. Welche Erscheinungen weisen auf Bronchiektasen hin?

Reichlicher Auswurf, besonders morgens „maulvolle Expektorationen" und *Dreischichtung des Sputums* im Spitzglas: oben schaumiger Schleim, darunter trübes Sekret, ganz unten krümeliger eitriger Bodensatz; fad-süßlicher Geruch des Sputums.

In Knie-Ellenbogen-Hängelage Entleerung von viel Sputum, das in den Bronchiektasen angesammelt war. Diese Art der Entleerung in der sog. Quincke-Hängelage, soll nur nach ärztlicher Verordnung durchgeführt werden.

Uhrglasnägel, Trommelschlegelfinger.

Als Spätkomplikation evtl. Amyloidose.

97. Wie können Bronchiektasen nachgewiesen werden?

Bei der *Bronchographie* sind die bronchiektatischen Erweiterungen durch Kontrastfüllung röntgenologisch darstellbar.

98. Welche Therapiemöglichkeiten kommen bei Bronchiektasen in Frage?

Konservativ: wie bei chronischer Bronchitis.

Chirurgisch: bei Bronchiektasen nur in einem umschriebenen Gebiet und bei guter Funktion der übrigen Lungenabschnitte *evtl. Segmentresektion* oder *Lobektomie.*

99. Welche Komplikationen können bei Asthma, Bronchitis oder Bronchiektasen auftreten?

Ein Entzündungsprozeß auf der Schleimhaut kann tief in die Bronchialwand eindringen und als *Peribronchitis* oder *Bronchopneumonie* auf das umgebende Gewebe übergreifen.

Die Bronchialwand kann dauernd geschädigt bleiben, wodurch bindegewebige Narben oder Bronchiektasen entstehen können.

Die häufigste Folge ist das *obstruktive Lungenemphysem.*

Später durch die vermehrte Belastung der rechten Herzkammer: chronisches *Cor pulmonale.*

Lungenemphysem

100. Was versteht man unter einem obstruktiven Lungenemphysem?

Durch die *erschwerte Ausatmung* und den *Hustendruck* bei Asthma oder Bronchitis wird das Lungengewebe überdehnt, es kommt zu Erweiterung der Alveolen, Schwund von Alveolarepithel und Verlust an Gewebeelastizität *(„Lungenblähung“).*

101. Welche Folgen hat ein Emphysem?

Sowohl die *Ventilation* der Ein- und Ausatmungsluft wird verringert als auch die *Perfusion* und die Lungendurchblutung werden erschwert, es entsteht ein erhöhter Druck im kleinen Kreislauf (= pulmonaler Hochdruck), die rechte Herzkammer wird mehr belastet, mit Ausbildung des *Cor pulmonale,* evtl. mit Rechtsinsuffizienz des Herzens (s. Frage 154f, S. 134).

102. Was nennt man ein Altersemphysem?

Durch die allgemeine Alterung des Gewebes mit *Verlust von Elastizität* und *Untergang von Alveolarepithel* kommt es zwar zu einer Erweiterung des Lungenvolumens, „Lungenblähung“, mit faßförmigem Thorax, aber zu immer stärkerer *Verminderung der Ventilation* des Ein- und Ausatmungsvolumens und zu *geringerer Aufnahmefähigkeit für Sauerstoff.*

103. Welche Beschwerden macht ein Emphysem?

Kurzatmigkeit, erst als Belastungsdyspnoe, später auch in Ruhe. – Bei respiratorischer Insuffizienz auch *Zyanose.*

Husten oft beim Übergang von warmen in kalte Räume und nach tiefen Atemzügen.

Kopfschmerzen und *Schwindel.*

Allgemeine Leistungseinschränkung.

104. Welche Befunde zeigen sich beim Emphysem?

Tiefer, *faßförmiger Thorax* in Inspirationsstellung mit eingeschränkten Atemexkursionen. Bläuliche Verfärbung von Nasenspitze und Finger = Zyanose der Akren.

Die *Atembreite* bei tiefer In- und Exspiration in Höhe der Brustwarzen, mit dem Zentimetermaß gemessen, ist *klein.*

Das *Zwerchfell* steht *tief,* ist flach und nur *wenig verschieblich.*

Die *Schlüsselbeingruben* sind verstrichen oder vorgewölbt.

Röntgenologisch sind die Lungen *vermehrt strahlendurchgängig.*

Die Leistungen bei den Lungenfunktionsprüfungen sind eingeschränkt, z. B. die *Vitalkapazität* ist herabgesetzt.

Durch die ungenügende Abatmung von CO_2 vermehrt sich die Kohlensäure im Blut = *Hyperkapnie* und führt zur *respiratorischen Azidose* = Übersäuerung des Blutes.

105. Welche Behandlungsmöglichkeiten gibt es bei Lungenemphysem?

An der Spitze steht die *Vorbeugung* durch Bekämpfung von bronchospastischen Zuständen bei Asthma, Bronchitis oder Bronchiektasen.

Atemgymnastik.

Bei Cor pulmonale *Digitalisierung.*

In schweren Fällen mit respiratorischer Azidose und Hyperkapnie kann *Sauerstoffgabe* in kleinen Mengen verordnet werden (Nasenkatheter). Sie ist aber nur mit größter Vorsicht unter Beachtung von Atemfrequenz und -tiefe, Rückgang der Zyanose und Beobachtung der Bewußtseinslage durchzuführen, da zuviel Sauerstoff das Atemzentrum erlahmen läßt. Auch Schlafmittel und Opiate sind gefährlich.

106. Was ist eine Atelektase?

Bei *Verlegung eines Bronchus* durch Fremdkörper, Tumor oder Flüssigkeit (Sekret, Erbrochenes) wird der von diesem Bronchus versorgte Lungenteil nicht mehr belüftet, die dort vorhandene Luft resorbiert. Dieser Lungenanteil, die Atelektase, kann *schrumpfen,* wenn die Belüftung nicht wieder zustande kommt.

Im Atelektasegebiet können sich sekundäre Entzündungen entwickeln *(Bronchopneumonie).*

Lungenentzündungen

107. Welche Arten von Lungenentzündungen sind zu unterscheiden?

Nach dem Verlauf sind *akute* und *chronische Pneumonien* zu unterscheiden.

Nach der Art ihrer Entstehung muß man die *primären Pneumonien* durch Erreger bei bisher gesunder Lunge von den *sekundären Pneumonien* unterscheiden. Letztere entwickeln sich auf dem Boden von Vorerkrankungen als Stauungspneumonie, Infarktpneumonie, Aspirationspneumonie, peribronchitische oder peribronchiektatische Pneumonie.

108. Welche Erreger spielen bei den Pneumonien eine wichtige Rolle?

Verschiedene *Virusarten.*

Bakterien, unter diesen die Streptokokken, Staphylokokken, Pneumokokken, Kolibakterien, Mykoplasmen u. a.

Auch *Pilze* können eine Rolle spielen.

109. Worum handelt es sich bei einer Bronchopneumonie?

Es kommt zu *herdförmigen* entzündlichen Infiltrationen an einer oder an mehreren Stellen, evtl. in mehreren Lungenlappen, wobei der Prozeß von den *Endverzweigungen der Bronchien* ausgeht und auf die Peribronchialalveolen übergreift.

110. Was kann die Entstehung einer Bronchopneumonie auslösen oder fördern?

Kälteschäden: Unterkühlung, Durchnässung, Erkältung, Zugluft kann bereits vorhandene Erreger *durch lokale Resistenzschwäche* krankheitserzeugend werden lassen.

Bronchusveränderungen: akute und chronische Bronchitis mit Peribronchitis, z.B. auch bei Masern und Keuchhusten. Bronchiektasen, Bronchusverengung, Atelektase, Bronchialkarzinom.

Zirkulationsstörungen: Lungenstauung, Lungenödem, Lungeninfarkt.

Aspirationspneumonie: durch Verschlucken von Speisen und Getränken, erbrochenen Mageninhalt, Blut oder Fremdkörper.

Hypostatische Pneumonie: durch mangelhafte Belüftung und Sekretstau in den nach hinten und unten gelegenen Lungenpartien bei alten bettlägerigen Leuten oder frisch Operierten.

Toxische Schäden: bei Urämie, durch Gase oder Staub.

111. Welche Krankheitserscheinungen können bei einer Bronchopneumonie auftreten?

Allmählicher, anfangs oft unbemerkter Beginn ohne Schmerzen, allmählich ansteigende, oft nicht sehr hohe *Temperaturen,* die bei älteren oder erschöpften Kranken auch völlig fehlen können; manchmal fällt eine *Tachykardie* oder *beschleunigte Atmung* auf.

112. Welche Bedeutung haben die Bronchopneumonien?

Sie sind *häufige Komplikationen* anderer Krankheitszustände. Sie verlaufen je nach Grundleiden und Abwehrlage verschieden. Nicht selten kommt es zu immer weiterer Ausbreitung und zum *Zusammenfließen* der bronchopneumonischen Herdbildungen, besonders in den Unterlappen, mit *tödlichem Ausgang* durch toxisches Herz- und Kreislaufversagen.

113. Wie kann man Bronchopneumonien nachweisen?

Tachykardie, beschleunigte *Atmung, Temperaturerhöhung* sind zu beachten.

Besonders der Perkussions- und Auskultationsbefund und – wenn möglich – eine Röntgenaufnahme sind beweisend.

Bronchialkarzinom und Tuberkulose müssen ausgeschlossen werden.

114. Wie kann eine Bronchopneumonie behandelt werden?

Beseitigung evtl. *fördernder Ursachen* wie Lungenstauung (intensive Herztherapie) oder mangelhafte Belüftung (Abklatschen, Atemgymnastik).

Antibiotika, möglichst gezielt durch Erregernachweis und Empfindlichkeitstest.

Herz- und Kreislaufbehandlung.

Inhalieren und Expektorantien zur *Sekretolyse,* eventuell Absaugen.

Bei Atemnot und Zyanose: Sauerstoff.

Aufmerksame Pflege.

115. Was bezeichnet man als Lobärpneumonie?

Die Lobärpneumonie stellt ein *schweres, akutes Krankheitsbild* dar, meist mit Befall eines ganzen Lungenlappens.

116. Welche Symptome können bei einer Lobärpneumonie auftreten?

Fieber: plötzlicher Beginn aus vollem Wohlbefinden mit *Schüttelfrost* und hochbleibender Temperatur, eventuell *Fieberdelirium.*

Aussehen: gerötetes Gesicht, in schweren Fällen Zyanose, häufig Herpes febrilis (Fieberbläschen an den Lippen).

Atmung: oberflächlich, kurz, mit stechenden Schmerzen auf der erkrankten Seite, Nasenflügelatmen.

Husten: meist schmerzhaft und deshalb nicht ergiebig.

Auswurf: rostbraun (pflaumenkompottartig).

Laborbefunde: Leukozytose, Linksverschiebung, hohe BSG, Oligurie mit hohem spezifischem Gewicht, toxische Albuminurie.

117. Welche Stadien der Lobärpneumonie spielen sich in der Lunge ab?

Entzündliche Anschoppung: Austritt von seröser Blutflüssigkeit und Erythrozyten in die Alveolen.

Rote Hepatisation: Gerinnung der fibrinhaltigen Blutflüssigkeit im befallenen Lappen, der leberähnlich aussieht.

Graue Hepatisation: als Abwehrvorgang wandern Leukozyten in den befallenen Lappen ein.

Stadium der Lösung: Abbau und Verflüssigung der geronnenen Blutflüssigkeit durch Enzyme und Phagozytose. Aushusten und Resorption des Materials, Abtransport auf dem Lymphweg mit Wiederherstellung der Lungenfunktion.

118. Welche Erreger können eine Lobärpneumonie auslösen?

Vor allem *Pneumokokken,* seltener Strepto- oder Staphylokokken oder Friedländer-Pneumoniebakterien (Klebsiella pneumoniae) oder Influenzabakterien (Haemophilus influenzae).

119. Wie kommt es zur Auslösung der Lobärpneumonie?

Meist sind die Krankheitserreger bereits in den Atemwegen vorhanden. Erst durch *Hilfsursachen* wie *Unterkühlung* werden sie krankheitserregend.

Die *Kontagiosität* durch Tröpfcheninfektion ist gering, daher keine Isolierungspflicht.

120. Welche Komplikationen können bei der Lobärpneumonie auftreten?

Tödlicher Kreislaufkollaps durch Toxinwirkung.

Herzversagen durch infektiös-toxische Myokardschädigung bzw. Begleitmyokarditis und vermehrte Rechtsherzbelastung.

Lungenabszeß durch eitrige Einschmelzung im Lungenlappen.

Pleuraempyem durch Übergreifen der Entzündung vom befallenen Lungenlappen auf die Pleura.

Sepsis mit eitrigen Metastasen in Gelenken, Meningen, Endokard, Perikard, Peritoneum.

121. Wann muß man bei der Lobärpneumonie an Spätkomplikationen denken?

Wenn die *Temperatur* auf die Behandlung sich *nicht* vollständig *normalisiert* oder Hinweise auf lokale Veränderungen auftreten.

122. Wie ist der Verlauf der Lobärpneumonie?

Ohne Sulfonamide oder Penizillin gleichbleibend hohes Fieber *(Kontinua)* mit plötzlichem Abfall am 7. oder 9. Tag *(„Krise“)* mit Schweißausbruch (*Gefahr* des *Kreislaufkollapses*) zur Normaltemperatur mit Beruhigung der Atmung und Besserung des Allgemeinzustandes.

Unter *antibiotischer Behandlung* Abkürzung des Verlaufs mit geringerer Herz-Kreislauf-Belastung.

123. Was ist bei der Pflege der Lobärpneumonie wichtig?

Bettruhe mit aufgerichtetem Oberkörper, Stütze durch Kissen. Patienten, die zum Fußende abrutschen, müssen wieder hochgezogen werden.

Das *Krankenzimmer* muß gut *gelüftet* und etwas kühl sein. Luft anfeuchten, evtl. inhalieren lassen.

Intensive Haut- und Mundpflege wegen Dekubitus- und Soorgefahr. Abreiben, Abklatschen, evtl. leichte, nicht anstrengende Atemübungen, Brustwickel, Wadenwickel.

Häufiger Wäschewechsel, leichte, nicht beengende Wäsche.

Diät: genügend Flüssigkeitszufuhr, Fruchtsäfte, Milchmixgetränke, *leicht verdauliche* eiweiß-, vitamin- und kalorienreiche Kost in *kleinen Mahlzeiten.*

Intensive Kontrolle des Allgemeinzustandes. Auf Unruhe, Benommenheit, Zyanose achten. *Puls, Blutdruck,* Atmung, Temperaturverhalten und Urinausscheidung kontrollieren.

124. Welche medikamentöse Behandlung ist bei Lobärpneumonie meist erforderlich?

Möglichst früh beginnende intensive *antibiotische Behandlung,* um den Verlauf zu verkürzen und Komplikationen zu vermeiden, möglichst nach Empfindlichkeitstest.

Herzbehandlung mit Strophanthin oder Digitalis.

Kreislaufstützung mit Noradrenalin oder anderen Kreislaufpräparaten.

Expektorantien zur Verflüssigung des zähen Auswurfs.

Sauerstoffgabe bei Zyanose.

Bei *Unruhe,* die Atmung und Herz mehr belastet, Neuroleptika oder Sedativa, die aber das Atem- und Kreislaufzentrum nicht dämpfen dürfen.

Schmerzen durch Begleitpleuritis sprechen auf Kodein, Paracetamol oder ähnliche Medikamente an.

125. Welche besonderen Verlaufsformen der Pneumonien gibt es?

Wanderpneumonie: Bei schlechter Abwehrlage kann die Pneumonie in einem Gebiet ausheilen und ein anderes befallen.

Chronische Pneumonie: Die Auflösung der pneumonischen Infiltration bleibt nach der Abfieberung aus (z. B. bei Alkoholikern).

Greisenpneumonie: meist als Bronchopneumonie: wegen schlechter Abwehrlage oft ohne Fieber, aber mit Pulsbeschleunigung.

126. Was wissen Sie von den Viruspneumonien?

Pneumonische Infiltrationen können durch verschiedene Viren verursacht werden und heißen auch *primär-atypische Pneumonien.*

Als Erreger kommen u. a. das *Grippe-* oder Ornithose-*Virus* oder die Q-Fieber-Rickettsien in Betracht.

Sie sprechen *nicht* auf Antibiotika an.

Wegen der ausgeprägten respiratorischen Insuffizienz sind die Patienten mit atypischen Pneumonien meist schwerer krank als Patienten mit Bronchopneumonien.

127. Was ist eine Lungenmykose?

Bei einer Lungenmykose, auch Pilzpneumonie genannt, handelt es sich um einen *Pilzbefall der Lungen.*

Am häufigsten sind Candida-Pilze, die auch die Soor-Krankheit im Mund verursachen. In der Lunge lassen sich röntgenologisch meist kleinfleckige, auch zusammenfließende Herde erkennen.

128. Welche Patienten erkranken leicht an einer Pilzpneumonie?

Es sind vor allem Patienten mit herabgesetzter Abwehrkraft, besonders auch Patienten, die mit *Kortikoiden, Antibiotika* und *Zytostatika* behandelt wurden, also z. B. Tumorkranke.

129. Wie muß dem Pilzbefall der Atemwege vorgebeugt werden?

Sorgfältige Mundpflege bei Schwerkranken mit Entfernung aller Speisereste und Mundspülungen nach dem Essen. Ein Soor-Belag im Mund muß sofort durch Pinselungen, Spülungen und antimykotische Lutschtabletten behandelt werden, da von dort die Candidainfektion leicht in die Lunge vordringen kann.

Lungenembolie

130. Wie entsteht ein Lungeninfarkt?

Der Lungeninfarkt entsteht durch die *embolische Verschleppung* von thrombotischem Material aus einer Vene:

z. B. Loslösung eines Thrombus aus einer tiefen Beinvene, die durch das rechte Herz in das Verzweigungsnetz der Lunge gerät und dort steckenbleibt = *Lungenembolie.* Wenn sich im Anschluß an eine Lungenembolie eine *blutige Nekrose* bildet, nennt man dies einen Lungeninfarkt.

131. Wie macht sich ein Lungeninfarkt bemerkbar?

Er macht sich durch Husten und *blutigen Auswurf* bemerkbar. Wenn der Infarkt bis an die Pleura reicht, treten *Schmerzen beim Atmen* auf.

Das Bild kann einem Herzinfarkt ähnlich sein.

132. Wie sieht ein Lungeninfarkt aus?

Das nicht mehr durchblutete Lungengewebe hat *keilförmige* Gestalt. Die Spitze liegt an der Infarzierungsstelle, die Basis des Keils in der Lungenperipherie an der Pleura visceralis.

Bei großen Embolien kann ein ganzer Lappen oder eine ganze Lungenseite betroffen sein.

133. Welche Krankheitszeichen können bei einer Lungenembolie auftreten?

Schock, mit kleinem frequenten Puls, Blutdruckabfall, Angst und Unruhe, *Zyanose, Dyspnoe* und *Schmerz* in der Brust, *Bluthusten.*

Eine massive Lungenembolie kann in Minuten oder Stunden durch akutes *Cor pulmonale* zum Tode führen.

Eine kleine Embolie macht einen atemabhängigen stechenden *Pleuraschmerz* evtl. *blutigen Auswurf.*

134. Welche Komplikationen können bei einem Lungeninfarkt entstehen?

Es kann zur Infarktpneumonie, einer Bronchopneumonie und auch durch Einschmelzung zu einem *Lungenabszeß* kommen.

135. Wie kann man einer Lungenembolie vorbeugen?

- Frühe Mobilisierung nach Operationen;
- reichlich Flüssigkeitszufuhr;
- Beine wickeln, elastische Strümpfe;
- Heparinisierung, entweder niedrig dosiert s.c., z. B. 2mal 7500 E oder volle Heparinisierung am Perfusor nach Thrombinzeit;
- anschließend Antikoagulation mit Marcumar.

136. Welche Behandlungsmaßnahmen kommen bei einer Lungenembolie in Betracht?

- Schocktherapie (Dopamin-Perfusor);
- Intubation, Beatmung, Reanimation;
- Sauerstoffgabe;

- Sedierung mit „lytischem Cocktail";
- Antikoagulation mit Heparin;
- evtl. Lysebehandlung mit Streptokinase;
- in seltenen Fällen chirurgische Embolektomie.

Lungenfibrosen und Pneumokoniosen

137. Wodurch kann es zur Lungenfibrose kommen?

Ursache sind chronische Reize wie *Entzündungen, Röntgenbestrahlung* und vor allem *Staubeinwirkungen.*

Z.B. bewirkt silikathaltiger Staub bei Bergleuten, Keramikarbeitern und Ofenmaurern oder Arbeitern in Putzmittelfabriken die *Silikose,* bei Stahlarbeitern kann es zur Siderose, bei Asbestarbeitern zur Asbestose der Lungen mit *bindegewebigen Schwielenbildungen,* Schrumpfungen, Verziehungen und sekundärer *Emphysembildung* kommen.

138. Was sind die Folgen einer fortgeschrittenen Lungenfibrose?

Die Folgen sind eine *Herabsetzung der Atmungsleistung* und eine Überlastung des rechten Herzens *(Cor pulmonale)* bis zur *pulmonalen* und *kardialen Insuffizienz.*

139. Was bezeichnet man als Wabenlunge?

Es kann sich um *angeborene* zystische Hohlräume oder auch um das *Endstadium* einer *zystischen Lungenfibrose* bei chronischen Lungenkrankheiten handeln.

140. Wie ist die Leistungsfähigkeit bei einer Lungenfibrose zu beurteilen?

Der *Röntgenbefund* und die *pulmonalen Funktionsprüfungen* (Spirometrie, Ergospirometrie) und der *Herzbefund* (EKG, evtl. Herzkatheter mit Messung von Druck und O_2-Sättigung) lassen die Leistungsfähigkeit beurteilen.

141. Wie ist die Prognose der Lungenfibrosen?

Da das Leiden – allerdings in unterschiedlichem Tempo – *immer weiter fortschreitet* und *keine Behandlungsmöglichkeit* diesen Prozeß aufhalten kann, ist die Prognose *nicht günstig.*

142. Wie ist den Lungenfibrosen vorzubeugen?

Bei beruflicher Staubexposition sind *regelmäßige Röntgenuntersuchungen* der Gefährdeten durchzuführen und evtl. ein *Arbeitswechsel* zu veranlassen.

Lungenabszeß

143. Wodurch kann ein Lungenabszeß entstehen?

Durch eitrige Gewebseinschmelzung bei *Pneumonie,* Lungen*steckschuß,* Lungen*infarkt* und bei *Sepsis.* Durch *Fremdkörper* in einem Bronchus oder *Aspiration* von Eiter.

144. Was läßt an einen Lungenabszeß denken?

Plötzliche Entleerung *größerer Mengen* stark eitrigen Sputums. Hohes Fieber, Leukozytose.

Röntgenologisch Nachweis eines *Rundschattens mit Spiegelbildung* (Abszeßhöhle).

145. Was versteht man unter Lungengangrän?

Entzündliche Einschmelzung von Lungengewebe durch *Fäulnisbakterien.* Der eitrige Auswurf riecht fötid-faulig wie Aas.

Lungentumoren

146. Welche Arten von Lungentumoren gibt es?

Gutartige *(benigne)* und bösartige *(maligne).*

Die gutartigen Tumoren, Adenome, Fibrome usw., spielen nur eine geringe Rolle.

Bei den bösartigen Geschwülsten ist zwischen *Lungenmetastasen,* deren Primärtumor außerhalb der Lungen liegt, und primär in der Lunge entstandenen *Tumoren* zu unterscheiden. 95% der letzteren gehen allerdings vom Bronchialgewebe aus = *Bronchialkarzinom,* nur 5% vom eigentlichen Lungengewebe der Alveolen.

147. Was ist über die Häufigkeit des Bronchialkarzinoms zu sagen?

Das Bronchialkarzinom tritt im mittleren und *höheren Lebensalter* auf.

Bei Männern ist es der *häufigste Krebs* (Männer zu Frauen = 9:1). Bei *Zigarettenrauchern* ist es etwa 30mal häufiger als bei Nichtrauchern.

Die Erkrankungen an Bronchialkarzinom haben in den letzten Jahren ständig *zugenommen,* vor allem bei Frauen ist in den letzten 20 Jahren eine deutliche Zunahme zu beobachten.

148. Welche Krankheitserscheinungen können auf ein Bronchialkarzinom hinweisen?

Lange bestehen *keine* besonderen Hinweise. Oft bieten Metastasen die ersten Krankheitszeichen. Als häufige Symptome treten auf:

Krankheitsgefühl, Brustschmerzen, *blutiger Auswurf, Reizhusten,* Appetitabnahme und Gewichtsverlust, Atemnot, Bronchopneumonie, Atelektasen, evtl. Heiserkeit.

149. Welche Untersuchungen sind für die Diagnose des Bronchialkrebses wichtig?

Röntgendurchleuchtung: Übersicht- und Spezial-, vor allem Schichtaufnahmen. – *Bronchoskopie* bei hilusnahen, *Computertomographie* bei hilusfernen Tumoren.

Sputumuntersuchung auf Krebszellen nach Papanicolaou. Eine besondere Untersuchung ist die *Mediastinoskopie* (s. Frage 62, S. 169).

150. Welche Therapiemöglichkeiten kommen bei Bronchialkrebs in Frage?

Die Therapie richtet sich nach der Tumorhistologie. Kleinzellige Bronchialkarzinome werden primär mit Chemotherapie behandelt. Patienten mit Plattenepithel- oder Adenokarzinom werden je nach Ausbreitungsstadium operiert und/oder bestrahlt. Die Prognose ist ungünstig, da die meisten Patienten zu spät zur Behandlung kommen.

151. Was nennt man Lymphangiosis carcinomatosa?

Sind die *Lymphbahnen* der Lunge mit *Krebszellen* gefüllt, so entsteht röntgenologisch eine streifig-netzförmige Strukturvermehrung, die man als Lymphangiosis carcinomatosa bezeichnet.

152. Wie sehen Lungenmetastasen röntgenologisch aus?

Lungenmetastasen können als verschieden große, gut abgegrenzte, mitteldichte *Rundherde* auftreten, wie verschieden große Münzen.

Sarkoidose (Morbus Boeck)

153. Was wissen Sie über die Ursache der Sarkoidose?

Die Ursache der Sarkoidose, auch Morbus Boeck (sprich richtig: buck) genannt, ist *unbekannt.*

Unter anderem wird vermutet, daß sie eine besondere Verlaufsform der Tuberkulose darstellt, da die Tuberkulinempfindlichkeit wie bei Anergien stark herabgesetzt ist. Sie verläuft als eine epitheloidzellige Granulomatose, d.h. eine besondere Gewebsreaktion des *retikuloendothelialen Systems* (RES), die sich in verschiedenen Organen abspielen kann.

154. Wie tritt die Sarkoidose auf?

Am häufigsten ist die Lunge befallen.

Wenn nur die *Hiluslymphknoten* befallen sind (Stadium I), kommt es in 80% ohne besondere Behandlung zur Ausheilung.

Netzförmige fibröse oder *kleinknotige* Lungenveränderungen (Stadium II) können mit bindegewebigen Schrumpfungen, Raffungen und Verziehungen einhergehen, die die Atmung beeinträchtigen (restriktive Ventilationsstörung) und zum *Cor pulmonale* führen.

Auch Befall von Leber und Milz, Augen (Iridozyklitis), Haut und Knochen (mit Zystenbildung) können hinzutreten.

155. Wie wird die Sarkoidose behandelt?

Wenn Veränderungen über die Hiluslymphknoten hinaus vorliegen, wird über Monate bis Jahre unter Kontrolle des Befundes mit *Kortikosteroiden* behandelt.

Erkrankungen der Pleura

156. Welche Erkrankungen der Pleura gibt es?

Nichtentzündliche Erkrankungen: *Stauungserguß* = Transsudat.

Entzündliche Erkrankungen: *Rippenfellentzündung* = Pleuritis.

Empyem = Eiteransammlung im Pleuraraum.

Verklebungen und Verwachsungen = Adhärenz = *Pleuraschwarten.*

Luftansammlungen im Pleuraraum = *Pneumothorax.*

Blut im Pleuraraum = *Hämatothorax.*

Lymphflüssigkeit im Pleuraraum = *Chylothorax.*

Krebsausbreitung über die Pleura = *Pleurakarzinose.*

157. Wie kann es zu einer Pleuritis kommen?

Die Pleura kann *selbständig,* z. B. im Rahmen einer chronischen Polyarthritis, oder durch *Übergreifen* einer benachbarten Entzündung, z. B. bei Pneumonie oder Lungeninfarkt, oder *metastatisch fortgeleitet* auf dem Blut- oder Lymphwege (Sepsis, Tuberkulose oder Karzinose), z. B. auch als *Durchwanderungspleuritis* aus dem Bauchraum wie bei Pankreatitis oder subphrenischem Abszeß, erkranken.

158. Welche 2 Formen von entzündlicher Pleuritis sind zu unterscheiden?

Pleuritis sicca = trockene Rippenfellentzündung und

Pleuritis exsudativa = feuchte oder nasse Rippenfellentzündung mit Erguß (Exsudat).

159. Welche Erscheinungen macht eine Pleuritis sicca?

Heftige, *stechende Schmerzen* bei jedem Atemzug an einer bestimmten Stelle, Hustenreiz. Der Patient schaltet die kranke Seite möglichst aus und atmet mit der gesunden.

Beim Abhören findet man über der kranken Stelle das *Reiben* der Pleura, manchmal Knarren.

Wenn die Schmerzen verschwinden, ist die Pleuritis sicca ausgeheilt oder in eine Pleuritis exsudativa übergegangen.

160. Welche Krankheitserscheinungen kann man bei Pleuritis exsudativa beobachten?

Anfangs kann es zu hohem *Fieber* kommen.

Durch Ansteigen des Pleuraexsudates tritt *Atemnot* auf. Verdrängungserscheinungen des Mediastinums können eine Pleurapunktion notwendig machen.

Beim Perkutieren zeigt sich eine *Dämpfung,* beim Auskultieren ist das Atemgeräusch dort aufgehoben.

Bei der Röntgenaufnahme kommt eine charakteristische *Verschattung* zur Darstellung.

Bei Resorption des Ergusses setzt eine *Harnflut* ein.

Mit der Abheilung bilden sich häufig Verwachsungen des Lungen- und Rippenfells aus = *Pleuraschwarten,* die die Atembewegungen beeinträchtigen, evtl. auch zur Deformierung des Thorax führen können.

161. Wie kann man einen entzündlichen Erguß bei Pleuritis exsudativa von einem Stauungserguß, z. B. bei Herzinsuffizienz, unterscheiden?

Transsudat ist *hell,* Exsudat ist *trüb.*

Durch den höheren Eiweißgehalt ist das *spezifische Gewicht* beim Exsudat über 1016 und die *Rivalta-Probe* positiv. Beim Transsudat ist das spezifische Gewicht unter 1016, Rivalta-Probe negativ.

Das spezifische Gewicht wird bei Zimmertemperatur (nicht körperwarm) bestimmt.

162. Wie muß zu einer Pleurapunktion vorbereitet werden?

Dem Patienten *vor* der Punktion gegen Hustenreiz und zur Beruhigung evtl. Kodeintropfen geben, bei Kollapsneigung auch Kreislaufmittel.

Der Patient *sitzt* auf dem Bettrand oder auf einem Stuhl und wird *gestützt.* – Zur Entfaltung der Zwischenrippenräume wird der *Arm* der kranken Seite *gehoben.*

Auf einem Tablett werden gerichtet:

Hautdesinfektionsmittel (Jod, Kodan usw.) und Wattestäbchen.

Lokalanästhetikum: 10 ml Novocain aufgezogen, mit nicht zu kurzer Nadel. 20-ml-Spritze zur Probepunktion.

Verschiedene *Punktionskanülen* zur Auswahl, *Dreiwegehahn* und 50-ml-*Spritze* zum Ansaugen des Ergusses oder eine Rotandaspritze.

Ein großes *Meßgefäß* zum Auffangen des Punktates, kleine, evtl. *sterile Röhrchen* für Laborproben. *Schnellverband.*

163. Welches ist die häufigste Ursache der Pleuritis exsudativa?

Bei jungen Patienten sind über 50% tuberkulös bedingt, bei älteren nur noch ca. 20%.

164. Wie können entzündliche Pleuritiden behandelt werden?

Die tuberkulöse Pleuritis wird *tuberkulostatisch,*

die fortgeleitete mit dem Grundleiden, z. B. *antibiotisch,* behandelt.

Bei Pleurakarzinose *Zytostatika,* Röntgenbestrahlung, Radiogoldimplantation.

165. Wie kann es zum Pleuraempyem kommen?

Der Pleuraraum ist ein idealer *Nährboden* für Eitererreger. Die Infektion kann durch *Verletzung* der Brustwand von außen oder durch eine Verbindung mit den *Bronchien* (Spontanpneumothorax) oder vom Lungengewebe *fortgeleitet* (Pneumonie, Abszeß, Gangrän) oder durch *septische* Verschleppung entstehen.

166. Was kann auf eine Empyembildung hinweisen?

Vor allem hohes, remittierendes *Fieber,* oft auch Schüttelfröste und *Leukozytose.* Durch *Probepunktion* kann eitriges Exsudat nachgewiesen werden.

167. Welche Behandlungsmaßnahmen kommen bei einem Pleuraempyem in Betracht?

Evtl. wiederholte *Punktionen* an der tiefsten Stelle mit weiter Kanüle, Ablassen des Eiters, evtl. *Spülung,* Einspritzen eines *Antibiotikums* in den Pleuraraum, intensive antibiotische Therapie, möglichst nach Empfindlichkeitstest.

Durch die Bülausche *Saugdrainage* kann man einen dauernden Eiterabfluß bewerkstelligen,

evtl. muß die Pleurahöhle durch *Rippenresektion* eröffnet werden, um einen ausreichenden Eiterabfluß zu ermöglichen.

168. Welche Folgen können nach Pleuraempyem verbleiben?

Es können ausgedehnte schrumpfende *Pleuraschwarten* mit *Thoraxdeformierung* zurückbleiben.

169. Wie kann versucht werden, die Pleuraschwartenbildung zu mildern?

Während der Empyembehandlung kann man *fibrinolytische Enzyme,* die die Verklebungen von Lungen und Rippenfell verhindern sollen, intrapleural instillieren.

Durch *rechtzeitige Atemgymnastik,* die der Schrumpfungstendenz der Pleuraschwarten entgegenwirken soll.

170. Wie kann es zum Pneumothorax kommen?

Der Pneumothorax kann durch Eindringen von Luft infolge einer *Verletzung* der Brustwand von außen entstehen.

Beim *Spontanpneumothorax* wird infolge Husten, Niesen, Pressen, Heben durch *Lungenriß* eine Verbindung der Bronchien mit dem Pleuraraum hergestellt, wenn durch Entzündung oder durch eine *Emphysemblase* ein Punkt geringerer Festigkeit entstanden war. Dabei *kollabiert* die Lunge total, sie ist dann etwa *faustgroß* um den Hilus.

Man kann einen *künstlichen Pneumothorax* anlegen, um einen Lungenflügel ruhigzustellen. Diese Maßnahme wurde früher bei der Tuberkulosebehandlung durchgeführt.

171. Was ist bei einem Spontanpneumothorax zu machen?

Atemnot und *Kreislaufschwäche* stehen im Vordergrund, evtl. stechende Schmerzen und Hustenreiz.

Evtl. muß die Luft aus dem Pleuraraum *abgesaugt* werden, bei *Spannungspneumothorax* (Ventilpneumothorax) ist dies lebensrettend.

Wenn sich die innere Fistel schließt, wird der Pneumothorax jedoch allmählich aufgesaugt.

Eventuell kommt *chirurgische Behandlung* in Frage (Thorakotomie).

Medikamentös kommen Sedierung, Gaben von Sauerstoff, Kreislaufmittel, Kodein, antibiotischer Schutz in Betracht.

172. Was bedeutet ein Ventilpneumothorax?

Wenn sich bei einer Lungenruptur an der Verbindung von Bronchien zum Pleuraraum ein *Ventil* bildet, das die Luft bei der Atmung immer nur in den Pleuraraum ein-, aber nicht mehr wieder in den Bronchus zurückströmen läßt, spricht man von einem Ventilpneumothorax oder Spannungspneumothorax. Durch den entstehenden *Überdruck* auf der einen Lungenseite kann es zu einer *lebensbedrohlichen Verdrängung des Mediastinums* mit Abknickung der großen Gefäße kommen.

Mediastinum

173. Welche Organe umschließt das Mittelfell?

Das Mediastinum = Mittelfellraum wird beiderseits von der *Pleura mediastinalis,* von der *Brustwirbelsäule* und dem *Brustbein* umschlossen.

In ihm liegen das *Herz,* die großen *Blutgefäße,* Lymphgefäße und *Lymphknoten,* die *Luft-* und *Speiseröhre* und der Thymus bzw. das retrosternale Fettgewebe.

174. Welche Krankheiten können sich im Mediastinum abspielen?

Mediastinitis oder Mediastinalphlegmone, fortgeleitet z.B. aus einem Retrotonsillarabszeß oder aus tuberkulösen Lymphknoten; von einer Osteomyelitis eines Wirbels oder von einer Ösophagusperforation ausgehend oder septisch entstanden.

Mediastinaltumoren, ausgehend von den mediastinalen Lymphknoten, z.B. bei Lymphogranulomatose, Non-Hodgkin-Lymphom oder Lymphosarkom, oder von den Organen im Mediastinum.

Mediastinalemphysem durch Fistelbildung von Trachea oder Bronchien, durch Verletzungen.

Mediastinalflattern: Durch ungleichen Druck in den beiden Lungenseiten kann es zu starker Verschiebung des Mediastinums kommen (s. Spontanpneumothorax).

175. Welche Erscheinungen können Mediastinaltumoren verursachen?

Röntgenologisches Symptom: *Mediastinalverbreiterung.*

Bei Kompression der V. cava superior kann es zum Bild der *oberen Einflußstauung* kommen: dicke Halsvenen, Gesichtsödem.

Bei Druck auf den *N. laryngeus recurrens* kommt es zur sogenannten Rekurrensparese: *Heiserkeit.*

Bei Quetschung des *N. phrenicus: Zwerchfellähmung.*

Verdauungsapparat

Allgemeines

1. Aus welchen Abschnitten besteht der Verdauungstrakt?

Das *Verdauungsrohr* besteht aus der Mundhöhle, dem Ösophagus (Speiseröhre), dem Magen (Gaster), dem Duodenum (Zwölffingerdarm), dem übrigen Dünndarm (Jejunum und Ileum) und dem Dickdarm (Kolon).

Die Ohr- und Mundspeicheldrüsen, die Leber (Hepar) und das Gallenwegssystem sowie das Pankreas (Bauchspeicheldrüse) sind *Anhangsorgane* des Verdauungsapparates.

2. Welche Aufgaben hat der Verdauungsapparat?

Durch die Nahrungs- und Flüssigkeitsaufnahme werden dem Körper die nötigen *Bau- und Betriebsstoffe* zugeführt. Sie werden im Verdauungsapparat zerkleinert, mechanisch und chemisch aufgespalten, in resorbierbare Anteile zerlegt (Digestion) und aufgenommen (Resorption).

Außerdem sind Leber und Galle sowie der Darm selbst wichtige *Ausscheidungsorgane.*

3. Wie führt der Verdauungsapparat seine Aufgaben durch?

Die *zahlreichen Drüsen* produzieren Verdauungsenzyme (etwa 8 Liter in 24 Stunden) zur *Aufspaltung* der Nahrungsstoffe.

Die *glatte Muskulatur* des Verdauungsrohres wird durch das vegetative Nervensystem zu rhythmischen Bewegungen, zu *Peristaltik,* veranlaßt, die den Speisebrei weiterbefördern.

Die *Resorption* erfolgt hauptsächlich durch die Darmwand in das *Pfortadersystem,* z. T. in die Darmlymphgefäße, die in den *Ductus thoracicus* (Brustmilchgang) fließen.

Die *Leber* baut viele der Abbauprodukte zu neuen Verbindungen (z. B. Albumin, Enzyme, Gerinnungsfaktoren) auf.

4. Welche Arten von Krankheiten der Verdauungsorgane gibt es?

Mißbildungen (Fisteln, fehlende Teile, Lageanomalien);

akute Entzündungen (Enteritis, Pankreatitis, Hepatitis): infektiös, parasitär, autoimmun, allergisch;

toxische Schädigungen der Drüsenzellen, der Schleimhäute, der Leber und des Pankreas;

chronische Verdauungs- und Resorptionsstörungen mit Mangelzuständen;

Geschwüre und Divertikel mit Blutungen und *Perforation* in die Bauchhöhle;

Bruchbildungen (Hernien);

gut- und bösartige *Tumoren:* Myome und Karzinome (vor allem Kolon und Magen).

Mundhöhle

5. Welches sind die wichtigsten Organe der Mundhöhle?

Zähne, Speicheldrüsen, Zunge und weicher Gaumen.

6. Welche Aufgabe hat die Mundhöhle?

Die *Zunge* schiebt die Speisen zwischen die Mahlzähne, diese zerkleinern sie.

Die mit *Speichel* durchsetzten und gekauten Bissen werden von der Zunge nach hinten geschoben und vom *Schluckakt* erfaßt.

Unter Einwirkung der *Speichelenzyme* beginnt die Verdauung der Stärke.

7. Welche Speicheldrüsen münden in die Mundhöhle?

Die *Ohrspeicheldrüsen* (Parotis), seitlich des aufsteigenden Unterkieferastes und vor dem Ohr gelegen, mit ihrer Mündung neben dem zweiten oberen Mahlzahn.

Die *Unterkieferspeicheldrüsen* (Glandulae submandibulares) liegen knapp unterhalb des Unterkiefers mit ihrer Mündung unter der Zungenspitze.

Die *Unterzungenspeicheldrüsen* (Glandulae sublinguales) befinden sich vorne neben der Zunge mit mehreren kleinen Ausführungsgängen unter dem Zungenrand.

8. Welche Arten von Speichel sind zu unterscheiden?

Der *muzinreiche,* fadenziehende Speichel durch *Sympathikusreizung* („trockener Mund“) und

die *dünnflüssige* Speichelsekretion durch den *Parasympathikus* („Wasser im Mund“).

9. Wodurch wird die Speichelsekretion gefördert?

Durch das vegetative Nervensystem.

Auch die *Berührung* der Mundschleimhaut und stimulierende *Geruchs- und Geschmacksempfindungen,* sogar die *intensive Vorstellung* von Speisen bringen die Sekretion in Gang.

Krankhaft vermehrter Speichelfluß kann z.B. bei *Parkinsonismus* (Schüttellähmung) auftreten.

10. Wodurch wird der Schluck- und Würgereflex ausgelöst?

Durch Berührung der hinteren Rachenwand.

11. Wie nennt man eine Entzündung der Mundschleimhaut?

Stomatitis.

12. Welche Ursachen hat die Stomatitis?

Trockenheit des Mundes (Mundatmung) und *herabgesetzte Kautätigkeit* bei Schwerkranken, alten Leuten und Säuglingen können zu Stomatitis führen.

Soor ist eine Pilzinfektion durch Candida albicans, die besonders bei längerer Antibiotikabehandlung und Immundefekten auftreten kann.

Vergiftungen mit Blei und Quecksilber.

13. Welche Krankheitszeichen können bei Stomatitis auftreten?

Rötung und Schwellung der Mundschleimhaut, *Schmerzen* beim Essen, evtl. geschwüriger Zerfall und Schorfbildung, auch Blutung.

Bei Soor *weiße Flecken* wie geronnene Milch.

14. Wie kann der Stomatitis vorgebeugt werden?

Frühzeitige *Mundpflege,* regelmäßige *Zahnpflege.*

Anregen der *Kautätigkeit,* z.B. durch Kaugummi, Dörrobst.

Genügende *Trinkmenge,* besonders Fruchtsäfte, die den Speichelfluß anregen, oder intravenöse Flüssigkeitszufuhr.

15. Welche Behandlungsmöglichkeiten bei Stomatitis gibt es?

Pinselungen mit Borglyzerin, Wasserstoffsuperoxid, Tinctura Myrrhae, Tinctura Ratanhiae; Spülungen mit Salbeitee, Kamillosan, Kaliumpermanganat; kortisonhaltige Salben, z.B. Volon-A-Haftsalbe; Lokalanästhetika (1%ige Procainlösung) bei schmerzhaften Aphthen.

Bei Pilzinfektionen Antimykotika (Ampho-Moronal) lokal oder systemisch.

16. Was sind Aphthen und was sind Rhagaden?

Mundaphthen sind kleine, rundliche, schmerzhafte Schleimhautdefekte (= *Erosionen*), die einzeln oder an mehreren Stellen der Schleimhaut von Wangen, Zahnfleisch, Gaumen, Lippen und Zunge auftreten können. Sie haben meist einen weißlichen Belag.

Rhagaden sind kleine schmerzhafte Schrunden in den *Mundwinkeln,* manchmal bei Eisen- oder Vitaminmangel.

17. Was gehört auf ein Mundpflegetablett?

Tupfer im Gefäß;

Peánsche-Klemme zum Tupferfassen;

Wegwerfschälchen für Lösungen;

Lippensalbe oder -stift;

Mundspatel;

Taschenlampe.

18. Welche Erkrankungen des Zahnfleisches kommen vor?

Gingivitis: Zahnfleischentzündung, z. B. bei kranken Zähnen, Diabetes mellitus, Mononukleose;

Gingivahyperplasie: in der Schwangerschaft, bei Hydantoin-Einnahme (gegen Epilepsie) und bei Leukämien;

Zahnfleischblutungen: bei Paradontose, Blutkrankheiten, Vitamin-C-Mangel (Skorbut).

Zahnfleischverfärbungen: schwärzlich bei Bleivergiftung, blaugrau bei Silber- oder Wismutvergiftung.

19. Welche Veränderungen der Zunge sind zu beobachten?

Eine *belegte Zunge* ist normal. Die alte Weisheit von der Zunge als dem Spiegel des Magens trifft nicht zu, da viele Menschen dauernd eine belegte Zunge haben, ohne je magenkrank zu sein.

Eine *glatte rote Zunge* deutet auf einen Mangel an Vitamin B_{12}, Eisen oder Niazin (z. B. bei Leberzirrhose oder chronischem Alkoholismus) hin.

Eine *höckrige Zugenoberfläche* ist meist eine Normvariante ohne krankhafte Bedeutung.

Eine *trockene Zunge* zeigt einen Flüssigkeitsmangel (Exsikkose) an, z. B. bei Fieber, Urämie, Ileus.

Eine *weißliche Verdickung* der Zungenoberfläche deutet auf eine Leukoplakie hin (eine Präkanzerose).

20. Welche Erkrankungen der Speicheldrüsen kommen vor?

Epidemische Parotitis (Mumps), eine Virusinfektion (s. Frage 415f, S. 453).

Eitrige Parotitis durch mangelhafte Mundpflege bei schweren Krankheiten, meist ein Zeichen schlechter Abwehr.

Speichelsteine in den Ausführungsgängen mit Schmerzen, besonders beim Essen (selten).

Unspezifische Parotitis bei chronischem Alkoholabusus („Hamsterbäckchen").

Infiltration der Speicheldrüsen, z. B. bei Leukämie.

Speiseröhre

21. Wie sind Lage und Bau des Ösophagus?

Er ist etwa 35–40 cm lang und liegt im hinteren *Mediastinum* vor der Wirbelsäule und hinter der Trachea (Luftröhre). Er tritt durch einen Schlitz (Hiatus) des Zwerchfells in den *Bauchraum* und geht mit dem Ringmuskel der *Kardia* in den Magen über.

Der Ösophagus ist innen mit *Schleimhaut* ausgekleidet, seine Muskelwand besteht aus *Längs- und Ringmuskelfasern.*

22. Wie kann die Speiseröhre untersucht werden?

Die wichtigste Untersuchung der Speiseröhre ist die *Ösophagoskopie,* da hierbei die Schleimhaut direkt betrachtet werden kann und die Möglichkeit der Gewebeentnahme *(Biopsie)* besteht.

Röntgenologisch kann beim *Ösophagusbreischluck* vor allem der Bewegungsablauf des Schluckaktes und eine Hernienbildung am Zwerchfell untersucht werden.

Mit der *Szintigraphie* kann die Entleerungsgeschwindigkeit studiert werden.

Mit der *pH-Metrie* mißt man den pH-Wert in der unteren Speiseröhre bei Verdacht auf Refluxkrankheit.

Mit der *Manometrie* werden die Druckverhältnisse untersucht, welche die Muskulatur der Speiseröhre beim Schluckakt erzeugt.

23. Welche Ösophaguskrankheiten kommen vor?

Refluxkrankheit: Sodbrennen und Schluckbeschwerden mit und ohne Ösophagitis; entzündliche Veränderungen der Schleimhaut bis hin zum Ulkus am unteren Ösophagus; Differenzierung nur endoskopisch möglich.

Hiatushernie (Zwerchfellbruch): der obere Anteil des Magens gleitet durch das (erweiterte) Loch im Zwerchfell in den Brustraum, er kann sich neben dem unteren Ösophagus befinden (Abb. 23); häufig bei alten Menschen; nicht unbedingt mit Beschwerden verbunden.

Kardiospasmus (Achalasie): Erweiterung des Ösophagus durch Hypertrophie oder Spasmus des unteren Ösophagussphinkters; Verbleiben der Nahrung im erweiterten Rohr.

Ösophagusdivertikel: Aussackungen aufgrund von Wandschwäche oder Narbenzug von außen; Schluckbeschwerden, Erbrechen, Entzündungen.

Ösophagusvarizen: Erweiterungen der Venen am unteren Ösophagus im Rahmen eines portokavalen Umgehungskreislaufs bei Leberzirrhose mit portaler Hypertension; Gefahr der Ruptur mit Verbluten.

Fremdkörper: Fischgräten, Knochensplitter, Gebißteile.

Verätzungen: durch Lauge oder Säure; aus Versehen bei Kindern, wenn giftige Flüssigkeiten in Lebensmittelflaschen aufbewahrt werden, in suizidaler Absicht.

Verletzungen: Perforation beim Magenspülen (vor allem wenn Divertikel vorhanden sind) oder bei der Endoskopie.

Ösophaguskarzinom: jede Schluckstörung bei älteren Menschen ist verdächtig auf ein Karzinom; vor allem Menschen mit reichlich Alkohol- und Tabakkonsum sind betroffen.

Stenosen: Verengungen, die bis zur Unfähigkeit zu schlucken gehen können. Ursachen: Karzinome, Bestrahlungen, abgeheilte Ulzera.

24. Wie können Schleimhautläsionen im Ösophagus entstehen?

- Durch sauren Reflux;
- durch Verätzungen;
- durch Infektionen (Candida-Pilz, Zytomegalie, Herpes simplex)
- durch Liegenbleiben und langsamen Zerfall von Tabletten;

Feste Arzneimittel sollen daher möglichst im Sitzen und mit ausreichend viel Flüssigkeit eingenommen werden.

25. Was bedeutet Dysphagie?

Unter Dysphagie versteht man jede Störung des Schluckaktes, unabhängig von der Ursache. Vorkommen als psychosomatische Störung („Globusgefühl"), bei Refluxkrankheit (Sodbrennen), Karzinom oder Achalasie. Wichtiges abklärungsbedürftiges Symptom.

25a. Was versteht man unter Refluxösophagitis?

Wenn saurer Mageninhalt (pH-Wert ca. 1) zu häufig in den Bereich der für diesen pH-Wert nicht ausgestatteten Schleimhaut des unteren Öso-

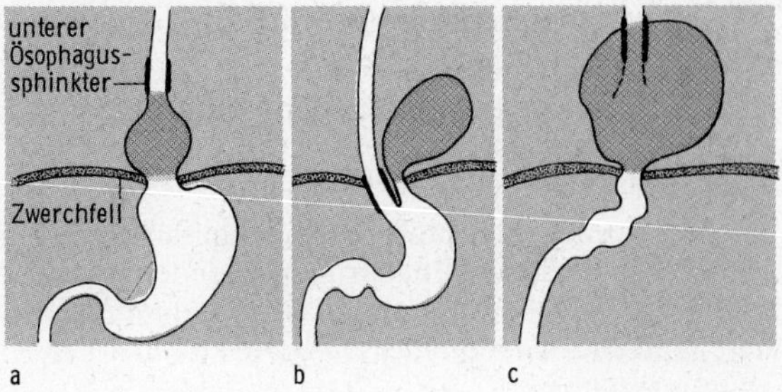

Abb. 23 Zwerchfellhernien. a Axiale Gleithernie (Gleithernie), b Paraösophagealhernie, c massive Mischhernie (aus *Schettler, G., H. Greten:* Innere Medizin, 8. Aufl. Thieme, Stuttgart 1990)

phagus gerät, so kann eine Schleimhautläsion, von der Entzündung bis hin zum Ulkus und zur Stenose, auftreten. Typisches Symptom ist Sodbrennen; die Diagnose kann nur endoskopisch gesichert werden.

26. Woran erkennt man eine Säure- oder Laugenverätzung?

Vorgeschichte, entweder durch den Patienten selbst oder durch die Eltern oder Angehörige, leere Flaschen oder Behälter; heftige Schmerzen retrosternal mit Würgereiz, kaffeesatzartiges Erbrechen, Ätzspuren am Mundwinkel oder am Gaumen.

27. Was ist als erste Hilfe bei Verätzungen zu machen?

Versuch der Neutralisation (bei Lauge Essigwasser, bei Säure Magnesiumoxid). Falls Substanz unbekannt, Wasser oder Milch zur Verdünnung geben.

Sofort *Schmerzmittel* und *Schockbekämpfung* einleiten.

Legen eines Magenschlauchs.

Umgehende *Krankenhauseinweisung* wegen der Schock-, Perforations- und Vergiftungsgefahr.

28. Welche Folgen können Verätzungen des Ösophagus haben?

Es kann zur Durchätzung der Ösophaguswand mit nachfolgender *Mediastinitis* oder *schwerer Blutung* kommen.

Bei weniger tiefen Verätzungen kann eine narbige Abheilung mit *Strikturen* (Verengungen) eintreten, denen durch vorsichtiges Einführen eines Schlauches vorgebeugt werden kann oder die mit besonderen Instrumenten wieder gedehnt werden müssen („Bougieren“).

29. Was ist bei Fremdkörpern in der Speiseröhre zu tun?

Sie müssen mit dem flexiblen oder starren Ösophagoskop oder, falls das nicht möglich ist, operativ entfernt werden.

30. Welche Symptome macht die Achalasie?

Durch Spasmen im unteren Ösophagusabschnitt (= *Kardiospasmus*) stauen sich die Speisen im darüberliegenden, sich erweiternden Teil der Speiseröhre. Es kann zu einem *Druckgefühl hinter dem Brustbein* und zum *Erbrechen unverdauter Nahrung* kommen, dabei Gefahr der *Aspirationspneumonie.*

31. Wie kann der Kardiospasmus behandelt werden?

Versuch mit *häufigen kleinen Mahlzeiten* breiiger Nahrung und mit Sedativa.

Durch *spezielle Sonden* kann die Kardia gedehnt werden.

32. Welche Symptome kann eine Hiatushernie zeigen?

Sodbrennen, Aufstoßen, Druckgefühl hinter dem Brustbein mit Verstärkung der Beschwerden im *Liegen,* beim *Bücken* oder *Pressen.*

Blutung, okkult oder manifest.

Angina-pectoris-artige Beschwerden.

Charakteristischer Röntgenbefund, besonders in Kopf-Tieflage.

33. Welche Maßnahmen kommen bei Hiatushernie in Frage?

Häufige kleine Mahlzeiten, leichte Speisen, besonders Milchprodukte.

Letzte Mahlzeit 2 Stunden vor dem Zubettgehen, sich nicht nach vorne beugen.

Schlafen mit erhöhtem Oberkörper und in Rechtslage.

Medikamentös: Antazida, Säureblocker: Cimetidin (Tagamet); Protonenpumpen-Inhibitoren: Omeprazol (Antra); Gastroprokinetika: Metoclopramid (Paspertin), Cisaprid (Propulsin).

Bei *Anämie* Eisenpräparate, evtl. Transfusion.

Operation (Gastropexie) in schweren Fällen.

34. Welche Gefahren bestehen bei Ösophagusvarizen?

Die plötzlich auftretende, oft *tödliche Ösophagusvarizenblutung* mit Bluterbrechen und Kollaps, evtl. auch mit Teerstühlen.

35. Was ist bei einer Ösophagusvarizenblutung zu tun?

Notfall-Endoskopie mit Feststellung der Blutungsquelle, evtl. sofortige *Varizensklerosierung* mit Äthoxysklerol 1%;

Schockbehandlung;

Blutstillung mit der *Sengstaken-Blakemore-Sonde,* Eiswasserspülung;

Blutersatz mit Frischblut;

Drucksenkung im Portalkreislauf (Vasopressininfusionen 20 E in 200 ml Glukose 5%; alternativ Gycylpressin 1 mg i.v.);

Komaprophylaxe (Darmsterilisation mit Neomycin, Gabe von Laktulose).

36. Welche Beschwerden können auf ein Ösophaguskarzinom hinweisen?

Beschwerden beim Schlucken von festen Speisen, später auch von flüssigen Speisen (Dysphagie).

Druckgefühl hinter dem Brustbein, „als ob etwas steckenbliebe".

Abmagerung und Anämie durch Unterernährung.

Erbrechen unverdauter Speisen (Regurgitation).

37. Wer erkrankt am häufigsten am Ösophaguskarzinom?

Raucher, bei Zustand nach Laugenverätzungen, Achalasie oder Sklerodermie, Patienten mit Endobrachyösophagus (Barrett-Ösophagus).

38. Welche Untersuchungen sind bei Verdacht auf Speiseröhrenkrebs wichtig?

Ösophagoskopie und *Biopsie* mit gezielter Gewebsentnahme (s. Gastroskopie, Frage 56f, S. 205).

Röntgenuntersuchung mit Bariumbrei und -paste.

39. Wie kann das Ösophaguskarzinom behandelt werden?

Im mittleren und unteren Drittel nach Möglichkeit radikale *Operation,* im oberen Drittel meist *Strahlentherapie*.

Bei inoperablen stenosierenden Tumoren werden Tuben endoskopisch implantiert *(Celestin-Tubus)* oder die Engstelle mit *Bougierung* oder *Laserkoagulation* aufgeweitet. Letzte Möglichkeit ist die Anlage einer künstlichen Fistel im Magen: *perkutane endoskopische Gastrostomie* (PEG) oder chirurgisch als Witzel-Fistel, durch die flüssige Nahrung direkt in den Magen gespritzt werden kann.

40. Wie ist die Pflege bei einer Witzel-Fistel?

Die Fistel darf *nicht zuheilen* und ist stets sauberzuhalten. Das Gastrostomiedrain (Schlauch) ist gut zu fixieren.

Als *Nahrung* werden eiweiß-, vitamin- und kalorienreiche, leicht aufschließbare, flüssig-breiige Gemische durch den Schlauch in der Fistel in den Magen eingespritzt. Die Nahrung darf *nicht zu heiß* und *nicht zu kalt* sein.

Magen und Zwölffingerdarm

Allgemeines

41. Wo liegt der Magen?

Der Mageneingang schließt in der *Kardía* (Mageneingang) an den Ösophagus und mit dem *Pylōrus* (Pförtner = Magenausgang) an das Duodenum an (Abb. 24).

Der *Magenfundus* liegt unter der linken Zwerchfellkuppe;

das *Corpus ventriculi* (Magenkörper) liegt vor der linken Niere und dem Schwanz des Pankreas und

das *Antrum* vor dem Körper des Pankreas.

Die Milz liegt links seitlich des Fundus und Korpus, die Leber rechts und vor dem Magen.

42. Wie heißen die seitlichen Begrenzungen des Magens?

Die *kleine Kurvatur* liegt nach rechts innen,

der *Magenwinkel* zwischen Korpus und Antrum an der kleinen Kurvatur.

Durch die *große Kurvatur* wird der Magen nach außen und unten begrenzt.

Ferner unterscheidet man die *Vorder-* und *Hinterwand* des Magens.

43. Aus welchen Schichten baut sich die Magenwand auf?

Innen liegt die *Magenschleimhaut* (Mukosa) *in Längsfalten.*

Darunter findet sich eine Bindegewebsschicht (Submukosa).

Die darauf folgende *Muskelschicht* besteht aus Längs-, Ring- und Schrägfasern glatter Muskulatur, die sich im *Pylorus* (Pförtner) des Magenausgangs zu einem kräftigen Ringmuskel (Sphinkter) verstärken.

Außen wird der Magen von *Serosa,* einem Teil des Peritoneums (Bauchfells), überzogen.

44. Welche Aufgaben hat der Magen?

Der Magen ist eine Ausweitung des Verdauungsrohres mit einer *Speicherfunktion* der aufgenommenen Nahrung, die *portionsweise* der weiteren Verdauung zugeführt wird. Gleichzeitig wird die Nahrung der *Körpertemperatur* angepaßt und die *Eiweißverdauung* eingeleitet.

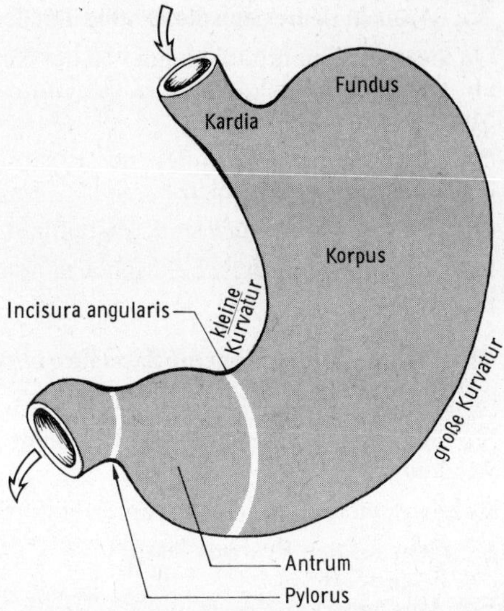

Abb. 24 Der Magen (aus *Gerlach, U.* u. Mitarb.: Innere Medizin für Krankenpflegeberufe, 3. Aufl. Thieme, Stuttgart 1989)

45. Wie geht die Entleerung des Magens vor sich?

Der Magen *umschließt* den Speisebrei und kann sich entsprechend ausdehnen. Die *Nervengeflechte* in der Magenwand steuern auf den Füllungsreiz hin die Magenbewegungen die *Magenperistaltik*. Diese wird vom Parasympathikus (Vagus) gesteigert, vom Sympathikus gehemmt. Sie läuft mit konzentrischen Einziehungen rhythmisch und schubweise ab.

46. Wie lange ist die Verweildauer von festen Speisen im Magen?

Ein bis *fünf Stunden,* bei Kohlenhydraten am kürzesten, bei eiweißreicher Kost länger, am längsten bei fetten Speisen.

47. Wie sehen die Magendrüsen aus?

Sie ziehen von den *Magengrübchen* an der Oberfläche der Schleimhaut schlauchförmig verzweigt in die Tiefe. Sie weisen 3 Zellarten auf:

Die *Nebenzellen* bilden Schleim (Muzin);

die *Belegzellen* eine Vorstufe der Salzsäure;

die *Hauptzellen* das Pepsinogen und Kathepsin;

das *Labenzym* ist nur in der Magenschleimhaut des Neugeborenen, es bewirkt die Milchgerinnung.

48. Wonach richtet sich die Produktion des Magensaftes?

Qualität und Quantität hängen von der *Zusammensetzung der Nahrung* ab. Die Antrumschleimhaut bildet *Gastrin,* welches die Sekretion des Magensaftes auslöst.

Säurelocker in der Nahrung sind: Röstprodukte, Würzstoffe, Fleischbrühe, Koffein, Alkohol u. a.

Starke *Säurestimulantien* sind: Histamin, Gastrin und Pentagastrin.

Die Säureproduktion ist bei Männern höher als bei Frauen. Sie nimmt im Alter ab.

49. Welche Aufgabe hat die Salzsäure im Magensaft?

Sie *aktiviert* das Pepsinogen zu Pepsin.

Sie fällt die *Eiweißkörper aus,* die der weiteren Verdauung zugänglich werden.

Bakterien werden durch Salzsäure zerstört.

Sie wirkt auf den *Pylorusschluß.*

50. Was bewirken Pepsin und Kathepsin?

Sie *spalten Eiweiß* zu höheren Polypeptiden und leiten die Eiweißverdauung ein.

51. Was nennt man den Intrinsic factor?

Er ist ein *Enzym* der Korpusschleimhaut, das für die Resorption von Vitamin B_{12} aus dem terminalen Ileum notwendig ist (s. Frage 128, S. 27).

52. Wie ist die Lage des Duodenums?

Der Zwölffingerdarm ist etwa 25–30 cm lang („zwölf Fingerbreiten"). Das Duodenum hat *hufeisenförmige Gestalt* und ist an der Hinterwand der Bauchhöhle festgewachsen. Es schließt mit dem zwiebelförmig erweiterten Anfangsteil, dem *Bulbus duodeni,* an den Pylorus an und geht an der *Flexura duodenojejunalis* in den übrigen Dünndarm über.

In den absteigenden Teil münden der *Gallengang* und der Ausführungsgang des Pankreas meist gemeinsam mit der *Vaterschen Papille,* manchmal auch getrennt ins Duodenum. Wenn ein zusätzlicher Pankreasgang vorhanden ist, mündet dieser oberhalb der Vaterschen Papille (Abb. 27, S. 244).

53. Wie ist der Wandaufbau des Duodenums?

Innen wird das Duodenum von *Mukosa* (Schleimhaut) mit dem darunterliegenden submukösen Bindegewebe ausgekleidet, in dem die Brunnerschen Drüsen liegen. Danach folgt nach außen eine *Ringmuskel-*

schicht und noch weiter außen eine *Längsschicht* glatter Muskelfasern. Der *Serosaüberzug* außen ist ein Teil des Peritoneums (Bauchfell).

Untersuchungsmethoden des Magens und Duodenums

54. Welche Voraussetzungen gelten für Magenuntersuchungen?

Der Patient muß zu den Magenuntersuchungen vollständig *nüchtern* sein, vor der Untersuchung nicht essen, nicht trinken, nicht rauchen, nicht unter Medikamentenwirkung stehen.

55. Was ist durch die Röntgenuntersuchung des Magens zu erkennen?

Die *Röntgendarstellung* des Magens mit Kontrastbrei zeigt Lage, Größe, Form, Wandrelief und Bewegungsablauf der Peristaltik.

56. Was wird bei einer Gastroskopie gemacht?

Durch das flexible Gastroskop wird Licht durch ein Bündel sehr dünner *biegsamer Glasfasern* (Fiberskop) in den Magen eingestrahlt und die beleuchtete Magenwand durch ein zweites Glasfaserbündel betrachtet.

Die Spitze des Gastroskops im Magen kann vom Okular aus verschieden stark gekrümmt werden, so daß alle Teile des Magens beobachtet werden können.

Außerdem findet sich ein Kanal für die *Lufteinblasung* zum Entfalten und zum *Freispülen* der Optik des Gastroskops im Magen, wenn diese z.B. durch Schleim verschmiert ist. Ein zweiter Kanal ermöglicht die Einführung einer *Biopsiezange,* mit der gezielt Gewebe aus der Magenschleimhaut zur Karzinom- oder Gastritisdiagnose entnommen werden kann.

57. Welche Behandlungsmaßnahmen können mit Gastroskopen durchgeführt werden?

Fremdkörper können entfernt werden.

Polypen können abgetragen werden.

Blutungsquellen können verschorft werden.

58. Wie ist zur Gastroskopie vorzubereiten?

Patient *nüchtern* lassen;

Zahnprothesen entfernen;

Nierenschale und Zellstoff bereithalten.

Als *Prämedikation* werden eventuell 2,5–5 mg Dormicum i.v. gegeben.

Zur *Anästhesie* der Rachenschleimhaut wird Xylocain-Spray angewandt.

Das *Gastroskop* (mit aufgeschobenem Beißring) wird durch Wasser oder ein anästhesierendes Gleitmittel (z. B. Sterigel) *gleitfähig* gemacht.

Es wird mit Blas-, Spül- und Absaugevorrichtungen an die *Kaltlichtquelle* angeschlossen.

Schälchen mit Fixierlösung zur Aufnahme des Biopsiematerials werden bereitgestellt.

Fotoapparat mit Film zur Fotodokumentation wird zurechtgelegt.

Nach der Gastroskopie mit Prämedikation und Rachenanästhesie darf der Patient nicht essen und nicht trinken und muß liegen, bis die Medikamentenwirkung abgeklungen ist.

59. Welche Möglichkeiten der Bilddokumentation von Gastroskopien gibt es?

Fotodokumentation mit auf das Endoskop aufgesetzter *Kleinbild-* oder *Polaroidkamera;*

Aufzeichnung der Untersuchung auf *Videoband* mittels Video-Endoskopie.

60. Welche Voraussetzungen sind für die Bestimmung der maximalen Sekretion erforderlich?

Der Patient ist seit 12 Stunden *nüchtern;*

Linksseitenlage des Patienten;

Sondenspitze am unteren Magenpol (Röntgenkontrolle?);

möglichst *Daueraspiration* des Magensafts;

Speichel darf nicht verschluckt werden, wird ausgespuckt oder abgesaugt;

der *Magennüchterninhalt* wird vor Beginn vollständig abgezogen und gemessen (normal unter 50 ml);

Beimengungen von Schleim, Blut, Galle oder Nahrungsresten werden notiert.

61. Was ist die Basalsekretion?

Die Basalsekretion (BAO = Basal acid output, spr.: bäissl ässid autput) ist die Säurebildung im Magen *ohne Reiz.* Sie gibt Aufschluß über die Stärke der körpereigenen Dauerstimulation durch Hormone und das vegetative Nervensystem (Vagus).

62. Wie wird die Basalsekretion bestimmt?

Es wird 4mal im Abstand von 15 Minuten alles aus dem Magen aspiriert, die 4 Säurewerte addiert und in mval pro Stunde angeschrieben. Normal sind 0–17 mval HCl/Stunde.

63. Wie wird die maximale Sekretion untersucht?

Es werden 6 μg *Pentagastrin* pro kg Körpergewicht des Patienten subkutan gespritzt.

Der Magensaft wird über *60 Minuten in vier 15-Minuten-Fraktionen* abgezogen.

64. Was ist die Gipfelsekretion?

Die Gipfelsekretion oder PAO (peak acid output, sprich: piik ässid autput) ist die Summe der zwei aufeinanderfolgenden höchsten Säurefraktionen, die nach Gastringabe erreicht werden, mit 2 multipliziert. Diese Errechnung der maximal stimulierten Säuresekretion in mval/Stunde gilt als *beste Beurteilungsgrundlage.*

65. Welche Änderungen der Sekretmenge kommen vor?

Man unterscheidet die überstarke = Hypersekretion,

die normale = Normosekretion,

die ungenügende = Hyposekretion (Saftmangel) und die

Achylie (erloschene Saftbildung).

66. Welche Abweichung kann der Säureausstoß in mval pro Stunde erkennen lassen?

Hyperchlorhydrie = Hyperazidität = Superazidität = über 30 mval/Stunde, z. B. bei Ulcus duodeni,

Normochlorhydrie = Normazidität = 10–30 mval/Stunde,

Hypochlorhydrie = Subazidität = 0,25–10 mval/Stunde,

Achlorhydrie = Achylie = weniger als 0,25 mval/Stunde, z. B. bei perniziöser Anämie.

67. Wie wird der Gastrinschnelltest durchgeführt?

Nach Bestimmung der *Basalsekretion* des Magensaftes über 60 Minuten werden 6 μg pro kg Körpergewicht Pentagastrin i.m. gespritzt und alle 10 Minuten während 30 Minuten Sekret abgezogen.

68. Was muß zur Magensaftuntersuchung vorbereitet werden?

Der Patient muß *nüchtern* sein und darf nicht unter Medikamentenwirkung stehen.

Zahnprothesen entfernen;

Nierenschale dem Patienten in die Hände geben, Zellstoff bereithalten;

Magensonde im warmen Wasser liegend geschmeidig machen;

Peánsche-Klemme;

dichte *20-ml-Spritze* zum Abziehen des Magensafts;

Indikatorpapierstreifen (Kongopapier);

numerierte Reagenzgläschen im Ständer;

Reizmittel, z.B. Pentagastrin-Ampullen mit Spritze, Injektionsnadeln und Tupfer.

69. Was ist zu einer Magenspülung zu richten?

Gummischürze für Patient, Schwester und Arzt;

Zellstoff, Nierenschale;

dicker *Magenschlauch* im warmen Wasser;

großer Glastrichter mit Gummischlauch und Glaszwischenstück;

Schlauchklemme (Peán);

evtl. Mundsperre aus Holz oder Gummikeil oder Bindenrolle;

Kannen mit körperwarmer Spülflüssigkeit;

Reagenzgläser zum Auffangen von Untersuchungsmaterial, Meßzylinder und *Eimer,*

evtl. Medikamente wie Magnesiumsulfat oder Kohle, die nach der Magenspülung in den Magen eingebracht werden.

70. Wann kommt eine Magenspülung in Frage?

Bei *Vergiftungen* per os (z.B. bei Nahrungsmittelvergiftung oder Schlafmittelsuizidversuch),

bei Magenentleerungsstörung (Pylorusstenose).

71. Was ist bei der Magenspülung Bewußtloser zu beachten?

Der Patient muß vor der Magenspülung *intubiert* werden, um eine Aspiration zu vermeiden.

72. Wie wird auf okkultes Blut im Stuhl untersucht?

An 3 verschiedenen Tagen wird eine Stuhlprobe auf einen Teststreifen gegeben (Hämoccult-Test). Der Patient soll sich ballaststoffreich ernähren und Vitamin-C-haltige Früchte oder Getränke meiden.

Erkrankungen des Magens und Zwölffingerdarms

73. Welche Erkrankungen des Magens sind wichtig?

Die *akute Gastritis* (Magenschleimhautentzündung);

die *chronische Gastritis,* entweder als Oberflächengastritis oder als atrophische Gastritis mit Verlust der Säureproduktion;

die *Ulkuskrankheit* (Ulcus ventriculi bzw. duodeni) und ihre Komplikationen;

die *Motilitätsstörungen* nach Magenoperation;

das *Magenkarzinom.*

74. Was kann eine akute Gastritis auslösen?

Die häufigste Ursache ist *Alkohol!*

Kalte Speisen oder Getränke, verdorbene Speisen, Diätfehler, hastiges Essen u. a. m.

Auch manche *Medikamente,* z. B. Rheumamittel oder Aspirin, können eine Rolle spielen.

75. Wie sind die Beschwerden bei akuter Magenschleimhautentzündung?

Druck- und Völlegefühl, Übelkeit, Erbrechen, Widerwillen gegen Essen, selten Temperatursteigerungen.

76. Was ist bei akuter Gastritis zu machen?

Ausschaltung der Ursachen.

Nahrungskarenz, z. B. 24 Stunden Fasten,

dann *Diät:* Tee, Zwieback, Haferschleim.

77. Welche Ursachen kommen bei der chronischen Gastritis in Frage?

Chronische exogene Schädlichkeiten wie Alkohol, Nikotin, falsche Eßgewohnheiten. Auch Dauereinnahme von *Medikamenten,* z. B. bei rheumatischen Erkrankungen.

Toxische Schäden, z. B. durch Ruhr- oder Typhuserkrankung, chronische Sinusitis und Bronchiektasen u. a. m.

Auch *Autoimmunreaktionen* werden vermutet.

Eine *konstitutionelle Disposition* und mit dem *Alter* zunehmende Häufung spielen eine Rolle.

78. Welche Krankheitszeichen findet man bei chronischer Gastritis?

Druck- und Völlegefühl, Unverträglichkeit für bestimmte Speisen, Appetitlosigkeit, Aufstoßen, Blähsucht, Sodbrennen, morgendliches Erbrechen.

Häufig bestehen aber subjektiv *keine Beschwerden.*

Eine chronische Gastritis kann nur histologisch, d. h. durch Untersuchung einer Magenschleimhautbiopsie, diagnostiziert werden.

79. Welche 2 Formen der chronischen Gastritis gibt es?

Die Korpusgastritis oder Gastritis Typ A. – Sie zeigt eine Atrophie der *Korpusschleimhaut* bei nahezu intakter Antrumschleimhaut. Ursächlich spielen *Autoantikörper gegen die Belegzellen* in der Magenschleimhaut eine wichtige Rolle. Es kommt durch die Atrophie zum *Verlust der Säureproduktion* (= Achlorhydrie) und das *Vitamin B_{12}* kann nicht mehr resorbiert werden: perniziöse Anämie.

Die wesentlich häufigere *Antrumgastritis,* auch Gastritis Typ B genannt, gelegentlich assoziiert mit *intestinaler Metaplasie,* d.h. Ausbildung von Zotten- und Kryptenformationen wie sie normal nur in der Darmschleimhaut vorkommen.

Für die Entstehung der Antrumgastritis werden stäbchenförmige Bakterien (Helicobacter pylori) und/oder ein duodenogastraler Reflux verantwortlich gemacht.

80. Wie kann die chronische Gastritis behandelt werden?

Eine Behandlung ist meist nicht erforderlich.

Konsequente *Ausschaltung der Ursachen* (Alkohol und Nikotin usw.).

Nur bei Beschwerden *Magenschonkost* mit Vermeidung von gebratenen und gebackenen, fetten und schwerverdaulichen Speisen.

Antazida bei Hyperazidität als Neutralisationsmittel, Wismutsalze und Antibiotika gegen Heliobacter pylori.

81. Was versteht man unter peptischen Geschwüren?

Es sind Geschwürsbildungen, die durch *Andauung der Schleimhaut* entstehen und einen *Substanzdefekt* darstellen. Man unterscheidet

das *Ulcus ventriculi* im Magen und

das *Ulcus duodeni,* vor allem im Bulbus duodeni,

sowie das *Ulcus pepticum jejuni* nach Magenoperation (Anastomosenulkus) und

das *Ulkus im Ösophagus* bei Refluxösophagitis.

82. Wodurch entsteht das Magen- oder Zwölffingerdarmgeschwür?

Man nimmt *anlagebedingte* Voraussetzungen an und eine Schädigung des Selbstschutzes der Schleimhaut, der sie normalerweise vor der Selbstverdauung schützt.

Psychische *Spannungs-* und *Konfliktsituationen* sollen auslösend wirken.

Begünstigend sind Hyperchlorhydrie, Nikotin und Koffein, ferner Leberleiden, Schockzustände, Schädeltraumen, größere Verbrennungen und manche Medikamente, z.B. Kortikosteroide („Steroidulkus") und Antirheumatika.

83. Welche Beschwerden können auf ein Ulkus hinweisen?

Schmerzen im Oberbauch, meist am Rippenbogen, rechts häufiger als links, die *periodisch mit der Nahrungsaufnahme* schwinden, danach aber wieder auftreten, beim Ulcus ventriculi bald nach dem Essen, beim Ulcus duodeni oft 2–3 Stunden nach der Mahlzeit.

Nüchternschmerz, auch als Nachtschmerz.

Spastische *Obstipation* mit kleinknolligem Stuhl.

Saures Aufstoßen und Sodbrennen, auch Blähungen, selten Erbrechen; Appetit und Gewicht sind meist nicht beeinträchtigt.

Schubweiser Verlauf mit Verschlimmerungsperioden (Rezidiven) ist typisch.

84. Wie wird das Ulkus nachgewiesen?

Im Epigastrium (Oberbauch) besteht eine umschriebene *Druckempfindlichkeit.*

Durch die *Gastroskopie* kann ein Ulkus direkt gesehen und durch *Biopsie* entschieden werden, ob es sich um ein peptisches Ulkus oder um ein zentral zerfallendes Karzinom (Magenkrebs) handelt. Man erkennt, ob das Ulkus blutet oder vor kurzem geblutet hat.

Die *röntgenologische Magen-Darm-Passage* zeigt das Ulkus durch die Füllung des Geschwürstrichters mit Bariumbrei oft mit einem Schwellungswall und einer strahligen Faltenkonvergenz um das Geschwür oder auch einer spastischen Einziehung der gegenüberliegenden Magenwandung (Abb. 25).

Eine Sickerblutung durch Ulkus kann durch den Nachweis von *okkultem Blut* im Stuhl erkannt werden.

85. Wie kann ein Ulcus ventriculi oder duodeni behandelt werden?

Konservative Therapie: Bettruhe und Krankschreibung.

Diät, leicht verdaulich, nicht reizend, *häufig kleine Mahlzeiten.*

Verboten sind Alkohol, Nikotin, Kaffee, Tee, Gebackenes, Gebratenes, saure, sehr süße, stark gewürzte, blähende und sehr fette Speisen.

Empfohlen sind Milch und Milchspeisen, Quark, Eier, gedämpfte und gekochte leichte Gemüse, Teigwaren, Reis, Kartoffeln, Weiß- und Mischbrot. Erst gekochtes, später gegrilltes Fleisch und Fisch, Butter.

Achtung auf ulzerogene Medikamente: Kortikosteroide, Antirheumatika.

H_2-Blocker wie Tagamet (Cimetidin), Sostril, Zantic (Ranitidin) und Protonenpumpeninhibitoren wie Antra (Omeprazol) können die Säuresekretion völlig aufheben. Die meisten Ulzera sprechen gut auf die Behandlung an, allerdings sind Rezidive häufig.

Alkalische Magenpulver = *Antazida:* Aluminium- oder Magnesiumsalze zur Neutralisation bei Hyperazidität oder Gelee wie Gelusil-Lac, Phosphalugel.

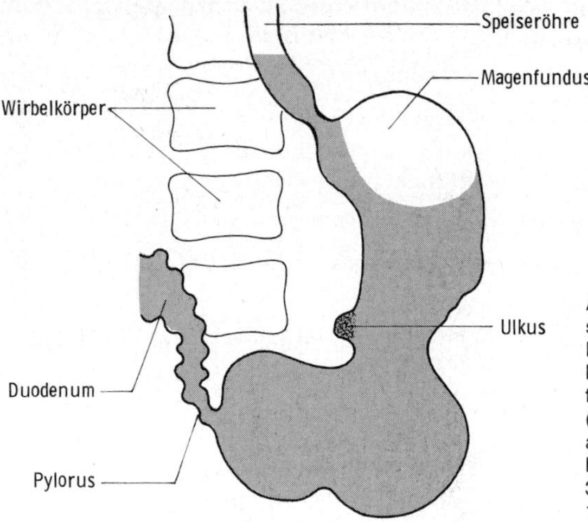

Abb. 25 Magengeschwür an der kleinen Kurvatur (Ulcus ventriculi) durch Röntgenkontrastmittel dargestellt (aus *Gerlach, U.* u. Mitarb.: Innere Medizin für Krankenpflegeberufe, 3. Aufl. Thieme, Stuttgart 1989)

Sedativa und *Psychopharmaka:* Luminal, Valium, Librax.

Operative Behandlung unter bestimmten Voraussetzungen.

86. Welche Ulkuskomplikationen kommen vor?

Blutung: Erbrechen = Hämatemesis, Meläna = Teerstuhl, Sickerblutung mit okkultem Blut im Stuhl; Nachweis durch *Teststreifen.*

Blutungen können auch durch *Erosionen* (oberflächliche Schleimhautdefekte) entstehen.

Perforation in die freie Bauchhöhle mit Peritonitis oder durch ein Bauchorgan gedeckt und abgekapselt.

Pylorusstenose durch Spasmus oder Schrumpfung oder beides.

Maligne Entartung eines chronischen kallösen Ulcus ventriculi (Ulkuskarzinom).

87. Wie macht sich eine Ulkusblutung bemerkbar?

Große Magenblutung, wenn ein größeres Blutgefäß angedaut wird:

Bluterbrechen von dunkelroten bis kaffeesatzartigen Massen, besonders beim Ulcus ventriculi, oder schwarze *„Teerstühle"*, besonders beim Ulcus duodeni.

Anämie und Kollapssymptome: kalter Schweiß, Unruhe, Blässe, Tachykardie und Blutdruckabfall, evtl. Bewußtseinsverlust, Hämatokrit und Hb-Abfall.

Sickerblutung, allmählich auftretende Anämie mit Blässe, Hämatokrit und Hb-Abfall und okkultem Blut im Stuhl (Nachweis durch Teststreifen).

88. Was ist bei einer Magenblutung sofort zu machen?

Arzt rufen, bis dahin Patienten flach legen, beruhigen und für Bettruhe sorgen.

Infusionen bereitstellen.

Hb, Hämatokrit *und Blutgruppe* bestimmen, *Blutkonserve* besorgen.

Halbstündliche Puls- und Blutdruckkontrolle.

Nahrungskarenz, nur Eisstückchen lutschen lassen, Eisblase auf den Oberbauch, später aber auch eisgekühlte Milch.

Notfallgastroskopie vorbereiten!

Evtl. Operation vorbereiten.

89. Wie ist die weitere Behandlung der Magenblutung?

Meist konservativ. Es kann gelingen, die Blutungsquelle durch das *Gastroskop* mit *Laserstrahlen,* durch *Elektrokoagulation,* durch *Unterspritzen* oder *Fibrinklebung* zum Stehen zu bringen und zu verschorfen; nur bei *lebensbedrohlicher Blutung Operation.* Die *Diät* wird ärztlich angegeben, meist wird nur eine kurze Nahrungskarenz mit kalter Milch, danach die *übliche Ulkusdiät* verordnet. Keine feuchtheißen Packungen!

Bei *Blähungen* – häufig nach großen Blutungen – kleine Einläufe oder Gleitmittel (Paraffinöl) zur *Stuhlregulierung.*

90. Wie kann die Penetration eines Ulkus verlaufen?

Die *Penetration* ist ein allmähliches Durchdringen einer Ulzeration durch die Magen- oder Darmwand, die erhebliche Beschwerden (Dauerschmerz!) verursacht und in die *Perforation,* den Durchbruch, übergehen kann.

91. Wie macht sich die Ulkusperforation in die freie Bauchhöhle bemerkbar?

Bild des akuten Abdomens: akuter Schmerz, der sich *mehr und mehr steigert.*

Facies abdominalis: verfallenes Gesicht, spitze Nase, halonierte Augen, ängstlich-unruhiger Gesichtsausdruck, Blässe.

Die *Bauchdeckenspannung* setzt rasch ein, die Beine werden angezogen.

Trockene Zunge.

Schocksymptome: Tachykardie, Blutdruckabfall.

Röntgenologisch: Luftsicheln unter dem Zwerchfell durch Austreten der Magenluft in die freie Bauchhöhle.

92. Was nennt man eine gedeckte Perforation?

Einen Durchbruch, der durch Netz oder andere Bauchorgane, z.B. Gallenblase, Leber, Pankreas, gedeckt wird und dessen *Perforationsöffnung* dadurch *verklebt* und geschlossen wird.

93. Welche Gefahren bestehen bei Ulkusdurchbruch?

Tod im *Schock* oder an *Peritonitis*.

94. Was ist bei einer Ulkusperforation zu machen?

Sofortige Operation mit Übernähung der Perforationsstelle oder gleich Magenresektion (Teilentfernung des Magens).

95. Wodurch macht sich eine Pylorusstenose bemerkbar?

Erbrechen der gegessenen Speisen im Guß – rasche *Gewichtsabnahme,* Exsikkose, Elektrolytverlust und Kräfteverfall – Überdehnung des Magens = *Magenektasie.*

96. Wodurch kann es zur Magenentleerungsstörung kommen?

Bei *angeborener Stenose der Säuglinge* durch Hypertrophie der Ringmuskulatur im Pylorus oder durch *Pylorospasmus.*

Bei *pylorischem Ulkus* durch Begleitspasmus oder Narbenschrumpfung oder durch *Magenkarzinom* im präpylorischen Bereich.

97. Welche Behandlungsmöglichkeiten kommen bei Pylorusstenose in Frage?

Magenspülungen zur Entfernung alter Speisereste und zur Beseitigung der Überdehnung des Magens, evtl. laufendes Absaugen des Mageninhaltes.

Ausgleich des *Wasser-* und *Elektrolytverlusts,* evtl. parenterale Ernährung.

Versuch konservativer Behandlung mit Sekretionshemmern.

Diät: kleine Portionen leicht verdaulicher Speisen.

Bei unbefriedigendem Erfolg *Operation,* z.B. als 2/3-Resektion (nach Billroth II), in Notfällen nur Anlegen eines neuen Magenausgangs durch Verbindung mit dem Dünndarm = Gastroenteroanastomose (GE).

98. Wann ist eine Magenoperation angezeigt?

Bei *chronisch-rezidivierendem Ulkus* oder wenn ein Ulkus nach 8 Wochen trotz optimaler medikamentöser Behandlung nicht abgeheilt ist.

Bei *Pylorusstenose* durch Narbenraffung oder durch Magenkrebs.

Bei *bedrohlicher großer Blutung* oder wenn die Blutung in 48 Stunden nicht steht.

Bei *Ulkusperforation* oder Penetration;

bei *Verdacht auf maligne Entartung;*

bei *Magenkrebs*.

99. Welche wichtigen Magenoperationen gibt es?

Übernähung eines perforierten Ulcus ventriculi oder duodeni.

Bei *Gastroenteroanastomose* (GE) wird eine Dünndarmschlinge mit dem tiefsten Punkt des Magens verbunden, so daß dieser sich gleich in den Darm entleeren kann (Notoperation).

Bei der Operation nach *Billroth I* Magenteilentfernung; der Restmagen wird mit dem Duodenalstumpf verbunden.

Bei *Vagotomie* und *Pyloroplastik* werden die Vagusäste an der Kardia durchtrennt, um die Säureresektion zu reduzieren, und der Pylorus wird erweitert, weil er nach Durchtrennung der Vagusfasern von diesen nicht mehr geöffnet werden kann.

Die *Magenresektion,* meist als 2/3-Resektion nach Billroth II, wobei vom Magen nur der Fundus erhalten bleibt und dieser mit einer der oberen Jejunumschlingen verbunden wird.

Die Totalresektion = *Gastrektomie* des Magens, z.B. wegen Karzinoms, mit Verbindung des Ösophagus mit dem Jejunum.

100. Welche Funktionsstörungen können nach Magenresektion auftreten?

Beschwerden des kleinen Magens, besonders bei hoher Resektion oder enger Anastomose, auch durch Verschwellung der Anastomose bei Stumpfgastritis, mit Völlegefühl nach dem Essen, Neigung zum Erbrechen der Speisen.

Dumping-Syndrom nach Resektion: nach dem Essen Blässe, Schwindel, Kollapsneigung, Durchfälle, Mattigkeit mit Schweißausbruch durch überstürzte Auffüllung des Dünndarms und rasche Resorption der Kohlenhydrate, aber auch evtl. durch Milchallergie.

Rezidivulkus an oder unterhalb der Anastomose im Jejunum = Ulcus pepticum jejuni.

101. Wie kann man Funktionsstörungen nach Magenresektion behandeln?

Häufig kleine Essensportionen, entsprechende eiweißreiche *Diät,* Vermeiden von Zucker und Milch, sehr heißen oder eisgekühlten Getränken, evtl. *Liegen* nach den Mahlzeiten, Atropin, Wärme; selten ist erneute Operation, z. B. bei Rezidivulkus erforderlich.

102. Welche Tumorbildungen kommen im Magen vor?

Gutartige Tumoren sind selten und meist bedeutungslos: z. B. Neurinome.

Schleimhautpolypen, sie können aber maligne entarten. Sind mehrere Polypen vorhanden, so spricht man von *Polypose.*

Das Magenkarzinom, besonders bei Männern zwischen dem 40. und 60. Lebensjahr häufig; nach dem Bronchialkarzinom und dem Kolonkarzinom ist dies der dritthäufigste Krebs der Männer. Die Häufigkeit ging in den letzten 30 Jahren aber laufend zurück.

103. Was kann auf einen Magenkrebs hinweisen?

Appetitverlust, *Abneigung gegen Fleisch* und Wurst, *Gewichtsabnahme, Anämie,* evtl. Magenblutung als Hämatemesis oder latente Sickerblutung mit okkultem Blut im Stuhl. Nachweis durch Teststreifen.

Schließlich Magenausgangsstenose oder *Übergreifen* des Karzinoms auf die Nachbarorgane, z. B. Pankreas und *Fernmetastasen.*

104. Wie wird ein Magenkarzinom nachgewiesen?

Endoskopisch durch die Gastroskopie.

Histologisch durch Biopsie bei Gastroskopie.

Röntgenologisch durch die Magen-Darm-Passage.

Chirurgisch bei Probelaparotomie.

105. Welche Behandlungsmethoden kommen bei Magenkarzinom in Betracht?

Nur die *Frühoperation* des Magenkrebses hat manchmal Erfolg.

Bestrahlung und zytostatische Behandlung können zusätzlich angewandt werden, haben aber nur geringe Wirkung.

106. Welche Bedeutung haben Divertikel?

Divertikel des Ösophagus, des Magens (selten), des Duodenums, des Dünn- und Dickdarms haben keine Bedeutung, solange keine *sekundären Entzündungen* durch *Stagnation des Speisebreies* auftreten.

107. Was ist Sodbrennen?

Ein hinter dem Brustbein aufsteigendes, brennendes Gefühl durch *Reflux* von Mageninhalt oder durch *Muskelspasmen,* häufig in der Schwangerschaft oder bei Hiatushernie, aber auch nach süßen Speisen, Weißwein u. a. Sodbrennen kann auf eine vorliegende Refluxösophagitis hinweisen, die aber nur gastroskopisch nachzuweisen ist.

108. Was ist Aerophagie?

Luftschlucken, meist unbewußte, selten neurotische Gewohnheit, mit nachfolgendem Luftaufstoßen; auch bei Hiatushernie, Magen- und Gallenkrankheiten.

109. Wie kann es zum Erbrechen kommen?

Der Brechreflex aus dem verlängerten Mark (Medulla oblongata) kann durch *Überfüllung des Magens* bei Pylorusstenose oder Diätfehlern, bei *Gallenleiden,* reflektorisch mit Schwindel, z. B. bei der *Seekrankheit,* oder *psychogen* durch Ekel oder Aufregung ausgelöst werden, toxisches Erbrechen, z. B. durch Digitalisüberdosierung.

Er kommt durch eine Kontraktion des Magenantrums, der Bauchdekken und des Zwerchfells bei Erschlaffung der Kardia des Ösophagus zustande.

110. Wie wird der Singultus ausgelöst?

Durch *rhythmische Zwerchfellkontraktionen* infolge von Reizung durch den N. phrenicus (Schluckauf).

111. Was sind Erosionen?

Oberflächliche *Schleimhautläsionen,* die oft multipel auftreten und zu *Blutungen* führen können. Sie sind *gastroskopisch* zu erkennen.

112. Was bezeichnet man als Achylia gastrica?

Achylia gastrica bedeutet wörtlich Fehlen des Magensaftes. Man versteht darunter vor allem das *völlige Fehlen von Magensäure* bei der atrophischen Gastritis, die auch auf die stärksten Säurereize, z. B. Histamin, Pentagastrin, Betazol, nicht gebildet werden kann.

Man nennt dies dann auch *histaminrefraktäre bzw. pentagastrinrefraktäre Achylie.*

113. Was kann zu Magenblutung führen?

Magenblutungen mit *Hämatemesis* oder *Teerstühlen* können bei Ulcus ventriculi oder duodeni, Karzinom oder Erosionen der Magenschleimhaut, Ösophagusvarizen, evtl. bei Polypen oder Divertikeln vorkommen. Durch *Gastroskopie* kann die Blutungsquelle aufgefunden und in manchen Fällen *koaguliert* und *verschorft* werden.

114. Was ist eine Gastroptose?

Gastroptose oder Senkmagen (= *Magensenkung*) kommt bei asthenischen oder stark abgemagerten Menschen vor und hat keine Bedeutung. Wenn ängstliche Menschen hören, daß sie eine Magensenkung haben, fühlen sie sich oft kränker als sie sind. Man soll den Ausdruck daher vermeiden.

115. Was bezeichnet man als Stauungsgastritis?

Es handelt sich dabei nicht um eine Entzündung, sondern um eine *Stauung des venösen Blutabflusses,* wie dies bei Herzleiden in allen Teilen des Pfortadergebietes, z. B. auch der Leber (Stauungsleber), und im großen Kreislauf, z. B. mit Beinödemen, vorkommen kann. Bei Stauungsgastritis besteht Appetitlosigkeit sowie Übelkeit.

116. Was versteht man unter Atonie des Magens?

Erschlaffung und *Bewegungslosigkeit* des Magens.

117. Was ist Gastrektasie?

Erweiterung und *Überdehnung* des Magens.

118. Was ist ein nervöser Magen?

Es handelt sich um eine *Funktionsstörung* des Magens aufgrund abnormer Erlebnisverarbeitung mit Projektion auf Mißempfindungen in der Magengegend. Sie sind sehr häufig, wesentlich häufiger als die Ulkuskrankheit. Typischerweise sind die Beschwerden rasch wechselnd und hängen mit psychischen Belastungssituationen zusammen. Weil man endoskopisch kein Ulkus erkennt, bezeichnet man diese Erkrankung auch als nichtulzeröse Dyspepsie.

Dünndarm und Dickdarm

Allgemeines

119. Aus welchen Abschnitten besteht der Dünndarm?

Aus dem *Duodenum* (Zwölffingerdarm, s. Frage 52, S. 204), dem *Jejunum* (Leerdarm) und dem *Ileum* (Krummdarm).

120. Wie sind Jejunum und Ileum gebaut?

Jejunum und Ileum sind durch eine Doppelplatte des Peritoneums *(Mesenterium),* in der Arterien, Venen, Lymphgefäße und Nerven verlaufen, mit der Hinterwand der Bauchhöhle verbunden und dadurch verschieblich und beweglich.

Der *Schichtaufbau* der Wandung ist wie beim Duodenum von außen nach innen: *Serosa* (Peritoneum), *Längs-, Ringmuskelfasern,* submuköses Bindegewebe, *Mukosa.* Letztere bildet in den oberen Dünndarmabschnitten *ringförmige Querfalten,* die die Oberfläche vergrößern.

Der Dünndarm ist etwa 5 m lang und 4 cm weit.

121. Wie ist die Dünndarmschleimhaut beschaffen?

Die Oberfläche der Dünndarmschleimhaut besteht aus einer großen Zahl feiner *Zotten,* so daß sie wie Samt wirkt. Im Epithel der Zotten finden sich schleimbildende *Becherzellen* und die wichtigen *Saumzellen,* die die zerlegten Nahrungsstoffe aus dem Darminhalt resorbieren.

Im Zentrum der Zotte verläuft eine *zentrale Arterie,* die sich in ein *Kapillarnetz* unter die Saumzellen verteilt, das die resorbierten Monosaccharide und Aminosäuren aufnimmt und über die *Pfortader* an die Leber leitet (s. Fragen 229–231, S. 241).

Die Fette werden in das *zentrale Chylusgefäß* (= Darmlymphgefäß) aufgenommen und über die Cisterna chyli und den *Ductus thoracicus* in den venösen Teil des Blutkreislaufs gebracht (s. Frage 1, S. 48).

122. Wie wird der Darmsaft gebildet?

Von den *Lieberkühnschen Drüsen* in der Darmschleimhaut werden Wasser, Salze und Enzyme als *alkalischer Darmsaft* produziert.

123. Welche Enzyme enthält der Darmsaft?

Die *Darmlipase* zur Fettspaltung,

das *Erepsin* für den Peptidabbau,

Sacharase, Laktase und Maltase für die Kohlenhydratzerlegung.

124. Welche Bewegungen führt der Dünndarm aus?

Die *Segmentation* entsteht durch die abwechselnde Kontraktion und Erschlaffung der glatten Muskulatur und dient zur *Durchmischung* des Speisebreies.

Die *Peristaltik* ist eine wellenförmig ablaufende Kontraktion der glatten Muskulatur zur *Weiterbeförderung* des Speisebreies.

125. Wie werden die Bewegungen des Dünndarms gesteuert?

Durch den Füllungsreiz, durch Hormone und das vegetative Nervensystem.

126. Wo findet sich lymphatisches Gewebe im Darm?

Lymphgewebe findet sich besonders reichlich im unteren Ileum, dort in den sogenannten *Peyerschen Plaques* angehäuft.

127. Wie sind die Lage und der Verlauf des Dickdarms?

Der Dickdarm liegt wie ein Rahmen um den Dünndarm unter der Leber, vor dem Magen und der Milz.

128. Aus welchen Abschnitten besteht der Dickdarm?

Er beginnt mit dem *Zäkum* (Blinddarm) im rechten Unterbauch, an dem die *Appendix* (Wurmfortsatz) hängt. An das Zäkum schließt das *Colon ascendens,* der aufsteigende Teil im rechten Mittelbauch, an. Dieses geht an der *Flexura coli dextra* in das Colon transversum, den Querdarm, über, an den in der *Flexura coli sinistra* das *Colon descendens,* der absteigende Teil im linken Mittelbauch, anschließt. Im linken Unterbauch folgt dann das *Sigma,* der S-förmige Abschnitt, der in Unterbauchmitte in das *Rektum,* den gerade verlaufenden Enddarm oder Mastdarm übergeht.

129. Wie ist der Übergang vom Dünn- in den Dickdarm beschaffen?

Der Dünndarm mündet mit der letzten Ileumschlinge an der inneren (medialen) Seite in das Zäkum. Der Übergang ist durch die *Ileozäkalklappe* (Bauhinsche Klappe) ventilartig beschaffen, so daß der Rückfluß des Speisebreies in das Ileum verhindert wird.

130. Wie sieht der Dickdarm äußerlich aus?

Das *Kaliber* des Dickdarms ist weiter als das des Dünndarms.

Die Fasern der Längsmuskulatur sind in 3 Bändern angeordnet, die *Längsfurchen* (Tänien) erzeugen.

Die Ringmuskeln bilden durch Kontraktion Einziehungen, zwischen denen sich die Wand als sogenannte *Haustren* vorwölbt. An den Längsfalten finden sich *Fettanhängsel.*

131. Wie ist der Dickdarm befestigt?

Aszendens und Deszendens sind an der Hinterwand der Bauchhöhle *angewachsen.* Transversum und Sigma sind an einer *Mesenterium* genannten Doppelung des Peritoneums befestigt und dadurch verschieblich.

132. Wie sieht die Schleimhaut des Dickdarms aus?

Sie hat keine Zotten, nur Einsenkungen und zahlreiche schleimbildende *Becherzellen.*

133. Welche Aufgabe hat der Dickdarm?

Seine Hauptaufgabe ist die *Rückresorption von Wasser* und die Eindikkung des Darminhaltes zur Kotbildung.

134. Woraus besteht der Stuhl?

Die Fäzes bestehen aus unverdaulichen *Nahrungsresten, Schleim* und *Bakterien,* vor allem *Kolibakterien.* Durch *Sterkobilin,* ein Abbauprodukt der Gallenfarbstoffe, wird der Stuhl braun gefärbt.

135. Welche Rolle spielen die Kolibakterien?

Sie kommen im Kolon in physiologischer Weise vor, wirken aber z. B. in der Gallenblase oder in den ableitenden Harnwegen z. T. als gefährliche Entzündungserreger.

136. Welchen Aufbau hat die Appendix?

Sie ist reich an *lymphatischem Gewebe,* daher wird sie auch als die *Tonsille des Darmes* bezeichnet. Bei Kindern und Jugendlichen kann sie dementsprechend auch leicht entzündlich erkranken = Appendizitis.

Untersuchungsmöglichkeiten des Dünn- und Dickdarms

137. Welche Untersuchungsverfahren lassen Rückschlüsse auf die Darmfunktion zu?

Die *röntgenologische Magen-Darm-Passage* und der *Kolonkontrasteinlauf* (= Irrigoskopie) lassen Passagehindernisse, Tumoren, Divertikel und Entzündungen erkennen.

Endoskopische Untersuchungen: Jejunoskopie, von oral ausgeführt, und Prokto-, Rekto-, Sigmoido-, Koloskopie, von anal vorgenommen, lassen die Wandverhältnisse des Darmes direkt einsehen und Biopsiematerial zur feingeweblichen Untersuchung gewinnen.

Resorptionstests prüfen die Aufnahmefähigkeit der Darmschleimhaut (Resorption).

Stuhluntersuchungen.

138. Wie kann der Stuhl untersucht werden?

Makroskopisch: auf Konsistenz, Form, Farbe und Beimengung von Blut, Schleim und Eiter.

Mikroskopisch: auf unverdaute Nahrungsreste (Fett und Muskelfasern), Parasiten (Wurmeier u. a. m.).

Chemisch: okkultes Blut (Nachweis durch Teststreifen); Untersuchung der Nahrungsausnützung mit Bestimmung des Fettgehaltes und des Stickstoffgehaltes, auch des Stuhl-pH.

Auf *Krankheitserreger* durch bakteriologische und virologische Verfahren.

139. Welche Änderungen der Stuhlkonsistenz kommen vor?

Wäßrig bei Diarrhö mit Ursache im Dickdarm;

breiig bei Diarrhö mit Ursache im Dünndarm;

kleinknollig, hart (Skybala) bei spastischer Obstipation;

band- oder bleistiftförmig bei Darmstenose (z. B. Mastdarmkrebs).

140. Welche Änderungen der Stuhlfarbe können beobachtet werden?

Rote Beimengungen (Blut) bei Mastdarmblutungen, bei Hämorrhoiden, Colitis ulcerosa, Polypen oder Rektumkarzinom.

Tiefschwarze Färbung, „Teerstuhl", bei Blutung, z. B. durch Ösophagusvarizen, Ulkus, Schleimhauterosionen oder Magenkarzinom, aber auch nach Blutwurst oder Kohletabletten, Eisen- oder Lakritzpräparaten.

Lehmfarben (acholisch) bei fehlender Gallenflüssigkeit, z. B. bei Hepatitis oder Verschlußikterus.

Grau und salbenartig bei gestörter Fettverdauung.

Weiß durch Bariumkontrastbrei.

Hellgelb nach Milchnahrung.

Gelb nach Karotten.

Grün nach Spinat.

141. Welche besonderen Beimengungen können im Stuhl erscheinen?

Schleimauflagerungen, bemerkbar durch den Glanz, z. B. bei Colon irritabile.

Blutauflagerungen, z. B. bei Hämorrhoidenblutung.

Eiterauflagerungen (trüb-schleimig), z. B. bei Ruhr.

Speisereste bei Durchfall oder Pankreasinsuffizienz.

Würmer: Oxyuren, Askariden, Bandwurmglieder.

142. Wozu dient der Xylosetest?

Er ermöglicht die Feststellung einer Resorptionsstörung im *Dünndarm* (Malabsorption), sagt aber nichts über die Art der Dünndarmerkrankung aus.

143. Wie wird der Xyloseresorptionstest durchgeführt?

Xylose (ein Monosaccharidzucker) wird im oberen Dünndarm gut resorbiert und rasch durch die Nieren ausgeschieden. Vor dem Versuch muß der Patient nüchtern sein und die Blase entleeren.

25 g Xylose werden in 250 ml Wasser aufgelöst und vom Patienten getrunken. Danach trinkt er möglichst bald noch 2×250 ml Wasser und hält Bettruhe ein.

In den nächsten 5 Stunden wird der Urin gesammelt.

Normalerweise werden mehr als 5 g Xylose im Urin ausgeschieden.

Bei Malabsorption (z. B. bei Sprue) werden weniger als 4 g im Urin gefunden.

144. Wozu dient der Laktosetoleranztest?

Bei Unverträglichkeit für Milch und Milchprodukte, die mit dem Laktosetoleranztest geprüft wird, kommt es zu mehr oder weniger starkem Durchfall.

Diese Form der Malabsorption kommt bei bis zu 5% der Bevölkerung z. T. angeboren, z. T. erworben (z. B. Sprue) oder bei Morbus Crohn (s. unten) vor.

145. Wie wird die Laktosetoleranz geprüft?

Beim *nüchternen* Patient wird der *Blutzucker* bestimmt. 50 g Laktose, gut aufgelöst in gut 500 ml Wasser, werden innerhalb von 10 Minuten getrunken.

Blutzuckerbestimmung nach 30, 60 und 120 Minuten: normal Anstieg über 20 mg/dl.

Stuhlkontrolle, ob Durchfälle auftreten, und Untersuchung auf pH-Wert im Stuhl.

146. Welche besonderen Untersuchungen des Dickdarms sind wichtig?

Die digitale *Austastung* des Rektums, besonders im Hinblick auf Mastdarmkrebs.

Die *Proktoskopie* und die *Rektosigmoidoskopie* mit gezielter Gewebsentnahme (Biopsie).

Die Koloskopie mit dem flexiblen Glasfaserkoloskop zur Endoskopie, Biopsie, fotografischen Bilddokumentation, eventuell auch zur Polypektomie.

Der *Kolonkontrasteinlauf* nach entsprechender Vorbereitung, Darstellung des Dickdarms durch Kontrastmittel und nach Entleerung mit Lufteinblasung.

147. Wie ist der Patient zum Kontrasteinlauf oder zur Rektoskopie vorzubereiten?

Patienten mit Obstipation müssen 2 Tage vor der Untersuchung Abführmittel nehmen.

Am Vorabend bekommen sie nur *leichte Kost* und einen oder mehrere *Einläufe,* je nach Verordnung.

Am Morgen der Untersuchung ein oder mehrere *Reinigungseinläufe,* je nach Verordnung. Vor der Rektoskopie eventuell nur ein Mikroklistier (Prakto-Clyss, Mikroklist). Vor der Koloskopie trinken die Patienten ca. 2 l einer Salzlösung, bis sich aus dem Darm kamillenteeartige Flüssigkeit entleert.

148. Was ist zur Rektoskopie bzw. Proktoskopie zu richten?

Schlitztuch zum Abdecken,

Gummihandschuhe und Anästhesinsalbe,

Rektoskop (bzw. Proktoskop),

Lichtquelle (Beleuchtung überprüfen),

Gebläse zur Entfaltung des Darms,

Watteträger entsprechend der Rektoskoplänge,

Biopsiezange, Adrenalinampullen (Betupfen der Biopsiestelle),

Schälchen zur Aufnahme von Biopsiematerial,

Versandgläschen,

Eimer, Zellstoff.

Erkrankungen des Dünn- und Dickdarms

149. Was nennt man Diarrhö?

Häufige Entleerung von *dünnen Stühlen* infolge beschleunigter Darmpassage (Durchfall), oft mit *Tenesmen* = krampfartigen Leibschmerzen einhergehend.

150. Was kann zur Diarrhö führen?

Infektion mit Bakterien (z. B. Typhus, Ruhr, Cholera), Viren, Pilzen.

Toxine, z. B. bei Nahrungsmittelvergiftung.

Colitis ulcerosa, Colon irritabile, Enteritis regionalis (Crohnsche Krankheit).

Reizzustände durch Störungen der Verdauungsfunktion (Maldigestion, Malabsorption, Sprue).

Darmparasiten, z. B. Amöben, Askariden.

Intoxikationen, z. B. durch Alkohol oder mit Schwermetallen, Blei, Quecksilber.

Medikamente wie Abführmittel, auch Digitalis, Antibiotika.

Reizung durch Röntgen- und Radiumstrahlen.

Allergien, z. B. gegen Milch oder Fischeiweiß.

Gesteigerte nervöse Erregbarkeit (bei Examen, nervöser Durchfall).

Hyperthyreose (Morbus Basedow).

Rektumkarzinom.

151. Was bezeichnet man als Obstipation?

Darmträgheit mit verzögerter *Passage* oder *Stuhlverhalt* durch gestörte *Darmentleerung* (gestörter Defäkationsmechanismus).

152. Wodurch kann Obstipation bedingt sein?

Schlackenarme Kost,

fehlende Bewegung,

schwache Bauchdecken,

schlaffes, ausgeweitetes Kolon,

gestörter *Defäkationsreflex,*

Allgemeinkrankheiten, besonders mit Fieber und Bettruhe,

Tumoren, dabei auch wechselnd Durchfall,

Verwachsungen nach Operationen oder abgelaufenen Entzündungen,

schmerzhafte Veränderungen am After wie Hämorrhoiden und Fissuren,

psychische Besonderheiten.

153. Wie ist eine Obstipation zu behandeln?

Nach ihren Ursachen:

Organische Veränderungen, wie Hämorrhoiden oder Fissuren, müssen beseitigt werden.

Änderung der Lebensgewohnheiten mit mehr Bewegung und schlackenreicher Kost kann den Entleerungsreflex wieder einspielen.

Abführmittel und *Einläufe* nur als vorübergehende Hilfe anwenden.

154. Was bedeutet Laxantienabusus?

Durch häufiges oder *ständiges Einnehmen von Abführmitteln* (Laxantien) spricht der Darm immer weniger auf den natürlichen Füllungsreiz zur Entleerung an, sondern nur noch auf die starke Peristaltik des Mittels. Dadurch *Verschlimmerung* der Obstipationsneigung.

Laxantien reizen die Darmschleimhaut: Durch Flüssigkeitsentzug aus der Darmwand mit gleichzeitigem Kaliumverlust kann es zur *Hypokaliämie* kommen.

155. Welche Abführmittel sind zu unterscheiden?

Quellmittel: Leinsamen, Weizenkleie, Agar-Agar, Guar, Methylzellulose.

Gleitmittel: Paraffinöl, Glyzerin-Suppositorien.

Salinische Abführmittel: Karlsbader Salz, Bittersalz, Glaubersalz.

Peristaltikfördernde Mittel: Sennablätter, Phenolphthalein, Rizinusöl.

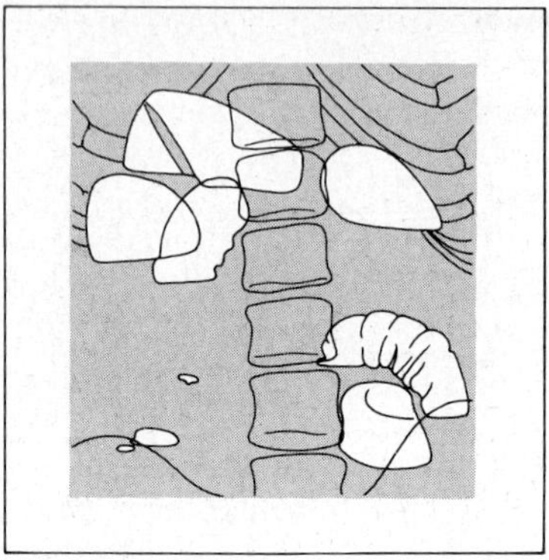

Abb. 26 Darmspiegelbildungen bei Ileus (aus *Schettler, G.:* Innere Medizin, 6. Aufl. Thieme, Stuttgart 1984)

Einläufe: warmes Wasser, evtl. mit Seifenzusatz.

Klistiere: 100–250 ml Öl, Mikroklist.

156. Was sind Meteorismus und Flatulenz?

Meteorismus = Blähbauch, entsteht durch vermehrte Gasbildung im Darm, wodurch der Leib aufgetrieben und das Zwerchfell hochgedrängt wird.

Flatulenz = Blähsucht mit Abgang von Darmgasen (Flatus = Wind).

157. Welchen Zustand bezeichnet man als Roemheld-Syndrom?

Bei *meteoristisch* geblähtem Abdomen wird das *Zwerchfell hochgedrängt* und das Herz *quergelagert.* Dadurch können *pektanginöse Beschwerden* auftreten = Roemheld-Syndrom.

158. Wie entsteht ein Ileus?

(Abb. 26)

Man muß unterscheiden:

den *mechanischen Ileus* = Darmverschluß als akute und lebensbedrohliche, chirurgisch zu behandelnde Krankheit mit anfangs sehr starken, kolikartigen Leibschmerzen und Erbrechen von Magen- und Darminhalt und

den *paralytischen Ileus* = Darmlähmung durch entzündlich-toxische (Peritonitis, Pneumonie, Urämie), stoffwechselbedingte (Hypokaliämie) oder reflektorische Ursachen (z. B. bei Nierenkolik) oder Mesenterialembolie.

159. Welche Krankheitserscheinungen können bei paralytischem Ileus auftreten?

Oft stehen die Symptome der *auslösenden Krankheit* im Vordergrund: Perforation, Peritonitis, Pankreatitis, Nierenkolik.

Wichtige Hinweise sind: *Stuhl- und Windverhaltung* mit meteoristisch geblähtem Abdomen. Beim Auskultieren mit dem Stethoskop *fehlen die Darmgeräusche* („Grabesstille im Abdomen"). Die Röntgenaufnahme im Stehen oder in Seitenlage zeigt die erweiterten, luftgefüllten Darmschlingen mit *horizontalen Spiegelbildungen*.

160. Was muß beim mechanischen Ileus geschehen?

Ein mechanischer Ileus muß *sofort* (innerhalb 24 Stunden) chirurgisch behoben werden.

161. Was muß bei paralytischem Ileus gemacht werden?

Wenn der *paralytische* Ileus Folge einer *Peritonitis* durch *Perforation* (Ulkus, Appendix, Gallenblase) ist, muß ebenfalls chirurgisch behandelt werden.

Im übrigen gilt:

Weder Essen noch Trinken.

Normalisierung des *Wasser-* und *Elektrolythaushaltes*.

Entlastung des Darmes durch Absaugen von Darminhalt mit der Miller-Abbott-Sonde, Darmrohr.

Medikamentös: keine Abführmittel! Prostigmin, Mestinon subkutan, intramuskulär oder Infusion, Bepanthen-Einläufe.

Kontrolle der Darmtätigkeit durch Abhören der Darmgeräusche, Registrierung des *Abgangs von Winden* und von *Stuhlgang*.

162. Wie sieht die Miller-Abbott-Sonde aus?

Sie ist eine ca. 300 cm lange, röntgendichte, doppelläufige Dünndarmsonde mit je einem Metallansatz für das Absaugen des Darminhalts und einem für die Füllung des Ballons am unteren Ende der Sonde mit Luft, Wasser oder Quecksilber.

163. Wie wird die Miller-Abbott-Sonde angewandt?

Die Schläuche werden auf *Durchgängigkeit*,

der Ballon auf *Dichtigkeit* geprüft.

Die angefeuchtete Sonde durch die Nase (oder den Mund) *einführen* bis etwa 50 cm Länge, Patient dabei fest schlucken und tief atmen lassen.

Patient dann in *Rechtsseitenlage* bringen, eventuell Becken hochlagern, sehr langsam weiter schlucken lassen. Wenn die Sonde im absteigenden Duodenalast liegt (Röntgenkontrolle), *Ballon* füllen.

Sonde bis zu einem *Widerstand* weiterschieben, dann Sonde durch Pflaster fixieren.

Der dort angestaute Darminhalt wird durch *Dauersog* oder *intermittierendes Aspirieren* mit einer Spritze entfernt. Sonde 2–3mal stündlich *spülen*.

Nach Beendigung der Aspiration Sonde nur *sehr langsam* aus dem Darm zurückziehen, reinigen und Mund spülen lassen.

164. Welchen Zweck verfolgt man mit der Miller-Abbott-Sonde?

Durch das Absaugen des Magen- oder Darminhalts wird die *Resorption toxischer Stoffe* aus dem Darm in die Blutbahn und damit die für Ileus typische schwere Intoxikation verhindert.

Der erweiterte Darm wird mechanisch *entlastet*.

165. Was versteht man unter Enteritis?

Die *Enteritis* oder bei Magen- und Kolonbeteiligung Gastroenterokolitis ist ein oft unspezifischer, d.h. nicht durch einen bestimmten Krankheitserreger verursachter Reizzustand des Darmes durch Diätfehler oder verdorbene Nahrungsmittel oder eine leichte Darminfektion (s. Nahrungsmittelvergiftung, Frage 189f, S. 408).

166. Welche Krankheitserscheinungen können bei einer Enteritis vorkommen?

Durchfall, dünnbreiig-wäßrig-schleimige Stühle.

Manchmal *Erbrechen* und krampfartige Leibschmerzen = *Tenesmen.*

Allgemeine Schwäche.

167. Welche Behandlungsmaßnahmen können bei Enteritis in Betracht kommen?

Bettruhe, Nahrungskarenz oder nur Gaben von *Tee und Zwieback.*

Infusion zum Ausgleich des Wasser- und Elektrolytverlustes (NaCl, KCl).

Evtl. Tierkohle (Carbo medicinalis); bei starken Tenesmen Spasmolytika (Imodium).

168. Was nennt man Maldigestionssyndrom?

Die unzureichende oder *gestörte Funktion* der Verdauungsorgane, besonders von *Galle* und *Pankreas,* führt zu Durchfällen mit einer *ungenügenden Aufspaltung* der Nahrungsstoffe, die deshalb vom Körper nicht entsprechend aufgenommen werden können.

169. Was versteht man unter Malabsorptionssyndrom?

Durch *Störung in der Darmwand* kommt es zur *ungenügenden Resorp-*

tion wichtiger Nahrungsbestandteile, wodurch Mangelzustände entstehen.

170. Welche Krankheitserscheinungen können sich bei Maldigestion und Malabsorption entwickeln?

Es kommt zu Diarrhö von voluminösen, hellen, fettreichen Stühlen (= *Steatorrhö*), *Leibschmerzen, Meteorismus, Gewichtsabnahme.*

Eiweiß, Fett, Vitamine und Mineralien werden nicht aufgenommen, dadurch Eiweißmangelzustand = *Dystrophie.*

Anämie durch mangelhafte Aufnahme von Eiweiß, Eisen, Vitamin B_{12} und Folsäure.

Rachitis, Osteomalazie, Osteoporose durch fehlende Resorption von Vitamin D.

Tetanie und *Osteomalazie* durch Mangel an Kalzium.

171. Welche besonderen Krankheiten gehen mit Maldigestion und Malabsorption einher?

Chronische Pankreatitis, Pankreaskarzinom, Gallenwegsverschluß.

Die *Zöliakie* der Kinder (= einheimische Sprue, sprich: spruh), die auf Unverträglichkeit gegen Kleberproteine des Getreides (Gluten) beruht.

Die tropische *Sprue,* eine Krankheit unbekannter Ursache.

Darmamyloidose mit Amyloidablagerungen in der Darmschleimhaut.

Sklerodermie, wenn die Darmschleimhaut von dieser Krankheit betroffen wird.

172. Welche Veränderungen können bei der Enteritis regionalis bzw. Ileitis terminalis (Crohnsche Erkrankung) auftreten?

Sie spielt sich als *chronische unspezifische Darmentzündung* in einem segmentalen Abschnitt, meist des unteren Ileums, ab. Es kommt zu Blähungen, Schmerzen, Durchfall, evtl. zu *Darmperforation und Peritonitis.*

173. Was versteht man unter exsudativer Enteropathie?

Den *Eiweißverlust durch die Darmschleimhaut,* besonders von Albumin mit Ausbildung eines Eiweißmangelschadens mit Kachexie und Ödemen.

174. Welche Krankheiten des Dickdarms sind wichtig?

Das Megakolon;

Divertikulose und Divertikulitis;

Colon irritabile;

Colitis ulcerosa;

Polyposis;

Kolonkarzinom.

175. Wodurch kommt es zum Megakolon?

Das Kolon kann durch *angeborene Mißbildungen* erweitert sein = Hirschsprungsche Krankheit, oder

es erweitert sich durch ein *Passagehindernis* in seinem unteren Abschnitt, z. B. durch ein Rektumkarzinom (Mastdarmkrebs).

176. Welche Folgen kann eine Divertikulose des Dickdarms haben?

Kolondivertikel sind Ausstülpungen der Darmwand, am häufigsten im Sigma.

Die in höherem Alter nicht selten auftretenden Kolondivertikel können sich durch *Stagnation* ihres Inhalts entzünden:

Divertikulitis mit Peridivertikulitis, Abszeßbildung, Perforation, Peritonitis oder Fistelbildung;

Stenose durch Narbenbildung nach Entzündung;

Blutung aus einem Divertikel;

karzinomatöse Entartung.

177. Was nennt man Colon irritabile?

Einen Reizzustand des Dickdarms mit spastischen Bewegungsstörungen = *Tenesmen* und vermehrten *Schleimabgängen,* wobei endoskopisch eine verdickte und gerötete Schleimhaut mit vermehrten Schleimauflagerungen erkennbar ist.

178. Welche Krankheitserscheinungen treten bei Colitis ulcerosa auf?

Blutig-schleimige Durchfälle mit Tenesmen, Druckempfindlichkeit des Darmes, Appetitlosigkeit, Gewichtsabnahme und Anämie.

Der Verlauf ist meist *chronisch* mit Remissionen. Perforation, Übergang in Karzinom oder Amyloidose kommen vor. Schwere Verläufe mit septischem Fieber haben eine schlechte Prognose.

Endoskopisch: geschwollene, vermehrt gerötete Schleimhaut mit Ulzerationen, starke Neigung zu Blutung.

Röntgenologisch: Zerstörung der Schleimhaut in den befallenen Bezirken, auch narbige Schrumpfung mit Verlust der Haustren.

179. Welche Ursachen haben Colon irritabile und Colitis ulcerosa?

Die Ursachen sind nicht bekannt, *psychovegetative Labilität* und *allergische Reaktionen* (Autoimmunkrankheiten) scheinen eine wichtige Rolle zu spielen.

180. Welche Behandlungsmaßnahmen kommen bei Kolitis in Frage?

Schlackenarme Diät, kalorienreiche Kost, Ausschaltung von Unverträglichkeiten;

Salazosulfapyridin (Azulfidine) = Kombination von Salizylsäure und Sulfonamid sowie Antibiotika;

Lokal *Kortikosteroide,* z.B. als Betnesolklysmen;

Spasmolytika und Sedativa sowie *Psychopharmaka;*

Wasser- und Elektrolytausgleich;

Bluttransfusionen;

Kolektomie, chirurgische Teil- oder totale Entfernung des Kolons in schweren Fällen mit Anus praeternaturalis oder Ileostomie.

181. Welche Tumoren kommen im Darm vor?

Gutartige Tumoren: Schleimhautpolypen mit der evtl. Gefahr maligner Entartung. Sie können meist *endoskopisch entfernt* werden.

Kolonkarzinom (Darmkrebs), am häufigsten im Rektum (Mastdarmkrebs), meist zwischen dem 50. und 70. Lebensjahr.

182. Bei welchen Beschwerden müssen wir an einen Darmkrebs denken?

Oft schleichender Beginn der Beschwerden;

Obstipation und *Durchfall* wechseln sich ab;

Blutbeimengungen im Stuhl.

Bei Rektumkarzinomen oft plötzlicher Stuhldrang mit *blutig-schleimigem Abgang* oder *bleistiftdünnen Stühlen.*

Bei mechanischem Ileus = Darmverschluß durch den Tumor.

183. Wodurch wird Darmkrebs oft verkannt?

Die Darmbeschwerden und Blutabgänge werden oft *irrtümlich* mit *Hämorrhoiden* erklärt, und dann wird der Darmkrebs zu spät erkannt.

184. Welche Untersuchungen sind bei Verdacht auf Kolonkarzinom wichtig?

Die *digitale* Rektumaustastung;

Suche nach *okkultem Blut* im Stuhl (Hämocculttest);

die *Endoskopie* (Rektoskopie, Rektosigmiodoskopie, Koloskopie) mit gezielter Gewebeentnahme = Biopsie.

Röntgenuntersuchung mit Kolonkontrasteinlauf.

185. Welche Behandlung ist beim Kolonkarzinom angezeigt?

Möglichst frühzeitige chirurgische Entfernung, wenn das nicht mehr möglich ist, Anlegen eines *Anus praeternaturalis* zur Entlastung.

Peritoneum

186. Was ist das Peritoneum?

Das Bauchfell ist die *seröse Haut,* die den Bauchraum auskleidet und die Organe in der Bauchhöhle überzieht. Es bildet Duplikaturen, die *Mesenterien* = Gekröse, an denen die Bauchorgane z.T. befestigt sind. Auch das *große Netz* (Omentum majus) ist eine Doppelfalte des Bauchfells, die vom Magen über die Bauchorgane herabhängt.

187. Welche wichtigen Erkrankungen des Peritoneums gibt es?

Die *akute Peritonitis:* nach *Durchbruch* eines der Bauchorgane, z.B. bei Appendizitis, Ulkusperforation, Gallenblasenempyem,

oder bei *allgemeiner Sepsis,* z.B. Pneumokokkensepsis,

oder nach *Verletzung* und *Infektion von außen.*

Chronische Peritonitis, meist *tuberkulös* oder z.B. als *Pelviperitonitis* von den Organen des kleinen Beckens ausgehend, z.B. Eileiterentzündung.

Peritonealkarzinose durch metastasierende Ausbreitung eines Karzinoms im Bauchraum.

188. Welche Symptome weisen auf eine akute Peritonitis hin?

Plötzlich oder zunehmend *heftige Schmerzen* im Bauch;

meteoristisch aufgeblähter Leib;

Abwehrspannung bei Betastung, später bretharte Bauchdecken; blaßzyanotische Haut;

Übelkeit, Singultus (Schluckauf), Erbrechen;

Leukozytose und Linksverschiebung;

trockene Zunge durch Exsikkose;

Fieber: Differenz zwischen rektaler und axillarer Messung über 1 °C;

Schocksymptome durch Toxine: Tachykardie, Blutdruckabfall, kalter Schweiß;

paralytischer Ileus: Verschwinden der Darmgeräusche, Stuhl und Winde gehen nicht mehr ab;

Spiegelbildungen im Röntgenbild bei der Abdomenübersichtsaufnahme.

189. Wann kommt es zu einem peritonitischen Abszeß?

Wenn eine Perforation *durch Verklebung* des Peritoneums auf einen lokalen Prozeß im Bauchraum beschränkt bleibt, z.B. perityphlitischer Abszeß um die perforierte Appendix.

190. Wie ist eine akute Peritonitis zu behandeln?

Der *Chirurg* muß sofort zugezogen werden.

Bis zu einer Entscheidung *Nahrungskarenz;*

Schocktherapie: Infusionen, Kreislaufmittel, Antibiotika, evtl. Eisblase.

Kontrolle von Puls, Blutdruck, Darmgeräuschen, Winden, Stuhlgang, Wasserausscheidung, Elektrolytverhältnissen und der Leukozytose ist von großer Wichtigkeit.

191. Was nennt man Aszites?

Aszites oder *Bauchwassersucht* ist eine Ansammlung von Flüssigkeit im Bauchraum (= Peritonealhöhle).

192. Welche Arten von Aszites muß man unterscheiden?

Nichtentzündliche Formen: Stauungsaszites bei Leberzirrhose mit *Pfortaderstauung* oder

bei *Herz-* oder *Niereninsuffizienz* oder bei allgemeiner Ödemneigung wie bei Eiweißmangelschäden (Hungerödeme), dann auch gleichzeitig Ödeme an den Beinen und in der Kreuzbeingegend.

Bei der Punktion wird klares hellgelbliches *Transsudat* mit einem spezifischen Gewicht von 1008–1015 gewonnen. Rivalta-Probe negativ.

Entzündliches Exsudat: spezifisches Gewicht über 1015, Rivalta-Probe positiv; bei peritonistischen Prozessen, z.B. bei akuter Pankreatitis oder Bauchfelltuberkulose.

Hämorrhagischer Aszites, z.B. bei Peritonealkarzinose.

Chylöser Aszites bei Kompression des Ductus thoracicus durch einen Tumor: milchig-trübe Lymphflüssigkeit.

193. Wie kann man Aszites feststellen?

Der Leib ist aufgetrieben, der Nabel verstrichen, das Zwerchfell steht hoch.

Das Undulationsphänomen ist positiv: Man stößt mit den Fingerspitzen auf eine Bauchseite und hält die andere Hand flach auf die gegenüberliegende Bauchseite. Bei Aszites spürt man die *Wellenbewegungen* der Flüssigkeit im Bauch wie bei einem Wasserkissen.

194. Wie kann Aszites beseitigt werden?

Diätetisch: Flüssigkeitsbeschränkung, salzarme Kost.

Es gelingt meistens, den Aszites durch *Diuretika* (z.B. Lasix) und *Aldactone* (Spironolakton = Aldosteronantagonist) zur Ausscheidung zu bringen.

Bei *akuter Atemnot* kann ein Ablassen des Aszites durch *Punktion* notwendig werden. Die Punktion hat den Nachteil, daß dem Körper Eiweiß, vor allem *Albumin, verloren* geht und die *Neubildung von Aszites angeregt* wird.

195. Was wird für eine Aszitespunktion vorbereitet?

Der Patient muß *Wasser lassen;*

Körpergewicht feststellen, *Bauchumfang* messen;

Gummituch unterlegen, Patient in Rückenlage;

Tablett mit *Jod,* Wattestäbchen;

Lokalanästhetikum mit 10-ml-Spritze und Kanülen;

Skalpell für einen kleinen Hautschnitt;

Trokar mit passendem *Schlauch* zur Ablassung des Aszites;

große *Auffanggefäße;*

Meßzylinder, Urometer, sterile Glasröhrchen;

Klammern zum Wundverschluß;

eventuell *Laparotomiebinde,* besonders bei schlaffen Bauchdecken und viel Aszites.

Kreislaufmittel für den Notfall.

Nach der Punktion: *Bauchumfang* messen, Gewichtskontrolle.

196. Wie kann die Aszitesflüssigkeit untersucht werden?

Menge messen;

Farbe und Durchsichtigkeit beschreiben;

spezifisches Gewicht, nach Abkühlung auf Zimmertemperatur, messen;

Rivalta-Probe auf Eiweißgehalt zur Unterscheidung von Transsudat und Exsudat;

Sediment auf Tumorzellen oder Erregernachweis (z.B. Tuberkelbakterien), evtl. sterile Probe zur bakteriologischen Kultur (z.B. Sepsis).

Pankreas

Allgemeines

197. Wo liegt das Pankreas?

Das Pankreas, die Bauchspeicheldrüse, liegt retroperitoneal *hinter dem Magen,* mit seinem *Kopf* rechts in der hufeisenförmigen Duodenalschlinge, mit seinem *Körper* vor dem 1. und 2. Lendenwirbel und reicht mit seinem *dünnen Ende* bis über die linke Niere zur Milz.

198. Wie wird der Pankreassaft entleert?

Meist ist nur ein Ausführungsgang des Pankreas vorhanden = *Ductus pancreaticus,* der zusammen mit dem Gallengang (Ductus choledochus) auf der *Papilla duodeni major (Vatersche Papille)* ins Duodenum mündet (Abb. 27, S. 244).

Manchmal gibt es neben dem großen Hauptausführungsgang noch einen *zweiten kleinen Ausführungsgang,* der nicht weit vom Hauptausführungsgang im Duodenum endet.

199. Welche Aufgaben hat das Pankreas?

Die Hauptmasse des Pankreas besteht aus Drüsengewebe, das die wichtigsten *Verdauungsenzyme* bildet und in den Zwölffingerdarm entleert.

Zwischen diesen exokrinen Zellen finden sich die *Langerhansschen Inseln,* etwa 3% des Gewebes, endokrine Zellhaufen, die die lebenswichtigen Hormone, das Insulin und das Glukagon, ins Blut abgeben (s. Fragen 118f, S. 324).

In den *B-Zellen* wird das *Insulin* gebildet, das den Blutzuckerspiegel senkt und die Glykogenbildung in Leber und Muskeln fördert.

In den *A-Zellen* entsteht das *Glukagon,* das dem Insulin entgegenwirkt.

200. Wieviel Pankreassaft wird produziert?

½ bis 1 ½ l in 24 Stunden.

201. Welche Enzyme bildet das Pankreas?

Lipase für die Fettverdauung;

α-Amylase (= Diastase) für die Kohlenhydratverdauung;

Trypsinogen, Chymotrypsin u. a. eiweißspaltende Enzyme für den Abbau der Polypeptide zu Aminosäuren.

Diese Enzyme werden erst durch die *Enterokinase* der Darmschleimhaut aktiviert.

Außerdem gibt das Pankreas *Bikarbonat* ab, das die Magensäure im Zwölffingerdarm *neutralisiert.*

Untersuchungsmethoden des Pankreas

202. Welche einfache Enzymbestimmung wird zur Pankreasdiagnostik häufig angeordnet?

Die α-*Amylase*-Bestimmung im Blut und im Urin.

Bei Enzymententgleisung rascher Anstieg in wenigen Stunden über die Normalwerte im Serum von bis 120 U/l und im Urin von bis 560 U/l. Sehr hohe Werte z. B. bis 5000 U/l z. B. bei Pankreasnekrose.

Spezifischer für eine Pankreaserkrankung ist die Erhöhung der Serumlipase.

203. Wie können Lage, Größe, Form und Drüsenfunktion des Pankreas erkennbar gemacht werden?

Durch die *Sonographie* (Ultraschall) und die *Computertomographie* lassen sich Lage, Größe, Form und Veränderungen wie Tumoren (Krebs) oder Zystenbildungen, auch eventuell entzündliche Schwellungen und Schrumpfungen darstellen.

Eine *Röntgenleeraufnahme* kann *Verkalkungen* nach Pankreatitis, verkalkte Gefäße oder auch Pankreassteine erkennen lassen.

Die röntgenologische *Magen-Darm-Passage,* die *hypotone Duodenographie* und die Gallenwegsdarstellung *(Cholangiographie)* können auf Veränderungen im Pankreasbereich hinweisen.

204. Wie kann das Pankreasgangsystem untersucht werden?

Durch die *e*ndoskopische, *r*etrograde *C*holangio-*P*ankreatikographie: *ERCP.*

Ein *Duodenoskop* (ähnlich dem Gastroskop, jedoch mit Seitblickoptik) wird bis vor die Papilla duodeni major eingeführt.

Durch den Biopsiekanal wird ein *Katheter* eingeschoben und mit diesem die Papille sondiert.

Unter Röntgendurchleuchtungskontrolle wird *Kontrastmittel* durch den Katheter eingespritzt, das Pankreas- und Gallenwegssystem gefüllt und durch *Zielaufnahmen* dargestellt *(Choledochopankreatikographie).*

205. Welche Stuhluntersuchungen lassen die Pankreasfunktion beurteilen?

Salbenartige glänzende *Fettstühle* sprechen für Pankreasinsuffizienz,

ebenso der mikroskopische Nachweis von *unverdauten Muskelfasern* (Eiweiß), *Stärkekörnern* (Kohlenhydrate) und *Fetten* als Kalkseifen, Fettsäurenadeln oder flüssiges Neutralfett.

Die Bestimmung des *Chymotrypsins im Stuhl.* Die im Stuhl nachgewiesene Menge dieses Enzyms entspricht der Pankreasfunktionsleistung.

206. Wie kann die Verdauungsleistung des Pankreas direkt geprüft werden?

Durch den *Sekretintest:*

Die Sekretionsleistung kann mit einer *doppelläufigen Sonde,* deren eines Ende im Magen und deren anderes Ende im Duodenum liegen muß, geprüft werden (Röntgenkontrolle der Sondenlage). Es muß dabei der Magensaft so abgesaugt werden, daß nichts ins Duodenum gelangt.

Das Pankreas wird dann durch *Sekretin* (1 Einh. pro kg Körpergewicht), evtl. auch zusätzlich durch *Pankreozymin* (= Cholezystokinin 1 E/kg) intravenös stimuliert. Im so gewonnenen Duodenalsaft werden die *Bikarbonatmenge* und ein Enzym, meist die *Amylase* oder die Lipase, bestimmt.

Der gewonnene Pankreassaft muß in eisgekühlten Behältern aufgefangen und sofort untersucht werden.

207. Welche „schlauchlosen" Pankreasfunktionsprüfungen kennen Sie?

Der *PABA-Test:* Das PFT-Peptid wird nach oraler Einnahme durch das Chymotrypsin des Pankreas in PABA (= *P*ara*a*mino*b*enzoe*a*cid) verwandelt und im Urin ausgeschieden. Die im *6stündigen Sammelurin* nachgewiesene PABA-Menge entspricht der Pankreasleistung.

Der *Fluoreszein-Dilaurat-Test* (= FDL-Test = Pankreolauryltest): Die Testsubstanz wird gleichzeitig mit einem Probefrühstück zur Pankreasstimulation eingenommen. Der *Fluoreszeinanteil* wird durch das Pankreassekret abgespalten, im Darm resorbiert und durch die Nieren ausgeschieden. Die Fluoreszeinmenge im *10-Stunden-Sammelurin* erlaubt eine Beurteilung der Pankreasleistung.

Erkrankungen des Pankreas

208. Welche Pankreaserkrankungen sind wichtig?

Die *akute* Pankreatitis;

die *chronische* Pankreatitis;

Pankreas*karzinom;*

Pankreas*zysten,* Pankreas*steine.*

209. Welcher Vorgang liegt der akuten Pankreatitis zugrunde?

Eine *Selbstandauung* (Autolyse = Nekrose) des Pankreas durch *Rückstauung* der aktivierten *Verdauungsenzyme* (obstruktive Pankreatitis).

Selten liegt eine *hämatogene* Entzündung im Rahmen von Infektionskrankheiten wie z. B. Mumps (s. Frage 419, S. 454) vor.

Zunehmend häufiger werden *alkoholtoxische* Schädigungen des Pankreas beobachtet.

210. Welche Ursachen können zu Pankreatitis führen?

Hauptsächlich *Gallenwegserkrankungen* und *Alkoholismus.*

211. Welche Krankheitserscheinungen können auf eine akute Pankreatitis hinweisen?

Die 3 S: Schmerz, Schock, Stoffwechselstörung.

Oft nach einem *überreichlichen Essen plötzlich heftige Oberbauchschmerzen* mit Rückenausstrahlung, Brechreiz, Erbrechen, Meteorismus, paralytischem Ileus und

Schocksymptome: Tachykardie, Blutdruckabfall, Oligurie-Anurie, Anstieg des Kreatinins im Serum.

Außerdem kommen alle Abstufungen der Pankreatitis bis zu *ganz leichten Fällen* nur mit Enzymentgleisung vor.

212. Welche Laborbefunde sind bei Pankreatitis wichtig?

Erhöhung der α-Amylase im Serum und Urin, sogenannte Enzymentgleisung, Erhöhung der Lipase im Serum;

Leukozytose und *beschleunigte Blutsenkung,*

auch Blutzuckeranstieg;

Bestimmung der LDH (Laktatdehydrogenase).

213. Welche Prinzipien gelten bei Behandlung der akuten Pankreatitis?

Sofortige Entlastung des Organs: *Hungern und Dursten* = Null-Diät, strenge Bettruhe, parenterale Ernährung.

Schmerzbekämpfung Analgetika, Spasmolytika (Pethidin, Fortral).

I.v. Infusionen zur Schockbekämpfung.

Absaugen des Magensaftes durch nasogastrale Verweilsonde bei Magenatonie, Sekretionshemmung durch H_2-Blocker über Perfusor.

Kalzitonin oder *Somatostatin* zur Hemmung der Pankreassekretion umstritten.

Breitbandantibiotika bei septischen Komplikationen.

Bei Verdacht auf biliäre Pankreatitis (Gangverschluß durch Stein) so früh wie möglich ERCP und endoskopische Papillotomie.

Nach Abklingen der akuten Phase langsamer *Diätaufbau,* erst Tee und Zwieback, dann Reis, Hafer, später Eiweiß, zuletzt Fett, immer unter Kontrolle der Amylase und Lipase.

214. Wie ist die Prognose der akuten Pankreatitis?

Jede akute Pankreatitis stellt eine *lebensbedrohliche Krankheit* dar.

Die schweren Fälle haben eine *Letalität* bis zu 50%.

215. Wie kann eine chronische Pankreatitis zustande kommen?

Im Anschluß an eine *akute Pankreatitis* oder

als *primär chronisch rezidivierende Pankreatitis,*

durch *Abflußbehinderung* im Zusammenhang mit Gallenstörungen,

durch *Alkoholmißbrauch,*

216. Welche Beschwerden kann eine chronische Pankreatitis machen?

Rezidivierende Schmerzen im Oberbauch, anfallsweise oder anhaltend, mit *Ausstrahlung* nach beiden Seiten gegen den Rücken.

Übelkeit, Erbrechen, *Völlegefühl,* Obstipation und Durchfall, *Diätempfindlichkeit* gegen Fette, Milch, Alkohol.

Diätfehler oder *psychische Belastungen* können Verschlimmerungen auslösen.

In fortgeschrittenen Fällen *Fettstühle* (exokrine Insuffizienz).

Selten kann es dadurch zu *Diabetes* kommen (endokrine Insuffizienz).

217. Welche Folgen hat eine Pankreasinsuffizienz?

Erst wenn etwa 80% des Pankreas entzündlich-bindegewebig umgewandelt sind: *Maldigestion* mit Fettstühlen, Gewichtsverlust, Eiweißmangelschaden, Hypovitaminose, Osteoporose.

Manchmal sind *Verkalkungen des Pankreas* röntgenologisch erkennbar.

218. Wie kann man die chronische Pankreatitis behandeln?

Bei *Abflußbehinderung endoskopisch-operative oder chirurgische Behandlung.*

Schonung des kranken Pankreas durch fettarme Diät, weniger als 50 g Fett täglich, kleine Mahlzeiten;

Verbot von Alkohol;

Pankreasenzyme zur Substitution in großen Gaben (Pankreon, Panzynorm);

Spasmoanalgetika (= krampflösende und schmerzlindernde Mittel) bei Schmerzen, z. B. Buscopan.

219. Welche Untersuchungen sind bei Pankreasinsuffizienz wichtig?

Bei akuten Verschlimmerungen α-*Amylase* im Serum und Urin Serumlipase, *Leukozyten,* Blutzucker, Urinzucker.

Sonst Bestimmung der *Pankreasenzymausscheidung im Duodenum* (Sekretin-Pankreozymin-Test).

Stuhluntersuchung auf Fett und Fleischfasern.

220. Wie können Pankreaszysten entstehen?

Pankreaszysten sind flüssigkeitsgefüllte Hohlräume und können entstehen als

angeborene Mißbildung,

durch Gewebezerstörung bei Pankreatitis *(= Pseudozysten),*

durch narbige Strikturen oder Pankreassteine *(= Retentionszysten).*

221. Wodurch kann es zu Pankreassteinen kommen?

Durch das Zusammenwirken von *Entzündung* und *Stauung* bei chronischer Pankreatitis.

222. Welche Folgen können Pankreassteine haben?

Pankreaskoliken, Schübe von Pankreatitiden;

Zysten- und Abszeßbildungen mit Untergang von Drüsengewebe.

223. Welche Behandlungsmaßnahmen kommen bei Pankreassteinen in Frage?

Evtl. *chirurgische* Behandlung; endoskopische Steinentfernung;

bei *Koliken Spasmoanalgetika;*

Behandlung wie bei akuter bzw. chronischer *Pankreatitis* (s. Frage 213, 218, S. 238).

224. Welche Beschwerden kann ein Pankreaskarzinom machen?

Oberbauchbeschwerden, Appetitlosigkeit, Übelkeit, Erbrechen, Meteorismus, Obstipation und besonders *Gewichtsabnahme.*

225. Wie kann ein Pankreaskarzinom erkannt werden?

Der Nachweis ist meist *schwierig* und gelingt oft erst spät.

Der Tumor sitzt meist im Pankreaskopf und kann durch sein Wachstum den Gallengang (Ductus choledochus) komprimieren und einen *Verschlußikterus* verursachen.

Raumforderungen im Pankreas können sonographisch und computertomographisch entdeckt werden.

226. Was versteht man unter hypotoner Duodenographie?

Im Zusammenhang mit einer röntgenologischen Magen-Darm-Passage wird eine Hypotonie (Erschlaffung) des Duodenums durch Buscopan oder Glukagon i.v. herbeigeführt und durch Schlucken eines Brausepulvers eine *Doppelkontrastdarstellung* (Bariumbeschlag und CO_2-Gasfüllung) des Schleimhautreliefs erzielt. Dadurch lassen sich Wandveränderungen des Zwölffingerdarmes, wie sie z.B. durch *Einwachsen eines Pankreaskopfkarzinoms* entstehen, röntgenologisch erkennen. Die Methode wird nur noch selten durchgeführt und ist durch das CT weitgehend verdrängt worden.

227. Welche Behandlungsmöglichkeiten gibt es bei Pankreaskrebs?

Wenn möglich, frühzeitige *chirurgische* Entfernung.

Auch nach totaler Pankreatektomie ist Arbeitsfähigkeit möglich mit täglich 20–40 IE Insulin und hoher Substitution der Pankreasenzyme mit 8–10 g Pankreatin.

Leber und Galle

Allgemeines

228. Wo liegt die Leber?

Sie liegt *vorne im rechten Oberbauch* und reicht mit ihrem linken Lappen bis vor den Magen. Nach oben ist sie teilweise mit dem Zwerchfell verwachsen, nach unten liegt sie auf den Baucheingeweiden.

229. Was bezeichnet man als Leberpforte?

Etwa in der Mitte an der Unterfläche der Leber findet sich die Eintrittspforte der *Leberarterie* (A. hepatica), der *Pfortader* (V. portae) der Lebervenen und der vegetativen Nerven sowie die Austrittsstelle der *Gallenwege* (Ductus hepaticus) und der Lymphbahnen.

230. Wie ist die Blutversorgung der Leber?

Die *Leberarterie* bringt sauerstoffreiches Blut von der *Aorta* in die Leber.

Das *Pfortadersystem* sammelt den venösen Blutabfluß aus Darm und Magen mit den dort aufgenommenen Stoffen (z.B. Monosaccharide und Aminosäuren, auch Medikamente) und führt dieses Blut durch die Pfortader (V. portae) in die Leber, wo es sich wieder in einem Kapillarnetz verteilt, mit dem Blut der Leberarterie in den *Lebersinusoiden* mischt und mit den Leberzellen Kontakt aufnimmt. Danach fließt es wieder zu den *Lebervenen* zusammen. Diese Lebervenen führen das Leberblut in die *untere Hohlvene* ab.

231. Was nennt man den Pfortaderkreislauf?

Die Ausbildung eines *zweiten Kapillarsystems,* das auf dem venösen

Rückfluß von Darm und Magen in der Leber *zwischen Pfortader* und *Lebervenen* liegt.

232. Aus welchen Bauelementen besteht die Leber?

Die Funktionseinheit des Lebergewebes ist das *Leberläppchen:*

Es ist sechseckig, im Durchmesser etwa 1–2 mm groß. An seinen Kanten verlaufen Äste der Pfortader, der Leberarterie und der Gallengänge. Im Leberläppchen liegen die weiten Leberkapillaren, die *Lebersinusoide,* in denen sich das arterielle und das venöse Blut der Pfortader mischt und die sich in die *Zentralvene,* in der Mitte des Leberläppchens, entleeren. Die Zentralvenen sammeln sich zu den Lebervenen.

233. Welche Zellarten sind in der Leber zu unterscheiden?

Die eigentlichen *Leberzellen,* die das Leberläppchen aufbauen, und die *Kupfferschen Sternzellen,* die in den Leberkapillaren liegen und zum retikuloendothelialen System (RES) gehören. Die haben *phagozytierende* und *Abwehreigenschaften,* sie bauen überalterte Erythrozyten ab und bilden aus Hämoglobin das Bilirubin. Das freiwerdende Eisen wird gespeichert.

234. Welche Rolle spielt die Leber im Blutkreislauf?

Die etwa 1500 g schwere Leber nimmt bis zu 20% der Gesamtblutmenge auf. Dieses *Depot* kann bei Blutverlusten dem Kreislauf zur Verfügung gestellt werden. Die Leber kann aber auch bei Stauung vor dem rechten Herzen (Rechtsinsuffizienz) noch viel mehr Blut aufnehmen („Stauungsleber“).

235. Welche Speicheraufgaben hat die Leber?

Unter Insulinwirkung speichert die Leber Glukose in Form von *Glykogen,* das unter Adrenalinwirkung wieder in Glukose (Blutzucker) zurückverwandelt werden kann. Die Kohlenhydratstoffwechselfunktion kann durch die Galaktoseprobe geprüft werden.

236. Welche Rolle spielt die Leber im Eiweißstoffwechsel?

Sie bildet *Albumin, Prothrombin* und *Fibrinogen;* daher verursachen Leberschäden z. B. Zirrhose, Hypalbuminämie und Gerinnungsstörungen.

237. Wie greift die Leber in den Fettstoffwechsel ein?

Durch die Produktion der Gallenflüssigkeit wird die *Emulgierung der Fette* im Darm ermöglicht. Erst dadurch werden die Fette und die fettlöslichen Vitamine K, E, D, A der Verdauung und Resorption zugänglich.

Auch die Plasmalipide (Triglyzeride und Cholesterin) werden von der Leber beeinflußt.

238. Wie kann die Leber entgiften und ausscheiden?

Die Leber ist als das *zentrale Stoffwechselorgan* („die chemische Fabrik des Körpers") durch viele spezielle *Enzymsysteme* zum Aufbau, Abbau, Umbau (z.B. Bilirubin aus Hb) und zur Verbindung von verschiedenen Substanzen befähigt.

Ein Teil der Substanzen wird durch die Galle *in den Darm* befördert, der nierengängige Teil über das Blut *in die Harnorgane* geleitet.

Das giftige Ammoniak z.B., Endprodukt des Eiweißstoffwechsels, wird zu Harnstoff, der dann durch die Nieren ausgeschieden werden kann. Auch Hormone, Medikamente und Farbstoffe wie z.B. Bromthalein sowie exogene Giftstoffe werden in der Leber ausscheidungsgerecht gemacht.

239. Welchen Weg nimmt die Gallenflüssigkeit?

Sie wird in die zwischen den Leberzellen liegenden *Gallenkapillaren* ausgeschieden. Diese sammeln sich zu *Gallengefäßen,* die an den Kanten der Leberläppchen entlangfließen und sich zu größeren *Gallengängen* vereinigen.

Aus dem rechten und linken Leberlappen fließt je ein großer Gallengang zum *Ductus hepaticus,* dem Leber-Gallen-Gang, zusammen.

Von diesem zweigt sich der *Ductus cysticus,* der Gallenblasengang, ab, der in die *Gallenblase* mündet.

Die Fortsetzung des Ductus hepaticus nach dem Abgang des Ductus cysticus ist der *Ductus choledochus,* der galleführende Gang, der hinter dem absteigenden Teil des Zwölffingerdarmes verläuft und an der *Papilla duodeni major* (Vatersche Papille) meist zusammen mit dem Ductus pancreaticus in den Zwölffingerdarm mündet.

240. Wie sind Lage, Form und Funktion der Gallenblase?

Sie zeigt etwa *birnenförmige Gestalt* und liegt an der *Unterseite der Leber* seitlich (lateral) der Leberpforte. Mit ihrem *Fundus* ist sie nach unten und mit dem *Gallenblasenhals,* der sich in den Ausführungsgang, in den *Ductus cysticus,* fortsetzt, nach oben innen gerichtet.

Sie entleert sich durch Kontraktion der *glatten Muskulatur* ihrer Wandung unter Einfluß des *Cholezystokinins,* das aus der Duodenalschleimhaut bei Kontakt mit Fett freigesetzt wird.

241. Welche Funktion hat die Gallenblase?

Die Gallenblase ist ein Reservoir, in dem bis zu 100 ml Gallenflüssigkeit

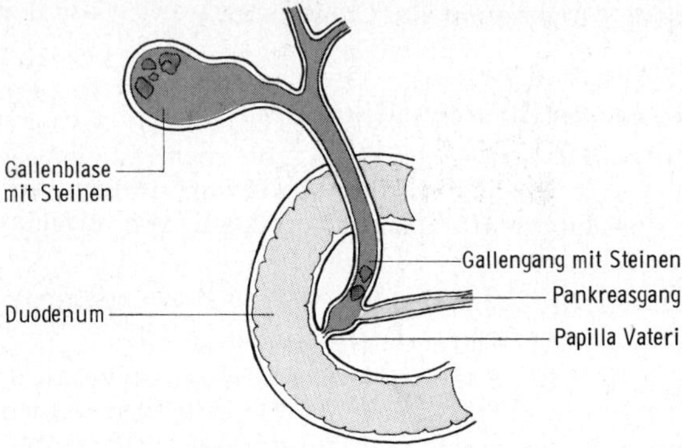

Abb. 27 Nachweis von Steinen in der Gallenblase und im Gallengang durch endoskopische retrograde Cholangiopankreatikographie (ERCP) (aus *Schettler, G., H. Greten:* Innere Medizin, 8. Aufl. Thieme, Stuttgart 1990)

gespeichert und bis auf das Zehnfache *konzentriert* werden kann. Dadurch steht dem Organismus bei Bedarf durch Entleerung der Gallenblase eine große Menge Galle *sofort* zur Verfügung.

242. Wie ist die Mündung des Ductus choledochus im Duodenum beschaffen.

Meist münden *Ductus choledochus* und *Ductus pancreaticus* gemeinsam in eine kleine Erweiterung, die gegen das Duodenum durch einen kleinen Schließmuskel, den *M. sphincter ampullae hepatopancreaticae* (Sphincter Oddi), in der *Papilla duodeni major* kontrolliert wird (Abb. 27).

243. Woraus besteht die Galle?

Aus Wasser, Schleim, Salzen der *Gallensäuren,* Bilirubin, Cholsterin und Lezithin. Sie enthält *keine Enzyme.*

244. Woher stammen Bilirubin, Gallensalze, Cholesterin und Lezithin in der Galle?

Das Bilirubin stammt aus dem Abbau der Erythrozyten; Gallensalze, Cholesterin und Lezithin sind aktive Syntheseleistungen der Leberzellen.

245. Wieviel Galle wird etwa produziert?

Etwa *ein Liter* in 24 Stunden, besonders *nachts.*

246. Welche Aufgabe hat die Galle?

Durch Herabsetzung der Oberflächenspannung *emulgieren* die Gallensäuren *die Fette* im Darm, d.h. die Fette werden in feinste Tröpfchen zerteilt, wodurch sie für die Pankreaslipase eine viel größere Oberfläche bieten und zur Spaltung leichter angreifbar werden.

Die Galle *aktiviert* die Pankreaslipase und fördert die Proteinaseaktivität.

Sie fördert auch die *Resorption der Fette* im Darm. Ohne Gallenflüssigkeit ist *keine Fettverdauung* möglich. Die Galle ist auch für die *Resorption von Kalzium* und der fettlöslichen *Vitamine A, D, E* und *K* wichtig. Sie ist *unersetzlich* und *lebensnotwendig.*

247. Welchen Weg nimmt das Bilirubin?

Es entsteht aus dem *Hämoglobin,* gelangt in die Galle und in den Darm. Der *Hauptteil* wird als *Urobilinogen* aus dem Darm rückresorbiert und in der Leber in Bilirubin zurückverwandelt, so daß ein Bilirubinkreislauf besteht.

Ein *kleiner Teil* wird als *Sterkobilin* mit dem Kot ausgeschieden, der dadurch seine braune Farbe erhält (bei Verschlußikterus kommt kein Bilirubin in den Darm, kein Sterkobilin in den Kot, der deshalb entfärbt = acholisch ist).

Spuren von Urobilinogen werden im Harn ausgeschieden.

Untersuchungsmethoden des Gallenwegsystems

248. Wie kann das Gallenwegsystem untersucht werden?

Durch *Sonographie,*

durch *Röntgenmethoden,*

durch *endoskopische Methoden.*

249. Welche Bedingungen sind bei der Sonographie der Gallenblase und Gallenwege notwendig?

Der Patient muß *nüchtern* sein. Bei Untersuchung nach dem Essen ist die Gallenblase kontrahiert und schlecht beurteilbar.

250. Was sind die Vorteile der Sonographie?

Keine Strahlenbelastung;

nur geringe Belästigung des Patienten;

die Untersuchung ist beliebig oft wiederholbar;

keine Vorbereitung des Patienten notwendig außer Nüchternzustand.

251. Wie wird eine Duodenalsondierung vorbereitet?

Der Patient bleibt *nüchtern.*

Die Duodenalsonde wird auf Durchgängigkeit geprüft, sie liegt in warmem Wasser.

Beschriftete Reagenzgläser zum Auffangen der A- und B-Galle stehen in einem Ständer bereit.

Besteht der Verdacht auf eine Lambliasis (Parasiten), so liegen *Glasobjektträger* zur unmittelbaren mikroskopischen Untersuchung bereit.

Als Reizmittel für die Gallenblasenkontraktion sollte eine Ampulle *Takus* (Ceruletid) zur Verfügung stehen.

252. Auf welche Weise können die Gallenwege röntgenologisch dargestellt werden?

Durch eine *Leeraufnahme* können verkalkte Gallensteine erkannt werden. Empfindlicher für den Kalknachweis ist die *Computertomographie.*

Durch *orale* oder *intravenöse Kontrastmittelgabe* können die Gallenwege angefärbt und Steine in der Gallenblase oder den Gallenwegen erkannt werden.

Bei der *endoskopisch-retrograden Cholangiopankreatikographie (ERCP)* wird die Papilla Vateri durch ein Duodenoskop mit einem Katheter sondiert und der Gallen- und Pankreasgang mit einem Kontrastmittel gefüllt.

Durch die *perkutane transhepatische Cholangiographie (PTC)* können die Gallenwege bei Unmöglichkeit der ERCP und bei Verschlußikterus dargestellt werden. Dabei wird mit einer langen dünnen Nadel (Chiba-Nadel) durch die Haut (perkutan) und die Leber (transhepatisch) Kontrastmittel in das Gallengangssystem gespritzt.

253. Wie soll ein Patient zur Röntgenuntersuchung der Gallenwege vorbereitet werden?

Gasblähung des Darmes muß vermieden werden. Nur nichtblähende Speisen dürfen am Vortag gegeben werden, nach 18 Uhr abends nur flüssige Kost, evtl. Pankreasenzympräparate oder Entschäumer (z.B. Paractol).

Der Patient muß vor der Untersuchung morgens *nüchtern* sein.

254. Wie wird die Gallenblase mit oralen Mitteln geröntgt?

Wenn eine orale Gallenblasenfüllung vorgesehen ist, muß das Kontrastmittel am Vorabend 12–14 Stunden vor den Röntgenaufnahmen eingenommen werden. Kein Abführmittel!

Wenn der Patient nach Einnahme des Kontrastmittels erbricht, kann die Untersuchung nicht vorgenommen werden.

255. Wie wird die intravenöse Cholezystographie durchgeführt?

Bei dem entsprechend vorbereiteten und nüchternen Patienten wird zuerst eine *Leeraufnahme* der Gallengegend gemacht.

Die nächste Aufnahme wird *20 Minuten* nach i.v. Gabe des Kontrastmittels zur Darstellung der Gallengänge (Hepatikusgabel und Ductus choledochus) vorgenommen (= Cholangiographie).

Nach 2 Stunden ist die normale Gallenblase mit dem Kontrastmittel gefüllt und stellt sich in Lage, Größe und Form dar.

Danach wird eine *Reizmahlzeit* zur Auslösung des Gallenblasenreflexes gegeben und *20 Minuten später* die Aufnahme der kontrahierten Gallenblase gemacht.

Bei störenden Darmüberlagerungen kann die Gallenblase auch durch Schichtaufnahmen (Tomographie) dargestellt werden.

256. Wie kann das Kontrastmittelangebot an das Gallenwegssystem verstärkt werden?

Beim *Infusionscholezystogramm* wird eine größere Kontrastmittelmenge durch Infusion zugeführt. Dadurch kann sich bei funktionseingeschränkter Gallenbalse diese eventuell doch noch röntgenologisch darstellen.

257. Worauf ist bei der Anwendung von Gallenkontrastmittel besonders zu achten?

Auf eine *Kontrastmittelallergie,* die bis zum *tödlichen Schock* führen kann.

Leichtere Zeichen als Vorboten der Unverträglichkeit während der Injektion sind:

Hautjucken, Gesichtsröte, Hitzegefühl, Urtikaria,

Übelkeit, Brechreiz;

Niesen, Hustenreiz. *Dyspnoe,* evtl. bis zum Asthmaanfall; Brady- oder Tachykardie, *Kollaps.*

258. Was ist bei Kontrastmittealallergie zu machen?

Sofortiger Abbruch der Injektion;

Kortikosteroide bis zu 200 mg oder mehr i.v.;

Dauertropfinfusion mit Arterenol;

Beobachtung der *Vitalzeichen.*

Untersuchungsmethoden der Leber

259. Welche körperlichen Befunde deuten auf Leberkrankheiten hin?

Vergrößerung, Verhärtung und unregelmäßige Oberflächen der Leber können durch Betasten (Palpation) festgestellt werden;

Lackzunge, feine dünne Haut und Bauchglatze bei Männern, rote Handflächen und Spinnennävi (feinste Gefäßerweiterungen vor allem an Brust und Schultern) deuten auf eine Leberzirrhose hin;

bei Bauchwassersucht (Aszites) kommt es zur Ausbildung eines „Froschbauches".

260. Welche Laborbefunde sind bei Lebererkrankungen wichtig?

Leberenzyme im Serum: SGOT, SGPT, LDH, als Zeichen des Leberzelluntergangs;

Bilirubinspiegel im Serum, alkalische Phosphatase, γ-GT und LAP als Zeichen für Gallestau;

Serumalbumin, Quick-Wert, Cholinesterase und Fibrinogen als Hinweise für die Syntheseleistung der Leber;

Bilirubinausscheidung im Urin;

Eiweißelektrophorese (vor allem Gammaglobulinerhöhung), evtl. Immunglobuline;
Eisen- und Kupferspiegel.

261. Welche bildgebenden Verfahren zur Untersuchung der Leber gibt es?

Sonographie (Ultraschall),

Computertomographie mit Kontrastmittel,

nuklearmedizinische Methoden: hepatobiliäre Funktionsszintigraphie,

Kernspintomographie,

Laparoskopie (direkte Betrachtung der Leberoberfläche).

262. Durch welche Methode wird bei Lebererkrankungen meist die endgültige Diagnose gestellt?

Durch die Leberblindpunktion mit Gewebeentnahme zur feingeweblichen (histologischen) Untersuchung. Gezieltere Punktionen sind sonographisch gesteuert bzw. bei der Laparoskopie möglich.

263. Wie werden die Gallenfarbstoffe untersucht?

Die Gallenfarbstoffe können als *Bilirubinspiegel* im Serum frei oder gebunden als sogenanntes *direktes* oder *indirektes Bilirubin* untersucht werden.

Bei erhöhtem Bilirubin (normal unter 1 mg/dl) findet sich auch *Bilirubin im Urin,* der bierbraun erscheint und einen gelben Schüttelschaum zeigt.

Die *Urobilinogenausscheidung* im Urin kann vermehrt sein. *Fehlen von Urobilinogen im Urin* zeigt einen Gallenwegsverschluß (Verschlußikterus) an.

264. Welche Bedeutung haben Serumenzyme bei Leberkrankheiten?

Bei Erkrankung der Leberzelle treten mehr Enzyme in das Blut über, besonders die *Transaminasen* SGOT (Serum-Glutamat-Oxalazetat-Transaminase) und SGPT (Serum-Glutamat-Pyruvat-Transaminase). Dabei steigt die SGPT stärker als die SGOT an (normal 2:1). Der Transaminasenanstieg ist ein Zeichen akuten *Leberzerfalls* und fehlt bei Dauerschäden. Normalwerte: SGOT unter 20, SGPT unter 30mU/ml (mU/ml = Milli-Unit (Einheit) pro Milliliter).

Die *alkalische Phosphatase* wird durch die Gallenwege ausgeschieden (Normalwert unter 200 mU/ml). Steigt sie im Serum an, so spricht das für eine *Störung des Gallenabflusses,* z.B. für einen Verschlußikterus oder Cholestase. Die alkalische Phosphatase kommt aber auch im Knochen vor.

265. Wie verhalten sich die Serumeiweißkörper bei Leberkrankheiten?

Bei länger *dauernder Leberschädigung* nimmt das *Serumalbumin* (normal ca. 60%) ab, die *Gammaglobuline* (normal 11–20%) steigen an. Dies läßt sich am besten in der *Serumelektrophoresekurve* (Abb. 28) erkennen.

Bei akut entzündlichen Prozessen Vermehrung von α_2- und Betaglobulinen (normal α_2-Globulin ca. 8%, Betaglobulin ca. 12%).

266. Welche Antikörper spielen bei Leberkrankheiten eine Rolle?

Antimitochondriale Antikörper werden bei primär biliärer Zirrhose und chronischer Hepatitis nachgewiesen.

267. Welche Bedeutung hat der Prothrombinwert als Lebertest?

Prothrombin wird *in der Leber* gebildet. Bei zunehmender Leberzellschädigung wird weniger Prothrombin produziert, es ist dann im Serum vermindert. Bestimmung durch den *Quick-Test.* Normal 80–100%.

268. Wie wird der Desferaltest gemacht?

500 mg Desferal werden intramuskulär gegeben. Der Urin wird 6 Stunden in eisenfreien Spezialbehältern gesammelt. Er soll weniger als 2 mg Eisen enthalten. Werte über 10 mg sprechen für *krankhafte Eisenspeicherung,* z.B. für Hämochromatose.

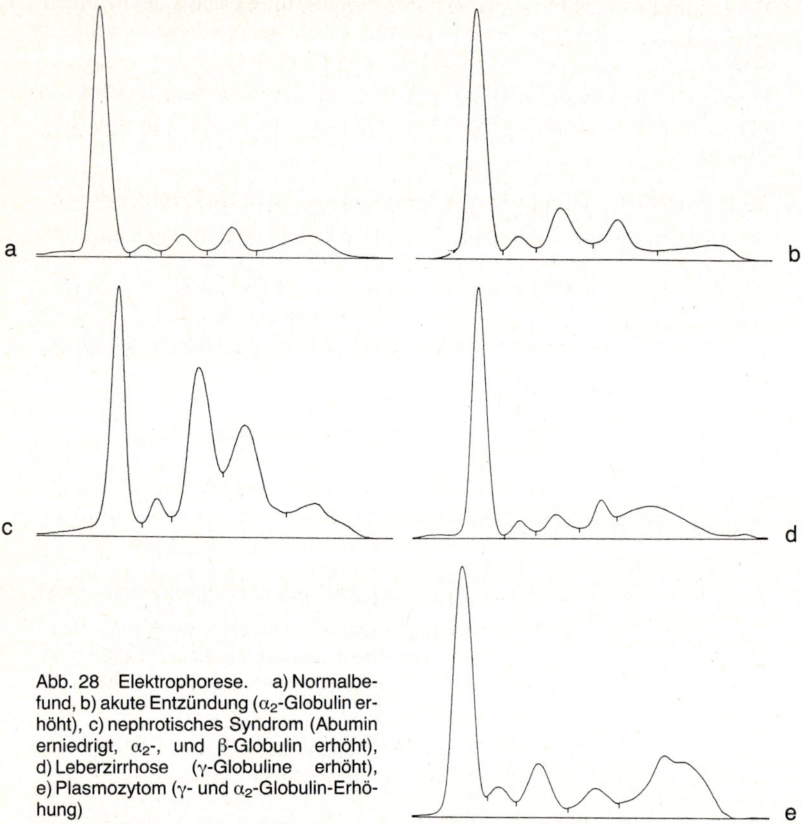

Abb. 28 Elektrophorese. a) Normalbefund, b) akute Entzündung (α_2-Globulin erhöht), c) nephrotisches Syndrom (Abumin erniedrigt, α_2-, und β-Globulin erhöht), d) Leberzirrhose (γ-Globuline erhöht), e) Plasmozytom (γ- und α_2-Globulin-Erhöhung)

269. Wie verhält sich der Eisenspiegel im Serum?

Normal sind 80–120 µg/dl. Er ist bei akuter Hepatitis erhöht.

270. Wann kommt die Leberblindpunktion in Frage, und wann ist sie kontraindiziert?

Sie kommt bei *diffusen,* die ganze Leber gleichmäßig betreffenden Krankheiten in Frage, wie *Fettleber, chronische Hepatitis, beginnende Zirrhose.*

Kontraindikationen sind Blutgerinnungsstörungen, Cholangitis, Stauungsikterus, kardiale Leberstauung, Metastasenleber.

271. Wie muß ein Patient für die Leberblindpunktion oder die Laparoskopie voruntersucht werden?

Da Blutungen aus der Punktionsstelle die häufigste Komplikation sind, muß die *Blutgerinnungsfähigkeit* genau untersucht werden:

Thrombozytenzahl, Prothrombinbestimmung. Evtl. prophylaktische Vitamin-K-Gaben.

272. Was ist zur Leberblindpunktion zu richten?

Jod, Watteträger;

Lokalanästhetikum in 10-ml-Spritze mit Injektionsnadeln;

Lanzette zur Hautinzision;

die *Leberpunktionsnadel* (meist Menghini-Nadel) mit Mandrin zur Gewebeentnahme (Biopsie);

20-ml-Spritze, Uhrglasschälchen mit 2%iger Formaldehydlösung zur Fixierung des Punktates;

Versandröhrchen mit 2%iger Formaldehydlösung zur Aufnahme des Punktionsmaterials;

Schnellverband. Sandsack.

273. Wie wird die Leberblindpunktion durchgeführt?

Der Patient liegt auf einem nicht stark federnden Bett (am besten Untersuchungsbett, Laparoskopietisch oder Operationstisch) auf der linken Seite mit einem kleinen Kissen in der linken Flanke.

Desinfektion der Punktionsstelle.

Perkussion der Leber bzw. sonographische Untersuchung.

Lokalanästhesie;

kleiner *Hautschnitt;*

Einstich der Punktionskanüle, an der sich die 20-ml-Spritze mit einigen Millilitern physiologischer Kochsalzlösung befindet, bis zur Leberkapsel.

Etwas physiologische Kochsalzlösung wird durch die Kanüle gespritzt, um eventuelle Gewebeteile der Bauchdecke zu entfernen.

Der Patient muß jetzt tief *einatmen,* dann ausatmen und die Luft *anhalten.* Durch Anziehen an der Spritze wird in dieser ein *Sog* erzeugt, die Punktionsnadel in die Leber eingestochen, ein Gewebezylinder *aspiriert* und die Kanüle wieder ganz herausgezogen.

Das Punktat wird in ein Uhrglasschälchen ausgespritzt.

274. Welche Komplikationen können durch eine Leberblindpunktion eventuell eintreten?

Nachblutungen aus dem Punktionskanal;

Pneumothorax durch zu hohe Punktion oder Punktion in Inspiration;

peritonitische Reizung durch Austritt von Gallenflüssigkeit.

275. Welche Nachkontrolle ist nach Leberblindpunktion oder Laparoskopie erforderlich?

Bettruhe für 24 Stunden, nach Laparoskopie Bettfußende hochstellen, damit die Pneumoperitoneumluft nicht in das Mediastinum aufsteigt.

Lagerung auf die rechte Seite.

Kompression des Punktionskanals durch Kompressionskissen.

Nahrungskarenz bis auf kleine Mengen Flüssigkeit für 6 Stunden.

Allgemeinbefinden, Puls, Blutdruck und Atmung *kontrollieren.*

276. Wie wird der Patient für eine Laparoskopie vorbereitet?

Patient über den Eingriff *aufklären;*

Gerinnungsstatus, Blutgruppe bestimmen, EKG-, Puls-, Blutdruckkontrolle;

12 Stunden *nüchtern* bleiben, Zahnprothesen entfernen;

Darm durch *Reinigungseinlauf* entleeren, *Wasserlassen,* eventuell Bauchdecke rasieren;

Röntgenbilder und Fieberkurven mitgeben;

Prämedikation nach Verordnung.

277. Was wird bei einer Laparoskopie gemacht?

Die Bauchhöhle wird durch *Luft,* Lachgas (N_2O) oder CO_2 aufgeblasen (= Pneumoperitoneum).

Das *Laparoskop* wird durch die anästhesierte Bauchdecke eingeführt.

Durch seine Optik können Größe, Farbe, Oberfläche, Tumoren der Leber, Aszites, die Gallenblase und Milz beobachtet werden.

Die *gezielte Gewebeentnahme* zur histologischen Untersuchung erhöht den Wert der Untersuchung (gezielte Biopsie).

278. Wann ist die Laparoskopie kontraindiziert?

Bei *Blutungsneigung,* Störungen des Herz-Kreislauf-Systems, Verwachsungen (z. B. nach Magenoperation), auch bei Zwerchfellhernien und bei Peritonitis.

279. Wie können Lebertumoren, Metastasen, Abszesse oder Zysten diagnostiziert werden?

Die *Sonographie* ist heute die erste Untersuchung bei allen umschriebenen Leberprozessen. Sie kann vor allem flüssigkeitsgefüllte Hohlräume hervorragend darstellen, also Zysten und Abszesse. Aber auch Tumoren und Metastasen werden meist gut erkannt. Ohne großen Aufwand kann die genaue Größenausdehnung der Herde gemessen und ihre Lokalisation in der Tiefe des Organs festgelegt werden. Die sonographisch gezielte Punktion klärt mit einer hohen Trefferquote die Dignität der Befunde.

Ergänzend zur Ultraschalluntersuchung ist die *Computertomographie* zu sehen. Sie ist ebenfalls ein Schnittbildverfahren, hat aber den Vorteil, durch die Gabe von Kontrastmittel Strukturen näher zu charakterisieren. Außerdem ist das CT im Vergleich zur Sonographie weniger abhängig vom Können des Untersuchers.

In der *Angiographie* werden die Gefäßverhältnisse am genauesten dargestellt. Dies ist erforderlich zur weiteren Beurteilung von Raumforderungen und zur Information für den Chirurgen vor einer geplanten Lebersegmentresektion.

Die *Leberszintigraphie* zur Lokalisation und Größenbestimmung des Organs wurde weitgehend durch die anderen Verfahren verdrängt. Lediglich die hepatobiliäre Funktionsszintigraphie vermag bei speziellen Fragestellungen noch eine zusätzliche Information bringen.

Oberflächliche Veränderungen der Leber können bei der *Laparoskopie* direkt gesehen und durch gezielte Biopsie weiter abgeklärt werden.

Krankheiten der Leber

280. Welche Beschwerden können bei Leberkrankheiten auftreten?

Allgemeinbeschwerden: Appetitlosigkeit, *Völlegefühl,* Übelkeit, *Leistungsabfall,* Fettunverträglichkeit, *Blähsucht.*

Gelbfärbung von Haut und Skleren, bierbraunen Urin, lehmfarbener = *acholischer Stuhl.*

Juckreiz durch Gallensäuren im Blut.

281. Auf welche äußerlich erkennbaren Veränderungen ist bei Leberkranken zu achten?

Das *Hautkolorit* kann gelblich oder bei chronischen Leberkranken auch grau-gelblich sein.

Lebersternchen (Spinnennävi) durch Blutgefäßerweiterungen finden sich besonders im Gesicht und am Oberkörper.

Palmarerythem ist die vermehrte Rötung der Handinnenflächen.

Glatte rote Zunge durch Vitamin-B-Mangel wird als *Lackzunge* bezeichnet.

Aszites = Bauchwassersucht mit aufgetriebenem Leib, verstrichenem Nabel, evtl. Striae und positivem Undulationsphänomen bei der Stoßpalpation.

Caput medusae = Medusenhaupt durch Venenerweiterungen um den Nabel als Umgehungskreislauf bei Pfortaderstauung.

Bei Männern Teilverlust der *Stammbehaarung* („Bauchglatze").

Gynäkomastie (= derbe Brustschwellung) und Hypogonadismus bei Männern.

Lebergeruch, z. B. im Coma hepaticum.

282. Welche Leberkrankheiten sind wichtig?

Akute Hepatitis durch Virus A oder B (s. Infektionskrankheiten, Frage 470f, S. 464).

Hepatitis bei anderen Infektionskrankheiten.

Chronische Hepatitis als persistierende gleichbleibende Veränderung oder als aggressive, fortschreitende Erkrankung.

Leberzellinsuffizienz mit entsprechenden Stoffwechselstörungen.

Coma hepaticum: Versagen der Entgiftungsaufgabe der Leber.

Toxische Leberschäden durch endogene oder exogene Toxine.

Fettleber: bei Diabetes, Alkoholismus, chronischen Infekten und Stoffwechselstörungen.

Leberzirrhosen: posthepatitisch, alkoholisch, kardial, biliär oder durch Dystrophie bedingt.

Lebertumoren: meistens Lebermetastasen, selten primäres Leberkarzinom.

Leberabszesse: bei Cholangitis, Appendizitis, Pankreatitis, Amöbenruhr, Sepsis.

283. Wie kann es zu Ikterus kommen?

Durch *Schädigung der Leberzellen,* z. B. durch Entzündung bei Hepatitis oder von den Gallenwegen (Cholangitis) übergreifend. Durch Gifte oder Stoffwechselstörungen.

Durch *Störung des Gallenabflusses* mit Übertritt von Galle ins Blut: mechanisch, durch Steine oder Tumoren als *Verschlußikterus* oder durch *Cholestase* infolge von Medikamentenwirkung oder infolge *kardialer Stauung* als Stauungsikterus.

Durch vermehrte Hämolyse = *hämolytischer Ikterus,* nicht leberbedingt (s. Frage 136f, S. 28).

Durch *exogene Farbstoffe* wie Karotin bei reichlicher Karottennahrung oder Atebrin, einem stark gelbfärbenden Malariamittel. Nach Fluoreszenzangiographie der Retinagefäße.

284. Welche besonderen Gelbsuchtsfärbungen kann man evtl. unterscheiden?

Den *rötlichen Rubinikterus* bei primärer Leberzellschädigung;

den *grünlichen Verdinikterus* bei mechanischem Abflußhindernis;

den *safrangelben Flavinikterus* bei Hämolyse;

den *dunkelgrün-schwarzen Melasikterus* bei anhaltendem Verschlußikterus;

die *ziegelrote Hautfärbung* bei überreichem Genuß von Karotten.

285. Von welcher Höhe des Bilirubinspiegels an ist ein Ikterus mit den Augen erkennbar?

Bei Bilirubin im Serum über 2,0 mg/dl kann eine *Gelbfärbung in den Skleren* oder am *weichen Gaumen* erkannt werden.

286. Wie reagiert die Leber auf Schädigungen?

Es können *entzündliche* oder *degenerative Veränderungen* plötzlich, langsam oder rezidivierend bis chronisch-fortschreitend entstehen.

Die Leberzellschädigung bzw. der Zelluntergang kann in *fast jedem Stadium* zum Stillstand kommen.

Das Leberzellgewebe kann sich durch *Zellneubildung* ergänzen = regenerieren, was bei den meisten anderen Geweben nicht möglich ist. Stärkere oder chronische Schäden lösen *Bindegewebswucherungen* zwischen den Leberläppchen mit fortschreitendem Untergang von Lebergewebe (Nekrose) aus.

Diese Bindegewebswucherung ist nicht rückgängig zu machen, sie *verhärtet die Leber* und behindert den Blut- und Gallendurchfluß mit *Pfortaderstauung* und dadurch ansteigendem Druck in der Pfortader (s. Zirrhose, Fragen 302f, S. 259).

287. Wodurch kann es zur Leberzellschädigung mit Leberinsuffizienz kommen?

Leichte, schwere, vorübergehende, dauernde, fortschreitende Leberzellinsuffizienz kann durch vielerlei Ursachen entstehen:

akute und chronische Hepatitis;

Leberzirrhose;

Verschlußikterus;

toxisch: Knollenblätterpilz, Tetrachlorkohlenstoff, Chloroform, Schwermetalle, Alkoholintoxikation, Pflanzenschutzmittel, manche

Medikamente wie Tuberkulostatika, Antidiabetika, Malariamittel, Antiepileptika, Zytostatika;

schwerer Kreislaufschock;

schwere Anämien.

288. Was versteht man unter Cholestase?

Durch *manche Medikamente* (Phenothiazine, Thiourazile, Antibiotika, Sulfonamide, Tuberkulostatika, Meprobamate, Steroidhormone) kann es zur intrahepatischen Cholestase kommen, d. h., der *Gallenabfluß* in der Leber ist gestört, er *stagniert.*

Dabei kann es zu Übelkeit, Juckreiz, Leberschwellung, Ikterus mit dunklem Urin und hellem Stuhl kommen.

Auch die alkalische Phosphatase und die LAP können erhöht sein.

289. Was ist bei Cholestase zu machen?

Die auslösenden *Medikamente* müssen identifiziert und *vermieden* werden; die *Prognose* ist im allgemeinen *gut.*

290. Wodurch kann sich eine Fettleber ausbilden?

Vermehrte Fettablagerung in den Leberzellen beobachtet man bei:

chronischem Alkoholismus (am häufigsten);

Diabetes mellitus;

Übergewicht;

chronischen Infektionen wie Tuberkulose;

schwerer und langanhaltender *Anämie;*

chronischen Intoxikationen wie bei Medikamentenmißbrauch;

chronischen Kreislauf- und *Stoffwechselstörungen.*

291. Wie kann eine Fettleber festgestellt werden?

Die Leber ist *vergrößert* und etwas *fest.*

Die Ultraschalluntersuchung zeigt eine echoreiche Leber.

Die *Biopsie* durch Blindpunktion oder Laparoskopie stellt die Diagnose histologisch.

292. Wie sind Prognose und Behandlung einer Fettleber?

Die *Prognose* ist *gut* bei Beseitigung der Ursachen:

strenger Alkoholentzug;

eventuell *Gewichtsreduzierung,* da meist Übergewicht besteht;

fettarme, eiweiß- und vitaminreiche *Diät;*

bei Diabetes korrekte *Einstellung.*

Gelingt die Ausschaltung der Ursachen nicht, ist in 10–15 Jahren mit dem Übergang in *Zirrhose* zu rechnen.

293. Wodurch kann eine Hepatitis entstehen?

Die häufigsten Ursachen sind Infektionen mit dem Hepatitisvirus A oder B sowie mit dem vor kurzem identifizierten Virus C (s. Frage 470f, S. 464). Letzteres wird vor allem durch Bluttransfusionen übertragen.

Ferner kommen in Frage:

Andere Viren: z. B. Virus der infektiösen Mononukleose, Gelbfieber, Poliomyelitis, Coxsackie, Herpes simplex.

Leptospirosen: z. B. Morbus Weil (s. Frage 388, S. 448).

Bakterielle Erkrankungen: Brucellosen (Bangsche Krankheit, Maltafieber), Tuberkulose, Typhus abdominalis.

Parasiten: Amöben, Malaria- und andere tropische Parasiten.

294. Welche besonderen Verlaufsformen der Hepatitis gibt es?

Die *anikterische Hepatitis:* leichter Verlauf ohne Gelbfärbung.

Die *rezidivierende* Hepatitis, etwa 10% aller Verläufe.

Die *chronische Hepatitis* in 2 Formen als:

chronisch-persistierende Hepatitis mit jahrelangen Hepatitissymptomen, aber ohne Verschlimmerung und schließlich guter Ausheilungstendenz und die

chronisch-aggressive Hepatitis mit fortschreitender, oft schubweiser Verschlimmerung und Zirrhosebildung: bei akuten Schüben Transaminasenerhöhung, sonst Gammaglobulinvermehrung.

Ferner die *nekrotisierende Hepatitis* (früher „gelbe Leberatrophie“);

die *posthepatitische Zirrhose.*

295. Was bezeichnet man als fulminante oder nekrotisierende Hepatitis?

In 0,2 bis 0,4% der Hepatitisfälle entwickelt sich plötzlich, meist rasch bis zum Tod im Coma hepaticum fortschreitend, die sogenannte *nekrotische Hepatitis* oder Leberdystrophie. Ausheilung mit Narbenbildung möglich, dann aber auch später Übergang in Zirrhose.

Auch exogene Gifte wie Tetrachlorkohlenstoff (Fleckputzmittel) und andere gewerbliche Gifte, z. B. Pflanzenschutzmittel,

ebenso Knollenblätterpilze können zum tödlichen Zusammenbruch des Leberstoffwechsels führen.

296. Wann kommt es zum Coma hepaticum?

Wenn die Leber ihre *Entgiftungsfunktion* nicht mehr erfüllen kann, kommt es zu Vergiftungserscheinungen mit Bewußtlosigkeit, dem Leberkoma.

297. Welche Substanzen bewirken die toxische Hirnschädigung im Leberkoma?

Ammoniak und andere toxische stickstoffhaltige Substanzen (Indol, Skatol, Phenole) gelangen bei dem Versagen der Entgiftungsfunktion der Leber aus dem Darm in den großen Kreislauf und an das Zentralnervensystem.

Auch *Hypokaliämie* kann eine wichtige Rolle spielen.

298. Welche Ursachen können zum Leberkoma führen?

Die *nekrotisierenden Schübe* bei schwerer Hepatitis oder Zirrhose als Leberzerfalls- oder Ausfallskoma.

Vergiftungen durch Pilze, Tetrachlorkohlenstoff, Pflanzenschutzmittel.

Ösophagusvarizenblutung durch vermehrten Eiweißabbau (Blut) im Darm mit Zunahme der stickstoffhaltigen Substanzen im Blut.

Infektionen, Operationen, Aszitespunktion, lebertoxische Medikamente können bei entsprechender Leberschädigung das Koma auslösen.

299. Welche Symptome können auf ein Leberkoma hinweisen?

Im *Präkoma* Verstimmung, Verwirrung, Apathie und Dämmerzustände, Ikterus, Foetor hepaticus (ein Mundgeruch wie bei frisch geschnittener Leber) und grobschlägiges Muskelzittern.

300. Welche Erscheinungen sind im Leberkoma zu beobachten?

Nach *deliranter Erregung* verstärken sich unter Tachykardie und Blutdruckabfall *Apathie,* Schlafneigung, schließlich tritt unter *Bewußtlosigkeit* und Reflexverlust der Tod ein.

301. Wie kann das Leberkoma behandelt werden?

Die Bildung und Resorption stickstoffhaltiger toxischer Substanzen im Darm muß *verhindert* werden.

Die *Eiweißzufuhr* muß strikt unterbunden werden. Der Kalorienbedarf wird durch Kohlenhydrate (1500 Kalorien täglich) gedeckt.

Die ammoniakbildenden Darmbakterien werden durch *Antibiotika (Neomycin* = Bykomycin oder *Humatin)* von 2–6 g per os (evtl. durch eine Sonde) in Verbindung mit Laktulose vernichtet.

Darmentleerung, z. B. mit 50–100 ml 10%iger Magnesiumsulfatlösung durch Sonde ins Duodenum.

Infusionen mit Leberkoma-Cocktail (Lävulose oder Glukose, Kaliumzufuhr, verzweigtkettige Aminosäuren u. a.).

302. Welche Veränderungen liegen bei Leberzirrhose vor?

Bei Leberzirrhose geht das Leberzellgewebe durch Nekrose zugrunde. Die Läppchenstruktur wird zerstört. Gleichzeitig tritt aber eine *Bindegewebswucherung* ein. Dadurch verarmt die Leber an Parenchym und verhärtet durch das schrumpfende Bindegewebe. Dieses behindert die Durchblutung und führt zu Stauung und Drucksteigerung im Pfortadersystem = *portale Hypertension.*

303. Welche Ursachen können zu Leberzirrhose führen?

Chronischer Alkoholismus = *Alkoholzirrhose* (häufigste Ursache);

nach Hepatitis = *posthepatitische Zirrhose* (selten);

chronische Stauung vor dem rechten Herzen = *Stauungszirrhose* (Cirrhose cardiaque);

langdauernde Gallenwegserkrankung = *biliäre Zirrhose;*

Eiweißmangelschaden („Dystrophie") = *postdystrophische Leberzirrhose.*

Nicht selten bleibt die Ursache der Zirrhose *unbekannt.*

Besondere seltene Formen der Leberzirrhose entstehen durch Stoffwechselstörungen wie die Eisenspeicherkrankheit = *Hämochromatose* oder die Kupferspeicherkrankheit, den *Morbus Wilson* = hepatolentikuläre Degeneration oder die *Galaktosämie.*

304. Welche Leberschäden entstehen durch Alkoholismus?

Das erste Stadium ist die *alkoholische Fettleber.* Sie heilt folgenlos ab, wenn der Alkoholkonsum vollständig eingestellt wird.

Auch im Stadium der *alkoholischen Hepatitis* heilt der Krankheitsprozeß bei vollständiger Abstinenz in seiner jeweiligen Ausdehnung mit Narbenbildung aus.

Eine *alkoholische Leberzirrhose* dürfte bei Männern schon nach chronischem Alkoholkonsum von täglich 60 g absolutem Alkohol (1 Flasche Wein), bei Frauen sogar schon nach 20 g (1/4 l Wein) täglich entstehen. Höhere tägliche Alkoholmengen steigern die Zirrhoseentwicklung dramatisch.

305. Welche Behandlungsmöglichkeiten bieten sich bei den chronischen Leberkrankheiten (chronische Hepatitis und Leberzirrhose)?

Alkoholverbot und Ausschaltung aller weiteren Schädlichkeiten.

Diät: Eiweiß- (besonders milcheiweiß-) und vitaminreiche Kost, Vermeidung aller schwerverdaulichen Speisen und Fette (Eiweiß nur solang nicht eine Leberinsuffizienz mit der Gefahr des Coma hepaticum besteht).

Geregelte, schonende Lebensweise, häufige Ruhepausen.

Bei Verschlimmerungsschub: Bettruhe, Infusionsbehandlung als sogenannte Leberschutztherapie mit Glukose oder Lävulose, Vitamin-B-Komplex, B_{12}, C und K, Kortikosteroiden und anabolen Substanzen. Evtl. Eiweiß einschränken.

306. Welche Komplikationen können bei Leberzirrhose entstehen?

Leberzellinsuffizienz: Bluteiweißveränderungen, Gerinnungsstörung;

Pfortaderhochdruck mit Aszites und Ösophagusvarizen, evtl. Blutung;

Elektrolytverschiebung, Nierenversagen;

Coma hepaticum;

Leberkarzinom.

307. Welche Befundänderungen kann man bei Leberzirrhose finden?

Hypergammaglobulinämie, Hypoprothrombinämie, Hypoalbuminämie.

Im dystrophischen Schub *Transaminasenerhöhung* und *Gallenfarbstoffvermehrung.*

Anämie, Leukopenie, Thrombopenie, beschleunigt BSG.

Pathologisches Leberpunktat.

Milztumor.

308. Welche Folgen und Gefahren kann eine portale Hypertension haben?

Als Folge der Pfortaderstauung bildet sich ein Umgehungskreislauf, meist als *Ösophagusvarizen,* selten durch Erweiterung der oberflächlichen Bauchvenen als sogenanntes *Medusenhaupt.* Es entsteht ein Aszites (Bauchwassersucht).

Durch die Umgehung der Leber über die Ösophagusvarizen kommt mehr Ammoniak in den großen Kreislauf und ins Gehirn.

30–50% der Zirrhosekranken sterben an *Ösophagusvarizenblutung.*

309. Was kann die Ösophagusvarizenblutung auslösen?

Scharfkantige Speisen (Brotrinde), Refluxösophagitis, Bauchpresse.

310. Was kann bei einer Blutung aus Ösophagusvarizen sofort versucht werden?

Blutstillung mit der *Sengstaken-Sonde:*

Durch die aufblasbare Gummimanschette wird die Blutungsstelle komprimiert. Bei Blutansammlung im Magen kann das Blut von dort zur Verhütung eines Leberkomas abgesaugt werden.

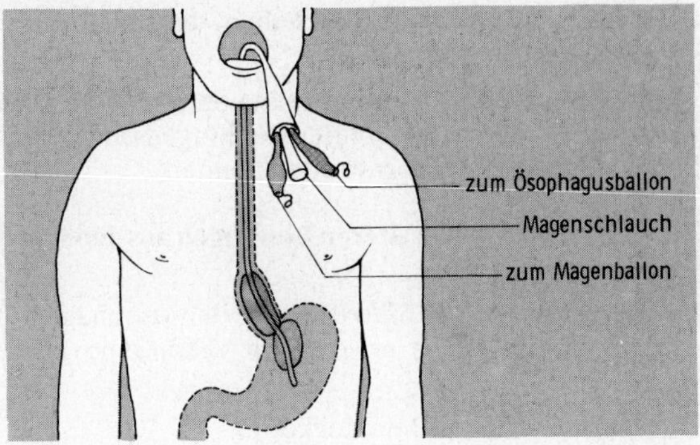

Abb. 29 Die Sengstaken-Blakemore-Sonde (aus *Schettler, G., H. Greten:* Innere Medizin, 8. Aufl. Thieme, Stuttgart 1990)

Medikamente können durch die Sonde zugeführt werden.

Blut oder Blutersatzmittel bereitstellen.

Gerinnungsfördernde Mittel, z. B. Vitamin K, geben.

Vasopressin = Pitressin 10 IE = 0,5 ml subkutan oder i.m. zur Drucksenkung im Portalkreislauf.

311. Wie wird die Sengstaken-Blakemore-Sonde angewandt? (Abb. 29)

Aufblasbare Ballons auf *Dichtigkeit* prüfen;

Sonde mit *Paraffinöl* gleitend machen;

Nase und Rachen mit Spray *anästhesieren;*

Sonde einführen, bis der Magenballon durch die *Kardia* hindurch ist;

Magenballon aufblasen;

langsam *zurückziehen,* bis der aufgeblasene Magenballon an der Kardia einen Widerstand findet;

Sonde in dieser Höhe durch Pflasterstreifen vor der Nase *fixieren;*

jetzt Ösophagusballon vorsichtig aufblasen und den ärztlich verordneten *Druck* am Quecksilbermanometer eines Blutdruckapparats alle 15 Minuten kontrollieren;

mit *Eiswasser spülen;*

Speichel *absaugen.*

312. Welche Ursache kann es haben, daß die Blutung trotz Sonde nicht steht?

Nicht selten geht die Blutung nicht von Ösophagusvarizen, sondern von Erosionen (= kleinen Defekten der Magenschleimhaut) aus, die mit der Sonde nicht komprimiert werden können.

313. Wie kann man weiteren Blutungen aus den Ösophagusvarizen vorbeugen?

Durch *endoskopische Sklerosierung* der Ösophagusvarizen. Dabei wird durch Umspritzen der erweiterten Venen eine *Thrombosierung* angestrebt.

Durch die Gabe von Betablockern.

Eine Drucksenkung im Pfortaderkreislauf kann durch einen künstlichen Umgehungskreislauf zwischen V. portae und V. cava inferior z.B. durch die *portokavale Anastomose* erreicht werden.

314. Wodurch bildet sich Aszites bei Leberzirrhose?

Durch *Stauung und Druckanstieg im Pfortadersystem* tritt Blutflüssigkeit aus den Venen in den Bauchraum.

Durch *Verringerung des Albumins* im Blutserum geht das Wasserbindungsvermögen des Blutes zurück, Wasser, das nicht mehr an die Bluteiweißkörper gebunden werden kann, tritt aus den Gefäßen aus.

315. Wie kann der Aszites bei Leberzirrhose behandelt werden?

Das Ablassen des Aszites durch *Punktion* verursacht Eiweißverlust und regt die rasche Neubildung von Aszites an.

Aldosteronantagonisten (Aldactone) in Verbindung mit *Saluretika* (Lasix) bringen oft guten Erfolg.

Achtung auf den *Kaliumspiegel* im Blut!

316. Welche Lebertumoren sind zu unterscheiden?

Am häufigsten sind *Metastasen.*

Der *echte Leberkrebs* (primäres Leberkarzinom) ist in den westlichen Ländern selten und entsteht meist auf dem Boden einer Leberzirrhose.

317. Wie können Lebertumoren nachgewiesen werden?

Durch Palpation, Sonographie, Computertomographie, Kernspintomographie, Szintigraphie, Angiographie, Laparotomie.

318. Wie kann es zu Leberabszessen kommen?

Von *Cholangitis ausgehend;*

von *Appendizitis* oder Pankreatitis durch die Pfortader fortgeleitet;

bei *Amöbenruhr* auf dem Blutwege aus dem Dickdarm;
bei *allgemeiner Sepsis* durch die A. hepatica hämatogen eingeschleppt.

319. Wie können Leberabszesse behandelt werden?

Sonographisch gezielte *Punktion* und *Drainage;*
chirurgische Drainage der Abszeßhöhle;
Behandlung des *Grundleidens;*
Antibiotika.

Erkrankungen der Gallenwege

320. Welche Faktoren disponieren zu Gallenleiden?

Vor allem die 4 „F“:
Frau (jede 5. Frau, aber nur jeder 10. Mann hat Gallensteine),
Fettsucht (Übergewicht, vermehrte Blutfette),
Fruchtbarkeit (mehrere Schwangerschaften),
über *fünfzig Jahre* alt, auch schon über vierzig.

Aber auch bei *Diabetikern* sind Gallensteine häufiger als im Durchschnitt.

321. Wie kommt es zur Gallensteinbildung?

Bei der *Eindickung* der Gallenflüssigkeit in der Gallenblase können schlechtlösliche Bestandteile wie Cholesterin und Gallenfarbstoffe ausfallen und den Kern zu weiteren Ablagerungen, schließlich auch zur *Verkalkung* bilden.

Die Ablagerungen können *entzündliche Reizungen* der Gallenblasenwand und *Bewegungsstörungen* verursachen, die wiederum das Milieu zur weiteren Steinbildung verstärken.

322. Welche Arten von Gallensteinen gibt es?

Die oft großen *Solitärsteine (= Einzelsteine),* die häufig keine Beschwerden machen.

Sogenannter *Gallengrieß* aus kleinen Pigmentsteinen, die evtl. durch die Gallengänge in den Darm entleert werden können.

Maulbeerartige oder *facettierte Steine,* diese machen die meisten Beschwerden und Einklemmungen.

323. Wie kann man Gallensteine nachweisen?

Durch *Sonographie* (Ultraschall), unabhängig von der chemischen Zusammensetzung.

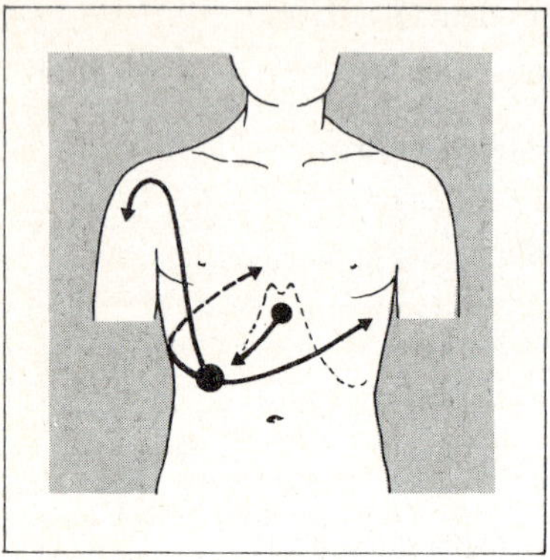

Abb. 30 Schmerzausstrahlung bei Gallenkolik (nach *Nissen* u. *Hesse*) (aus *Schettler, G., H. Greten:* Innere Medizin, 8. Aufl. Thieme, Stuttgart 1990)

Verkalkte Gallensteine können schon auf einer Abdomenübersichtsaufnahme oder Gallenleeraufnahme erkannt werden.

Nichtverkalkte Konkremente sind durch das Cholezystogramm in der kontrastgefüllten Gallenblase als *Aussparungen* erkennbar, auch durch ERCP (Abb. 27, S. 244).

324. Was bedeutet ein negatives Cholezystogramm?

Wenn die Gallenblase sich mit dem Kontrastmittel nicht füllt = *negatives Cholezystogramm,* weil sie ihre Speicherfunktion verloren hat, sind die *Gallensteine oft röntgenologisch nicht nachweisbar.*

325. Welche Beschwerden können Gallensteine verursachen?

Viele Steinträger haben *keine Beschwerden* und wissen von ihren Steinen nichts.

Häufig wird über *Druck im rechten Oberbauch,* Völlegefühl, Übelkeit, besonders 1/2 bis 3 Stunden nach fettreichen Mahlzeiten oder scharf gebratenen Speisen, geklagt.

Eine *Gallenkolik* durch Steineinklemmung geht mit heftigsten Schmerzen im rechten Oberbauch einher (Abb. 30), *zieht den rechten Rippenbogen entlang* in den Rücken, manchmal bis in die rechte Schulter ausstrahlend. Dabei besteht *Unruhe, Übelkeit* und *Erbrechen.* Unbehandelt kann eine Kolik mehrere Stunden anhalten.

326. Welche Komplikationen können bei Gallensteinkolik entstehen?

Bei bleibender *Einklemmung* des Konkrements im *Ductus cysticus* bildet sich der *Gallenblasenhydrops,* eine mit klarer Flüssigkeit prall gefüllte Gallenblase, die als birnenförmiger Tumor durch die Bauchdekken getastet werden kann.

Verschließt der Stein den *Ductus choledochus,* so kommt es zum *Verschlußikterus* durch Gallenstauung mit entfärbtem Stuhl und braunem Urin, hoher alkalischer Phosphatase und LAP = (Leuzin-Aminopeptidase) im Serum: *Operation oder endoskopische Entfernung erforderlich.*

Fieber, evtl. Schüttelfrost, Leukozytose, Linksverschiebung, *Bauchdeckenspannung* sprechen für *Cholezystitis und/oder Cholangitis,* dabei auch Gefahr der Gangrän der Gallenblasenwand mit *Durchbruch* und *Peritonitis.*

327. Wozu wird eine perkutane, transhepatische Gallengangsdrainage angelegt?

Die PTD stellt einen relativ kleinen, kaum belastenden Eingriff zur *Entlastung der Gallenwege bei Stauung* durch Abflußbehinderung (z. B. durch Karzinom oder Stein) mit biliärer Sepsis und quälendem Juckreiz dar.

Unter Durchleuchtung wird ein Polyäthylenkatheter mit Mandrin in die Leber eingestochen. Nach Entfernung des Mandrins zieht man den Katheter so lange zurück, bis Galle abtropft. Anschließend kann das Gallengangssystem mit Kontrastmittel gefüllt werden (perkutane Cholangiographie) und der Katheter als vorübergehende Entlastung der gestauten Galle belassen werden.

328. Was ist bei einer Gallenkolik zu machen?

Spasmoanalgetika: Im akuten Anfall 1 Kapsel Nitrolingual zerbeißen; Buscopan, Pentazocin (Fortral), Pethidin (Dolantin); kein Morphin; wenn, dann nur mit Atropin zusammen;

erst Nahrungskarenz, dann Tee und Zwieback, später Gallendiätaufbau;

Wärme als heiße Kompressen, aber nicht bei Cholezystitis, dann evtl. Eisblase;

Infusion mit Glukose, Vitaminen und Elektrolyten;

Stuhlregelung;

später evtl. *Operation:* Cholezystektomie, um weiteren Komplikationen vorzubeugen;

In bestimmten Fällen Lithotripsie oder medikamentöse Steinauflösung möglich.

329. Was versteht man unter Papillotomie?

Bei der Papillotomie wird durch ein *Duodenoskop* die Mündung des Gallenganges in den Zwölffingerdarm, die Papilla Vateri, durch *Schlitzung erweitert.* Man kann dadurch *Stenosen* und *Konkremente* beseitigen.

330. Wie entsteht eine Cholezystitis?

Meist liegt der Gallenblasenentzündung ein *Gallensteinleiden* mit sekundärer Keimbesiedlung aus dem Darm, hämatogen oder lymphogen, zugrunde. Selten geht sie von einer aufsteigenden *Cholangitis* aus.

331. Welche Krankheitserscheinungen können bei Cholezystitis auftreten?

Im akuten Zustand bestehen *Kolikschmerzen,* Übelkeit, Erbrechen, *starke Druckempfindlichkeit* bis zur Abwehrspannung der Gallengegend, Temperaturerhöhungen bis zu septischem *Fieber* und Schüttelfrost, beschleunigt BSG, Leukozytose, Linksverschiebung, manchmal *Ikterus.* Linksausstrahlung der Schmerzen, erhöhte Amylase und Lipase sprechen für *Pankreasbeteiligung.*

332. Was nennt man ein Gallenblasenempyem?

Die schwerste Form der akuten Cholezystitis mit phlegmonöser oder gangränöser Gallenblasenwand, *septischen Temperaturen* und *starker Abwehrspannung:* Gefahr der Perforation mit galliger Peritonitis, die meist tödlich ausgeht.

333. Welche Behandlungsmaßnahmen kommen bei Gallenblasenentzündung in Betracht?

Strenge Bettruhe, am besten stationäre Krankenhausbehandlung.

Diät: Teefasten (Pfefferminztee mit Traubenzucker), später vorsichtiger *Diätaufbau,* strenge Gallendiät, Stuhlregelung.

Infusionstherapie zum Flüssigkeits- und Elektrolyersatz.

Intensive antibiotische Behandlung mit Breitspektrumantibiotika.

Schmerz- und Entzündungsbekämpfung mit Analgetika und Spasmolytika, z. B. Buscopan, Fortral, evtl. Dolantin nach ärztlicher Verordnung (kein Morphin). Evtl. Eisblase (keine Wärme!).

Cholezystektomie im akuten Stadium *nur* bei Perforationsgefahr, sonst einige Wochen *nach* Abklingen der Entzündung.

334. Welche Erscheinungen macht eine chronische Cholezystitis?

Oft nur *uncharakteristische* Beschwerden im rechten *Oberbauch.* Besonders bei fettreichen großen Mahlzeiten, körperlicher Belastung und seelischem Streß können gelegentlich kolikartige Beschwerden, vorübergehend leichte Gelbfärbung und Temperaturerhöhung vorkommen. Der rechte Oberbauch ist druckempfindlich, die BSG mäßig beschleunigt. Die Ultraschalluntersuchung zeigt eine verdickte Gallenblasenwand, das *Cholezystogramm* Konkremente, häufig ist es negativ, d. h., die Speicherfunktion der Gallenblase ist aufgehoben, oft ist ihre Wand fibrös geschrumpft.

3

335. Wie soll man die Behandlung bei chronischer Cholezystitis gestalten?

Gallendiät, kleine Mahlzeiten mit Einschränkung der Fette und Eier, Verbot von Gebackenem, Gebratenem und Bohnenkaffee.

Vermeidung körperlicher und seelischer Überbeanspruchung, regelmäßige Ruhepausen.

Choleretika und Cholagoga als gallensekretionsteigernde und abflußfördernde Mittel, meist als Mischpräparate (Gallo-sanol, Rowachol, Chol-Kugeletten u. a. m.).

Stuhlregulierung: am besten mit salinischen Abführmitteln (Karlsbader Salz, Magnesiumsulfat, Trinkkuren).

Bei *Entzündungsschüben:* Bettruhe, Antibiotika.

Cholezystektomie: Rechtzeitige Operation in beschwerdefreiem Intervall ist anzustreben, da fortschreitende Veränderungen durch Übergreifen auf die Gallengänge und die Nachbarorgane zu befürchten sind (Pericholezystitis, Periduodenitis, Pankreatitis, Leberzellschaden).

336. Wodurch kann es zur Cholangitis kommen?

Die Infektion der Gallengänge kann, durch Konkremente, Stauung und Bewegungsstörungen begünstigt, aufsteigend vom Darm, oft mit Kolibakterien, erfolgen.

337. Welche Krankheitserscheinungen kann eine Cholangitis verursachen?

Akut: Schmerzen, Fieber und Ikterus, große druckschmerzhafte Leber, evtl. Leberabszesse, stark beschleunigte BSG, Leukozytose, Erhöhung der alkalischen Phosphatase.

Chronisch: rezidivierende Temperaturerhöhung, ikterische Schübe mit Juckreiz, beschleunigte BSG. Im Alter aber oft *symptomarmer Verlauf.*

Allmähliches Übergreifen auf die Leber bis zur *biliären Zirrhose* mit Vermehrung der Gammaglobuline und erhöhter alkalischer Phosphatase.

338. Wie kann die Cholangitis behandelt werden?

Langzeittherapie mit *Antibiotika* und *Diät.*

Verbesserung des Gallenflusses medikamentös, evtl. chirurgische Maßnahmen.

339. Was bezeichnet man als Dyskinesien der Gallenwege?

Bewegungsstörungen im Gallenwegssystem sind bei vegetativ Labilen nicht selten, z. B. die nicht rechtzeitige Öffnung des Oddi-Sphinkters in der Vaterschen Papille bei Entleerungskontraktion der Gallenblase. Dies bewirkt eine *Rückstauung* des Gallenstromes.

Auch *entzündliche Veränderungen* der Nachbarorgane Leber, Magen, Darm, Pankreas können Rückwirkungen mit Bewegungsstörungen der Gallenwege verursachen.

340. Was versteht man unter Postcholezystektomiesyndrom?

Die Beschwerden, die in bis zu 30% der Fälle nach Cholezystektomie auftreten.

Sie können durch einen *Choledochusstein,* eine chronisch-rezidivierende *Cholangitis, neurovegetativ durch Bewegungsstörungen* an der Papilla duodeni major, aber auch bei zu spät durchgeführten Cholezystektomie *Folge der Veränderungen in der Umgebung* der Gallenblase sein. In vielen Fällen des Postcholezystektomiesyndroms sind die Gallensteine gar nicht Ursache, sondern es handelt sich um sog. funktionelle Beschwerden im Bereich des Magen-Darm-Trakts, z. B. Colon irritabile, die durch die Cholezystektomie natürlich nicht gebessert werden.

341. Welche Tumorbildungen spielen im Gallenwegsbereich eine Rolle?

Das *Karzinom der Gallenblase* mit Beschwerden wie bei Cholelithiasis und Cholezystitis.

Das *Papillenkarzinom* an der Einmündung ins Duodenum, es verursacht das Syndrom des Verschlußikterus.

Harnorgane

Allgemeines

1. Aus welchen Abschnitten besteht der Harnapparat?

Die *Nieren* (lat. ren, griech. nephrós), die Nieren*kelche,* die Nieren*bekken* (Pyelon), die *Harnleiter* (Ureteren), die *Harnblase* und die *Harnröhre* (Urethra) bilden die Harnorgane.

2. Wo liegen die Nieren?

Die Nieren liegen beiderseits der Lendenwirbelsäule unterhalb des Zwerchfells und *hinter* dem Bauchfell (Peritoneum), also *außerhalb* der Bauchhöhle. Die linke Niere steht etwas höher als die rechte. Die Nieren sollen nach unten nicht unter den Beckenkamm absinken.

3. Welches sind die Nachbarorgane der Nieren?

Die *rechte* Niere liegt hinter der Leber, die *linke* hinter dem Pankreas und der Milz.

Über den Nieren finden sich die *Nebennieren.*

Die Nieren sind von einer *Fettkapsel* umgeben (Stützfett), wodurch die Nieren in ihrer Lage gehalten werden.

4. Was bedeutet der Verlust des Nierenstützfettes?

Durch Abmagerung und Aufbrauchung des Fettpolsters um die Nieren kann sich eine abnorme Verschieblichkeit der Nieren, vor allem ein Absinken mit Behinderung des Harnabflusses, einstellen: Nephroptose, Ren mobilis *(Senkniere, Wanderniere).*

5. Wie ist die äußere Form der Nieren?

Die Nieren sind *bohnenförmig.* An ihrer inneren (medialen), eingebogenen Seite befindet sich der *Nierenhilus* (Nierenstiel), in dem die Nierenarterien und -venen, das Nierenbecken mit dem Ureter (Harnleiter) und das vegetative Nervengeflecht liegen.

6. Was zeigt ein Längsschnitt durch die Nieren?

Der Längsschnitt zeigt den schichtenweisen Aufbau der Nieren:

Ganz außen ist die bindegewebige (fibröse) *Nierenkapsel.*

Dann folgt als dunkle äußere Zone die *Nierenrinde.* Sie enthält die Glomeruli (Nierenkörperchen) und die Tubuli contorti (gewundene Abschnitte der Harnkanälchen).

Die innere hellere Schicht wird vom *Nierenmark* mit den in das Nierenbecken vorragenden *Markpyramiden* gebildet. In diesen liegen die Henleschen Schleifen und die Sammelrohre. An der Spitze der Pyramide befinden sich die *Nierenpapillen* mit den Öffnungen der Sammelrohre.

Die Pyramidenspitzen liegen in den *Nierenkelchen,* die Nierenkelche vereinigen sich zum *Nierenbecken.*

Dieses geht nach innen unten in den *Ureter* (Harnleiter) über.

7. Wie ist die Blutversorgung der Nieren?

Die Nieren erhalten ihr Blut aus der *Aorta* durch die rechte und linke *Nierenarterie.*

8. Wieviel Blut erhalten die Nieren?

Den Nieren wird ungefähr 1/3–1/4 der Gesamtblutmenge des großen Kreislaufs zugeführt. Das sind in 24 Stunden etwa 1500 bis 2000 l Blut.

9. Welchen Weg nimmt das Blut in den Nieren?

Nach Aufzweigung der Arterien wird das Blut durch eine Arteriole *(Vas afferens)* dem *Glomerulus* zugeleitet. Nach dem Durchfließen des Kapillarknäuels im Glomerulus wird es durch eine andere Arterie *(Vas efferens)* weitergeleitet. Dann verzweigt sich das Blut in ein *Kapillarnetz,* das die Nierenkanälchen umfließt. Danach sammelt es sich in Venen, die zur rechten und linken *Nierenvene* zusammenfließen, die in die *untere Hohlvene* einmünden.

Das Nierenblut wird also durch 2 Kapillarnetze geführt, das erste, rein arterielle ist im Glomerulus, das zweite, zwischen Arterie und Vene, um die Kanälchen (Tubuli) gelegen.

10. Wie ist der Feinbau der Niere beschaffen?

Die kleinste Funktionseinheit ist das *Nephron* (Abb. 31). Dieses besteht aus dem *Glomerulus* (Malpighisches Nierenkörperchen) und den *Nierenkanälchen* (Nierentubuli). Jede Niere enthält etwa 1 Mill. Nephren mit 10 km Harnkanälchen.

11. Wie sieht ein Glomerulus (Nierenkörperchen) aus?

Der Glomerulus besteht aus *Kapillarschlingen,* die von der *Bowmanschen Kapsel* umschlossen werden. Man unterscheidet den Gefäßpol mit dem zuführenden und ableitenden Blutgefäß (Vas afferens und efferens) und den Harnpol, an dem die *Harnkanälchen* aus der Bowmanschen Kapsel entspringen.

12. Wie arbeitet der Glomerulus?

Das Blut fließt durch die zuführende Arteriole (Vas afferens) am Gefäßpol des Glomerulus in die Kapillarschlingen, wird durch die feinen

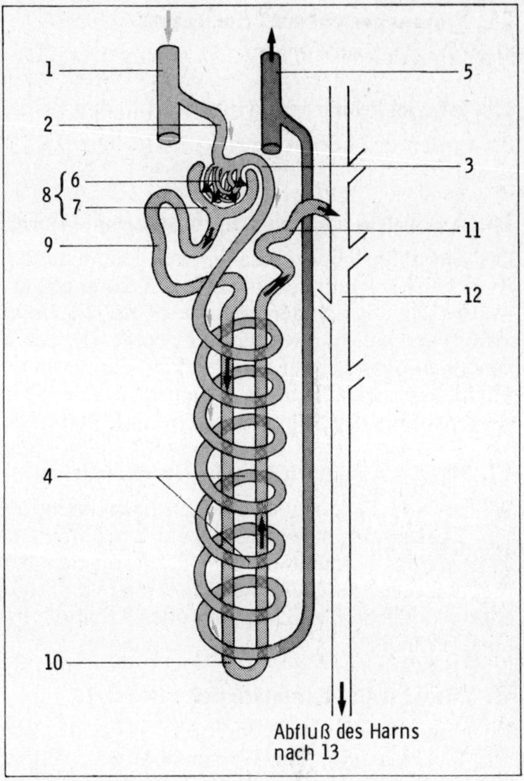

Abb. 31 Schema eines Nephrons. 1. Nierenarterie (A. renalis). 2. Zuführende Arterie (Vas afferens). 3. Wegführende Arterie (Vas efferens). 4. Kapillarnetz. 5. Nierenvene (V. renalis). 6. Glomerulus. 7. Bowmansche Kapsel. 8. Nierenkörperchen. 9. Gewundene Harnkanälchen (Hauptstück). 10. Henlesche Schleife. 11. Gewundene Harnkanälchen (Zwischenstück). 12. Sammelrohr. 13. Abfluß zum Nierenbecken

Poren der Kapillarwand *filtriert,* wobei die *großmolekularen* Eiweißstoffe des Blutes in den Blutgefäßen zurückbleiben, aber Wasser, Salze und *kleinmolekulare* Stoffe (Harnstoff, Harnsäure, Kreatinin, Zucker, Aminosäure, Vitamine, Hormone usw.) durch die Kapillarwand hindurch in den spaltförmigen Innenraum der *Bowmanschen Kapsel* übertreten.

13. Wie nennt man die Flüssigkeit in der Bowmanschen Kapsel?

Durch die Ultrafiltration in die Bowmansche Kapsel wird der *Primärharn* gebildet.

14. Woraus besteht der Primärharn?

Der Primärharn ist *Blutflüssigkeit* ohne Eiweiß.

15. Wieviel Primärharn wird in 24 Stunden produziert?

Es werden in 24 Stunden aus 1500 l Blut etwa 150 l Primärharn produziert.

16. Aus welchen Abschnitten bestehen die Harnkanälchen?

Die Harnkanälchen bestehen aus Hauptstück, Henlescher Schleife, Zwischenstück und Schaltstück zum Sammelrohr. An die Bowmansche Kapsel schließt sich der *gewundene Teil des Hauptstücks* (Tubulus contortus) an. Auf dieses folgt der *gerade Teil des Hauptstücks,* dann die *Henlesche Schleife,* der gerade, dann der gewundene Teil des *Zwischenstücks* und schließlich das *Schaltstück* zum *Sammelrohr,* das auf der Nierenpapille der Nierenmarkpyramide in die Nierenkelche mündet.

17. Welche Aufgabe haben die Harnkanälchen?

Sie verwandeln den dünnen Primärharn durch *Rückresorption* von Wasser, Zucker und Salzen usw. zum konzentrierten Sekundärharn oder *Blasenharn.* – Außer durch Rückresorption wird der Endharn auch durch aktive Ausscheidung *(Sekretion)* von Stoffen aus den Zellen der Nierenkanälchen, z. B. Kalium oder Kreatinin in die Nierenkanälchen, noch verändert.

18. Wie wird die Nierentätigkeit gesteuert?

Die Durchblutung wird durch das *vegetative Nervensystem* reguliert. Die Rückresorption von Wasser steht vor allem unter dem Einfluß des *antidiuretischen Hormons* (Adiuretin) des Hypophysenhinterlappens. Dieses wirkt diuresehemmend, sein Fehlen führt zu Diabetes insipidus (s. Frage 31f, S. 308).

19. Welche Aufgaben haben die Nieren?

Die Harnorgane haben 3 lebenswichtige Aufgaben:

Ausscheidung (Exkretion),

Regulation (Aufrechterhaltung von Stoff- und Konzentrationsgleichgewichten).

Aber auch endokrine Funktionen (Renin-, Erythropoetinbildung).

20. Welche Ausscheidungsfunktion haben die Nieren?

Die Nieren sind neben Lunge, Leber, Darm und Haut die wichtigsten Ausscheidungsorgane. Die Niere scheidet die *Endprodukte des Eiweißstoffwechsels,* Harnstoff, Harnsäure, Kreatinin, aber auch Salze wie Phosphate, Sulfate u. a. aus.

Auch *Gifte* und *Medikamente,* die in der Leber ausscheidungsbereit („nierengängig") gemacht wurden, werden durch die Nieren aus dem Körper entfernt.

21. Welche regulatorischen Aufgaben erfüllen die Nieren?

Die Niere trägt entscheidenden Anteil an der Aufrechterhaltung der inneren Gleichgewichtszustände:

Regulation des *Wasserhaushaltes;*

Aufrechterhaltung des Gleichgewichts von *Natrium-* und *Kaliumsalzen* im Körper;

Regelung des *osmotischen Drucks* der Körperflüssigkeiten und

Aufrechterhaltung des *Säure-Basen-Gleichgewichts;*

schließlich wird auch der *Blutdruck* durch die Nieren reguliert.

22. Welche wichtigen Stoffe werden in den Nieren gebildet?

Das *Renin,* das mit dem Renin-Angiotensin-Aldosteron-System wichtig für die *Blutdruckregulation* ist.

Die Aktivierung des *Erythropoetins,* das die Bildung der Erythrozyten fördert (Anämie bei chronischer Niereninsuffizienz).

Die Ausbildung des *Vitamin D* aus seiner Vorstufe (*Osteomalazie* bei chronischer Niereninsuffizienz).

23. Welche Aufgaben haben Nierenbecken und Ureteren?

Der Harn aus den Nierenpapillen wird von den Nierenkelchen und dem Nierenbecken (Pyelon) aufgefangen und durch die Harnleiter (Ureteren) in die Harnblase befördert. Dies erfolgt durch *peristaltische Bewegungen* der glatten Muskulatur dieser Organe.

24. Wie sind Lage und Verlauf der Harnleiter?

Die Ureteren sind etwa 25 cm lang. Sie verlaufen vom Nierenbecken vor den Querfortsätzen der Lendenwirbelkörper abwärts und münden *seitlich von hinten* in die Harnblase ein. Sie treten *schräg* durch die Blasenmuskulatur durch, womit eine Art *Ventilverschluß* gebildet wird. Die schlitzförmige Mündung des Harnleiters in der Blase (Ostium) öffnet und schließt sich, um den Urin zwar in die Blase einströmen, aber *nicht zurückfließen* zu lassen. Krankhaftes Zurückfließen heißt *vesikoureteraler Reflux.*

25. Wie ist der Aufbau des Harnleiters?

Der Harnleiter besteht aus Längs- und Ringfasern von *glatter Muskulatur,* die vom vegetativen Nervensystem versorgt wird und wie am Darm eine peristaltische Bewegung zur Beförderung des Urins in die Blase ermöglicht. Innen ist der Ureter mit einem *Übergangsepithel* ausgekleidet.

26. Wo liegt die Harnblase?

Die Blase (Vesica urinaria) liegt hinter der Symphyse (Schamfuge) im kleinen Becken *unter dem Bauchraum* (Peritoneum). Beim *Mann* liegt sie vor dem Mastdarm und über der Prostata, bei der *Frau* vor der Scheide und der Gebärmutter. Die stark gefüllte und nach oben ausgedehnte Harnblase kann *über* der Schambeinfuge (Symphyse) *extraperitoneal* punktiert oder operativ eröffnet werden.

27. Wie ist der Wandaufbau der Harnblase?

Die Blase ist innen von einer *Schleimhaut* ausgekleidet. Die Hauptschicht wird durch *glatte Muskulatur* gebildet, die durch ihre Zusammenziehung (Kontraktion) die Blase entleert. Im oberen Anteil wird die Blase auch vom *Bauchfell* überzogen. Die *Ureterenostien* liegen als schlitzförmige Öffnungen auf wulstförmigen Verdickungen der Blasenwand hinten unten.

28. Wie wird die Harnblase entleert?

Der *obere innere unwillkürliche,* aus glatter Muskulatur gebildete *Schließmuskel* am Blasenhals (Sphincter internus) kann sich bei entsprechender Blasenfüllung *reflektorisch* öffnen. Der *untere äußere,* aus quergestreifter Muskulatur bestehende *Schließmuskel* (Sphincter externus) ist ein besonderer Teil des muskulären Beckenbodens und kann zum Wasserlassen *willkürlich* entspannt werden. – Gleichzeitig mit der Öffnung der Sphinkteren kontrahiert sich die glatte Muskulatur der Blase und entleert den Urin.

29. Was versteht man unter Blasenkapazität?

Unter Blasenkapazität versteht man das *Fassungsvermögen* der Blase. Dieses schwankt zwischen 150 und 500 ml. Die Blasenkapazität kann aber krankhaft auch über einen Liter gesteigert werden.

30. Wie heißt der Vorgang des Wasserlassens?

Das Wasserlassen wird als *Miktion* bezeichnet.

31. Was nennt man Ischuria paradoxa?

Bei Harnentleerungsbehinderung, z.B. durch Prostatavergrößerung, kann es zur sogenannten *Überlaufblase* oder Ischuria paradoxa kommen. Dabei besteht *Harnträufeln,* aber keine völlige Entleerung der überfüllten Blase.

32. Was nennt man Enuresis nocturna?

Unter Enuresis nocturna versteht man unwillkürliches nächtliches Wasserlassen, d.h. *Bettnässen.*

33. Was versteht man unter Nykturie?

Unter Nykturie versteht man *nächtlich* stärkere Harnabsonderung als am Tag, wie sie z. B. bei Herzkranken, Diabetes mellitus und Schrumpfnieren beobachtet wird.

34. Was versteht man unter Harnflut?

Nach manchen *anfallsartigen Zuständen* wie Epilepsie, Asthmaanfällen, anfallsartiger Vorhoftachykardie und Migräne usw. kommt es plötzlich in kurzer Zeit zur Ausscheidung großer Mengen von *wasserhellem Urin* mit niedrigem spezifischem Gewicht. Diese Erscheinung nennt man Harnflut.

35. Was nennt man Oligurie?

Von Oligurie spricht man bei ungenügender Urinausscheidung in 24 Stunden *unter 500 ml.*

36. Was bedeutet Anurie?

Wenn weniger als *100 ml Urin* in 24 Stunden produziert werden.

37. Wann spricht man von Polyurie?

Werden *mehr als 2000 ml* Harn in 24 Stunden ausgeschieden, nennt man das Polyurie, z. B. beim Diabetes mellitus oder Diabetes insipidus.

38. Was bedeutet Pollakisurie?

Häufiges Wasserlassen in kleinen Portionen (z. B. bei Zystitis).

39. Was nennt man Dysurie?

Schmerzen beim Wasserlassen, z. B. Brennen wie bei Blasenentzündung (Zystitis) oder Harnröhrenentzündung (Urethritis).

40. Welche Arten von Harninkontinenz gibt es?

Unwillkürlicher Harnabgang bei *Überlaufblase* s. Fr. 31.

Urinabgang durch *Nervenlähmung.*

Streßinkontinenz mit Harnabgang bei schwerem Heben, Husten, Lachen, besonders bei Frauen nach Schwächung des Beckenbodens durch Geburten.

41. Wie sind der Aufbau und der Verlauf der Harnröhre?

Die Harnröhre (Urethra) ist mit einer *Schleimhaut,* die kleine Schleimdrüsen enthält, ausgekleidet. Beim *Mann* ist sie lang und bildet gleichzeitig die Samenröhre. Sie geht durch die *Vorsteherdrüse* (Prostata) hindurch, deren Sekret sie ebenso wie die Samenflüssigkeit aus den Samenbläschen in die Harn-Samen-Röhre aufnimmt.

Die Harnröhre der *Frau* ist kurz und gerade. Sie ist leichter zu katheterisieren als beim Mann. Dadurch ist aber auch das Eindringen von Krankheitserregern durch die Harnröhre bei der Frau leichter als beim Mann *(aufsteigende Infektion).*

42. Wie muß man beim Urinsammeln und beim Aufstellen einer Flüssigkeitsbilanz vorgehen (Ein- und Ausfuhr messen)?

Der Patient muß evtl. mehrmals auf die Wichtigkeit des Urinsammelns als Grundlage für die Behandlungsführung aufgeklärt und auf die Notwendigkeit seiner Mithilfe hingewiesen werden. Er muß belehrt werden, daß er *vor dem Stuhlgang* Wasser lassen muß, damit keine Urinportion mit der Defäkation verlorengeht. – Zur Flüssigkeitsbilanz gehört die genaue Messung aller *Trinkmengen,* der Suppen und eine möglichst genaue Schätzung des *Flüssigkeitsgehaltes* der Nahrungsmittel. Nicht getrunkene Flüssigkeitsmengen müssen rückverrechnet werden.

43. Welche Rolle spielt der Blutdruck für die Nierentätigkeit?

Zum *Abpressen* des Primärharns aus dem Gefäßknäuel des Glomerulus in die Bowmansche Kapsel ist eine bestimmte *Blutdruckhöhe* unerläßlich. Bei Absinken des Blutdrucks im *Schock* oder Kollaps fehlt dieser Druck, und es kommt zum *Versagen der Harnproduktion* (Oligurie oder Anurie). Bei länger anhaltendem Kollaps mit Anurie kommt es zu fortschreitendem Anstieg der harnpflichtigen Substanzen, z.B. von *Kreatinin, Harnstoff und Harnsäure.*

44. Welche Medikamente beeinflussen die Nierentätigkeit?

Diuretika sind harntreibende Stoffe, z.B. Koffein, Theophyllin und andere verwandte Substanzen. Kaffee und Tee enthalten solche Stoffe. Sie wirken durch *Gefäßerweiterung* mit vermehrter *Nierendurchblutung* harnfördernd, diuretisch. – Andere Diuretika *verhindern* einen Teil der *Rückresorption* in den Harnkanälchen (Tubuli). Diese Stoffe leiten sich von Sulfonamiden ab (Chlorothiazid), Furosemid (Lasix) und Triamteren (Jatropur).

Untersuchung der Harnwege

45. Welche einfachen Untersuchungen der Nierenfunktion werden durchgeführt?

Die einfachste orientierende Methode ist die Urinuntersuchung mit *Teststreifen.*

Das *spezifische Gewicht* wird mit dem *Urometer* bestimmt.

Die *Bestimmung der harnpflichtigen Substanzen* im Blut (Harnstoff, Harnsäure, Kreatinin im Serum) geben Aufschluß über die Ausscheidungsleistung dieser Stoffe durch die Nieren.

Auch der *Blutdruck* und

die Untersuchung der Blutgefäße am *Augenhintergrund* sind bei Nierenuntersuchungen sehr wichtig.

46. Welche Färbungen des Urins kommen vor?

Der normale Urin ist je nach Konzentration hell bis dunkelgelb.

Roter Urin enthält Blut oder Farbstoffbeimengungen; letztere können aus Medikamenten stammen.

Brauner Urin mit gelbem und braunem Schüttelschaum spricht für Bilirubinbeimengungen.

Trüber Urin kann harmlos, aber auch krankhaft sein und muß weiter untersucht werden.

47. Wie können die wichtigsten Harnbefunde erhoben werden?

Durch *Teststreifen* werden festgestellt:

Albuminurie (Eiweißausscheidung);

Glukosurie (Zuckerausscheidung);

Ketonurie (Azetonausscheidung);

vermehrte Urobilinogenurie;

Bilirubinurie (der Urin zeigt auch gelben Schüttelschaum);

Blut im Urin;

pH-Wert;

Leukozyten (grob quantitativ);

Keimgehalt durch Eintauchnährböden (Uricult).

Mikroskopisch: krankhafte Sedimentbefunde.

48. Was kann im normalen Urinsediment gesehen werden?

Im Urin des Gesunden sind nur *vereinzelt Leukozyten,* einzelne abgestoßene *Epithelien* (Detritus) und nur kleine Mengen von Salzen in Form von *Kristallen* erkennbar.

49. Welche pathologischen Befunde kommen im Urinsediment (Schleudersatz) zur Beobachtung?

Erythrozyten sind immer pathologisch (Blutung, Nephritis, Nieren- oder Blasensteine usw. Achtung bei Menses).

Vermehrte Leukozyten bei entzündlichen Prozessen, aber nur im K-Urin oder Mittelstrahlurin sicher verwertbar.

Zylinder (längliche Ausgüsse der Harnkanälchen), die aus Leukozyten, Erythrozyten, Eiweiß, eventuell mit Körnchen besetzt (granulierte Zylinder), bestehen können.

Vermehrte Epithelien (Deckzellen) der Nieren und Harnwege.

Harnkristalle (Urate, Oxalate, Phosphate).

Selten sind auch Aminosäuren wie *Leuzin* und *Tyrosin* in Kristallform (bei schweren Lebererkrankungen) im Urinsediment erkennbar.

50. Wie wird Urin zur bakteriologischen Untersuchung gewonnen?

Wenn Urin zur bakteriologischen Untersuchung auf Krankheitserreger der Harnwege gewonnen werden soll, muß dieser frei von bakteriologischen Verunreinigungen aus der Harnröhrenöffnung oder deren Umgebung sein. Solcher Urin kann durch *Katheterisieren* oder als *Mittelstrahlurin* oder durch *Blasenpunktion* gewonnen werden.

51. Wie wird ein männlicher Patient zur Gewinnung von Mittelstrahlurin instruiert?

Das Präputium (Vorhaut) muß zurückgezogen, die Harnröhrenmündung mit *Wasser* und *Seife* gewaschen werden.

Harnröhrenmündung mit sterilen, in Desinfektionslösung getauchten *Tupfern* abwischen (mit jedem Tupfer nur einmal drüberstreichen). *Abfließenlassen* der ersten Urinportion. *Auffangen* der mittleren Urinportion in ein steriles Gefäß, steril verschließen und sofort im Kühlschrank aufheben.

52. Wie wird eine weibliche Patientin in der Gewinnung von Mittelstrahlurin instruiert?

Gründliche *Intimtoilette* mit Wasser und Seife in Hocke mit gespreizten Labien;

Harnröhrenöffnung über der Toilette mit sterilen, in Desinfektionslösung getauchten *Tupfern* von vorne nach hinten abwischen (mit jedem Tupfer nur einmal);

Wasser lassen, aus dem *Mittelstrahl* eine Portion in einem sterilen Gefäß auffangen;

Gefäß sofort *steril* verschließen und im Kühlschrank aufbewahren.

53. Wie muß man beim Katheterisieren vorgehen?

Es werden *sterile Gummihandschuhe* angezogen, die äußere Harnröhrenöffnung wird durch Zurückschieben der Vorhaut, bzw. der Schamlippen mit der linken Hand freigemacht, die *äußere Harnröhrenöffnung* wird durch mit Sublimat getränkte Tupfer *sorgfältig,* aber *gründlich* und schonend gereinigt. Dann wird mit der rechten Hand der *sterile Katheter* (beim Mann unter Streckung der Harnröhre) bis in die Blase eingeführt und der Urin in dem bereitgehaltenen sterilen Gefäß (Röhrchen) aufgefangen. Das Gefäß wird *sofort* unter *Beachtung der Sterilität* verschlossen und beschriftet.

54. Wann kann oder muß katheterisiert werden?

Zur Gewinnung von nicht verunreinigtem Urin zur *Untersuchung;*

bei *Blasenentleerungsstörungen* (Prostataadenom, Blasenstein, Sphinkterstörung);

zur Bestimmung des *Restharns;*

vor bestimmten *Eingriffen.*

55. Wie wird die Katheterisierung beim männlichen Patienten vorbereitet?

Sterile Handschuhe anziehen.

Vorhaut zurückziehen, *Harnröhrenöffnung* und Umgebung *reinigen* und *desinfizieren.*

Den Penis an der *Glans fassen* und *strecken.*

Ein steriles *Gleitmittel* mit *Anästhetikum* unter leichtem Druck in die Harnröhre einspritzen (z. B. Instillagel).

Harnröhrenöffnung mit *Penisklemme* oder durch Fingerdruck *verschließen* und Gleitmittel und Anästhetikum einige Minuten einwirken lassen.

56. Wie wird der Katheter beim Mann eingeführt?

Das Ende des Katheters zwischen *Klein- und Ringfinger* der rechten Hand halten.

Mit einer *Pinzette etwa 4 cm oberhalb der Spitze* den Katheter ergreifen.

Den Penis mit Daumen und Zeigefinger der linken Hand seitlich an der *Kranzfurche fassen* und *kopfwärts* langziehen. Den Katheter in dieser Position etwa *15 cm tief* einführen. Wenn Urin kommt, senken.

57. Was ist zu machen, wenn man mit dem Katheter auf Widerstand stößt?

Keine Gewalt anwenden.

Katheter etwas zurückziehen, *drehen* und nochmals vorsichtig probieren.

Evtl. *dünneren* Katheter nehmen.

Wenn kein Erfolg: *urologische Untersuchung.*

58. Welche Gefahren bestehen beim Katheterisieren?

Einschleppen von *Krankheitserregern* in die Blase;

Verletzung der Harnröhre durch unsachgemäßes Vorgehen;

Blutung aus der Blase bei Ablassen von mehr als 500 ml Urin.

59. Was ist bei Dauerkathetern zu beachten?

Sie dürfen nur nach *ärztlicher Verordnung* eingelegt werden.

Strikte Asepsis ist zu beachten.

Sie müssen regelmäßig gewechselt werden, z. B. alle 7 Tage.

Suprapubische Katheter sind schonender als transurethrale.

60. Was bedeutet Blasenpunktion?

Um auf sterile Weise nicht verunreinigten Harn zu gewinnen, kann die *uringefüllte Blase* über der Symphyse in ihrem extraperitonealen Bereich *anpunktiert* werden.

Der *Keimbefund* im so durch *Blasenpunktion* gewonnenen Urin ist absolut beweisend.

61. Was versteht man unter Mittelstrahlurin?

Mittelstrahlurin ist eine Portion Urin, die während des Wasserlassens *steril* aus der Mitte des Harnstrahls aufgefangen wird.

62. Welche Nachteile hat das Katheterisieren, und welche Vorteile hat die Gewinnung des Mittelstrahlurins?

Das *Katheterisieren* ist besonders beim Mann oft *schwierig* (Prostatavergrößerung) und *schmerzhaft* (empfindliche Harnröhre). Ferner können durch die Manipulation trotz aller Vorsichtsmaßnahmen *Keime* von außen in die Blase *eingeschleppt* werden, die bei Disponierten zu einer chronischen Entzündung führen können.

Bei der Gewinnung des Mittelstrahlurins bestehen diese Schwierigkeiten und Gefahren *nicht.*

63. Wie werden Krankheitserreger der Harnwege nachgewiesen?

Sie werden durch bakteriologische Züchtungs- und Unterscheidungsversuche aus steril gewonnenem Urin (Kulturen und Differenzierung) erkannt. Eine einfache Methode stellt der Uriculttest dar.

64. Wie wird der Uriculttest durchgeführt?

Der mit zwei speziellen Nährböden beschichtete Objektträger wird bis zur Marke in den frisch gewonnenen Mittelstrahlurin oder Katheterurin eingetaucht. Überschüssigen Urin rasch abtropfen lassen, dann Objektträger wieder ins Uricultröhrchen einbringen und dieses verschließen. Bei 37 °C aufbewahren und nach 24 Stunden ablesen.

65. Wozu macht man ein Antibiogramm?

Man versucht die Empfindlichkeit der Krankheitserreger des Harntraktes gegen Antibiotika oder Sulfonamide festzustellen. Diese *Resistenzbestimmung* nennt man Antibiogramm. Sie ist vor allem bei der chronischen Nierenbeckenentzündung und anderen Harnwegsinfekten wichtig.

66. Wieviel Schlackenstoffe werden etwa pro Tag durch die Nieren ausgeschieden?

Es werden ungefähr 30 g *Harnstoff* und 0,5–1,0 g *Harnsäure* und 2–3 g *Kreatinin* in 24 Stunden ausgeschieden.

67. Wie kann die Ausscheidungsfunktion der Nieren grob geprüft werden?

Eine Erhöhung des *Serumkreatinins* über 1,2 mg/dl beim Mann und über 0,9 mg/dl bei der Frau oder

eine Erhöhung des *Serumharnstoffs über 50 mg/dl* oder

ein mangelndes *Konzentrationsvermögen* nach 12 Stunden Dursten mit einem spezifischen Gewicht des Urins unter *1028*

sprechen für eine *Niereninsuffizienz*.

68. Wie wird das spezifische Gewicht gemessen?

Wenn der Harn auf *Zimmertemperatur* abgekühlt ist (nicht im frisch gelassenen Urin!), wird er in einen nicht zu engen *Meßzylinder* gegossen und das Urometer eingetaucht, so daß es frei schwimmt und nicht an der Zylinderwand haftet. Dann liest man das spezifische Gewicht an der Skala des Urometers in der Höhe des Flüssigkeitsspiegels ab.

69. Wie weit geht die normale Schwankungsbreite des spezifischen Gewichts im Urin etwa?

Das spezifische Gewicht kann bei Gesunden zwischen 1000 und 1030, höchstens bis 1035 schwanken.

70. Wann beobachten wir ein hohes spezifisches Gewicht?

Bei Eindickung des Harns durch *Dursten* oder Flüssigkeitsverlust durch *Schwitzen, Erbrechen, Durchfälle;*

bei unzureichender Flüssigkeitsausscheidung durch *Herzinsuffizienz;*

durch vermehrte gelöste Substanzen im Urin wie bei *Zuckerausscheidung* (Glykosurie) der Diabetiker oder durch *Eiweißausscheidung* (z. B. bei Nephrose).

71. Was nennen wir Isosthenurie?

Wenn die Verdünnungs- und Konzentrationsfähigkeit der Nieren stark eingeschränkt ist, schwankt das spezifische Gewicht nur wenig oder gar nicht *um 1010.*

72. Was bedeutet Isosthenurie für die Behandlung des Patienten?

Der Patient muß entsprechend große *Flüssigkeitsmengen* zu sich nehmen, um seine harnpflichtigen Substanzen auszuschwemmen.

73. Was versteht man unter Clearance-Methoden?

Clearance (spr.: Klirenz) bedeutet Klärung, hier Ausscheidung gewisser Substanzen aus dem Blut.

Die Clearance-Methoden stellen eine feinere Prüfung der Ausscheidungsfähigkeit der Nieren dar. Die *Inulin-Clearance* läßt einen Rückschluß auf die *Glomerulusfunktion* (Filtratmenge) zu, und die PAH-(p-Aminohippursäure-)Clearance gilt als *Maß für die Nierendurchblutung.*

74. Was ist die endogene Kreatinin-Clearance?

Sie stellt einen *empfindlichen* Hinweis auf eine gestörte Nierenfunktion mit Hilfe einer körpereigenen (endogenen) Substanz dar. Das Kreatinin fließt nach Filtration in den Glomeruli unbeeinflußt durch die Tubuli.

Die Urinmenge wird während 12 oder 24 Stunden genau gesammelt und das Kreatinin darin bestimmt. Gleichzeitig wird im Blut der Kreatininspiegel gemessen. Die Clearance wird nach der Formel errechnet:

$$\text{Clearance} = \frac{\text{Urinvolumen} \cdot \text{Urinkonzentration}}{\text{Plasmakonzentration}} \left[\frac{\text{ml}}{\text{min}}\right]$$

Die Kreatinin-Clearance ist einfach und *ohne Infusion* von Testsubstanzen und *ohne Katheterismus* durchzuführen. Normal sind 120 ml/Minute.

75. Wie läßt sich eine einseitige Erkrankung der Harnorgane erkennen?

Durch *Sonographie,* durch *Röntgenuntersuchungen* oder durch ein Radioisotopennephrogramm lassen sich auch einseitige Prozesse an den Harnwegen erkennen und lokalisieren.

76. Welche Befunde können durch die Ultraschalluntersuchung erhoben werden?

Niere vorhanden oder nicht; Niere normal groß und normal geformt; narbige Einziehungen, Dicke des Nierenparenchyms, Zysten, Harnstau und Tumoren können sonographisch gut erkannt werden.

Über die Nierenfunktion kann allerdings keine sichere Ausage gemacht werden.

77. Was sind die Vorteile der sonographischen Nierenuntersuchung?

Keine Vorbereitung des Patienten erforderlich;

kann beliebig oft wiederholt werden;

keine Strahlenbelastung des Patienten;

keine Gefährdung des Patienten durch Kontrastmittel.

78. Welche Röntgenuntersuchungen der Harnwege gibt es und welche wichtigen Befunde können damit erhoben werden?

Man unterscheidet:

Nierenleeraufnahme: Nierenform und -größe, Nachweis verkalkter Steine;

i.v. Pyelogramm: Kelchsystem, Ureterverlauf, Harnblase; Nierenfunktion; Zysten, Tumoren;

Renovasogramm: Nierenarterienstenose, Gefäßdarstellung von Tumoren;

retrogrades Pyelogramm: Harnleiterstenosen und Kelchsystem bei fehlender Nierenfunktion oder Abflußbehinderung;

Zysturethrogramm: genaue Darstellung von Harnblase und Harnröhre; vesikoureteraler Reflux;

Computertomogramm: Tumordiagnostik;

Kernspintomogramm: Tumordiagnostik ohne Kontrastmittel.

79. Wie wird ein i.v. Urogramm durchgeführt?

Der *nüchterne* Patient bekommt ein *Kontrastmittel* intravenös *injiziert,* das in wenigen Minuten durch die Nieren in die ableitenden Harnwege ausgeschieden wird und diese röntgenologisch erkennbar macht.

80. Was versteht man unter einem Infusionsurogramm?

Der entsprechend vorbereitete Patient bekommt ein *Kontrastmittel* als *Infusion* intravenös zugeführt. Dadurch kommen größere Kontrastmittelmengen durch die Niere zur Ausscheidung, so daß die ableitenden Harnwege *besser* dargestellt werden können als durch das i.v. Urogramm.

81. Wie wird eine retrograde Pyelographie durchgeführt?

Beim retrograden Pyelogramm werden mit Hilfe eines Zystoskops Katheter in die Ureteren eingeführt und dann Kontrastmittel injiziert. Damit ist eine genauere Beurteilung des Nierenbeckens und der Harnleiter möglich, da man im Vergleich zum i.v. Pyelogramm höhere Kontrastmittelkonzentrationen erreicht.

82. Was versteht man unter einem Zysturethrogramm?

Beim Zysturethrogramm werden Kontrastmittel und Luft durch die Harnröhre in die Harnblase injiziert. Dabei können die Feinstrukturen der Blasenschleimhaut und der Harnröhre erkannt werden (Tumorfrühdiagnostik). Außerdem können ein vesikoureteraler Reflux und der Ablauf der Miktion untersucht werden.

83. Welche Gefahren bestehen bei Anwendung von Kontrastmitteln, wie sie zu Nieren-, Gallen- oder Gefäßdarstellungen benützt werden?

Es kann durch Überempfindlichkeit zu *allergischen* Reaktionen bis zum *tödlichen Schock* kommen.

84. Wie zeigen sich die Gefahren bei Kontrastmittelanwendungen an?

Als leichte Überempfindlichkeitserscheinungen können Niesreiz, Gähnen, *Juckreiz,* Hautquaddeln, *Atemnot,* Unruhe und Beklemmung in der Herzgegend auftreten. Ferner können sich *Übelkeit,* starke Atemnot bis zum Glottis- und *Lungenödem* und vor allem Verschlechterung des Pulses bis zum Kollaps oder *Schock* einstellen.

85. Wie muß man Zwischenfällen durch Kontrastmittelunverträglichkeit vorbeugen oder sie beheben?

Der Patient ist nach bekannten Kontrastmittelallergien zu fragen.

Bei jeder Kontrastmittelanwendung müssen zur Allergie- und Schockbekämpfung *Kreislaufmittel, Kortikosteroide, Kalzium, Infusionsmöglichkeit, Intubationsbesteck* und *Sauerstoffbeatmung* zur sofortigen Verfügung bereitstehen.

86. Was kann mit der Zystoskopie erkannt werden?

Bei der Zystoskopie wird ein starres Endoskop durch die Harnröhre in die Harnblase eingeführt. Mit diesem Instrument kann man die Blasenschleimhaut direkt ansehen, Gewebeproben entnehmen und auch verschiedene operative Eingriffe vornehmen.

87. Wie kann das Gefäßsystem der Nieren dargestellt werden?

Das Gefäßsystem der Nieren läßt sich in seiner Ausbildung und Verteilung durch eine *Nierenangiographie* darstellen. Dazu wird durch einen von der A. femoralis aus in die Aorta bis zum Abgang der Nierenarterien hochgeschobenen Katheter Kontrastmittel eingespritzt. Dieses verteilt sich in den Nierenarterien. Man erkennt dabei Einengungen der Nierenarterie, arteriosklerotische Veränderungen der intrarenalen Arteriolen und pathologische Gefäße in Tumoren.

Mit Hilfe der Technik der *digitalen Subtraktionsangiographie* gelingt eine noch genauere Gefäßdarstellung mit geringerer Kontrastmittelmenge.

88. Mit welchen Fragestellungen wird eine Angiographie der Nieren durchgeführt?

Hypertonieabklärung, Ausschluß oder Nachweis einer Nierenarterienstenose;

Nachweis eines Niereninfarktes;

Darstellung pathologischer Gefäße in der Tumordiagnostik.

89. Was sind die Vorteile der digitalen Subtraktionsangiographie?

Genauere Darstellung feinster Gefäße;

weniger Kontrastmittel erforderlich, daher weniger Belastung für den Patienten;

kürzere Untersuchungszeiten, weniger Strahlenbelastung.

90. Wie läßt sich Nierengewebe gewinnen?

Nierengewebe zur Nierenbiopsie kann durch *Nierenpunktion* gewonnen werden.

91. Welche Voraussetzungen sind bei der Nierenpunktion zu erfüllen?

Die *Blutgerinnung* muß überprüft, die *Blutgruppe* bestimmt und eine *Ultraschalluntersuchung* der Nieren vorher durchgeführt werden.

92. Wie wird die Nierenpunktion durchgeführt?

Der Patient liegt auf dem Bauch. Man untersucht zunächst die Nieren sonographisch und legt die Punktionsstelle durch Anzeichnen mit einem Fettstift auf der Haut fest. Nach Desinfektion und Lokalanästhesie wird die Punktionsnadel entweder frei oder in durch den Punktionsschallkopf festgelegter Stichrichtung punktiert. Das Eindringen der Nadel in das Nierengewebe kann dabei auf dem Monitor des Ultraschallgerätes verfolgt werden.

Sollen *immunologische Untersuchungen* am Gewebe vorgenommen werden, so wird der gewonnene Gewebezylinder in physiologische Kochsalzlösung eingelegt. Für die rein histologische Untersuchung wird er in 10%ige Formalinlösung gebracht.

93. Welche Maßnahmen sind nach der Nierenpunktion erforderlich?

Nach der Punktion wird die betreffende Niere mit Sandsäcken durch 12 Stunden *komprimiert,* ebensolange ist *Bettruhe* einzuhalten. Der erste *Urin* nach der Punktion wird untersucht.

94. Welche Komplikationen können nach Nierenpunktion auftreten?

Vor allem *Blutungen* in die Harnwege, aber auch in das Nierengewebe. Außerdem können *Entzündungen* in den Harnwegen, im Nierengewebe oder perirenal auftreten.

Krankheiten der Nieren

95. Welche Abschnitte des Nierensystems können erkranken?

Es können die *Blutgefäße,* die *Glomeruli,* die *Tubuli* einzeln oder mehrere Abschnitte *gleichzeitig* erkranken.

96. Welche Symptome treten bei Gefäßerkrankungen der Nieren auf?

Hierbei sind besonders *Blutdruckveränderungen* häufig.

97. Welche Zeichen werden bei Glomeruluserkrankungen beobachtet?

Bei Erkrankungen der Nierenkörperchen (Glomeruli) sind *Eiweißausscheidungen* und *Erythrozyten* im Sediment führend.

98. Welche Symptome sprechen für eine Tubuluserkrankung?

Bei Störungen an den Harnkanälchen (Tubuli) sind *Konzentration* und *Rückresorption* des Urins beeinträchtigt.

Glomerulonephritis (Nierenentzündung)

99. Welche Arten von Glomerulonephritis unterscheidet man?

Akute Formen: akute Glomerulonephritis, rasch progrediente Glomerulonephritis;

chronische Formen: chronische Glomerulonephritis, nephrotisches Syndrom.

100. Wie kommt es zur Glomerulonephritis?

Bei der Glomerulonephritis (GN) handelt es sich meist um eine Antigen-Antikörper-Reaktion mit dem Auftreten von Immunkomplexen an der Basalmembran der Glomeruli. Die Ursachen der akuten GN können vielfältig sein:

Infektionskrankheiten: Folgeerkrankungen einer Streptokokkeninfektion (z.B. nach Scharlach); Virusinfekte (Hepatitis, Mumps, Windpocken); Parasiten (Malaria, Toxoplasmen).

Systemerkrankungen: Autoimmunerkrankungen wie Lupus erythematodes, Vaskulitis, Goodpasture-Syndrom.

Primäre Glomerulonephritis: IgA-Nephritis, mesangial-proliferative GN (Ursache unbekannt).

101. Was bemerkt ein Patient beim Auftreten einer akuten Glomerulonephritis?

Häufig sind die Krankheitssymptome diskret und unspezifisch wie z.B.

allgemeine Müdigkeit und Leistungsschwäche, Kopfschmerzen und Blässe. Am meisten fallen Gesichtsödeme auf, besonders am Morgen. Der Urin kann durch Eiweißausscheidung schaumig, durch Erythrozyten rötlich gefärbt sein, die Urinmenge geht zurück.

102. Wie ist die Prognose der akuten Glomerulonephritis und der rasch progressiven Glomerulonephritis?

Die akute GN nach Streptokokkeninfekt hat eine günstige Prognose, sie heilt bei Kindern in über 90% der Fälle folgenlos aus, auch bei Erwachsenen heilen mehr als 50% völlig aus. Bei der rasch progressiven GN kommt es ohne Behandlung innerhalb von wenigen Wochen bis Monaten zum oligurischen Nierenversagen. Diese Patienten enden meist in der chronischen Dialyse.

103. Welche Symptome werden bei der Untersuchung eines Nephritiskranken beobachtet?

Der *Urin* ist *dunkel,* oft fleischwasserfarben bis braun. Der Urin ist *konzentriert,* die Urinmenge gering. Sie muß genau *gemessen* werden. Die *Eiweißprobe* ist mehr oder weniger stark *positiv.* Im Sediment finden sich *Erythrozyten* und *granulierte Zylinder.* Das gedunsene Gesicht und die Lidödeme sind meist morgens stärker ausgeprägt. Der *Blutdruck* ist systolisch und diastolisch erhöht. *Harnstoff* und *Kreatinin* sind im Blut vermehrt.

104. Welche bedrohlichen Symptome können bei der akuten Nephritis auftreten?

Sehr hohe Blutdruckwerte mit starken Kopfschmerzen, Erbrechen, Sehstörungen und Krampfanfälle mit Bewußtlosigkeit sind *lebensbedrohliche* Symptome und können durch *Hirnödem* und *Hirnblutung* zum Tode führen.

Zunehmende *Kurzatmigkeit* deutet auf Herzschwäche mit der Gefahr des *plötzlichen Herzversagens* hin.

Zunehmende *Schläfrigkeit* bis Bewußtlosigkeit kann den Übergang ins *Nierenkoma* durch Urämie anzeigen.

105. Wie ist die Behandlung und Pflege bei akuter Nephritis durchzuführen?

Bettruhe zur Schonung des Herzens, besonders bei Hypertonie.

Kochsalz-, Flüssigkeits- und *Eiweißeinschränkung* bei Patienten mit Ödemen, Hypertonie und Kreatininvermehrung im Blut (z.B. Obstdiät, Reis).

Hämodialyse („künstliche Niere“) bei Nierenversagen.

Die medikamentöse Behandlung richtet sich nach der Grunderkrankung. Bei nachgewiesenem Streptokokkeninfekt (Antistreptolysintiter, AST) Antibiotika (Penizillin, Erythromycin); bei den Autoimmunerkrankungen Steroide und Immunsuppressiva.

106. Welcher Personenkreis erkrankt besonders häufig an akuter Poststreptokokken-Glomerulonephritis?

Vor allem Kinder und Jugendliche: 70% der Erkrankten sind *unter 21 Jahren,* 2/3 davon männlichen Geschlechts.

107. Wann spricht man von chronischer Nephritis?

Wenn eine akute Nephritis *nach 8–12 Wochen* nicht ausgeheilt ist, spricht man von einer chronischen Nephritis.

108. Welche Verlaufsformen der chronischen Nephritis sind zu unterscheiden?

Chronische Glomerulonephritis: Dabei handelt es sich um das chronische Stadium verschiedener Glomerulopathien, denen meist *keine* akute GN vorausging. Der Krankheitsbeginn ist schleichend.

Nephrotisches Syndrom: End- und Dauerzustand nach verschiedenen Glomerulonephritiden und Nierenbeteiligung bei Systemerkrankungen, gekennzeichnet durch Ödeme, Proteinurie, Hypoproteinämie und Hypercholesterinämie.

109. Welche Untersuchung ist für die korrekte Diagnose der verschiedenen Glomerulonephritisformen notwendig?

Eine Nierenbiopsie mit histologischer und immunhistologischer Untersuchung.

110. Wie sind die Erscheinungen beim nephrotischen Syndrom als Verlaufsform der chronischen Nephritis?

Beim nephrotischen Syndrom (das auch durch andere Ursachen als durch eine chronische Glomerulonephritis hervorgerufen werden kann) steht die starke Durchlässigkeit der Glomeruli für Eiweiß mit *starker Eiweißausscheidung* im Urin (Albuminurie) und *Verringerung des Bluteiweißes* (Hypoproteinämie, vor allem Hypalbuminämie) im Vordergrund. Blutdruck und Kreatinin sind erhöht.

111. Welche Behandlungsmöglichkeiten bestehen bei der chronischen Nephritis?

Bei der chronischen Nephritis sind *Blutdrucksenkung, Herzbehandlung* und *salzarme Kost* erforderlich (s. Niereninsuffizienz, Frage 139, S. 295).

Bei der nephrotischen Form muß der Eiweißverlust durch die Nieren mit *eiweißreicher Kost* ersetzt werden. Durch Nebennierenhormone *(Kortikosteroide)* kann der Eiweißverlust vermindert werden. Ödemausschwemmung durch Kochsalzeinschränkung und Diuretika, Humanalbumin i.v. Die fortgeschrittenen oder komplizierten Fälle der chronischen Nephritis müssen wie die Niereninsuffizienz (s. S. 295) behandelt werden.

Nephrotisches Syndrom

112. Wodurch ist das nephrotische Syndrom gekennzeichnet?

Durch vermehrte Durchlässigkeit der Glomeruli kommt es zum Verlust von großen Eiweißmengen aus dem Blut in den Urin, daher auch der Name: *Eiweißverlustniere*.

Die Hauptsymptome sind:

Hypoproteinämie (Gesamtbluteiweiß weniger als 6 g/dl).

Dysproteinämie, besonders Mangel an Albumin und Gammaglobulinen durch *Elektrophorese* erkennbar (s. Abb. 28c, S. 250).

Ödeme, teigig, weich, besonders an Augen, Genitale und Beinen, auch Anasarka der Bauchhaut, Pleuraerguß und Aszites kommen vor.

Hyperlipoproteinämie mit Vermehrung von Triglyzeriden und Cholesterin: *milchige Trübung des Serums*.

Starke Proteinurie (Urin schäumt!).

Hypertonie.

113. Welche Ursachen können zum nephrotischen Syndrom führen?

Autoimmunkrankheiten: Folge einer akuten oder chronischen Glomerulonephritis, Lupus erythematodes, Vaskulitis;

Diabetes mellitus: Kimmelstiel-Wilson-Nephropathie;

Amyloidose: bei chronischen Entzündungen;

toxische Ursachen: Goldpräparate (bei chronischer Polyarthritis), Penicillamin, Antiepileptika, Quecksilber, Blei;

Tumoren: Lymphome, Morbus Hodgkin, Leukämien;

Verschiedenes: Eklampsie (Schwangerschaft), schwere Hypertonie.

Pyelonephritis (Nierenbeckenentzündung)

114. Was versteht man unter Pyelonephritis?

Bei der Pyelonephritis handelt es sich um eine bakterielle Entzündung von *Nierengewebe* und *Nierenbecken*.

115. Wie kann es zu einer Pyelonephritis kommen?

Die *Krankheitserreger* können von der Harnblase durch die Ureteren *aufsteigend* ins Nierenbecken gelangen oder auf dem *Blut-* oder *Lymphwege* in die Nieren verschleppt werden.

116. Welche Patienten neigen zu Pyelonephritis?

Frauen neigen infolge der leichteren Infektionsausbreitung durch die kürzere Harnröhre besonders zur Zystitis und Pyelonephritis. Im übrigen fördern schlechte Abflußbedinungen mit Stagnieren des Urins wie z.B. bei Ureterstein oder bei *Schwangeren* durch Kompression der Ureteren infolge des vergrößerten Uterus und bei älteren Männern durch *Prostatahypertrophie* die Infektionsmöglichkeit. Auch Blasenentleerungsstörungen durch *Nervenleiden* wirken begünstigend. Ferner kann durch *unsachgemäßes Katheterisieren* und *Blasenspülen* eine Zystopyelonephritis (Blasen- und Nierenbeckenentzündung) entstehen. Besonders häufig erkranken *Diabetiker* an Pyelonephritis.

117. Welche Erreger spielen bei der Pyelonephritis eine Rolle?

Als Erreger der Pyelonephritis kommen vor allem *Kolibakterien* vor, dann auch Proteus- und Pseudomonas-Bakterien, selten Enterokokken, Staphylokokken (Staphylococcus aureus haemolyticus) und die Klebsiella-Enterobacter-Gruppe. Auch Tuberkelbakterien können eine Pyelonephritis hervorrufen.

118. Wie sind die Erscheinungen einer akuten Pyelonephritis (Nierenbeckenentzündung)?

Meist beginnt die Pyelonephritis *plötzlich* mit hohem *Fieber,* oft auch mit *Schüttelfrost,* mit *Schmerzen* in der Nierengegend, häufigem *Harndrang,* Entleerung kleiner Urinportionen und mit *Schmerzen beim Wasserlassen.*

119. Welche Befunde sind bei der Pyelonephritis zu beachten?

Das *Fieber* muß wegen der Neigung zu starken Schwankungen *öfter* gemessen werden. Dementsprechend muß auch das Herz- und Kreislaufverhalten kontrolliert werden. Im Urin finden sich *viele* bis *massenhafte Leukozyten,* auch Leukozytenzylinder. Steril entnommener Urin muß zum kulturellen *Nachweis der Erreger* eingeschickt werden. Im Blutbild findet sich eine *Leukozytose,* die *Blutsenkung* ist meist stark beschleunigt. Die Nierengegend ist *klopfempfindlich.* Als schwere Komplikation kann eine allgemeine Sepsis, *„Urosepsis“,* entstehen.

120. Wie wird eine Pyelonephritis behandelt?

Die Patienten müssen *Bettruhe* einhalten, durch Unterkühlung können Rückfälle ausgelöst werden. Wenn ein *Abflußhindernis* vorliegt, z.B.

ein Konkrement, muß es beseitigt werden. Es soll *viel Flüssigkeit* zugeführt werden. Als Medikamente werden *Antibiotika* oder Sulfonamide verordnet.

121. Wie sind die Heilungsaussichten (Prognose) der Pyelonephritis?

Die Prognose der Pyelonephritis ist in der Regel günstig. Allerdings kann es zu einer chronischen Pyelonephritis kommen, wenn die akute Nierenbeckenentzündung nicht intensiv behandelt wird. Sie ist die häufigste Nierenerkrankung überhaupt und wird etwa in 3% aller Obduktionen (Leichenöffnung) von Erwachsenen gefunden.

122. Wo entwickelt sich die chronische Pyelonephritis hauptsächlich?

Die chronische Pyelonephritis spielt sich vor allem im *Nierenzwischengewebe* (Interstitium) als *interstitielle Nephritis* ab und führt mehr oder weniger stark zu Schädigung der Harnkanälchen (Tubuli) und Nierenkörperchen (Glomeruli). Dadurch kann es im weiteren Verlauf zur *pyelonephritischen Schrumpfniere* mit Niereninsuffizienz kommen.

123. Wie sind die Erscheinungen einer chronischen Pyelonephritis?

Die Beschwerden können oft lange *uncharakteristisch* sein:

leichte Ermüdbarkeit, Kopfschmerzen, leichte Fieberschübe, Leukozytose, leichte Anämie, *beschleunigte Blutsenkung,* Blutdruckerhöhung.

Bei *Verschlimmerungsschüben* werden vermehrt *Leukozyten* und *Bakterien* im Urin gefunden. Fortgeschrittene Fälle zeigen Zeichen der *Niereninsuffizienz.*

124. Wie ist bei der Behandlung einer chronischen Harnwegsinfektion (chronische Pyelonephritis) vorzugehen?

Es muß die Art der *Krankheitserreger,* z. B. Escherichia coli usw., durch Bakterienkultur festgestellt werden. Ferner muß geprüft werden, gegen welche Antibiotika die Erreger empfindlich sind. Dazu wird ein *Antibiogramm* gemacht. Dann wird mit den Medikamenten behandelt, gegen die die Erreger Empfindlichkeit gezeigt haben.

Reinfektionen des Harnwegssystems durch mangelhafte Körperhygiene sind zu verhüten.

Manche *verschleppte Fälle* können aber *nicht* ausgeheilt werden. Es muß dann jeder *Verschlimmerungsschub* gezielt bekämpft werden. Narbig geschrumpfte Nieren *(pyelonephritische Schrumpfnieren)* führen zur *Niereninsuffizienz* bis zum Tod durch Urämie oder Komplikationen durch den Bluthochdruck.

Nierensteine (Nephrolithiasis)

125. Wodurch kann die Harnsteinbildung gefördert werden?

Durch erhöhte *Urinkonzentration* bei Durst (z.B. durch Hitzearbeit, Tropenklima).

Durch *Stoffwechselstörungen,* z.B. *Gicht* mit Hyperurikämie, und vermehrter Harnsäureausscheidung.

Durch *Hyperparathyreoidismus* mit Hyperkalziurie; durch *Zystinurie,* durch Oxalose mit *Hyperoxalurie.*

Durch *Harnabflußbehinderung* (Harnstenose) zum Beispiel auch bei längerer Bettlägerigkeit und Immobilisation nach Unfällen.

Durch *chronische Harnwegsinfekte.*

126. Welche Erscheinungen können durch Nierensteine hervorgerufen werden?

Bei Steineinklemmung *Nierenkolik:* Heftige krampfartige Schmerzen, die von der Nierengegend den Ureter entlang gegen die Blase zu bogenförmig ausstrahlen, dabei auch Übelkeit und Erbrechen.

Ohne Steineinklemmung oft nur *Druck* oder ziehende Schmerzen von der Niere in die Leiste. Nierengegend *klopfempfindlich.*

Im Urin Erythrozyten, meist als *Mikrohämaturie.*

127. Woraus bestehen Nierensteine?

90% sind röntgenologisch gut sichtbare Kalziumsalze, z.B. der Oxalsäure oder Phosphorsäure oder als Tripelphosphat aus Magnesium-Ammonium-Phosphat.

5 bis 10% sind Uratsteine (Salze der Harnsäure, z.B. bei Hyperurikämie und Gicht). Diese geben röntgenologisch keine direkten Schatten, sie müssen als *Füllungsaussparungen* im i.v. Pyelogramm oder durch Ultraschall erkannt werden.

128. Wo können in den Harnwegen Steinbildungen auftreten?

Je nach ihrer *Lage* unterscheidet man:

Nierenkelch- oder *Nierenbeckensteine.*

Uretersteine im Harnleiter.

Blasensteine in der Harnblase.

129. Welche Behandlungsmöglichkeiten kommen bei Nierensteinen in Frage?

Bei *Harnstauung* und *Infektion:* sofortige Operation bzw. Anlage einer Nierenfistel.

Auch bei Steinen, die wegen ihrer Größe *nicht abgehen* können, muß operiert werden.

Bei abgangsfähigen Steinen mit Kolik wird *lokal Wärme* und eine *erhöhte Trinkmenge* verordnet. Auch Treppabwärtsgehen und Hüpfen kann den Steinabgang fördern.

Spasmoanalgetika gegen die Kolikschmerzen.

Abgegangene Steine müssen durch ein Sieb aufgefangen und chemisch *untersucht* werden.

Bei Harnsäure- und Zystinsteinen: *Auflösung* (Chemolitholyse).

Steinzertrümmerung durch extrakoporale, ultraschallgesteuerte *Stoßwellenlithotripsie* und Absaugen der sandkorngroßen Zerfallsprodukte.

130. Wie kann der Nierensteinbildung vorgebeugt werden?

Vermehrte Flüssigkeitszufuhr und

Behandlung von *Stoffwechselkrankheiten* und

von *Harnwegsentzündungen* und

Beseitigung von *Abflußhindernissen.*

Je nach Steinart: *Alkalisieren* oder *Ansäuern.*

131. Was nennt man eine Hydronephrose?

Als Hydronephrose bezeichnet man eine *Erweiterung des Nierenbekkenkelchsystems* durch Harnrückstau. Bei chronischer Abflußbehinderung kann es zu Druckatrophie (Gewebeschwund) der Niere, zur hydronephrotischen *Schrumpfniere* kommen.

132. Welche Mißbildungen der Harnorgane treten verhältnismäßig häufig auf?

Wegen der komplizierten embryonalen Ausbildung der Harnorgane sind Mißbildungen an ihnen nicht selten:

Hufeisenniere: Beide Nieren bilden ein zusammenhängendes bogiges Organ. Dabei oft Anomalien der ableitenden Harnwege.

Doppel- oder Gabelureter: ganz oder teilweise Verdoppelung eines oder beider Ureteren.

Zystennieren: Erbliche Ausbildung von sich allmählich immer mehr erweiternden zystischen Hohlräumen, die das Nierengewebe durch Druckatrophie immer mehr schädigen und zu *Niereninsuffizienz* führen.

Nachweis durch Sonographie (Ultraschall) und Röntgen.

„Wanderniere" = Nephroptose: Im Stehen sinkt eine Niere ins kleine Becken ab, dabei evtl. Abknicken des Ureters.

133. Welche Folgen hat eine Stenose der Nierenarterie?

Durch eine *arteriosklerotische Verengung* einer Nierenarterie entsteht eine *renovaskuläre Hypertonie* mit allen möglichen Folgen eines hohen Blutdruckes.

Bei der *perkutanen transluminalen Angioplastie* (PTA) wird ein Katheter mit Ballon an der Spitze in die Arterie eingeführt und der Ballon in der Stenosestelle plaziert. Der Ballon wird dann *unter Druck aufgedehnt* und die Arterie wieder aufgeweitet (bougiert). Wenn die Niere dann wieder normal durchblutet wird, normalisiert sich meist auch der Blutdruck wieder.

134. Welche Nierentumoren spielen klinisch eine Rolle?

Gutartige Tumoren der Niere wie Adenome, Lipome oder Hämangiome der Nieren spielen keine große Rolle.

Von den bösartigen Geschwülsten ist das *hypernephroide Nierenkarzinom,* auch *Hypernephrom,* am häufigsten. Da es keine Frühsymptome macht, wird es häufig zufällig, z. B. bei einer sonographischen Untersuchung aus anderen Gründen, oder aber zu spät entdeckt. Es neigt aber zum Einbruch in das Nierenbecken und verursacht deshalb eine *Hämaturie.* Das Hypernephrom metastasiert am häufigsten in die regionären Lymphknoten, die Knochen und die Lunge.

Therapie des Hypernephroms: Operation, evtl. Bestrahlung. Keine wirksame Chemotherapie bekannt. 5-Jahres-Überlebensrate: 50% aller Fälle.

Auch *Nierenbecken-Karzinome* und *Sarkome* des Nierengewebes kommen vor und sind wie das Hypernephrom besonders bösartig mit Metastasen (= Tochtergeschwülsten) in Knochen, Lunge und Leber.

Therapie: *operative Nierenentfernung* und *Bestrahlung.*

135. Welche Ursachen können zum akuten Nierenversagen führen?

Eine der wichtigsten Ursachen ist der *Kreislaufschock.* Dabei kommt es durch den Blutdruckabfall zur *Verminderung der Nierendurchblutung* mit mangelhaftem Filtrationsdruck in den Glomeruli und *ungenügender Sauerstoffversorgung des Nierengewebes* (Ischämie).

Ferner können *Vergiftungen,* schwere allergische Reaktionen Transfusionszwischenfälle, ausgedehnte Gewebsquetschungen *(Crush-Niere)* oder eine Blockierung der Harnwege (Nierensteine usw.) zum akuten Nierenversagen führen.

136. Welche Symptome können beim akuten Nierenversagen beobachtet werden?

Die Harnmenge nimmt ab, es kommt zur *Oligurie* bzw. *Anurie.* Die harnpflichtigen Substanzen (Kreatinin, Harnstoff) und bestimmte Elektrolyte (Kalium, Phosphor) nehmen zu. Die Folge ist eine *Urämie.*

Durch Wasserretention kommt es zur *Überwässerung* (Lungenödem, Hirnödem, periphere Ödeme).

Es können *Atemnot, Erbrechen,* Bewußtseinstrübung *(Somnolenz)* und Magen-Darm-Blutungen auftreten.

Durch die Hyperkaliämie kann es zur *Herzrhythmusstörungen* kommen.

137. Wie ist dem akuten Nierenversagen zu begegnen?

Um die Ursache des akuten Nierenversagens zu beseitigen, werden z. B. beim Schock der *Kreislauf aufgefüllt* und Kreislaufmittel gegeben.

Die *Ein- und Ausfuhr* muß genau gemessen werden, die *harnpflichtigen Substanzen* und die *Elektrolyte* im Blut müssen fortlaufend bestimmt werden.

Die *Diät* soll relativ eiweißarm sein, damit nicht die harnpflichtigen Substanzen im Blut ansteigen. Die Diät muß salzarm und wegen der ungenügenden Kaliumausscheidung kaliumarm sein (also keine Obstsäfte).

Bei allen Medikamenten sind die Ausscheidungsverhältnisse durch die Nieren zu beachten (*Kumulationsgefahr!*).

Evtl. kommt eine *Dialysebehandlung* in Betracht.

138. Wie ist die Behandlung bei Wiedereinsetzen der Diurese nach akutem Nierenversagen?

Bei der überschießenden Ausscheidung nach dem Wiederbeginn der Diurese müssen *viel Flüssigkeit, Kalium* und *Natriumsalze* angeboten werden. Bei Kaliumverlust (Hypokaliämie) können Herzrhythmusstörungen auftreten, bei Kochsalzmangel leidet die Nierenfunktion.

Chronische Niereninsuffizienz

139. Was versteht man unter Niereninsuffizienz?

Unter chronischer Niereninsuffizienz versteht man eine *unzureichende Nierenleistung,* wodurch die Ausscheidungs- und Regulierungsfunktion der Niere nicht mehr den Erfordernissen des Körpers entsprechen.

140. Wie weit muß die Zerstörung der Nieren fortgeschritten sein, daß Niereninsuffizienz eintritt?

Sie tritt z. B. auf, wenn 80% der Nephren funktionsunfähig sind.

141. Welche Symptome kommen bei Niereninsuffizienz vor?

Rückgang der Tagesharnmenge *(Oligurie, Anurie);* Zunahme der harnpflichtigen Substanzen im Blut (*Kreatinin-* und *Harnstoffanstieg* usw.);

Blutdruckanstieg;

Abnahme des Natriums und *Anstieg des Kaliums* im Blut; Störung des Säure-Basen-Gleichgewichts mit *Zunahme der sauren Reaktion;*

Anämie durch Knochenmarkschädigung.

142. Wo kann die Ursache für eine Niereninsuffizienz liegen?

Im Kreislaufsystem vor den Nieren *(prärenal),*

in den Nieren *(renal),*

in den ableitenden Harnwegen *(postrenal).*

143. Was kann zur chronischen Niereninsuffizienz führen?

Nicht nur die eigentlichen Nierenkrankheiten wie z. B. die *chronische Glomerulonephritis* und die *chronische pyelonephritische Schrumpfniere,* sondern auch Infektionen wie die beiderseitige *Nierentuberkulose* oder auch Blutgefäßerkrankungen wie die *Arteriosklerose* der Nierenarterien (Nephrosklerose = vaskuläre Schrumpfniere) oder die diabetische Nephrosklerose *(Kimmelstiel-Wilson)* oder auch *Nierenanomalien* wie die Zystenniere führen zu chronischer Niereninsuffizienz.

144. Welche Stadien unterscheidet man bei chronischen Niereninsuffizienzen?

Man kann 3 Stadien bei der chronischen Niereninsuffizienz unterscheiden.

Latente (verborgene) Niereninsuffizienz: Die Nierenserumwerte (Harnstoff, Harnsäure und Kreatinin) im Blut sind *noch normal,* aber die *Clearance-Untersuchung* läßt eine Einschränkung der Nierenleistung erkennen.

Kompensierbare Niereninsuffizienz (noch ausgleichbare Niereninsuffizienz): Durch Einhaltung einer eiweißarmen Diät und vermehrter Flüssigkeitszufuhr können die harnpflichtigen Substanzen *weitgehend* ausgeschieden werden. Harnstoff und Kreatinin sind im Serum nur gering erhöht. Die Clearance-Leistung ist auf weniger als 1/3 der Normalwerte herabgesetzt.

Die dekompensierte Nierenisuffizienz: Die Nierenleistung ist durch Diät und Flüssigkeitsvermehrung *nicht mehr* imstande, die harnpflichtigen Stoffe auszuscheiden, sie steigen im Blut mehr und mehr an. Es kommt zur *Urämie.*

145. Was bedeutet eine Niereninsuffizienz für die Behandlung mit Medikamenten?

Bei Niereninsuffizienzen werden viele Medikamente *verzögert ausgeschieden.* Durch das längere Verbleiben kann es zu einer Anhäufung der Arzneimittel (= *Kumulation*) im Blut mit toxischen Wirkungen kommen, z.B. bei Digitalis. Es muß daher entsprechend vorsichtig dosiert werden, besonders bei einem *Kreatininspiegel über 1,5 mg/dl.*

146. Was versteht man unter Urämie?

Mit Urämie (= Azotämie) bezeichnet man eine bedrohliche Zunahme der *harnpflichtigen Substanzen* im Blut.

147. Welche Erscheinungen treten bei Urämie auf?

Die *Harnstoff-* und Kreatininspiegel sind hoch, durch die mangelhafte Ausscheidung entstehen Ödeme. Auch die *Elektrolyte* im Blut können Abweichungen von der Norm zeigen, z.B. Hyperkaliämie mit Herzrhythmusstörungen. Es kommt zu *Anämie* und *Blutungsneigung.* Es besteht eine allgemeine Schwäche und Mattigkeit, aber eine *Steigerung der Reflexe,* Neigung zu Muskelzuckungen und Krampfanfällen. Ferner kann es zur *urämischen Gastritis* mit Übelkeit und Erbrechen, durch Reizung des Darmes zu *Durchfällen* und zu blutenden und schlecht heilenden Ulzerationen im Mund und Rachen, auch zu Magen- und Duodenalulzera mit Blutungen kommen. Selten tritt auch eine urämische Perikarditis oder Pleuritis auf. Die Urämie kann im *Coma uraemicum* enden.

148. Woran läßt sich das Coma uraemicum erkennen?

Der Patient ist im Coma uraemicum *benommen* bis *bewußtlos.*

Die Ausatmungsluft riecht *urinös.*

Die Atmung ist verstärkt. Anfangs ist sie gleichmäßig vertieft *(Kußmaulsche Atmung),* später kann es zur periodischen Zu- und Abnahme der Atmung kommen (*Cheyne-Stokessche Atmung* s. Frage 56, S. 167).

Im Blut sind Kreatinin, Harnstoff und *Kalium erhöht,* Natrium und Chlorid vermindert.

Ferner bestehen eine *Anämie,*

muskuläre Zuckungen, Steigerung der Reflexe, evtl. auch Krämpfe, *Bluthochdruck* mit Gefahr des Lungenödems und Herzversagens.

149. Wie ist die kompensierbare chronische Niereninsuffizienz zu behandeln?

In leichten Fällen genügt *eiweißarme Diät,* um einen Anstieg der harnpflichtigen Substanzen im Blut zu vermeiden. Außerdem muß die gut verteilte *Flüssigkeitszufuhr vermehrt* werden auf 2–3 l in 24 Stunden, sofern keine Gegengründe wie Herzinsuffizienz oder Gefahr des Lungen- oder Hirnödems bestehen. Durch die Flüssigkeitsvermehrung will man die Schlackenstoffe (Rest-N usw.) möglichst ausschwemmen. Evtl. muß auch eine gewisse *Kochsalzmenge* verordnet werden, um eine hypochlorämische und hyponatriämische Nierenschädigung zu vermeiden. Den Patienten, die früher vielleicht eine kochsalzarme Kost verordnet bekamen, ist dies besonders deutlich zu erklären.

150. Welche Behandlungsmöglichkeiten stehen für die dekompensierte Niereninsuffizienz und die Urämie zur Verfügung?

Im fortgeschrittenen Stadium können die harnpflichtigen Substanzen und die Elektrolytverschiebungen nur noch durch die *Dialyse* ausgeglichen werden.

151. Welche Dialyseverfahren gibt es?

Es gibt die Möglichkeiten der intrakorporalen Dialyse und der extrakorporalen Dialyse. Erstere wird auch *Peritonealdialyse* genannt, letztere als Hämodialyse oder *künstliche Niere* bezeichnet.

152. Worauf beruht die Peritonealdialyse?

Bei der Peritonealdialyse läßt man sterile und entsprechend temperierte *Spülflüssigkeit* durch einen Katheter *in die Bauchhöhle* einfließen. Die große Fläche des Bauchfells wirkt als Kontaktfläche zwischen dem Blut, das in den Peritonealgefäßen fließt, und der Spülflüssigkeit im Peritonealraum. Durch diese Membran hindurch werden dem *Konzentrationsgefälle* entsprechend Harnstoff, Harnsäure, Kreatinin, aber auch ein Überschuß von Kalium bei Hyperkaliämie aus dem Blut in die Spülflüssigkeit abwandern. Diese wird dann aus der Bauchhöhle *wieder abgelassen.*

153. Wie wird die Peritonealdialyse durchgeführt?

Nach Lokalanästhesie wird in der Mittellinie des Unterbauchs ca. 2 cm unterhalb des Nabels ein Katheter eingeführt und fixiert. Dann läßt man halbstündlich *1 1/2 bis 2 l* einer sterilen Spülflüssigkeit bestimmter Zusammensetzung in die Bauchhöhle einfließen, die dann wieder abgelassen wird.

Auf die *Temperatur* der Spülflüssigkeit und auf das *Herz-Kreislauf-Verhalten* des Patienten ist besonders zu achten.

Die Peritonealdialyse eignet sich nur für akute Fälle, sie wird aber auch als *k*ontinuierliche *a*mbulante *P*eritoneal*d*ialyse (CAPD) von entsprechend motivierten und informierten Patienten daheim selbst durchgeführt.

154. Wie arbeitet die künstliche Niere?

Bei der *extrakorporalen Dialyse* (= Hämodialyse) wird am Unterarm ein *Kurzschluß* zwischen Arterie und Vene chirurgisch hergestellt, wobei beide Gefäße durch einen Schlauch (Scribner-Shunt oder Cimino-Fistel) verbunden werden. Beim Anschluß an die künstliche Niere wird das *Blut aus der Arterie* der Apparatur zugeführt und *nach Reinigung* von den harnpflichtigen Substanzen wieder *durch die Vene* dem Körper zugeleitet. Nach Abschluß der extrakorporalen Dialyse wird der *Kurzschluß* zwischen Arterie und Vene wieder durch den Schlauch geschlossen. Die Anschlußstellen an Arterie und Vene können über längere Zeit für immer neue Dialysebehandlungen benützt werden. Viele Patienten können durch 3mal wöchentlich 5–8stündige Dialysen *jahrelang* am Leben erhalten werden.

Die Dialyse kann in *speziellen Zentren* oder als *Heimdialyse* durchgeführt werden. Meist wird sie nachts vorgenommen, so daß die Patienten arbeitsfähig bleiben. Besondere Beachtung verdient die Erhaltung des *Zugangs zum Gefäßsystem.*

155. Welche Zweiterkrankungen können bei Dialysepatienten auftreten?

Die Gefahr, an *Hepatitis* (vor allem Hepatitis C) zu erkranken, ist besonders bei abwehrgeschädigten Patienten groß.

Nierentransplantation

156. Welche Vor- und Nachteile hat eine Nierentransplantation gegenüber der Hämodialyse durch die künstliche Niere?

Der Nierentransplantierte kann weitgehend wie ein Gesunder leben. Er muß nur täglich Medikamente (*Immunsuppressiva:* Azathioprim + Prednisolon) gegen eine evtl. Abstoßreaktion einnehmen.

157. Welche Eigenschaften muß der Nierenspender haben?

Die *Gewebsverträglichkeit* (Histokompatibilität) zwischen Spender und Empfänger muß durch Übereinstimmung im *Blutgruppensystem* und in den sogenannten *HLA-Antigenen* gewährleistet sein. Es werden überwiegend Leichennieren (von Hirntoten), selten die Niere eines Verwandten transplantiert.

158. Wohin wird die Spenderniere eingepflanzt?

Sie wird seitlich innen im *Beckenraum* (Fossa iliaca) eingepflanzt und an die *Arteria und Vena iliaca* angeschlossen. Der Ureter wird in die Blase eingepflanzt.

159. Wie macht sich die Abstoßungskrise einer Spenderniere bemerkbar?

Fieber, Oligurie, Proteinurie (Eiweiß im Urin), *Anstieg von Blutdruck* und der harnpflichtigen Substanzen weisen auf eine Abstoßungsreaktion hin.

Schwangerschaftsnieren

160. Welche Nierenerkrankungen können in der Schwangerschaft auftreten?

Nicht selten kommt es zu einer *akuten Pyelitis* durch Abflußbehinderung eines Ureters infolge des Druckes durch den stark vergrößerten Uterus.

Auch eine *chronische Nierenbeckenentzündung* oder eine *chronische Nephritis* können sich während einer Schwangerschaft verschlimmern.

Besondere Probleme stellen die eigentliche *Schwangerschaftsnephropathie* (= EPH-Gestose), die Präeklampsie und Eklampsie dar.

161. Was versteht man unter EPH-Gestose?

Sie stellt eine *bedrohliche Spätkomplikation* in der Schwangerschaft dar. E: edema = *Ödem,* P: *Proteinurie,* H: *Hypertonie* kennzeichnen die Hauptsymptome, die nach der 20. Schwangerschaftswoche auftreten können.

Eine *Gewichtszunahme* von mehr als 500 g pro Woche muß an eine Flüssigkeitsretention (Ödembildung) denken lassen. *Blutdruck* und *Urin* müssen durch Vorsorge regelmäßig kontrolliert werden. Die Behandlung besteht in *Bettruhe,* Sedierung, Flüssigkeits- und Elektrolytbilanzierung und *blutdrucksenkenden Mitteln.*

Nach *Entbindung* tritt *sofort Besserung* ein.

162. Was bezeichnet man als Eklampsie?

Wenn zu den Erscheinungen der EPH-Gestose *Kopfschmerzen, Schwindel, Benommenheit, Brechreiz und Sehstörungen* auftreten, spricht man von *Präeklampsie.* Wenn es dann noch zu *generalisierten Krampfanfällen,* evtl. mit Blindheit und Lähmungen kommt, liegt ein *akut lebensbedrohlicher Zustand,* eine *Eklampsie,* vor.

Zystitis

163. Welche Erscheinungen verursacht eine Zystitis?

Eine *akute Zystitis* verursacht starken *Harndrang, häufiges* Wasserlassen von *kleinen Urinportionen* (Pollakisurie), Schmerzen und *Brennen* beim Wasserlassen (Dysurie), evtl. auch *Fieber.*

Im Urin finden sich Eiweiß (Proteinurie), im Sediment reichlich *Leukozyten* und *Bakterien.*

Bei *chronischer* Zystitis sind die Beschwerden geringer, die Befunde ähnlich.

164. Wodurch kann es zur Zystitis kommen?

Infektionen, von außen durch die *Harnröhre aufsteigend* bei Frauen häufiger als bei Männern, z.B. durch Escherichia coli oder *hämatogen,* auf dem Blutweg, über Nieren, Nierenbecken (Pyelonephritis, Zystopyelitis), z.B. bei Nieren- und Blasentuberkulose.

165. Wodurch wird die Entstehung einer Blasenentzündung gefördert?

Lokale *Resistenzminderung* durch Unterkühlung;

Abflußhindernisse durch Blasenstein, Tumor, Prostataadenom (= sogenannte Prostatahypertrophie);

Blasenentleerungsstörung bei Nervenlähmung;

häufiges *Katheterisieren;*

Diabetiker erkranken leichter.

166. Wie ist eine Zystitis zu behandeln?

Bei *akuter* Zystitis Bettruhe, Wärme, viel Flüssigkeitszufuhr, Antibiotika oder Sulfonamide.

Bei *chronischer* Zystitis Feststellung des Erregers und antibiotische Behandlung nach Resistenzprüfung.

167. Welche Beschwerden kann ein Blasenstein machen?

Kolikartige Schmerzen hinter der Symphyse, *Harnverhaltung* oder *blutiger Urin.*

168. Welche Geschwülste gibt es in der Blase?

Gutartige Schleimhautpolypen, die zu Blutung neigen,

bösartige Schleimhautumwandlung: Blasenkrebs (Karzinom).

169. Wie kann die Blase untersucht werden?

An der Spitze steht die oft wiederholte *Urinuntersuchung.*

Mit dem *Zystoskop,* das wie ein Katheter durch die Harnröhre eingeführt wird, können die Blasenschleimhaut und die Ureterostien beobachtet werden.

Die *bakteriologische* Untersuchung ist bei allen Arten der Entzündung wichtig.

Endokrinologie

Allgemeines

1. Wie heißt die Lehre von den Hormondrüsen?

Endokrinologie.

2. Was versteht man unter innerer Sekretion?

Eine Drüse mit innerer Sekretion gibt ihre Produkte, die Hormone, *direkt ins Blut* ab (Drüsen mit äußerer Sekretion entleeren ihre Sekrete durch Ausführungsgänge auf die Oberflächen von Haut oder Schleimhäuten).

3. Welche endokrinen Drüsen gibt es?

Man rechnet zu den Drüsen mit innerer Sekretion:

Hypothalamus im Zwischenhirn,

Hypophysenvorderlappen und *Hypophysenhinterlappen* im Hirnanhang,

Epiphyse (Zirbeldrüse oder Corpus pineale) in Schädelmitte,

Schilddrüse (Thyreoidea),

Nebenschilddrüsen (Parathyreoideae oder Epithelkörperchen),

Thymusdrüse,

Nebennierenrinde,

Nebennierenmark,

Inselapparat (A- und B-Zellen),

Keimdrüsen oder Gonaden (Eierstöcke = Ovarien, Testes = Hoden).

Eine besondere Rolle spielt die *Plazenta,* die ein Hormonorgan während der Schwangerschaft darstellt.

4. Welche Aufgaben haben die Hormondrüsen?

Die endokrinen Drüsen wirken auf *Wachstum, Stoffwechsel, Kreislauffunktion, Fortpflanzung* und auf das *psychische* Verhalten.

5. Was ist ein Hormon?

Ein Hormon ist das *Sekret* einer endokrinen Drüse, das direkt in das Blut ausgeschieden, durch dieses transportiert wird und auf andere Gewebe oder Organe in bestimmter Weise einwirkt.

6. Zu welchen Stoffklassen gehören die Hormone?

Ein Hormon ist ein spezifischer, z.T. artspezifischer, chemischer Stoff. Es handelt sich dabei um sehr verschiedene Substanzen, und zwar um Abkömmlinge von *Aminosäuren, Steroide, Polypeptide* und komplizierte *Eiweißkörper*.

7. Wie sind die endokrinen Drüsen gebaut?

Die endokrinen Organe sind meist kleine gefäßreiche Drüsen *ohne* Ausführungsgang.

8. Aus welchem Gewebe stammen die endokrinen Drüsen?

Die Hormondrüsen bilden sich z.T. aus dem *Verdauungstrakt,* wie der Hypophysenvorderlappen, die Schilddrüse, die Nebenschilddrüsen, der Thymus und der Inselapparat.

Zum Teil entstehen sie aus dem *Nervensystem,* wie der Hypophysenhinterlappen, die Epiphyse und das Nebennierenmark.

Zum Teil werden sie aus dem *Bauchfell* gebildet, wie die Gonaden und die Nebennierenrinden.

9. In welchen Lebensabschnitten arbeiten die einzelnen Hormondrüsen?

Manche endokrinen Drüsen arbeiten durch das *ganze Leben.* Andere wie die Epiphyse und die Thymusdrüse nur bis zur *Pubertät.* Die Gonaden entfalten aber ihre Aktivität nur in der Zeit der *Fortpflanzungsfähigkeit.*

10. Welche endokrinen Drüsen sind lebensnotwendig?

Lebensnotwendig sind z.B. der Inselapparat, die Nebenschilddrüsen, die Nebennieren, aber nicht die Keimdrüsen, die ohnehin nur im fortpflanzungsfähigen Alter tätig sind.

11. Worin bestehen die meisten endokrinen Krankheiten?

Bei den endokrinen Krankheiten werden die hormonellen Gleichgewichte gestört, meist handelt es sich um eine *Über-* oder *Unterfunktion.*

12. Was nennt man einen hormonalen Regelkreis?

Manche Hormondrüsen werden durch einen Regelkreis, in den 2 oder 3 Hormondrüsen eingeschaltet sind, gesteuert. Sinkt z.B. die Produktion der Nebennierenrindenhormone ab, so wird das *Absinken* des Hormonspiegels durch *Rezeptoren* festgestellt und als Antwort darauf im Hypothalamus der CRF *(Corticotropin releasing factor)* produziert und ins Blut abgegeben. Durch diesen CRF wird der Hypophysenvorderlappen zu *vermehrter Produktion* von ACTH angeregt, das wiederum die Hormonbildung in der Nebennierenrinde stimuliert. S. auch Frage 39, S. 309, Abb. 32, S. 322).

Wenn die Nebennierenrindenhormone im Blut zu stark ansteigen, gehen die *CRF-Produktion* im Hypothalamus und die von diesem ausgelöste *ACTH-Ausscheidung* im Hypophysenvorderlappen zurück, die Nebennierenrinde läßt in ihrer Hormonproduktion wieder nach, und der Hormonspiegel sinkt wieder ab.

Die *wechselseitige Beeinflussung* und Steuerung der Hormondrüsen untereinander nennt man einen Regelkreis und vergleicht ihn mit einem Thermostat.

Hypothalamus

13. Welche Stellung hat der Hypothalamus im Endokrinium?

Der Hypothalamus stellt eine der Verbindungen des Zentralnervensystems zum Hormonsystem dar.

14. Welche endokrinen Tätigkeiten übt der Hypothalamus aus?

Er gibt eine Gruppe von Stoffen ab, die die Hormonproduktion im Hypophysenvorderlappen anregen, die sogenannten *Releasing-Faktoren* oder Hormone und andere Stoffe, die *Inhibiting-Hormone,* die hemmend wirken.

15. Nennen Sie einige wichtige Hormone des Hypothalamus!

Das *Thyreotropin releasing hormone* = TRH (spr. riliising) bewirkt im Hypophysenvorderlappen die Ausschüttung von *Thyreoidea stimulierendem Hormon* = Thyreotropin = *TSH,* das dann die *Schilddrüse* anregt.

Das *Luteinizing hormone releasing hormone (LHRH)* (spr. luteïnaising) aus dem Hypothalamus bewirkt die Ausschüttung des *luteinisierenden Hormons* (= LH) und des *follikelstimulierenden Hormons* (= FSH) aus den Hypophysenvorderlappen, die die *Keimdrüsen* beeinflussen.

Das *TRH* und das *LHRH* werden zu *Funktionstesten* des endokrinen Systems verwendet.

Der *Corticoid-releasing-factor* = CRF löst die Ausschüttung von ACTH = *adrenokortikotropes Hormon des Hypophysenvorderlappens* aus, der auf die *Nebennierenrinde* wirkt.

Ferner produziert der Hypothalamus 2 Hormone, die im Hypophysenhinterlappen gespeichert werden, das *Oxytozin* und *Adiuretin* (s. Frage 21, S. 306).

16. Was versteht man unter Neurokrinie?

Die Produktion von Hormonen durch Nervenzellen, z.B. der Releasing-Faktoren und der Hypophysenhinterlappen-Hormone im Hypothalamus, wird als Neurokrinie bezeichnet.

Hypophyse

Allgemeines

17. Wie sind die Lage, Größe und Form der Hypophyse?

Die Hypophyse ist etwa bohnengroß, liegt im *Türkensattel* der Schädelbasis (Keilbein) und wiegt etwa 0,5 g.

Der *Hypophysenhinterlappen* steht durch den *Hypophysenstiel* mit dem Hypothalamus in direkter Verbindung. Durch diesen werden Oxytozin und Adiuretin vom Hypothalamus in den Hypophysenhinterlappen *geleitet* und dort *gespeichert.*

Der *Hypophysenvorderlappen* steht durch ein kleines verästeltes Gefäßsystem *(Pfortadersystem der Hypophyse)* mit dem Hypothalamus in indirektem Kontakt. Durch die Blutgefäße dieses Pfortadersystems werden die *Releasing-Faktoren* und die *Inhibiting-Hormone* aus dem Hypothalamus an den Hypophysenvorderlappen gebracht.

18. Wie werden der Hypophysenvorderlappen und der Hypophysenhinterlappen noch genannt?

Nach dem drüsigen Aufbau wird der *Hypophysenvorderlappen* als *Adenohypophyse,*

nach seiner *Entstehung aus Nervengewebe* wird der *Hypophysenhinterlappen* als *Neurohypophyse* bezeichnet.

19. Welche Zellarten finden wir im Hypophysenvorderlappen?

Wir finden im Hypophysenvorderlappen 3 Zelltypen:

eosinophile oder azidophile Zellen;

basophile Zellen;

chromophobe Zellen.

20. Welche wichtigen Hormone produziert der Hypophysenvorderlappen?

Der Hypophysenvorderlappen produziert u. a.:

Aus den *eosinophilen* Zellen:

Das *Wachstumshormon* (Somatotropin = STH, auch Growth hormone = GH genannt). Es fördert das Wachstum allgemein, besonders das *Längenwachstum* der Knochen, beeinflußt aber auch den *Stoffwechsel.*

Das *Prolaktin* (Prl), früher auch als luteotropes Hormon (LTH) bezeichnet. Es fördert die Tätigkeit der *Milchdrüsen,* nimmt aber auch Einfluß auf den Stoffwechsel und die *Keimdrüsen.*

Das *thyreoideastimulierende Hormon* (TSH) auch Thyreotropin genannt, das die *Schilddrüse* anregt.

Aus den *basophilen* Zellen:

Das *adrenokortikotrope Hormon* (ACTH), das auf die *Nebennierenrinde* wirkt.

Das *melanozytenstimulierende Hormon* (MSH), das die *Pigmentierung* (Bräunung) der Haut fördert.

Die 2 *Gonadotropine:*

Darunter versteht man das *follikelstimulierende Hormon* (FSH), das die *Follikelreifung* im Eierstock veranlaßt und

das *luteinisierende Hormon* (LH = ICSH), das die *Corpus-luteum-Bildung* im Eierstock bewirkt. Beide Gonadotropine lösen die Hormonbildungen in den Keimdrüsen aus: die Östrogen-, Gestagen- und Testosteronproduktion.

21. Welche Hormone werden im Hypophysenhinterlappen gespeichert?

Oxytozin, es wirkt auf den schwangeren Uterus kontrahierend, wichtig bei der Einleitung der Geburt.

Adiuretin (= antidiuretisches Hormon = ADH, synthetisch: Vasopressin), das die Wasserrückresorption in den Nierentubuli fördert.

Krankheiten des Hypophysenvorderlappens (HVL)

22. Welche Erkrankungen des Hypophysenvorderlappens gibt es?

Die *Simmondssche Krankheit* oder das Sheehan-Syndrom (spr. Schihän-Syndrom) durch teilweise Zerstörung des Hypophysenvorderlappens = Hypophysenvorderlappen-Insuffizienz;

Riesenwuchs (Gigantismus) oder *Akromegalie* bei Überfunktion der eosinophilen Zellen;

hypophysärer Zwergwuchs bei Unterfunktion der eosinophilen Zellen bzw. des ganzen Hypophysenvorderlappens während der Wachstumsperiode.

Das *Prolaktinom,* eine oft sehr kleine Tumorbildung mit vermehrter Prolaktinbildung und Laktation (Milchabsonderung).

23. Wie kann es zur Zerstörung des Hypophysenvorderlappens kommen?

Der Hypophysenvorderlappen kann durch den Druck eines wachsenden *Tumors,*

durch Nekrose nach *Blutung* oder *Thrombose* (Sheehan-Syndrom),

evtl. auch durch Entzündung zerstört werden.

24. Welche Symptome treten bei der Simmondsschen Krankheit bzw. beim Sheehan-Syndrom auf?

Durch Zerstörung des *Hypophysenvorderlappens* fallen das Wachstumshormon, TSH, ACTH und die Gonadotropine aus.

Dementsprechend kommt es zum Rückgang der Tätigkeit der *Schilddrüse,* der *Nebennierenrinde* und der Keimdrüsen.

Es tritt ein Absinken der körperlichen und geistigen *Aktivität* ein, *Blutdruck* und *Grundumsatz* sinken, Blässe, Müdigkeit und Kälteempfindlichkeit treten ein, die *Periode* hört auf, Achsel- und Schamhaare fallen aus.

25. Wie kann die Simmondssche Krankheit bzw. das Sheehan-Syndrom behandelt werden?

Die Ausfallerscheinungen lassen sich zum Teil durch *ständige Hormongaben* (Thyroxin, Cortison usw.) ausgleichen.

26. Wie kommt es zum hypophysären Zwergwuchs?

Durch Ausfall der eosinophilen Zellen oder des ganzen Hypophysenvorderlappens während des Wachstums fehlt das *Wachstumshormon* (somatotropes Hormon = STH). Es kommt zu einem stark verzögerten Körperwachstum, wobei ein *proportionierter Zwergwuchs* resultiert.

27. Was kann zu einem Riesenwuchs oder zur Akromegalie führen?

Eine *Tumorbildung* der eosinophilen Zellen im Hypophysenvorderlappen führt zu einer Vermehrung der Produktion von Wachstumshormon (STH).

28. Wann kommt es zum Riesenwuchs (Gigantismus) und wann zur Akromegalie?

Wenn eine Überfunktion der eosinophilen Zellen des Hypophysenvorderlappens vor Abschluß der Wachstumsperiode eintritt, kommt es zum *Riesenwuchs.*

Tritt die übermäßige Produktion von somatotropem Hormon (STH) erst nach Abschluß des Wachstums ein, dann kommt es nicht zu einem vermehrten Längenwachstum, sondern zur *Akromegalie.*

29. Wie sind die Erscheinungen der Akromegalie?

Bei der Akromegalie vergrößern sich die *vorspringenden Körperteile:* Unterkiefer, Nase, Hände und Füße, aber auch die Zunge und die Haut verdicken sich.

Durch Tumordruck der vergrößerten Hypophyse auf die Sehnerven kann es auch zur *Einschränkung* des *Gesichtsfeldes* von außen her kommen.

30. Welche Erscheinungen macht ein Prolaktinom?

Durch die vermehrte Prolaktinbildung kommt es zur *Galaktorrhö* = Milchabsonderung ohne vorausgegangene Schwangerschaft und zur *Amenorrhö* (Ausbleiben der Regelblutung).

Krankheiten des Hypophysenhinterlappens (HHL)

31. Wie entsteht der Diabetes insipidus?

Durch Zerstörung des Hypophysenhinterlappens infolge von *Tumordruck, Entzündung* oder *Verletzung* kann es zur ungenügenden *Adiuretinausscheidung* kommen. Es fehlt dann die Rückresorption von Wasser in den Nierentubuli. Dies führt zu einer vermehrten Wasserausscheidung (Diurese) = *Diabetes insipidus.*

32. Wie sind die Erscheinungen des Diabetes insipidus?

Es werden bis zu 20 l *wasserheller* Urin in 24 Stunden ausgeschieden.

Gleichzeitig besteht *ständiger Durst.*

33. Wie kann der Diabetes insipidus behandelt werden?

Durch Hormonsubstitution, die mit Adiuretin, z. B. als Schnupfpulver, durchgeführt werden kann.

Epiphyse (Zirbeldrüse)

34. Was wissen wir von der Epiphyse?

Sie liegt etwa in Schädelmitte und verkalkt früh. Man glaubt, daß sie auf die *Geschlechtsentwicklung* eine hemmende Wirkung hat.

Thyreoidea (Schilddrüse)

Allgemeines

35. Wo liegt die Schilddrüse?

Die Schilddrüse liegt vorne im unteren Halsbereich beiderseits und vor der Luftröhre, sie besteht aus 2 Seitenlappen, die durch eine Brücke verbunden sind.

36. Wie ist der Feinbau der Schilddrüse?

Zwischen den Drüsen- (Epithel-) Zellen finden sich in Hohlräumen *Sekretansammlungen,* das Kolloid. Dieses stellt ein *Depot* der Schilddrüsenhormone dar.

37. Welche Hormone bildet die Schilddrüse?

Die Thyreoidea bildet zwei nah verwandte Hormone:

das *Thyroxin* (T_4),

das *Trijodthyronin* (T_3),

außerdem ein Hormon, das auf den Kalziumstoffwechsel Einfluß hat, das *Kalzitonin*.

38. Wie arbeitet die Schilddrüse?

Durch das *thyreotrope Hormon* (TSH) aus dem Hypophysenvorderlappen wird die Hormonbildung in der Schilddrüse angeregt. Die Epithelzellen werden höher, das *Kolloid* wird verflüssigt, und die in ihm gestapelten Hormone werden durch die Zellen hindurch *ins Blut* geschleust.

Dieser Hormonanstieg im Blut kann dann wieder durch Gegenregulation die Thyreotropinbildung des HVL hemmen (s. Frage 12, S. 303).

39. Zeichnen Sie den Regelkreis der Schilddrüsenfunktion auf!

Regelkreis der Schilddrüse mit Rückkoppelung.

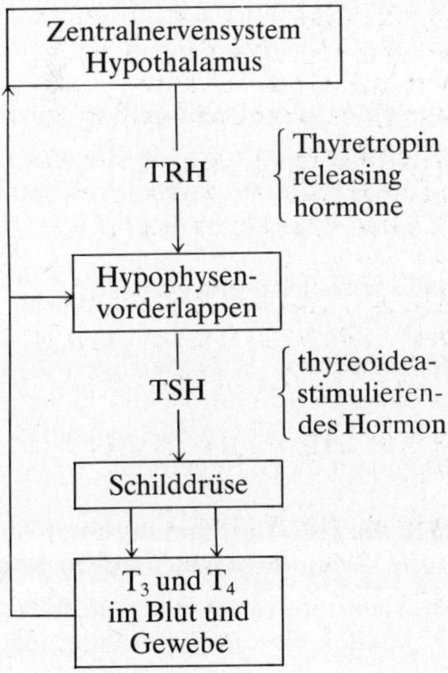

40. Welches Element ist zum Aufbau der beiden ersten Schilddrüsenhormone unerläßlich?

Das Thyroxin und das Trijodthyronin enthalten *Jod,* das also für die Schilddrüsenfunktion unerläßlich ist (Jodmangel verursacht Schilddrüsenkrankheiten, s. u.).

41. Welche Wirkungen haben die Schilddrüsenhormone?

Beide Schilddrüsenhormone (T_3 und T_4) steigern den *Stoffwechsel,* d.h., sie verstärken die Verbrennungsvorgänge im Körper, sie beschleunigen die *Herztätigkeit* und erhöhen die Reaktionsfähigkeit des Nerven- und Muskelgewebes.

Krankheiten der Schilddrüse

42. Welche Schilddrüsenkrankheiten gibt es?

Euthyreote Struma, Kropf durch Jodmangel: die häufigste Schilddrüsenerkrankung überhaupt;

Überfunktion (Hyperthyreose): entweder als diffuse Überfunktion oder lokalisiert und umschrieben als autonomes (oder toxisches) Adenom;

Unterfunktion (Hypothyreose, Myxödem): entweder erworben durch Schilddrüsenkrankheiten oder nach Operationen oder angeboren als Kretinismus;

Schilddrüsenentzündungen (Thyreoiditis): durch Autoimmunprozesse, Viren oder Bakterien;

Schilddrüsenkrebs (Struma maligna).

43. Wie kann die Schilddrüsenfunktion geprüft werden?

Die wichtigsten Parameter für die Beurteilung der Schilddrüsenfunktion sind die drei Hormone: thyreoideastimulierendes Hormon (TSH), Thyroxin *(T_4)* und Trijodthyronin *(T_3).*

44. Wie ist die TSH-Sekretion geregelt?

Die TSH-Sekretion des Hypophysenvorderlappens (HVL) ist bei hohen T_4- und T_3-Werten (= Hyperthyreose) im Blut unterdrückt. Bei niedrigen peripheren Schilddrüsenhormonen (= Hypothyreose) ist dagegen das TSH hoch. Diesen Mechanismus nennt man eine negative Rückkopplung oder einen Regelkreis.

45. Warum ist die TSH-Bestimmung ein zuverlässigerer Test als die Bestimmung der Schilddrüsenhormone im Blut?

Die Schilddrüsenhormone im Blut unterliegen einigen Fehlermöglichkeiten, z.B. können sie durch Veränderungen der Transportproteine im Blut scheinbar erhöht oder erniedrigt sein. Die TSH-Bestimmung ist kaum von anderen Faktoren beeinflußt.

46. Was bedeutet TBG?

TBG bedeutet throxinbindende Globuline. Das sind Bluteiweißkörper, welche die Schilddrüsenhormone T_3 und T_4 binden und transportieren. Sie sind z. B. in der Schwangerschaft oder bei Einnahme von hormonellen Antikonzeptiva erhöht.

47. Wie geht der TRH-Test vor sich?

Man injiziert TRH und bestimmt vor der Injektion und 30 Minuten danach TSH im Blut.

Im Normalfall läßt sich durch die Gabe von TRH (Thyreotropin releasing hormone des Hypothalamus) die TSH-Sekretion des Hypophysenvorderlappens steigern. Bei Hyperthyreose gelingt das nicht, weil der Hypophysenvorderlappen durch die hohen Konzentrationen von T_4 und T_3 blockiert ist, es fehlt der physiologische Anstieg des TSH im Blut. Bei der Hypothyreose dagegen kommt es zu einem überschießenden Anstieg.

48. Wann ist ein TRH-Test erforderlich?

In den grenzwertig supprimierten Konzentrationsbereichen des TSH, bei denen nicht entschieden werden kann, ob eine Hyperthyreose vorliegt oder nicht. Mit den neuen, sehr sensitiven Bestimmungsmethoden erübrigt sich vielleicht der TRH-Test vollständig.

49. Was kann man mit dem Schilddrüsensonogramm feststellen?

Mit der Ultraschallmethode kann man genau die Größe bzw. das Volumen der beiden Schilddrüsenlappen messen. Dies ist wichtig für die Beurteilung des Erfolgs einer Strumabehandlung.

Bei tastbaren Knoten läßt sich unterscheiden, ob es sich um Zysten oder um gewebedichte Schilddrüsenanteile handelt.

50. Wie geht ein Schilddrüsenszintigramm vor sich?

Der Patient bekommt eine radioaktiv markierte Substanz (meistens Technetium) in die Vene injiziert, die von der Schilddrüse aus dem Blut aufgenommen und angereichert wird. Die Strahlung wird mit Hilfe eines Kollimators aufgefangen. Über eine elektronische Aufzeichnung entsteht ein Bild von der Schilddrüse, das auf Papier oder Röntgenfilm abgebildet wird.

51. Was läßt sich durch das Schilddrüsenszintigramm feststellen?

Das Szintigramm zeigt die Größe der Schilddrüse und das Speichermuster des injizierten Radionuklids in der Schilddrüse. Reichert die Schilddrüse an einer Stelle umschrieben nicht an, so nennt man das einen „kalten Knoten“. Reichert sie umschrieben überstark an, so bezeichnet man dieses Areal als „heißen Knoten“. Reichert die Schilddrüse diffus vermehrt das Radionuklid an, so spricht das für eine diffuse Hyperthyreose, z. B. bei Morbus Basedow.

52. Welche Bedeutung können kalte und heiße Knoten im Szintigramm haben?

Kalte Knoten können regressiv veränderte (zugrundegegangenes) Strumagewebe oder Schilddrüsenkarzinomgewebe sein. Heiße Knoten sind autonome oder toxische Adenome.

53. Wie kann Schilddrüsengewebe zur Untersuchung gewonnen werden?

Durch die *Feinnadelpunktion,* die auch ambulant vorgenommen werden kann. Sie ist besonders bei szintigraphisch „kalten Knoten“ zur *Karzinomfrühdiagnose* angezeigt.

54. Welche Arten von Strumen sind zu unterscheiden?

Struma bedeutet lediglich Schilddrüsenvergrößerung, unabhängig von der zugrundeliegenden Ursache.

Schilddrüsenvergrößerungen gibt es bei *Über-,* bei *Unterfunktion,* bei *normalem* Schilddrüsenstoffwechsel als *Jodmangelstrumen,* durch Entzündung und Krebs.

55. Welche örtlichen Folgen kann ein Kropfleiden haben?

Durch eine Struma kann die *Trachea eingeengt* oder flach gedrückt (Säbelscheidentrachea) und *verdrängt* werden.

Es kann durch Druck zur *Erweichung der Knorpelspangen* (Tracheomalazie) kommen, so daß die Luftröhre nach Entfernung des Kropfes zusammenfällt und Erstickung eintritt.

Auch der *Venenabfluß* aus dem Kopf- und Halsbereich kann behindert werden (Stauung der V. jugularis).

56. Wie erkennt man eine retrosternale Struma?

Eine Struma kann sich ganz oder teilweise im Brustkorb entwickeln *(retrosternale Struma):* Diese kann beim Schlucken oder röntgenologisch erkannt oder durch Szintigraphie dargestellt werden.

57. Wie sind die klinischen Symptome der Hyperthyreose?

Bei der Hyperthyreose kann man beobachten:

Meistens, aber nicht in jedem Falle, besteht eine *Schilddrüsenvergrößerung.*

Als Zeichen der *gesteigerten nervösen Erregbarkeit* finden sich Unruhe, Reizbarkeit, Zittern (Fingertremor), Hitzegefühl, Neigung zum Schwitzen.

Als *Augensymptome* kommen in einem Teil der Fälle vor: Glanzauge, weite Lidspalte, Hervortreten der Augäpfel (Exophthalmus).

Als *Kreislaufsymptome:* Tachykardie, auch Arrhythmie (z. B. Vorhofflimmern), Erhöhung des systolischen Blutdrucks und Vergrößerung der Blutdruckamplitude.

An *Stoffwechselstörungen* kommen Gewichtsabnahme trotz Heißhungers und beschleunigte Magen-Darm-Passage vor.

Außerdem *lebhafte Reflexe,* z. B. ASR (= Achillessehnenreflex). Weiche, *warme* und elastische *Haut.* Neigung zu Haarausfall.

58. Wann spricht man von einem Morbus Basedow?

Eine Basedowsche Krankheit liegt dann vor, wenn außer den Zeichen der Hyperthyreose auch noch ein *Exophthalmus* (= vorquellende Augäpfel mit weiter Lidspalte) und *Augenmuskellähmungen* auftreten.

59. Was nennt man eine thyreotoxische Krise oder ein Coma basedowicum?

Eine besonders starke bedrohliche Thyreotoxikose wird als thyreotoxische Krise bezeichnet. Sie kann in ein Coma basedowicum übergehen und stellt in jedem Falle eine *schwere lebensbedrohliche Erkrankung* dar.

60. Welche Behandlungsmöglichkeiten gibt es bei der Hyperthyreose?

Man kann durch *Thyreostatika* die Schilddrüsenfunktion hemmen (Irenat, Favistan, Thiourazile). Wegen der Gefahr der Agranulozytose (s. Frage 178f, S. 36) sind Leukozytenkontrollen unerläßlich.

Durch *radioaktives Jod 131* kann das Schilddrüsengewebe teilweise verringert werden. Wegen der großen Strahlenbelastung sollte diese Art der Behandlung nur bei Personen nach dem 40. Lebensjahr vorgenommen werden. Röntgenbestrahlungen werden aber meist nur bei Schilddrüsenkrebs angewandt.

Operation mit Reduzierung von Schilddrüsengewebe, vor allem bei toxischem Adenom und bei Symptomen von Druck, z. B. auf die Trachea, oder bei der großen hyperthyreoten Knotenstruma oder bei Schilddrüsenkrebs.

61. Wie werden Hyperthyreosepatienten auf die Operation vorbereitet?

Thyreostatika bis Puls unter 100/min;

Jodvorbehandlung nach Plummer (sog. „Plummern“) mit 3 × 5 Tropfen Lugolscher Lösung, ansteigend bis 3 × 15 Tropfen täglich;

allgemeine und Herzbehandlung.

62. Welche Arten von Hypothyreose gibt es?

Angeborene Hypothyreose, z. B. als Kretinismus.

Erworbene Hypothyreose, z. B. nach Zerstörung von Schilddrüsengewebe.

63. Was versteht man unter Kretinismus?

Der Kretinismus ist eine angeborene Entwicklungsstörung durch Hypothyreose, die meist auf *Jodmangel vor der Geburt, Jodfehlverwertung in der Jugend* oder selten auf *unzureichender Anlage der Schilddrüse* beruht.

64. Welche Symptome zeigt der Kretinismus?

Kleinwüchsigkeit, Sattelnase, *Intelligenzdefekte,* trockene derbe Haut, struppiges Haar, erniedrigter Grundumsatz, herabgesetzter Jodstoffwechsel, Struma.

65. Was versteht man unter Myxödem?

Unter Myxödem versteht man eine ausgeprägte *erworbene Hypothyreose.* Vor allem im Gesicht der Patienten besteht eine teigige Schwellung der Haut.

66. Wie kann es zu Hypothyreose kommen?

Durch zu weitgehende *Resektion* der Schilddrüse;

durch zu *starke* Jod-131-Wirkung;

durch zu starke Behandlung mit *thyreostatischen* Medikamenten;

durch Zerstörung von Schilddrüsengewebe durch *Thyreoiditis* bzw. *Strumitis;*

durch Mangel an TSH (thyreotropes Hormon des Hypophysenvorderlappens), z. B. bei der *Hypophysenvorderlappeninsuffizienz.*

67. Wie sind die Erscheinungen eines Myxödems?

Herabsetzung der körperlichen, geistigen und seelischen Aktivität. Verlust der Initiative und der Interessen;

Müdigkeit, Gewichtszunahme, *teigige, gedunsene,* trockene, kühle *Haut,* („Myxödem“), Lidödeme;

Haarausfall, Darmträgheit;

niedriger Blutdruck, kleine Amplitude, Bradykardie;

verlangsamter Jodstoffwechsel.

68. Wie behandelt man das Myxödem?

Man kann durch ständige Verabreichung von *Schilddrüsenhormon* die Mangelerscheinungen des Myxödems ausgleichen.

69. Was nennt man eine euthyreote Struma?

Bei einer euthyreoten Struma sind die Hormonproduktion und der Stoffwechsel zwar ausgeglichen, aber *nur* durch Vergrößerung der Schilddrüse, die dann imstande ist, aus dem wenigen Jod doch ausreichende Mengen Schilddrüsenhormone zu bilden. Die euthyreote Struma findet sich deshalb vor allem in *Jodmangelgebieten.* Sie stellt die häufigste Schilddrüsenvergrößerung dar.

70. Wo gibt es Jodmangelgebiete?

Der Jodgehalt des Trinkwassers nimmt vom Meer ins Binnenland hin ab. Besonders *Gebirgsgegenden* (Schwarzwald, Alpen usw.) sind Jodmangelgebiete.

71. Welches sind die jodreichsten Nahrungsmittel?

Besonders stark jodhaltig sind *Seefische.*

72. Wie kann man dem Jodmangel vorbeugen?

In Ländern mit viel Jodmangelstrumen oder verbreitetem Kretinismus hat die *Jodbeigabe zum Kochsalz* (Jodprophylaxe) einen ausgezeichneten Erfolg gebracht.

Parathyreoideae (Nebenschilddrüsen)

Allgemeines

73. Wie heißen die Nebenschilddrüsen?

Parathyreoideae, alter Name: Epithelkörperchen.

74. Wie sind Aussehen und Lage der Parathyreoideae?

Die 4 hellen, linsenförmigen Nebenschilddrüsen liegen meist an den *oberen* und *unteren Polen* der Schilddrüse.

75. Welches Hormon produzieren die Nebenschilddrüsen?

Die Parathyreoideae bilden *Parathormon.*

76. Wie wirkt das Parathormon?

Das Parathormon (PTH) *hebt* den *Kalziumspiegel,* es ist der Gegenspieler des Kalzitonins (TCT), das in den C-Zellen der Schilddrüse gebildet wird.

77. Wie wird die Parathormonproduktion reguliert?

Die Nebenschilddrüsen unterstehen nicht dem Hypophysenvorderlappen. Ihre Hormonproduktion wird *autonom,* d.h. selbsttätig durch das *Ansteigen* oder *Abfallen* des Kalziumspiegels im Blut gesteuert.

78. Wovon hängt der normale Kalziumstoffwechsel ab?

Der Kalziumstoffwechsel wird durch Parathormon, Kalzitonin und Vitamin D beeinflußt.

Das *Vitamin D fördert* die Kalziumaufnahme im Darm.

Das *Parathormon hebt* den Kalziumspiegel durch Kalkabbau der Knochen.

Das *Kalzitonin senkt* den Kalziumspiegel im Blut und führt zum Kalkaufbau der Knochen.

Krankheiten der Nebenschilddrüsen

79. Welche Erkrankungen der Nebenschilddrüsen gibt es?

Es gibt als *Überfunktion* durch Tumorbildung oder vermehrte Aktivität der Nebenschilddrüsen den *Hyperparathyreoidismus;*

durch Atrophie oder operative Schädigung der Nebenschilddrüsen kommt es zur *Unterfunktion,* zum *Hypoparathyreoidismus.*

80. Wie kann ein Tumor der Nebenschilddrüsen nachgewiesen werden?

Die Auffindung von *Adenomen* oder *Karzinomen* kann *sonographisch* (durch Ultraschall) oder szintigraphisch gelingen.

Wichtig ist die *Kalziumbestimmung* im Serum und die *radioimmunologische* Bestimmung des *Parathormons* (PTH).

81. Welche Krankheitserscheinungen treten bei Hyperparathyreoidismus auf?

Durch Vermehrung des Parathormons kommt es zu verstärktem Knochenabbau entweder von *diffuser* oder *umschriebener, zystenförmiger Ausprägung* (Morbus Recklinghausen). Die Knochenentkalkung kann leicht zu Knochenbrüchen führen.

Durch den vermehrten Kalkentzug aus dem Knochen wird der Serumkalziumspiegel erhöht. Das vermehrte Kalzium aus dem Blut wird durch die Nieren ausgeschieden. Dabei können sich *Kalkablagerungen im Nierengewebe* oder *Nierensteine* bilden.

Durch das erhöhte Serumkalzium wird die Erregbarkeit der Nerven und Muskeln herabgesetzt, es besteht *Müdigkeit* und *Leistungsminderung.*

82. Welche Symptome können bei Verlust einer Nebenschilddrüse auftreten?

Es wird zuwenig Parathormon gebildet, dadurch *sinkt* der Blutkalziumspiegel ab. Durch die Verringerung des Kalziums im Blut (Hypokalzämie) steigt aber die neuromuskuläre Erregbarkeit, wodurch *tetanische Zustände* auftreten können.

83. Welche tetanischen Zustände können unterschieden werden?

Man unterscheidet die *latente Tetanie* und den *tetanischen Anfall.*

84. Wie sind die Symptome des tetanischen Anfalls?

Zuerst kommt es zu Prickeln *(Parästhesien)* um den Mund, an den Fingern und Zehen.

Dann kann es zu *schmerzhaften Krämpfen* der Hände, bei Kindern oft auch der Füße (Karpopedalspasmen) kommen. Dabei werden die gestreckten Finger in den Grundgelenken gebeugt.

Auch Kehlkopfkrämpfe *(Stimmritzenkrämpfe)* der Kinder können vorkommen und Erstickungserscheinungen verursachen.

85. Welche Symptome können bei latenter Tetanie beobachtet werden?

Infolge der gesteigerten Erregbarkeit kann durch Beklopfen des Gesichtsnervs (N. facialis) vor dem Ohr ein Zucken der Mundmuskulatur ausgelöst werden *(Chvosteksches Zeichen).* Durch Kompression am Oberarm können Krämpfe der Hand provoziert werden *(Trousseausches Phänomen).*

86. Wie kann es zum Auslösen eines tetanischen Anfalls kommen?

Tetanische Zustände durch *Hypoparathyreoidismus* sind selten.

Am häufigsten ist die *Hyperventilationstetanie:* Durch gesteigerte Atmung (Hyperventilation) oder durch anhaltendes *Erbrechen* kann der Organismus zu viel Säure (Kohlensäure, Magensäure) verlieren. Dadurch kommt es zu einer Alkalose im Blut. Dabei sinkt der *wirksame Anteil des Kalziums* im Blut, und es tritt eine *Überregbarkeit* des Nerven- und Muskelgewebes ein, die bis zum tetanischen Anfall führen kann.

87. Was ist bei einem tetanischen Anfall zu machen?

Man gibt *intravenös Kalzium* und Beruhigungsmittel. Die Patienten sind anzuhalten, nicht so stark zu atmen. Durch Rückatmung der in einem Plastikbeutel aufgefangenen Ausatmungsluft des Patienten kommt es rascher zu einer Ansäuerung des Blutes.

Nebennieren (Glandulae suprarenales)

Allgemeines

88. Wie sind Lage und Gestalt der Nebennieren?

Die Nebennieren befinden sich *über* den *oberen Nierenpolen.* Die rechte ist bischofsmützenförmig, die linke halbkugelartig.

89. Wie ist die Blutversorgung der Nebennieren?

Die Nebennieren haben eine *dreifache Versorgung* mit arteriellem Blut. Sie erhalten Blut direkt aus der Aorta, aus den Nieren- und den Zwerchfellarterien.

90. Welche Bedeutung haben die Nebennieren?

Die Nebennieren bilden *lebensnotwendige Hormone* für den *Kreislauf* und den *Stoffwechsel.* Die Zerstörung oder Entfernung der Nebennieren führt zum Tode, wenn ihre Hormone nicht als Medikamente gegeben werden.

91. Aus welchen Anteilen bestehen die Nebennieren?

Das *dunkle Nebennierenmark* und die *helle Nebennierenrinde* sind zwei völlig verschiedene Hormondrüsen, die sich auch aus ganz verschiedenem Gewebe entwickeln. (Das Mark entsteht aus Nervengewebe, die Rinde entwickelt sich aus dem Bauchfell.)

Nebennierenmark

92. Welche Aufgaben hat das Nebennierenmark?

Im Nebennierenmark werden die Hormone *Adrenalin* und *Noradrenalin,* die sog. Katecholamine, gebildet.

93. Wie wirkt Noradrenalin?

Noradrenalin bewirkt eine *Kontraktion* der glatten Muskulatur in den Arterien (besonders in den kleinen Arterien = Arteriolen). Durch die Kontraktion und die Verengung der Blutgefäße *steigt* der *Blutdruck.*

94. Was bewirkt Adrenalin?

Adrenalin beschleunigt den *Herzschlag.*

Es verengt die peripheren Arterien und führt zum *Blutdruckanstieg.*

Es verwandelt Glykogen in Glukose und bewirkt einen *Blutzuckeranstieg* (Gegenspieler = Antagonist des Insulins).

Adrenalin wirkt rascher, aber kürzer als Noradrenalin, es ist ein *Notfallshormon.*

Krankheiten des Nebennierenmarkes

95. Welche Krankheit des Nebennierenmarks kommt vor?

Ein Tumor des Nebennierenmarks mit Überproduktion von Adrenalin und Noradrenalin wird *Phäochromozytom* genannt.

96. Welche Symptome treten beim Phäochromozytom auf?

Durch die vermehrte Abgabe von Adrenalin und Noradrenalin kann es zu *anfallsweisem* (krisenhaftem) oder auch *anhaltendem Bluthochdruck* mit Kopfschmerzen und auch Herzrasen, Erbrechen und Schweißausbrüchen kommen.

97. Wie kann ein Phäochromozytom klinisch nachgewiesen werden?

Durch Nachweis vermehrter Abbauprodukte der Katecholamine (Adrenalin und Noradrenalin) im Harn, vor allem in Form der sogenannten *Vanillinmandelsäure.*

Darstellung durch bildgebende Verfahren: *Ultraschall* und *Computertomographie* (CT).

Beweisend ist die Adrenalinbestimmung im seitengetrennt für jede Nebenniere gesammelten Nebennierenvenenblut. Dies ist mit einem von der V. femoralis aus eingeführten Katheter möglich.

98. Worauf ist bei der Vanillinmandelsäurebestimmung zu achten?

3 Tage vor dem Test sind vanillehaltige Nahrungsmittel, aber auch Bohnenkaffee, Tee, Früchte, Vitamintabletten, Kreislaufmittel, Tetrazykline und Barbiturate verboten. Der 24-Stunden-Urin wird in einer *dunklen Flasche* unter Säurezusatz gesammelt. Die meisten Fehler entstehen durch *ungenaues Sammeln* des 24-Stunden-Urins.

99. Welche Behandlungsmöglichkeiten gibt es bei einem Phäochromozytom?

Ein Phäochromozytom muß *operativ* beseitigt werden.

Nebennierenrinde

100. Wie heißen die Hormone der Nebennierenrinde?

Die Nebennierenrinde bildet sogenannte *Steroidhormone,* die 3 wichtigsten Gruppen sind:

die *Mineralokortikoide,* z. B. Aldosteron, werden in der Außenschicht,

die *Glukokortikoide,* wie z. B. das Cortisol, werden in der Mittelschicht und

die *Androgene* in der Innenschicht der Nebennierenrinde gebildet.

101. Welche Aufgaben haben die Mineralokortikoide?

Sie wirken auf den Mineralstoffwechsel: Sie hemmen die Natriumausscheidung und helfen damit, das lebensnotwendige *Natrium-Kalium-Gleichgewicht* im Organismus aufrechtzuerhalten.

102. Wie wirken die Glukokortikoide?

Die Glukokortikoide bewirken:

einen *Anstieg des Blutzuckers* (Antagonisten des Insulins); sie fördern den Umbau von *Eiweiß in Zucker;*

sie haben eine *entzündungshemmende* und *antiallergische* Wirkung;

sie fördern die *Magensaftsekretion* (Ulkusgefahr!);

sie können den *Blutdruck* erhöhen;

sie fördern den Knochenabbau und können bei langdauernder Einnahme zur Osteoporose führen.

103. Welche Wirkung haben die Androgene?

Die Androgene der Nebennierenrinde wirken wie die Androgene der Keimdrüsen und tragen zur Ausprägung der *sekundären männlichen Geschlechtsmerkmale* bei (Körperbauproportionen, Stimme, Behaarung usw).

104. Welchen therapeutischen Nutzen bieten die Nebennierenrindenhormone?

Das Mineralokortikoid *Aldosteron* hält *Natrium* und *Wasser* zurück.

Als Antagonist *des Aldosterons* fand man Medikamente, die eine *starke Wasser- und Kochsalzausscheidung* bewirken und zur Ödemausschwemmung oder bei Aszites verwendet werden (Aldactone).

Durch *Veränderungen des Cortisols* zu Cortison und ähnlichen Substanzen (Kortikosteroide oder Kortikoide genannt) wurden sehr wirksame Medikamente geschaffen, die stark *hemmend* auf die *entzündlichen* oder *allergischen Reaktionen* des Gewebes, außerdem auch kreislaufstützend wirken. Sie sind wichtige Medikamente bei akuten Streßwirkungen und unterdrücken die Antigen-Antikörper-Reaktion bei den meisten Autoimmunkrankheiten.

105. Welche wichtigen Nebenwirkungen haben die kortisonartigen Medikamente?

Durch Hemmung des Lymphgewebes wird die Abwehrfähigkeit des Organismus gegen Infektionserreger (Immunreaktion) herabgesetzt, so daß es zum Auftreten von Infektionen, insbesondere Tuberkulose und Pilzerkrankungen, kommen kann. Man muß deshalb gelegentlich gleichzeitig mit Kortisonpräparaten Tuberkulostatika oder Pilzmittel verordnen.

Durch Steigerung der Magensaftbildung können *Magen-* oder *Zwölffingerdarmgeschwüre* entstehen (Kortikoidulkus).

Durch Förderung der Zuckerbildung aus Glykogen und Eiweiß kann ein *Diabetes mellitus verschlimmert* werden (Steroiddiabetes).

Ein *„cushingartiges" Bild* kann durch Hyperkortizismus entstehen (s. Frage 114, S. 323).

Bei langdauernder Einnahme von Steroiden kann es vor allem bei älteren Menschen zu einer Osteoporose kommen, die mit Knochenschmerzen und einer erhöhten Gefahr von Frakturen einhergeht.

106. Wie wird die Glukokortikoidproduktion gesteuert?

Der Hypophysenvorderlappen und die Nebennierenrinde bilden einen *Regelkreis* (Abb. 32).

Der *Corticoid releasing factor* (CRF) aus dem Hypothalamus steuert die Produktion des *adrenokortikotropen Hormons* (ACTH).

Durch das *ACTH* wird die Nebennierenrinde zur Glukokortikoidproduktion *angeregt*. Wenn die Glukokortikoide im Blut ansteigen, *vermindert der Hypophysenvorderlappen die ACTH-Ausschüttung*.

107. Wie wird die Hormonproduktion der Nebennierenrinde untersucht?

Man bestimmt im *24-Stunden-Urin* die *17-Hydroxy-Steroide*. Bei Überproduktion durch einen Tumor oder vermehrte Gewebsaktivität ist das Kortisol über die dem Alter entsprechende Menge vermehrt. Die häufigsten Fehler entstehen durch *ungenaues Sammeln* des 24-Stunden-Urins.

Plasmacortisol kann auch vor und nach Gabe von ACTH und Dexamethason bestimmt werden (ACTH-Test, Dexamethason-Hemmtest).

Krankheiten der Nebennierenrinde

108. Welche Erkrankungen der Nebennierenrinde gibt es?

Es gibt eine Form der Unterfunktion und den 3 Gruppen der Hormone entsprechend 3 Formen der Überproduktion.

Die *Addisonsche Krankheit* entsteht bei Unterfunktion der Nebennierenrinde.

Das *Cushing-Syndrom* entsteht bei Überproduktion von Glukokortikoiden.

Das *Conn-Syndrom* tritt bei vermehrter Aldosteronproduktion auf.

Das *adrenogenitale Syndrom* entsteht bei Vermehrung der androgenen Hormone.

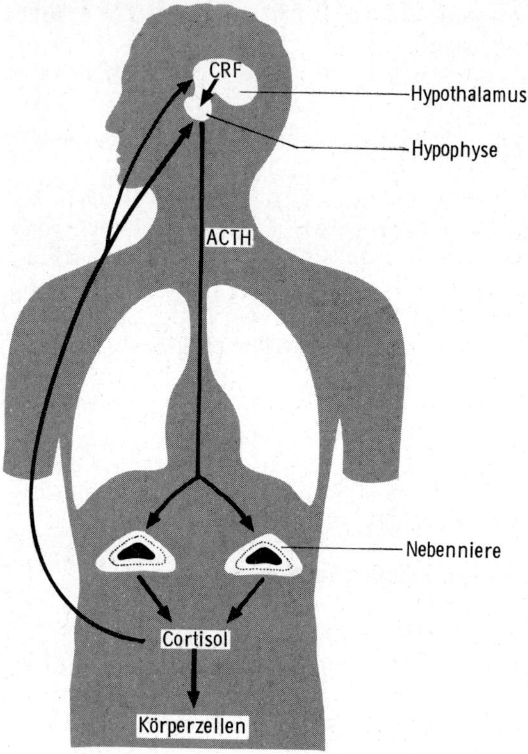

Abb. 32 Der Regelkreis der Nebennierenrinde. Der **C**orticotropin **r**eleasing **f**actor (CRF), ein Hormon aus dem Hypothalamus, regt im Hypophysenvorderlappen die Produktion des **a**drenokortikotropen Hormons (ACTH) an. Dieses ACTH stimuliert in der Nebennierenrinde die Bildung und Ausschüttung von Cortisol ins Blut. Wenn der Cortisolspiegel im Blut steigt, wirkt dies hemmend auf die CRF- und ACTH-Produktion im Hypothalamus und Hypophysenvorderlappen (Rückkopplung im Regelkreis) (aus *Gerlach, U.* u. Mitarb.: Innere Medizin für Krankenpflegeberufe, 3. Aufl. Thieme, Stuttgart 1989)

109. Wie kommt es zur Addison-Krankheit?

Zur Addison-Krankheit kann es kommen:

durch *angeborene Fehlbildung* der Nebennierenrinde;

am häufigsten durch *Zerstörung der Nebennierenrinde,* z.B. durch Tuberkulose oder Krebs;

durch *Hypophysenvorderlappen-Insuffizienz* mit ungenügender ACTH-Stimulierung.

110. Wie sind die Erscheinungen der Addisonschen Krankheit?

Die Patienten mit Addisonscher Krankheit zeigen:

Zunahme der *Pigmentierung* an Haut und Schleimhäuten; *Abmagerung, Schwäche* und Antriebslosigkeit;

niedrigen Blutdruck, Kollapsneigung;

Erbrechen und Durchfall.

111. Was nennt man Addison-Krise?

Unter Belastung kann es bei Patienten mit Nebennierenrindeninsuffizienz (Addison-Krankheit) zu einer akuten Verschlechterung (Addison-Krise) kommen. Dabei verschlimmern sich *Schwäche und Blutdruckabfall lebensbedrohlich.* Es müssen *sofort* Nebennierenrindenhormone gegeben werden.

112. Wie muß die Addisonsche Krankheit behandelt werden?

Die Insuffizienz der Nebennierenrinde muß durch *Hormongaben* (Glukokortikoide und Mineralokortikoide) ausgeglichen werden. Meist muß auch *Kochsalz* gegeben werden, weil dieses durch ungenügende Aldosteronwirkung verlorengeht. *Puls-* und *Blutdruckkontrollen* sind unerläßlich. Natürlich muß eine Tbc behandelt werden, wenn eine Nebennierenrindentuberkulose als Ursache vorliegt.

113. Wie kann es zum Cushing-Syndrom kommen?

Das Krankheitsbild des Cushing-Syndroms kann auf verschiedene Weise zustande kommen:

Durch gut-, aber auch bösartige *Geschwülste* der Nebennierenrinde mit vermehrter Produktion von Glukokortikoiden.

Auch durch einfache *Überaktivität* des Nebennierenrindengewebes (Hyperplasie).

Auch ein *Tumor* der *basophilen Zellen* im Hypophysenvorderlappen mit vermehrter ACTH-Produktion kann zu einer Überfunktion der Nebennierenrinden führen.

Durch langdauernde Steroidgaben als Medikamente.

114. Welche Symptome zeigt das Cushing-Syndrom?

Beim Cushing-Syndrom finden sich:

Vollmondgesicht;

Büffelnacken;

Stammfettsucht mit dünnen Extremitäten;

Dehnungsstreifen der Bauchhaut *(Striae);*

Knochenentkalkung *(Osteoporose);*

erhöhter Blutdruck.

Bei Frauen evtl. auch Aussetzen der Periode und Bartwuchs (letzteres durch gleichzeitige Vermehrung der androgenen Hormone).

115. Welche Behandlungsmöglichkeiten gibt es beim Cushing-Syndrom?

Ein Tumor als Ursache muß *operativ* entfernt werden.

Bei Überaktivität des Nebennierenrindengewebes *(Hyperplasie)* wird die Nebennierenrinde durch *Operation* verkleinert.

116. Was liegt dem Conn-Syndrom zugrunde?

Im Gegensatz zum Cushing-Syndrom, bei dem es sich vor allem um vermehrte Glukokortikoidproduktion handelt, liegt dem seltenen Conn-Syndrom eine vermehrte *Aldosteronbildung* zugrunde (Hyperaldosteronismus). Es kommt zu *Kaliumverlust* mit Muskelschwäche und Obstipation, zu *Natriumerhöhung* im Körper mit Bluthochdruck, großen Trink- und Urinmengen.

117. Wodurch ist das adrenogenitale Syndrom gekennzeichnet?

Beim adrenogenitalen Syndrom (AGS) werden von der Nebennierenrinde vermehrt androgene Hormone produziert. Dadurch kommt es bei Jungen zu einer *vorzeitigen* Geschlechtsentwicklung, bei Mädchen zu *Zwitterbildung* oder zur *Vermännlichung*.

Inselapparat

118. Was versteht man unter dem Inselapparat?

Der Inselapparat stellt die endokrinen Teile des Pankreas dar. Er besteht aus den *Langerhansschen Inseln,* die verstreut in der Bauchspeicheldrüse liegen.

119. Wie sind die Langerhansschen Inseln aufgebaut?

Sie bestehen aus den *A-* und *B-Zellen* und sind sehr gefäßreich.

120. Welche Hormone werden in den Langerhansschen Inseln gebildet?

Die *B-Zellen* produzieren das *Insulin,* ein eiweißartiges Hormon.

In den *A-Zellen* wird ein Gegenspieler des Insulins, das *Glukagon,* gebildet.

121. Welche Wirkung hat das Insulin?

Das Insulin senkt den *Blutzuckerspiegel* und

fördert den *Aufbau des Glykogens* aus Glukose:

es verbessert auch die *Ausnützung der Glukose* im Gewebe.

122. Was sind Inselzelladenome?

Bei Inselzelladenomen handelt es sich meistens um *Wucherungen von B-Zellen* des Inselapparats, wodurch mehr Insulin produziert wird und *Hypoglykämien* ausgelöst werden können.

Thymus

123. Wo liegt die Thymusdrüse?

Die Thymusdrüse liegt *hinter* dem Brustbein und *vor* dem Herzbeutel im retrosternalen Bereich.

124. In welchen Lebensabschnitten finden wir die Thymusdrüse?

Die Thymusdrüse ist nur *bis zur Pubertät* aktiv, danach zeigt sie eine völlige Rückbildung und Umwandlung in Fettgewebe.

125. Welche Bedeutung hat die Thymusdrüse?

Ihre endokrinologische Bedeutung ist noch unklar. Ein Thymushormon ist noch nicht aufgefunden worden.

Sie spielt aber eine wichtige Rolle bei der *Antikörperbildung,* den Immunreaktionen und der Ausreifung der sogenannten T-Lymphozyten.

Gonaden (Keimdrüsen)

126. Welches Hormon wird in den männlichen Keimdrüsen gebildet?

Die *Leydigschen Zellen* im Hoden produzieren als androgenes Hormon das *Testosteron* und auch etwas Östrogen unter Einfluß der Gonadotropine des Hypophysenvorderlappens.

127. Welche Wirkung hat das Testosteron?

Das Testosteron bewirkt die männliche *Sexualausprägung* und die *Spermienbildung*.

128. Welche Hormone werden in den Ovarien gebildet?

Die Ovarien bilden unter Einfluß der Gonadotropine des Hypophysenvorderlappens die *östrogenen* und *gestagenen* Hormone.

129. Welche Bedeutung haben Östrogene und Gestagene?

Die Östrogene und Gestagene bewirken die weibliche *Sexualausprägung,* die Steuerung des *Zyklus* und spielen bei der *Gravidität* eine wichtige Rolle.

Stoffwechselkrankheiten

Diabetes mellitus

1. Wie häufig ist die Zuckerkrankheit?

Sie ist die häufigste endokrine Störung und die *häufigste Stoffwechselkrankheit* überhaupt.

Man schätzt die Zahl der Diabetiker heute auf 2% der Bevölkerung. Es dürfte aber ebenso viele unerkannte Diabetiker (latenter Diabetes, Prädiabetes) wie behandelte Diabetiker geben.

10% der Menschen über 60 Jahre sind *manifest* zuckerkrank. In diesem Alter muß man mit 3–4mal so viel *latenten Diabetikern* rechnen.

Frauen erkranken häufiger als Männer, etwa im Verhältnis 3:2.

2. Auf welcher Grundlage entwickelt sich ein Diabetes mellitus?

Verschiedene *Erbfaktoren* bilden die Voraussetzung für die Entstehung der Zuckerkrankheit (multifaktorielle genetische Störung).

Für den *jugendlichen Diabetiker* (= Typ-I-Diabetes) werden auch *Virusinfektionen mit Pankreasbeteiligung* wie Mumps, Röteln oder Infektionen durch ECHO-, Coxsackie- und andere Viren in Verbindung mit Autoimmunschädigung der Langerhansschen Inseln *(„Immuninsulitis“)* als Teilursache angenommen.

3. Welche Faktoren können das Auftreten eines Diabetes mellitus auslösen?

Der wichtigste *Manifestationsfaktor* des Erwachsenendiabetes (= Typ-II-Diabetes), der aus einem latenten Diabetes eine manifeste Stoffwechselstörung macht, ist das *Übergewicht.* 90% der Altersdiabetiker sind übergewichtig.

Auch *Infekte, Streßsituationen, hormonale Umstellungsphasen* wie Pubertät, Schwangerschaft, Klimakterium können bei entsprechender Anlage auslösend wirken.

4. Welche Stoffwechselstörungen liegen dem Diabetes mellitus zugrunde?

Es kann absolut oder relativ an Insulin fehlen.

Beim Typ-I-Diabetes liegt ein *absoluter Insulinmangel* vor. Die B-Zellen des Pankreas sind durch eine autoimmunologisch vermittelte Entzündung größenteils zerstört und produzieren nicht mehr genügend Insulin.

Beim Typ-II-Diabetes besteht ein *relativer Insulinmangel.* Im Pankreas sind genügend B-Zellen vorhanden, allerdings sind sie nicht in der Lage, Insulin ausreichend schnell zu sezernieren („Sekretionsstarre"). Zusätzlich besteht eine Insulinresistenz der Zielgewebe (Fett-, Muskelgewebe), z. T. durch Verminderung der Insulinrezeptoren.

5. Wie verhält sich der Inselapparat, wenn Insulinantikörper die Insulinwirkung verhindern oder wenn Leber-, Muskel- und Fettgewebe nicht genug auf Insulin ansprechen?

Der Organismus versucht, die verminderte Insulinwirkung durch eine *Überproduktion* von Insulin auszugleichen. Daher haben Typ-II-Diabetiker oft erhöhte Insulinspiegel im Serum. Die andauernde Überstimulation der B-Zellen führt schließlich zu deren Erschöpfung, so daß nach einigen Jahren doch ein absoluter Insulinmangel besteht („Sekundärversagen").

6. Welche Nährstoffgruppen sind beim Diabetes mellitus hauptsächlich betroffen?

Durch die diabetischen Stoffwechselstörungen sind der *Kohlenhydratstoffwechsel,* aber auch der *Fettstoffwechsel* betroffen.

Nur in geringem Maße wird auch der Eiweißstoffwechsel gestört.

Ferner kann es zu Rückwirkungen auf den *Elektrolythaushalt* (Kalium, Natrium) und auf das *Säure-Basen-Gleichgewicht* kommen.

7. Welche Symptome können auf einen Diabetes mellitus hinweisen?

Vor allem *vermehrter Durst* und große Urinmengen müssen an einen Diabetes mellitus denken lassen.

Aber auch Juckreiz, Neigung zu Entzündungen, Furunkulose, schlecht heilende Wunden, Gewichtsabnahme und Leistungsabfall deuten auf einen Diabetes mellitus hin, auch ein hohes spezifisches Gewicht des Urins (durch den gelösten Zucker).

8. Durch welche Urinuntersuchungen kann der Diabetes mellitus erkannt und bewertet werden?

Urinuntersuchungen auf *Zucker* und *Azeton* qualitativ und halb quantitativ durch Teststreifen.

Eventuelle mengenmäßige Bestimmung des Zuckerverlusts im 24-Stunden-Mischurin im Labor.

Harnuntersuchungen allein sind *unzureichend.*

9. Wie hoch ist der Nüchternblutzucker?

Normal sind Nüchternwerte des Blutzuckers zwischen 70–100 mg/dl (= 3,88–5,55 mmol/l).

Werte über 130 mg/dl müssen als *pathologisch* angesehen werden.

Der Nüchternblutzucker im *Kapillarblut* ist 20–30 mg/dl höher als im *venösen Blut.*

Die Nüchternblutzuckerbestimmung läßt einen Diabetes nicht immer ausschließen, da dieser sich eventuell erst *unter Belastung* erkennen läßt.

10. Was ist eine postprandiale Blutzuckerbestimmung?

Eine postprandiale Blutzuckerbestimmung wird *eine Stunde nach einem Frühstück mit 2 Brötchen* vorgenommen und ist ein einfacher, aber wenig genauer Belastungstest.

Postprandiale Blutzuckerwerte zwischen 130 und 180 mg/dl gelten als verdächtig, solche über 180 mg/dl als pathologisch.

11. Wie wird ein Blutzuckertagesprofil bestimmt?

Eine Blutzuckerbestimmung wird *morgens nüchtern,* dann je eine *1 Stunde nach dem Mittag- und Abendessen* vorgenommen.

12. Wie wird der orale Glukosetoleranztest (oGTT) durchgeführt?

Mindestens am Vortag *kohlenhydratreiche Nahrung* mit 250 g KH.

Besondere *Belastungen,* aber auch *Bettruhe* sind zu vermeiden.

Nach der *Nüchternblutzuckerbestimmung* werden *100 g Glukose* in 300 ml warmem Tee gelöst getrunken. 1 und 2 Stunden danach wieder *Blutzuckerbestimmungen.* Der *1-Stunden-Wert* soll 220 mg/dl (normal 160 mg/dl), der *2-Stunden-Wert* 150 mg/dl (normal unter 120 mg/dl) nicht übersteigen.

13. Wie wird der intravenöse Tolbutamidtest ausgeführt?

Morgens nüchtern Blutzuckerbestimmung, dann 20, 30 und 60 Minuten nach i.v. Injektion von 1 g Tolbutamid (= Rastinon) als 5%ige Lösung. Der Blutzucker muß mindestens um 20% absinken. Nach dem Test gleich essen lassen, Gefahr der Hypoglykämie!

14. Wie wird die Tageszuckerausscheidung bestimmt?

Der Patient wird angehalten, den Urin jeweils von 24 Stunden zu *sammeln,* evtl. getrennt in Tag- und Nachtportion.

Die Urinmenge wird *gemessen.*

Der *Prozentgehalt* an Zucker des gemischten Urins wird an einer Probe im Labor polarimetrisch bestimmt.

Der ermittelte Prozentgehalt wird mit der 24-Stunden-Urinmenge multipliziert und ergibt die Tageszuckerausscheidung, z. B.: 2 l Harnmenge in 24 Stunden × 0,5% Zuckergehalt = 10 g Tageszuckerausscheidung in 24 Stunden.

15. Welche Diabetesformen sind zu unterscheiden?

Der *Typ-I-Diabetes* oder jugendliche Diabetes mit absolutem Insulinmangel (ca. 10% aller Diabetiker);

der *Typ-II-Diabetes* (auch als Erwachsenen- oder Altersdiabetes bezeichnet) mit einem relativen Insulinmangel (ca. 90% aller Diabetiker);

der *sekundäre Diabetes* bei Pankreaszerstörung durch Entzündungen oder nach Pankreatektomie;

der *MODY* („*m*aturity *o*nset *d*iabetes of *y*oung people") mit Auftreten in jugendlichem Alter, Einstellbarkeit ohne Insulin und dominanter Vererbung.

16. Was ist für den jugendlichen Diabetes typisch?

Beim jugendlichen (= „juvenilen") Diabetes finden sich meist Schlankwüchsigkeit, *Untergewicht,* Neigung zu *labilen* Blutzuckerwerten, zu *Azetonbildung* und zum Koma;

es handelt sich um einen absoluten *Insulinmangeldiabetes.*

17. Wie sind die Kennzeichen der Zuckerkrankheit im Erwachsenenalter?

Meist *Übergewicht,* keine Neigung zu Azeton und Koma.

Meist *stabiles* Blutzuckerverhalten.

Es liegt ein relativer Insulinmangel durch eine Insulinresistenz der Gewebe vor.

18. Welche Stadien des Diabetes mellitus werden unterschieden?

Potentieller Diabetes mellitus (= Prädiabetes). Darunter werden Fälle verstanden, die z.B. aufgrund familiärer Belastung einen *Diabetes erwarten lassen,* obwohl dieser noch nicht eingetreten ist. Praktisch kann diese Bezeichnung nur rückschauend für die Zeit von der Geburt bis zum Manifestwerden des Diabetes angewandt werden.

Latenter Diabetes mellitus, auch subklinischer oder asymptomatischer D.m. Der *Blutzucker* ist nüchtern und postprandial *noch normal* oder im Grenzbereich, aber der *Glukosetoleranz-* und der *Tolbutamidtest* fallen *pathologisch* aus.

Manifester (klinischer) Diabetes mellitus mit Nüchternblutzucker über 120 mg/dl (= 6,7 mmol/l) und Glukosurie.

19. Wie kann man den Diabetes mellitus nach seiner Schwere einteilen?

Leichter Diabetes ohne Azeton- und Komaneigung, der durch *Diät* (kohlenhydrat- und fettarme Diät, bei Fettsucht auch Kalorienbeschränkung) behandelt werden kann.

Mäßig schwerer Diabetes ohne Azeton- und Komaneigung, der durch Diät (Kohlenhydrat- und Fettbeschränkung) bei gleichzeitiger Gabe von oralen *Antidiabetika* ausgeglichen werden kann.

Schwerer Diabetes der Kinder und Jugendlichen, aber auch bei Erwachsenen mit Neigung zu Azetonurie und Gefahr, ins Koma zu geraten. Nicht selten entwickeln sich *diabetische Komplikationen.* Der Stoffwechsel läßt sich nicht durch orale Antidiabetika ausgleichen. Genaue *Diät*zusammenstellung, *Insulin*gaben und Regelung der *Lebensweise* sind erforderlich.

20. Wer hat das Insulin entdeckt und wer zuerst synthetisiert?

Zwei kanadische Forscher BANTING und BEST entdeckten 1921 das Insulin.

1963 wurde es von ZAHN (Aachen) erstmalig künstlich aufgebaut (synthetisiert).

21. Welche chemische Struktur hat das Insulin?

Die Eiweißstruktur des Insulins im Blut besteht aus 51 Aminosäuren, die in 2 Ketten (der A- und B-Kette) angeordnet und über 2 Schwefelbrücken miteinander verbunden sind.

Es ist ein kompliziert gebauter Eiweißkörper, der mit Zink und dem C-Peptid des Proinsulins eine Depotform in den B-Zellen bildet.

22. Wie wirkt das Insulin?

Insulin senkt den *Blutzuckerspiegel.*

Es fördert den Aufbau von *Glykogen* aus Glukose in Leber und Muskeln.

Es ermöglicht den *Durchtritt* von Glukose durch die Zellmembranen in das Zellinnere und

greift in den *Zellstoffwechsel* ein.

Es fördert den *Aufbau von Fett* aus Kohlenhydraten und den *Aufbau von Eiweiß* aus Aminosäuren.

23. Wie wird Insulin als Medikament gewonnen?

Insulin wird aus dem Pankreas von *Schlachttieren* (Rindern, Schafen, Schweinen, Pferden) gewonnen. Das Insulin dieser Tiere ist dem menschlichen sehr *ähnlich.* Am ähnlichsten ist das *Schweineinsulin.*

24. Wie kann Humaninsulin gewonnen werden?

Humaninsulin kann von *Bakterien* (Escherichia coli), deren Erbanlagen *gentechnologisch* geändert wurden, produziert werden.

Seit 1980 besteht auch ein kommerzielles Verfahren, mit dem *Schweine-*

insulin, das sich vom menschlichen Insulin nur durch *eine* Aminosäure unterscheidet, in *Humaninsulin umgewandelt wird.*

25. Welche Insulinarten müssen unterschieden werden?

Nach seiner *Herkunft* kann man Rinder-, Schweine- und Pferdeinsulin usw. unterscheiden.

Nach dem Wirkungseintritt und der Wirkungsdauer muß streng zwischen *Altinsulin* und *Depotinsulin* unterschieden werden.

26. Was versteht man unter Altinsulin?

Altinsulin ist Insulin, wie es von den B-Zellen der Langerhansschen Inseln abgegeben wird. Da es in dieser Form zuerst entdeckt wurde, erhielt es später nach Entwicklung der Depotinsuline den Namen Altinsulin.

Altinsulin wirkt *rasch,* aber nur *wenige Stunden.*

27. Was wird als Depotinsulin bezeichnet?

Um bei dem Diabetiker nicht alle paar Stunden (Alt-)Insulin spritzen zu müssen, wurden länger wirksame Insulinverarbeitungen hergestellt – Depotinsuline. Ihre Wirkung setzt *langsamer* ein, hält aber *länger* als bei Altinsulin (bis zu 24 Stunden) an.

28. Wie wird Insulin verabfolgt?

Da Insulin ein Eiweißkörper ist, muß es *subkutan* injiziert werden (bei oraler Gabe würde es als Eiweißkörper verdaut und wirkungslos werden). Es muß *vor* der Mahlzeit gespritzt werden.

29. An welchen Körperstellen kann Insulin gespritzt werden?

Vor allem an den Vorderseiten der *Oberschenkel,* an der *Bauchdecke,* auch an der *Schulter* und der Streckseite des *Oberarmes,* über dem M. deltoideus.

30. Was nennt man Insulindystrophie?

Wenn es am Ort häufiger Insulininjektionen zum *Schwund* oder zur *Wucherung des Fettgewebes* kommt, wird das als Insulindystrophie bezeichnet.

31. Wie kommt es zur Insulinresistenz?

Wenn *mehr als 200 IE Insulin tgl.* zum Ausgleich des Stoffwechsels erforderlich sind, liegt eine *Insulinresistenz* vor.

Diese kann durch *Antikörperbildung* gegen das artfremde Insulin (Schweine- oder Rinderinsulin) oder gegen Zusatz- und Depotstoffe im Präparat bedingt sein. Es muß ein anderes Insulinpräparat verwendet werden.

32. Wie wirken die oralen Antidiabetika?

Orale Antidiabetika haben verschiedene Angriffspunkte:

Die *schwefelhaltigen* Verbindungen (Sulfonylharnstoffe) bewirken eine Mobilisierung von Insulin (z.B. Euglucon).

Die *Biguanide* (Glucophage) verstärken die Aufnahme und Ausnützung der Glukose im Gewebe.

Beide Medikamentengruppen können *nur* in Verbindung mit körpereigenem oder injiziertem Insulin wirksam sein.

33. Welche Nebenwirkungen können durch die oralen Antidiabetika entstehen?

Arzneimittelexantheme und

Thrombo- oder *Leukopenien* durch Knochenmarkschädigung kommen nur selten vor.

Hypoglykämische Zustände besonders durch die stärkeren Präparate wie z.B. Euglucon N bei *gleichzeitiger* Einnahme von Alkohol, Antirheumatika, Salizylaten oder Betarezeptorenblockern.

Biguanide wie Glucophage werden wegen seltener, aber schwerer Komplikationen durch *Laktatazidosebildung* (= Azidose durch Anhäufung von Milchsäure) kaum mehr verwendet.

34. Welches Ziel hat die Behandlung des Diabetikers?

Die Behandlung des Diabetikers hat zum Ziel, den Stoffwechsel *auszugleichen* und mit der *Lebens-* und *Arbeitsweise* der Patienten in Einklang zu bringen.

Ferner muß den möglichen *diabetischen Komplikationen* vorgebeugt werden.

Außerdem müssen die mit dem Diabetes meist verbundenen Risikofaktoren wie Übergewicht, Arteriosklerose, Bluthochdruck und Hyperlipoproteinämie behandelt werden.

Die *Aufklärung* und *Mitwirkung* des Patienten ist unerläßlich.

35. Welche Behandlungsbedingungen gelten für alle Diabetiker?

Alle Diabetiker müssen die ihnen entsprechende *Diät* einhalten,

ein gewisses Maß an *körperlicher Tätigkeit* ausüben und

eine *geregelte* Arbeits- und Lebensweise führen.

36. Was nennt man die „Einstellung“ des Diabetikers?

Bei der Einstellung wird die *Diät* des Diabetikers in ihrer Kalorienzahl, der Anteil von Kohlenhydraten und Fettstoffen und die zeitliche und mengenmäßige Verteilung der Mahlzeiten festgelegt. Die Diät wird unter Berücksichtigung der Stoffwechselleistung und der körperlichen Tätigkeit bestimmt.

Wenn diätetische Einstellung nicht ausreicht, werden die nötigen *Medikamente* (orale Antidiabetika) und evtl. Art, Menge und Injektionszeit des *Insulins* verordnet.

37. Wie geht die Diabeteseinstellung vor sich?

Sie soll am besten *stationär* durchgeführt werden. Man bestimmt den *Blutzucker* nüchtern und/oder postprandial (in bestimmtem Abstand, meist 1 Stunde, nach einem Standardfrühstück) oder in schwierigeren Fällen als *Tagesprofil* (1. nüchtern, 2. um 13.00 und 3. um 19.00 Uhr, eine Stunde nach dem Mittag- und Abendessen).

Die *Zuckerausscheidung* in 24 Stunden wird täglich errechnet.

Wenn *Azeton* positiv war, wird dies laufend kontrolliert.

Der Patient erhält eine *Standarddiät,* z. B. 180 g Kohlenhydrate und 80 g Fett, Eiweiß und reichlich Gemüse zur Sättigung.

Nach dem Verhalten des Stoffwechsels werden die *Medikamente* verordnet. Bei schwerem oder labilem Diabetes wird mit Altinsulin begonnen.

38. Wann ist ein Diabetiker gut eingestellt?

Der *Nüchternblutzucker* soll kleiner als 130 mg/dl (= 7,2 mmol/l) sein und der *postprandiale* Blutzucker weniger als 160 mg/dl (= 8,9 mmol). Im Urin sind *Zucker* und *Azeton* negativ. Es besteht *kein Übergewicht,* die *Serumlipide* sind nicht erhöht.

Der *Blutdruck* hält sich im Normbereich.

39. Welche Anforderungen sind an die Diät des Diabetikers zu stellen?

Die Diät muß kalorisch *ausreichend* sein.

Übergewichtige Diabetiker müssen durch Reduktionskost auf das Sollgewicht nach Broca (Körpergröße in Zentimeter minus 100) gebracht werden. Etwa 30% der Diabetiker lassen sich *allein durch Diät* optimal einstellen.

Schnellresorbierbare Kohlenhydrate wie Zucker, Honig, süße Obst- und Weinsorten, Schokolade, süßes Gebäck *sind verboten,* gesüßt wird mit Zuckeraustauschstoffen.

Die *Verwertung* des Kohlenhydratgehaltes der Diät (mindestens 180 g) muß evtl. durch Antidiabetika oder Insulin gesichert sein.

Der Anteil der *Fettstoffe* an der Diät muß je nach Art des Falles beschränkt sein, darf aber auch ein Minimum nicht unterschreiten (z. B. 1–3 g pro kg Körpergewicht täglich). Die Diät muß genügend *hochwertiges Eiweiß* enthalten. Durch frisches Gemüse und Früchte soll für ausreichende *Vitaminzufuhr,* auch für ein entsprechendes *Sättigungsgefühl* und eine Darmfüllung (Zellulose zur Obstipationsbekämpfung) gesorgt werden.

Die Haupt- und Zwischenmahlzeiten sollen *pünktlich* und gleichmäßig über den Tag *verteilt* eingehalten werden.

Die Diät soll dem persönlichen Geschmack möglichst gerecht werden und abwechslungsreich sein.

40. Nach welchen Gesichtspunkten ist die Diät eines Diabetikers aufzubauen?

Sie richtet sich nach der *Schwere* des Diabetes, nach *Alter, Konstitution* und *körperlicher Belastung* des Patienten.

41. Warum gab es in der Zeit knapper Ernährung (Kriegs- und Nachkriegszeit) so wenig Diabetiker?

Besonders bei den Altersdiabetikern hängt die Stoffwechselstörung mit Fettsucht, *Überernährung* und Bewegungsmangel zusammen.

42. Wie soll der Patient seine Mahlzeiten den Diätvorschriften anpassen?

Er kann sich nach vorgedruckten, für seinen Fall geeigneten Diätvorschlägen richten. Er kann nach einer *Austauschtabelle* einzelne Nahrungsmittel austauschen, z.B. Fleisch und Wurst durch Käse, Fisch oder Eier. Bei Berechnung der Fette muß das in Fleisch, Wurst und Fisch enthaltene, oft *unsichtbare Fett* berücksichtigt werden. Bei *alkoholischen Getränken* muß der *Kaloriengehalt* mitgerechnet werden: 1 g Alkohol = 7 Kalorien = 29 Kilojoule. Kohlenhydrate dürfen nur nach der *Brotwerttabelle* ausgetauscht werden.

43. Was versteht man unter Broteinheit?

Sie ist die Einheit für die Berechnung der Kohlenhydratmengen des Diabetikers.

12 g Kohlenhydrate werden eine *Broteinheit* genannt.

Einer Broteinheit entsprechen:

12 g Zucker,

20 g Weißbrot (eine Scheibe),

25 g Schwarz- oder Graubrot,

25 g getrocknete Hülsenfrüchte,

60 g Kartoffeln,

60 g Bananen,

125 g Äpfel,

0,25 l Milch.

Im Rahmen der bewilligten Broteinheiten darf der Diabetiker nach der *Brotwerttabelle* kohlenhydrathaltige Nahrungsmittel austauschen. Zur Gewichtsbestimmung wird oft eine Diätwaage benützt.

44. Wann wird mit Insulin behandelt?

Beim Typ-I-Diabetes;

bei Typ-II-Diabetes, wenn mit Diät und Tabletten keine befriedigenden Blutzuckerwerte mehr erzielt werden können, oder in besonderen Situationen wie vor Operationen, in der Schwangerschaft oder bei schweren Infektionen.

45. Worüber muß ein Diabetiker, der auf Insulin eingestellt ist, belehrt werden?

Er muß die Einhaltung seiner *Dosis* kennen;

er muß die Dosis richtig mit der Spritze *aufziehen* können;

er muß die *Konzentration* des verordneten Insulins kennen, z.B. 40 oder 100 Einheiten pro ml;

er muß die *Art* des Insulins (Alt- oder Depotform) kennen;

er muß den Umgang mit Spritze und Kanüle beherrschen (heute meist Einmalmaterial);

er muß die Technik der *subkutanen Insulininjektion* gelernt haben und die geeigneten Körperstellen kennen;

er muß über die Gefahren und Erscheinungen des *hypoglykämischen Schocks* und des *hyperglykämischen Komas* aufgeklärt werden und geeignete Vorbeugungsmaßnahmen kennen, z.B. einige Stück Zucker bei sich führen.

46. Durch welche Untersuchung kann auf die Güte der Blutzuckereinstellung in den letzten Wochen geschlossen werden?

Durch die Entdeckung der *irreversiblen Anlagerung von Blutzucker an das Hämoglobin* in den Erythrozyten läßt sich die mittlere Blutzuckerhöhe der letzten 4–10 Wochen errechnen.

Dieses *glykolysierte Hämoglobin* wird als HbA_1 oder HbA_{1c} bezeichnet und beträgt normalerweise 4,3–6,1% des Gesamthämoglobins.

Durch die Bestimmung von HbA_{1c} kann die *Therapie* und die *Kooperation* des Patienten kontrolliert werden.

47. Wodurch läßt sich die Kohlenhydratresorption aus dem Dünndarm verlangsamen und der Blutzuckeranstieg verringern?

Durch die Zugabe von *Faser-* und *Quellstoffen* zur Diät, z.B. von Guar (Glucotard) oder von Hemmstoffen der Disaccharidasen des Dünndarmepithels (Acarbose, Glucobay), kann die *Resorption* von Kohlenhydraten im Darm *verzögert* werden, wodurch der *Blutzuckerspiegel langsamer* und *weniger hoch* ansteigt.

48. Wann sind Insulininfusionspumpen angezeigt?

Durch *Insulininfusionspumpen* lassen sich Fälle von *ausgesprochen labilem Diabetes,* schweren diabetischen Neuropathien, Retinopathien, gravide Diabetikerinnen, Diabetiker während einer Operation und komatöse Zustände genauer einregulieren.

49. Welche nicht akuten Komplikationen können sich beim Diabetes entwickeln?

Vor allem Gefäßkomplikationen durch vorzeitig und verstärkt auftretende *Arteriosklerose,*

ferner die diabetische *Fettleber*

und *Nervenstörungen* (Polyneuropathien).

50. Welche für den Diabetes typischen Gefäßkomplikationen kommen vor?

Bei schlecht eingestelltem Diabetes mellitus können im Lauf von Jahren bis Jahrzehnten typische Gefäßveränderungen auftreten:

vorzeitige Koronarsklerose – Herzinfarkt;

periphere Angiopathie an den unteren Extremitäten – Gangrän;

diabetische Retinopathie an der Netzhaut des Auges – Erblindung;

diabetische Nephropathie an den Glomeruli der Nieren – Niereninsuffizienz, Dialyse.

Etwa 80% der Diabetiker sterben an den vaskulären Spätkomplikationen.

51. Welche Folgen können die diabetischen Gefäßveränderungen in den Nieren haben?

Die Veränderungen an den Glomeruli der Nieren werden als diabetische Glomerulosklerose oder Kimmelstiel-Wilson-Niere bezeichnet. Sie führen zu einer zunehmenden Niereninsuffizienz und zur Hypertonie. Die Hypertonie kann ihrerseits wiederum die Herzkranzgefäße, die Hirngefäße und die Netzhautarterien schädigen.

52. Welche Komplikationen können sich an der Leber entwickeln?

Oft bildet sich eine *diabetische Fettleber,* schon bevor die Zuckerkrankheit erkannt ist. Die Fettleber ist eine häufige Begleiterscheinung des Diabetes mellitus.

53. Welche entzündlichen Krankheiten werden durch Diabetes mellitus begünstigt?

Bei Diabetes mellitus findet sich eine *Abwehrschwäche* gegen Krankheitserreger.

Besonders häufig kommen chronische *Pyelonephritis* (bei etwa 20%), *Furunkulose* und Hauteiterungen vor.

Das Zusammentreffen von Diabetes mellitus und *Tuberkulose* ist sehr ungünstig, da die diabetische Stoffwechselstörung die Ausheilung der tuberkulösen Entzündung erschwert, aber auch die tuberkulösen Entzündungsprozesse die diabetische Stoffwechselstörungen verstärken und schwanken lassen.

54. Welche Komplikationen des Diabetes mellitus können sich am Nervensystem bemerkbar machen?

Periphere Polyneuropathie: Sensibilitätsminderung, Kribbeln und Reflexverlust, vor allem an den unteren Extremitäten; es kann zu unbemerkten Verletzungen an den Füßen, Geschwürsbildung und Infektion kommen.

Autonome Neuropathie: Kreislaufregulationsstörungen, Störungen der Magenentleerung und des Stuhlverhaltens.

55. Was liegt einem hypoglykämischen Schock zugrunde?

Durch zu starke Insulinwirkung wird der Blutzucker zu stark gesenkt, wodurch es zum hypoglykämischen Schock kommt.

56. Wodurch kann eine zu starke Insulinwirkung eintreten?

Durch *zu hohe* Insulingaben oder zu *starke orale* Antidiabetika;

durch an sich richtige Insulingaben, aber *ungenügende Nahrungsaufnahme* (Aufschieben oder Auslassen von Mahlzeiten);

durch *Erbrechen* des Essens;

durch beschleunigte Darmpassage bei *Durchfallskrankheiten* mit ungenügender Resorption der Nahrung;

durch *abnorme körperliche Anstrengungen* mit zu starkem Glukoseverbrauch.

57. Wie macht sich die Hypoglykämie bemerkbar?

Es kommt zu *Schwitzen, Zittern, Heißhunger, Reizbarkeit, Schwäche,* Herzklopfen und Verwirrtheit, schließlich zu *Bewußtlosigkeit* und Krämpfen.

58. Wie erkennt man einen hypoglykämischen Schock?

Der bewußtlose Patient hat zwar einen schnellen Puls, aber *normalen Blutdruck* und eine *unauffällige Atmung.* Die Pupillen sind weit, die

Haut feucht, schwitzend. Im Urin ist kein Zucker, kein Azeton, der *Blutzucker ist erniedrigt* oder an der unteren Grenze der Norm. Man findet Einstichstellen nach Insulininjektionen.

Andere Komazustände, vor allem das *Coma diabeticum,* aber auch andere Komata, z. B. ein *apoplektisches Koma,* eine *Schlafmittel-* oder *Kohlenmonoxidvergiftung* müssen ausgeschlossen werden.

59. Wie soll sich der Patient verhalten, wenn er die Anzeichen eines hypoglykämischen Schocks merkt?

Zuckerkranke, besonders insulinbedürftige Diabetiker, sollen immer ein Stück *Zucker* oder *Schokolade* bei sich haben und bei den ersten Anzeichen einer Hypoglykämie zu sich nehmen. Sie sollen auch immer einen *Diabetikerausweis* bei sich tragen. Patienten im Krankenhaus sind über die Erscheinungen eines hypoglykämischen Schocks *aufzuklären* und sollen sofort die Schwester rufen, wenn sie sich nicht wohl fühlen.

60. Was ist bei einem hypoglykämischen Zustand zu machen?

Der hypoglykämische Schock ist ein *Notfall* zur Krankenhauseinweisung. Wenn der Patient noch imstande ist, etwas zu sich zu nehmen, soll er schnell eine *Zuckerlösung* (Zuckerwasser, Tee mit Zucker usw.) trinken. Bewußtseinsgetrübten darf aber *nichts* zum Trinken eingeflößt werden.

Evtl. kann auch durch eine *Magensonde* eine Zuckerlösung zugeführt werden.

Bewußtlose Patienten im hypoglykämischen Schock müssen so lange *Glukose* i.v. bekommen, bis der Zustand behoben ist. Auch eine *Nachkontrolle* des Patienten ist nötig, da sich der hypoglykämische Zustand evtl. wiederholen kann.

61. Was liegt dem diabetischen Koma zugrunde?

Beim Coma diabeticum liegt eine schwere, *lebensbedrohliche* Störung vor. Dabei ist der *Blutzucker meistens stark erhöht,* und die Ketonkörper (Azeton usw.) sind durch Fehlabbau der Kohlenhydrate im toxischen Ausmaß vermehrt. – Durch die Ketonkörper im Blut entsteht eine Azidose (= *Ketoazidose*). Dementsprechendes *Absinken des Serumbikarbonats unter 20 mmol/l.* Ferner kommt es durch die starke Urinausscheidung infolge des hohen Harnzuckers zur Austrocknung = *Exsikkose* (intrazellulärer Wasserentzug, dadurch *Erhöhung des Hämatokrits*) und zum *Kaliumverlust.*

62. Wodurch entstehen die sogenannten Ketonkörper?

Durch den Mangel an Insulin kann der Zucker im Blut nicht verwertet werden, wodurch den Zellen der wichtigste Energielieferant fehlt. Der Körper greift nun auf die Fettreserven als Energiequelle zurück. Der

Fettabbau verläuft jedoch unvollständig. Es entstehen als toxische Endprodukte Azeton, Azetessigsäure und Betahydroxybuttersäure, die zur Azidose führen.

63. Wie kann sich ein diabetisches Koma entwickeln?

Oft geht eine entzündliche Krankheit voraus (Pneumonie, Pyelonephritis, Enterokolitis usw.).

Als Vorboten können *Schläfrigkeit, starker Durst* und vermehrte Urinmengen auftreten.

Manchmal kommt es zu *Bauchschmerzen* und *Erbrechen* (Pseudoperitonitis), besonders bei Kindern.

64. Wie ist das Bild des ausgeprägten Coma diabeticum?

Im ausgeprägten Coma diabeticum besteht *tiefe Bewußtlosigkeit* mit vertiefter und regelmäßiger *Atmung* = sog. Kußmaulsche Atmung. Die Atemluft riecht nach Azeton (oft *obstartiger Geruch*).

Die Haut ist trocken, die Augäpfel sind eingesunken und weich (Wasserverlust), die Extremitäten kühl, der *Blutdruck* niedrig, der Blutzukker meist hoch (400–600 mg/dl, gelegentlich auch über 1000 mg/dl). Im Urin finden sich *Zucker* und *Azeton.*

Es bestehen erhöhter Hämatokrit und Polyglobulie durch die Exsikkose sowie eine Leukozytose, ferner Oligurie, auch Anurie mit Eiweiß und Zylindern im Urin. Die Reflexe sind erloschen.

65. Was ist ein hyperosmolares Koma?

Eine seltene Sonderform des diabetischen Komas ohne Ketoazidose (Azeton im Urin negativ), aber sehr hohen Blutzuckerwerten, die die Hyperosmolarität bedingen.

Sehr wichtig ist die starke Austrocknung durch Wasserverlust (Dehydratation) mit stark erhöhten Kochsalzwerten im Blut (Hyperosmolarität). Der Hämatokrit ist übernormal hoch, Erythrozyten und Leukozyten sind vermehrt.

Entscheidend ist die rasche *Infusionsbehandlung* mit Ausgleich von Wasser- und Elektrolythaushalt und die Behebung der diabetischen Stoffwechsellage.

66. Wie kann man das diabetische Koma und den hypoglykämischen Schock unterscheiden?

Der *Beginn* des diabetischen Koma ist *allmählich,*

der hypoglykämische Schock setzt *rasch* ein.

Die Atmung ist im diabetischen Koma *tief* und *regelmäßig,*

beim hypoglykämischen Schock *unauffällig.*

Der *Blutdruck* ist beim diabetischen Koma *niedrig,*

beim hypoglykämischen Schock *normal.*

Der *Puls* ist beim diabetischen Koma *schlecht,*

beim hypoglykämischen Schock *gut gefüllt.*

Die Haut ist beim diabetischen Koma *trocken,*

beim hypoglykämischen Schock *feucht.*

Im *Urin* finden sich beim diabetischen Koma *Zucker* und *Azeton,*

beim hypoglykämischen Schock höchstens eine geringe Zuckermenge, aber *kein* Azeton.

Obstgeruch der Ausatmungsluft beim Koma,

Heißhunger beim hypoglykämischen Schock.

67. Wovon hängt der Behandlungserfolg beim Coma diabeticum ab?

Das Coma diabeticum ist als lebensbedrohlicher Zustand ein *dringender medizinischer Notfall* und bedarf der Intensivpflege.

Entscheidend ist beim diabetischen Koma, daß der Patient *unverzüglich* in *intensive klinische Behandlung* kommt.

Ein *über 24 Stunden* dauerndes Coma diabeticum ist prognostisch *sehr ungünstig* zu beurteilen.

68. Welche Behandlungsrichtlinien gelten beim Coma diabeticum?

Nach Feststellung von Hyperglykämie und Azidose verabreicht man initial einen Insulinbolus von 40–60 E Altinsulin und gibt dann 4–10 E/Std. im Perfusor. Stündliche Blutzuckerkontrollen sind erforderlich. Der Rückgang der Azidose wird durch Bestimmung von Bikarbonat im Serum und Ketonkörpern im Urin überprüft.

Unbedingt erforderlich ist intravenöse Flüssigkeitszufuhr, zunächst mit 1–2 l isotoner Kochsalzlösung, später 5%ige Glukoselösung. Bikarbonatgabe nur bei schwer azidotischen Patienten (pH 7,0 oder weniger), Kaliumersatz ist stets notwendig.

Antibiotische Therapie, falls Hinweise dafür bestehen, daß eine Infektion als Auslöser des Komas in Frage kommt.

Alle Befunde und Medikamente sofort mit Uhrzeit notieren.

69. Welche Probleme entstehen für Diabetikerinnen in der Schwangerschaft?

Durch eine Schwangerschaft kann ein *latenter* Diabetes *manifest* und ein bereits manifester Diabetes *verschlechtert* werden.

Es kommt bei Diabetikerinnen öfter als bei Gesunden zu *Aborten* und *Totgeburten.*

Nicht selten sind *„Riesenkinder“* über 4000 g durch Insulinfettmast.

Es besteht eine vermehrte *Anfälligkeit für Infektionen.*

Die *Gewichtszunahme* in der Schwangerschaft soll nicht mehr als 1 kg pro Monat, in den letzten 3 Monaten nicht mehr als 1,5 kg betragen.

Bei *Wasserretention* muß das *Kochsalz* stark reduziert werden.

Um die *perinatale Mortalität* zu senken, wird die Geburt in der 37. oder 38. Schwangerschaftswoche eingeleitet.

Orale Antidiabetika sind *verboten.*

Während der Geburt wird auf *Altinsulin* umgestellt.

Hypoglykämische Schocks müssen unbedingt vermieden werden, sie können zu *Mißbildungen* führen.

Fettsucht

70. Wodurch kommt es zur Fettsucht?

Fettsucht ist die Folge von *Überernährung* (Mastfettsucht). Sie ist oft mit *Bewegungsmangel* verbunden: Die Energiezufuhr ist größer als der Verbrauch (Abb. 33).

Eßgewohnheiten, Geselligkeit, Gedankenlosigkeit, Genußsucht („Freßwelle“), Verlust des rechtzeitigen Gefühls der Sättigung, das reichliche Angebot („Luxuswelle“), Unkenntnis der Kalorien im Essen (unsichtbares Fett!), Unterschätzung von Schokolade, Zucker und Alkohol, der Kleinigkeiten und „Ausnahmen“, psychisch unbewältigte Lebenssituationen mit dem untauglichen Versuch, durch übermäßiges Essen diese abzureagieren („Kummerspeck“) können Ursache für eine Fettsucht sein.

Auch Unkenntnis des *Idealgewichts* und der gesundheitlichen Risiken durch Übergewicht, vor allem der Verkürzung der Lebenschancen durch Übergewicht, führen dazu, daß Fettsucht nicht vermieden wird.

Die veraltete Gleichsetzung von fett und kräftig, dick und wohlhabend, „gut genährt“ und gesund, dünn und arm bzw. krank, spielt immer noch eine Rolle.

Es gibt kaum Übergewichtige, die zugeben, mehr zu essen als sie brauchen.

71. Gibt es Fettsucht durch Drüsenstörungen?

Nur sehr selten, z. B. beim *Cushing-Syndrom* durch Überproduktion von Glukokortikoiden (s. Frage 113, S. 323) oder durch medikamentösen Hyperkortizismus (s. Frage 105, S. 320), tritt die charakteristische Fettanhäufung mit Mondgesicht, Büffelnacken, Stammfettsucht und dünnen Extremitäten auf.

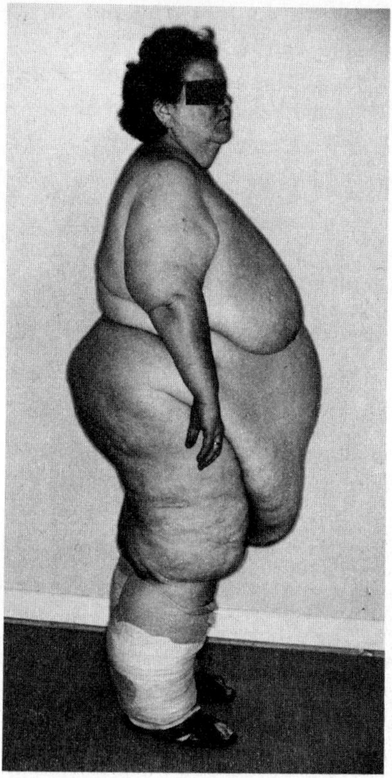

Abb. 33 Fettsucht (aus *Gerlach, U.* u. Mitarb.: Innere Medizin für Krankenpflegeberufe, 1. Aufl. Thieme, Stuttgart 1981)

Bei der *Hypothyreose* wird durch Verlangsamung des Stoffwechsels Energie gespart und Fettgewebe, aber auch vermehrt Gewebsflüssigkeit angesammelt („Myxödem").

Andere Fälle endokrin bedingter Fettsucht, z. B. durch Störungen von Hypophysen- und Hypothalamusfunktion, sind *extrem selten.*

72. Was darf als Idealgewicht eines Menschen gelten?

Nach der Broca-Formel beträgt das Normalgewicht: Körpergröße in cm – 100 (z. B. Größe 170,0 cm, Normalgewicht: 170,0 – 100 = 70,0 kg).

Als *Idealgewicht* wird bei Männern das Normalgewicht der Broca-Formel – 10%, bei Frauen – 15% angesehen.

73. Welche Mehrbelastung bringt die Fettsucht mit sich?

Fettleibigkeit beansprucht eine vermehrte Tätigkeit des *Herzens,* des *Kreislaufs* und der *Atmung,* um die vermehrte Körpersubstanz zu durchbluten und zu ernähren, aber außerdem noch eine Mehrbelastung, um die größere Körpermasse zu bewegen. Der Adipöse trägt, wo er steht und geht, seine Fettanhäufung als Gepäck mit sich. Das *Skelettsystem,* besonders Hüft- und Kniegelenke und die Füße, werden durch das stärkere Gewicht mehr belastet.

74. Welche Zweitkrankheiten werden durch Fettsucht gefördert?

Alle mit Arteriosklerose zusammenhängenden Krankheitszustände:

Bluthochdruck, Koronarsklerose, *Herzinfarkt,* periphere Durchblutungsstörungen;

Diabetes mellitus, 90% der Altersdiabetiker haben Übergewicht;

Gallensteinleiden;

Gicht, 25% der Adipösen leiden auch an *Hyperurikämie;*

Pankreatitis;

Thrombophlebitis und Thromboembolie;

Arthrosen, besonders der Knie- und Hüftgelenke;

bestimmte Hautkrankheiten, z. B. intertriginöse Ekzeme.

75. Wie häufig ist die Fettsucht?

In den Kulturländern leiden ungefähr 20% an Fettsucht.

80% der Kinder adipöser Eltern haben auch Übergewicht.

76. Wie ändert sich die Lebenserwartung durch Fettsucht?

Sie ist durchschnittlich 10 Jahre geringer als die vergleichbarer Normalgewichtiger.

Menschen zwischen 45–50 Jahren müssen bei einem Übergewicht von 9 kg mit einer Abnahme der Lebenserwartung von 18%, bei einem Übergewicht von 18 kg mit einer Zunahme der Mortalität von 45% und bei einem Übergewicht von 40 kg von 116% rechnen.

77. Welche Voraussetzungen müssen für die Gewichtsabnahme gegeben sein?

Voraussetzung ist ein *ärztliches Urteil,* daß keine Gegenindikation gegen die Gewichtsreduzierung (z. B. offene Tuberkulose) vorliegt.

Nicht weniger wichtig ist die *Mitarbeit,* der feste Entschluß zur Gewichtsabnahme, die mindestens so schwer auf Dauer zu erreichen ist, wie die Aufgabe des Nikotin- oder Alkoholmißbrauchs.

Dauererfolge sind selten, etwa nur in 10% der Fälle = 90% *Versager.*

Das Durchhalten bei der Reduktionskost kann positiv durch *Eitelkeit* (Wunsch nach einer guten Figur) oder durch *Angst* vor schweren Krankheiten oder Tod (Herzinfarkt!) gefördert werden. Die Anfangsphase des Fastens ist die schwierigste; später läßt das Hungergefühl nach.

78. Wie kann Übergewicht beweitigt werden?

Durch Nulldiät, d.h. unter Flüssigkeitsfasten, Saftfasten unter klinischer Kontrolle.

Reduktionskost nach ärztlichem Diätplan unter Berücksichtigung von Alter, Geschlecht und Beruf mit Begrenzung, z. B. auf 1000 kcal, wobei der Eiweiß-, Eisen- und Vitamingehalt der Nahrung beachtet werden müssen.

Saft-, Obst- oder Milchtage, evtl. Gemüse- oder Reistage, Ersatz von Brot durch *Knäckebrot,*

wenig Fette und Kohlenhydrate, viel Salate und Gemüse in *kalorienarmer Zubereitung* können die Gewichtsabnahme unterstützen.

Entscheidend bleibt die konsequente *Einschränkung* der Gesamtkalorienmenge über längere Zeit.

Körperliche Bewegung ist wichtig, hilft aber vor allem bei älteren Personen nur wenig zur Gewichtsabnahme.

79. Was ist von „Appetitzüglern" zu halten?

Ihre kritiklose Anwendung ist *gefährlich:*

Schilddrüsenpräparate verursachen eine gesteigerte Erregbarkeit,

Abführmittel können zu Kaliumverlust führen.

Appetitzügler sind den Aufputschmitteln der Amphetaminpräparate verwandt, die Sucht bewirken oder einen pulmonalen Hochdruck erzeugen und das Herz schädigen können.

80. Was für eine Krankheit ist die Bulimie?

Bei der Bulimie (von griech.: Bulimía = Freßgier, eigentlich Ochsenhunger, im Deutschen würde man Wolfshunger sagen) besteht eine zwanghafte periodische Störung des Eßtriebes mit *anfallsweisen Freßattacken,* wobei meist heimlich große Mengen hochkalorischer Speisen wahllos durcheinander verschlungen werden.

Gleichzeitig besteht eine große Furcht, zu dick zu werden. Deshalb wird das *Wiedererbrechen* der Nahrungsmengen selbst herbeigeführt. Häufig werden auch *Abführmittel* benützt, um das Gegessene rasch aus dem Körper zu entfernen.

Am häufigsten erkranken *Mädchen* und *junge Frauen* zwischen 13 und 30 Jahren. In letzter Zeit wurde eine *deutliche Zunahme* von Bulimiefällen beobachtet.

Die meisten Patientinnen *verheimlichen* das Leiden.

Es werden stärkere Gewichts- und Stimmungsschwankungen beobachtet, im allgemeinen bleibt aber das *Gewicht etwa normal.* Dadurch grenzt sich die Bulimie gegen Fettsucht und Magersucht (Anorexia nervosa) ab, obwohl es auch Übergänge zu diesen gibt.

Infolge des häufigen Erbrechens kann es durch Verätzung mit der Magensäure zu *Ösophagitis* und *Zahnkaries,* durch den Säureverlust zu Störungen des Säure-Basen-Gleichgewichts mit *Herzrhythmusstörungen* und *irreversiblen Nierenschäden* und durch den Laxantienabusus zur *Hypokaliämie* kommen.

Die Ursache dieser *Triebstörungen des Eßverhaltens* ist im psychischen Bereich zu suchen und meist nicht eindeutig zu klären. Die psychische Situation bei Bulimie ist durch den Teufelskreis zwischen der *suchtartigen Freßgier* einerseits und dem *Masochismus der Selbstbestrafung* durch Erbrechen und Abführen andererseits sowie durch *Schuld-* und *Schamgefühle* gekennzeichnet. *Selbstmordversuche* sind überdurchschnittlich häufig.

Therapeutisch versucht man durch *Selbsthilfegruppen* (wie bei Alkoholikern) und andere psychotherapeutische Maßnahmen Besserung zu erzielen.

Magersucht

81. Wodurch kann es zur Abmagerung kommen?

Durch *Mangel* an Nahrungsmitteln (Kriegs- und Hungerzeiten);

durch *Störung* der Nahrungsaufnahme infolge von Entzündungen oder Tumoren im Rachen oder in der Speiseröhre;

durch mangelhafte *Ausnützung* der Nahrung bei chronischen Durchfallsleiden, Schleimhautatrophie im Magen-Darm-Trakt oder Pankreaserkrankungen;

durch *Stoffwechselsteigerung* durch Fieber, chronische Infektionen (Tuberkulose), Hyperthyreose oder Diabetes mellitus mit Zuckerverlust durch den Urin;

durch Krebskachexie;

durch *Darmparasiten;*

durch *psychische Krankheitszustände,* z.B. Depressionen oder die sogenannte Postpubertätsmagersucht = Anorexia nervosa.

82. Was versteht man unter Anorexia nervosa?

Es handelt sich um eine *psychogene Magersucht.*

Sie tritt im Anschluß an die Pubertät fast nur bei Mädchen auf = *Postpubertätsmagersucht.*

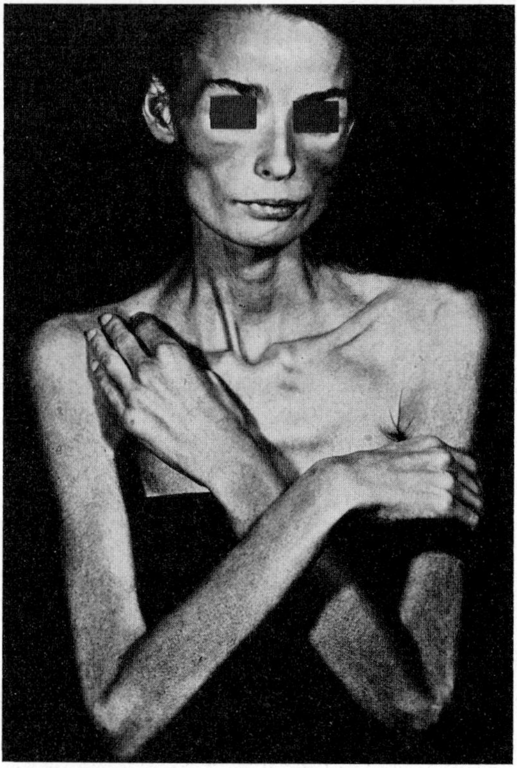

Abb. 34 Magersucht (Anorexia nervosa) (aus *Gerlach, U.* u. Mitarb.: Innere Medizin für Krankenpflegeberufe, 3. Aufl. Thieme, Stuttgart 1989)

Durch eine psychopathologische Abwehrreaktion gegen die Nahrungsaufnahme, oft auch mit körperlicher Überaktivität verbunden, kommt es zu einer *extremen* Abmagerung mit Amenorrhö (Abb. 34).

Die Anorexia nervosa entwickelt sich durch eine psychische *Reifungskrise* mit einer Art Trotzreaktion gegen die Umwelt (Familie) und gegen die eigene Rolle in der Welt.

Von der Simmondsschen Kachexie (= Sheehan-Syndrom) durch Zerstörung des Hypophysenvorderlappens ist sie durch das Erhaltenbleiben der Achsel- und Schambehaarung zu unterscheiden (s. Frage 22, S. 306).

Dystrophie

83. Was nennt man Dystrophie?

Dystrophie bedeutet Mangel- und Fehlernährung.

Meist wird damit ein *Eiweißmangelschaden* bezeichnet, der durch Unterschreitung des für den Menschen erforderlichen Eiweißminimums in der Nahrung von täglich 1 g vollwertigem Eiweiß pro kg Körpergewicht entsteht.

Wenn sich dadurch das Plasmaeiweiß vermindert und der kolloidosmotische Druck in den Kapillaren absinkt, kommt es zum Flüssigkeitsaustritt in die Gewebe = *Hungerödem.*

Gicht

84. Was versteht man unter Gicht?

Die Gicht ist eine erbliche *Stoffwechselkrankheit* mit Vermehrung der Harnsäure im Blut *(Hyperurikämie),* Ablagerung von Harnsäurekristallen (Uraten) im *Gewebe* und *Steinbildung* im Urin.

85. Welche Umstände können das Auftreten von Gicht fördern?

Eiweißreiche, üppige Ernährung, Alkoholismus, Überanstrengung und Unterkühlung.

Ältere Männer von *pyknisch-plethorischer Konstitution* erkranken besonders häufig.

Gicht ist oft kombiniert mit Übergewicht, Bluthochdruck, Arteriosklerose und Diabetes mellitus.

Durch vermehrten Abbau von Körpergewebe wie bei *Fastenkuren* besonders bei Null-Diät oder auch durch Zellzerfall wie bei *Leukämie* oder Polyzythämie kann es zur Hyperurikämie kommen, wobei aber keine Gichtanfälle in den Gelenken auftreten.

Auch *Diuretika* können zum Anstieg des Harnsäurespiegels im Blut führen.

86. Wo können sich Harnsäurekristalle im Gewebe ablagern?

Sie können im *Gelenkknorpel,* besonders häufig (80%) im Grundgelenk der großen Zehe (Podagra) oder auch des Daumens (7%) eingelagert werden und die angrenzenden Knochen zerstören.

Die Ablagerungen in der *Ohrmuschel,* die sogenannten *Tophi* („Gichtperlen"), sind harmlos, aber typisch für die Krankheit.

Die Ausscheidungen in das Markgewebe der Niere *(„Gichtniere")* können über die Niereninsuffizienz zum Tode führen.

87. Welche Beschwerden kommen bei Gicht vor?

Der *Gichtanfall* tritt mit plötzlichen heftigen Schmerzen, Rötung, Schwellung und Empfindlichkeit gegen Druck und Erschütterung des befallenen Gelenkes, besonders oft nachts, auf.

Häufige *Auslösungsursache* sind Festessen mit Alkoholgenuß, Unterkühlung, eine Operation oder ein Infekt.

Langfristig bilden sich als Folge der Harnsäureablagerung *Gelenkdeformierungen* mit schmerzhaften Bewegungseinschränkungen.

Bei einem großen Teil der Gichtkranken kommen auch *Nierenkoliken* durch Uratsteine vor.

88. Wie kann die Gicht erkannt werden?

Der typische *Gichtanfall* zeigt charakteristische Symptome.

Die chronisch *deformierenden Gelenkveränderungen* einschließlich des Röntgenbefundes sind typisch.

Der *Harnsäurespiegel* im Serum ist erhöht, bei Männern über 6,5 mg/dl, bei Frauen über 5,5 mg/dl. Im Gichtanfall kann die Harnsäure auch normal hoch sein.

Nierensteine müssen auf ihre Zusammensetzung untersucht werden.

Ohrtophi sind durch die Betrachtung leicht erkennbar.

89. Wie kann der Gicht vorgebeugt werden?

Kalorienarme Kost, wenig Fleisch, vor allem keine Eingeweide wie z. B. Bries, Hirn mit Ei, Leber, Nieren, Herz usw.

Übergewicht reduzieren.

Genußmittel, vor allem Alkohol, meiden.

Zur Vermeidung von Nierensteinbildung viel *Flüssigkeit.*

Harnsäurebildung durch Allopurinol (z. B. Zyloric) hemmen, oder *Harnsäureausscheidung* durch sogenannte Urikosurika fördern (Benzbromaron, Anturano).

90. Was kann im akuten Gichtanfall gemacht werden?

Als *Medikamente* kommen Kolchizin (Colchicum-Dispert), Antirheumatika wie z. B. Indometazin (Amuno) und Prednisolon in Betracht.

Das befallene *Gelenk* hochlagern, in Watte einpacken, Druck der Bettdecke vermeiden.

Fettstoffwechselstörungen

91. Was versteht man unter Hyperlipidämie?

Hyperlipidämie bedeutet erhöhten Gehalt des Serums an *Fettstoffen* (= Lipide, daher auch Lipidämie genannt). Da diese an bestimmte Eiweißstoffe gebunden transportiert werden, spricht man auch von Hyperlipoproteinämie.

92. Wie hoch ist der Normalwert der Fettstoffe im Serum?

Triglyzeride unter 170 mg/dl (nüchtern),

Gesamtcholesterin unter 260 mg/dl (Normalwert altersabhängig!),

davon *HDL-Cholesterin* über 50 mg/dl,

und *LDL-Cholesterin* unter 160 mg/dl.

Eine Vermehrung kommt bei Atherosklerose, essentieller Hypercholesterinämie, Myxödem und besonders bei Nephrose vor.

93. Welche Symptome können bei Hyperlipidämie auftreten?

Früh beginnende *Arteriosklerose,* besonders *Koronarsklerose.*

Gelbe Fettablagerungen in die Haut, sogenannte Xanthelasmen; Sehnenxanthome;

ringförmige Trübung (Arcus corneae oder *Arcus senilis*) in der Hornhaut des Auges durch Ablagerung von Fettstoffen;

Lebervergrößerung durch *Fettleber;*

häufig Übergewicht;

Das Nüchternserum, z.B. bei Beobachtung der BSG, ist durch Fetttröpfchen *getrübt.*

Gesamtlipide und *Cholesterin* im Serum sind erhöht.

Die *Elektrophorese* der Lipide zeigt die Einzelheiten der pathologischen Fettveränderungen.

94. Welches ist die wichtigste Folge einer Hyperlipidämie?

Die *Atheromatose,* d.h. die Ablagerung der Fettstoffe in atheromatösen Plaques in der Intima der Arterien, in die sich später Kalk einlagert = *Arteriosklerose* mit ihren Komplikationen: Hochdruck, Herzinfarkt, Apoplexie, periphere Durchblutungsstörungen.

95. Mit welchen anderen Stoffwechselstörungen ist die Hyperlipämie oft verbunden?

Mit dem *Diabetes mellitus* und

mit der *Gicht.*

96. Was kann gegen die Hyperlipämie unternommen werden?

Fettarme Diät, vor allem wenig tierische Fette, eher Keimöle und Diätmargarine.

Medikamentös: *Clofibrat* (Regalan), *Nikotinsäurepräparate,* Cholestyramin, HMG-CoA-Reduktase-Hemmer. *Wiederholte Befundkontrolle* ist wegen der physiologischen Schwankungen der Werte erforderlich.

Porphyrien

97. Was bedeutet Porphyrie?

Bei den Porphyrien liegen z.T. *erbliche Störungen* des Porphyrinstoffwechsels vor.

Die Porphyrine sind Stoffe, die dem Hämanteil des Hämoglobins und den Gallenfarbstoffen verwandt sind. Die Porphyrine werden *im Urin* farblos ausgeschieden, zeigen aber später unter Lichteinwirkung *Nachdunkeln.* Bei der häufigsten Form, der Porphyria cutanea tarda, besteht eine besondere *Lichtempfindlichkeit* der Haut mit Rötung, Blasenbildung, Ekzemneigung, Narbenbildung und Pigmentveränderungen, ferner bildet sich ein *Leberschaden* eventuell bis zur Zirrhose.

Medikamente können die Erkrankung auslösen oder verschlimmern.

Die *akute intermittierende Form* geht mit heftigen Leibschmerzen einher und ist ein *bedrohlicher Zustand.*

Amyloidose

98. Was ist Amyloidose?

Eine Eiweißstoffwechselstörung bei *chronischen Eiterungen,* z.B. Osteomyelitis, Bronchiektasen oder Entzündungen wie chronischer Lungentuberkulose; auch bei chronischer Polyarthritis (c.P.) kann sie auftreten. Es kommt zu Ablagerung von Amyloid, einer eiweißartigen Substanz, in Milz, Leber und Darm. Besonders wichtig sind die Ablagerungen in den Nieren mit Ausbildung einer *Amyloidnephrose* und im Herzen (Kardiomyopathie).

99. Wie wird die Amyloidose nachgewiesen?

Oft fällt eine *Albuminurie* durch das nephrotische Syndrom zuerst auf.

Der einfachste und beste Nachweis wird histologisch durch Untersuchung einer *Schleimhautbiopsie* aus dem Rektum (Rektoskopie) geführt (histologische Spezialfärbung: Kongorot).

Vitamine

100. Was versteht man unter Vitaminen?

Vitamine sind *lebensnotwendige* organische Nahrungsstoffe, die in meist nur *sehr geringen Mengen* für Stoffwechsel und Gesundheit unentbehrlich sind und vom menschlichen Organismus nicht hergestellt werden können.

101. Was ist eine Avitaminose?

Das Fehlen eines Vitamins führt zu einer *Vitaminmangelkrankheit,* einer Avitaminose, und schließlich zum Tod. Bei einseitiger Ernährung, erhöhtem Bedarf (z. B. Schwangerschaft, Infektionskrankheiten) oder Resorptionsstörungen mit ungenügender Vitaminaufnahme entstehen *Hypovitaminosen.*

Die normale gemischte Kost enthält für den Gesunden genug Vitamine. Die Werbung für Vitaminpräparate ist übertrieben; die meisten Verordnungen von Vitaminen sind unbegründet.

102. Wie werden die Vitamine eingeteilt?

Nach ihrer Löslichkeit unterscheidet man die *wasserlöslichen* Vitamine des Vitamin-B-Komplexes (Aneurin, Riboflavin, Nikotinsäureamid, Pantothensäure, Folsäure, Zyanokobalamin), B_1, B_2, B_6, B_{12}, ferner Vitamin C und die *fettlöslichen* Vitamine A, D, E, K und eventuell auch F (essentielle Fettsäuren), das heute allerdings nicht mehr unter die Vitamine eingereiht wird.

103. Welche Störungen entstehen durch Fehlen des Vitamins A?

Nachtblindheit (Hemeralopie) und Austrocknung der Bindehaut des Auges (Xerophthalmie), Erweichung der Hornhaut (Keratomalazie);

Haut- und Schleimhautschäden („Epithelschutzvitamin"). Auch für Schilddrüse und Leber ist Vitamin A unentbehrlich.

104. Wo kommt Vitamin A vor?

Es findet sich in der Leber, besonders im Fischlebertran, in *Butter,* Rahm und Eigelb.

Eine Vorstufe des Vitamins A ist das *Karotin* in Karotten und anderen Gemüsen.

105. Was versteht man unter Vitamin-B-Komplex?

Damit wird eine Gruppe von Vitaminen zusammengefaßt, die Teile von *Stoffwechselfermenten* bilden. – Die Vitamine des B-Komplexes finden sich z. B. in der *Bäckerhefe.*

106. Was für Erkrankungen sind Beriberi und Pellagra?

Bei der *Beriberi* fehlt vor allem Vitamin B_1 (Aneurin = Thiamin), bei Pellagra Vitamin B_2 (Laktoflavin = Riboflavin), neben anderen Vitaminen z.B. B_6 = Nikotinsäureamid (Niazin) und hochwertigen Eiweißstoffen. Die Beriberi tritt auf, wo die Hauptnahrung *geschälter Reis* ist (Ostasien).

Der Kohlenhydratstoffwechsel ist gestört; es kommt zu Ödemen, Herzerweiterung und Polyneuritis. Eine Vitamin-B_1-Hypovitaminose kann bei Alkoholikern eine Rolle spielen.

Die *Pellagra* kommt bei fast ausschließlicher *Maisernährung* (Mittelamerika) vor. Es treten Dermatitis mit Rötung und Schuppung der Haut, Magen-Darm-Störungen und psychische Symptome auf (Krankheit der drei D: Dermatitis, Diarrhö, Dementia).

107. Wie heißt die Krankheit durch Mangel an Vitamin B_{12}?

Perniziöse Anämie (s. Frage 128f, S. 27).

Es handelt sich aber nicht um ein Fehlen des Vitamins B_{12} (Extrinsic factor), sondern um eine *Resorptions-* und *Verwertungsstörung* von Vitamin B_{12} durch das Fehlen des Intrinsic factor der Magenschleimhaut.

108. Wann kann es zu Folsäuremangel kommen?

Nur durch sehr einseitige Ernährung, z.B. mit Teigwaren, oder bei *Alkoholismus* oder bei *schweren Leberschäden* oder *Darmstörungen* kann es zu Folsäuremangel und zu einer hyperchromen Anämie kommen (s. Frage 132, S. 28).

In der *Schwangerschaft* besteht ein erhöhter Bedarf. In gemischter Kost und durch die Tätigkeit der Darmbakterien steht dem Organismus normalerweise genügend Folsäure zur Verfügung.

109. Welche Krankheit entsteht durch Vitamin-C-Mangel?

Durch Mangel an Vitamin C (Askorbinsäure) entsteht das Krankheitsbild des Skorbuts (bei Kindern Moeller-Barlowsche Krankheit genannt), eine hämorrhagische Diathese mit Zahnfleischblutungen (Gingivitis) und Blutungen in die Gelenke, mit Anämie und Infektionsanfälligkeit.

110. Wodurch kann es zur C-Hypovitaminose kommen?

Durch Mangel an *frischem Obst* und Gemüse (z.B. früher gegen Ende des Winters);

durch einseitige Ernährung, schlechte Lagerung, zu *langes Kochen,* Warmhalten, Aufwärmen des Essens mit teilweiser Zerstörung des Vitamins C durch Hitze;

durch *höheren Bedarf* in der Schwangerschaft, Stillperiode, bei Infektionen, Rheuma und im Alter.

111. Welche Veränderungen entstehen durch den Mangel an Vitamin D?

Vitamin D (Kalziferol) fördert im Darm die Resorption von Kalzium. Durch seinen Mangel wird daher der Kalk-Phosphor-Stoffwechsel und damit die Knochenbildung gestört.

Beim wachsenden Skelett des Kindes entsteht die *Rachitis; beim Erwachsenen kommt es zur Osteomalazie* (Knochenerweichung). Nicht nur der Mangel an Vitamin D, auch Resorptionsstörungen können rachitisähnliche Bilder verursachen.

112. Welche Zeichen treten bei Rachitis auf?

Beim Kind Froschbauch;

Verbreiterung der Epiphysenfuge, Vorwölbung der Stirn, Quadratkopf, *offene Fontanelle;*

rachitischer Rosenkranz durch Auftreibung der Knorpel-Knochen-Grenzen an den Rippen;

vor allem O-, aber auch X-Beine;

Thoraxdeformierung, *Kyphoskoliose;*

rachitisches *Kartenherzbecken* mit Verengung des Beckeneingangs (Geburtshindernis);

rachitischer Zwergwuchs;

Schmelzdefekte der *Zähne.*

113. Welche Symptome können auf Osteomalazie hinweisen?

Schmerzen im Rücken, im Becken und in den Beinen.

Knochendeformierungen mit Kyphoskoliose und Verbiegung der Oberschenkel, typischer Watschelgang.

Die *Osteomalazie* muß von der *Altersosteoporose,* die besonders bei Frauen nach der Menopause auftritt, unterschieden werden.

114. Wo findet sich Vitamin D?

Es entsteht durch *Sonnenbestrahlung* (Ultraviolettstrahlen) in der Haut aus dem Provitamin Dehydrocholesterin als Vitamin D_3, aus bestrahltem Ergosterin als Vitamin D_2. Besonders reichlich kommt es in Fischen, vor allem im *Fischlebertran,* und in den Lebern der Haustiere, in der Butter und im Eigelb vor.

115. Wie sind Rachitis und Osteomalazie zu behandeln?

Entsprechende Gaben von Vitamin D, früher als Stoßtherapie, heute in *gleichmäßiger Verteilung* üblich, mit *Kalziumgaben* und *Höhensonne.*

116. Welche Bedeutung hat das Vitamin E?

Ein Mangel an Vitamin E (Tokopherol) führt bei Ratten zu Sterilität. Seine Bedeutung für den Menschen ist nicht erwiesen.

117. Welche Bedeutung hat das Vitamin K?

Das Vitamin K (Phyllochinon) ist Voraussetzung für die *Prothrombinbildung* in der Leber (s. Frage 45ff, S. 13ff).

118. Wodurch kann es zu Mangel von Vitamin K kommen?

Als fettlösliches Vitamin, das im Darm durch Bakterien erzeugt wird, kann es z.B. bei *Verschlußikterus* durch Fehlen der Gallensäuren im Darm nicht resorbiert werden: Es kommt zu Blutungen infolge von Prothrombinmangel.

Durch Antikoagulantien vom Typ der Kumarine wird Vitamin K in der Leber blockiert und die Bildung von Prothrombin herabgesetzt.

Spurenelemente

119. Was bezeichnet man als Spurenstoffe?

Man faßt eine Gruppe von verschiedenen Elementen zusammen, die im menschlichen Körper, allerdings nur in äußerst geringen Mengen, lebensnotwendig sind.

Jod für die *Schilddrüsenhormonbildung* (s. Frage 40, S. 310), besonders in Seefischen und im jodierten Kochsalz vorkommend.

Eisen für die *Hämoglobinbildung,* besonders in Leber und Fleisch enthalten (s. Frage 63, S. 18).

Kobalt zur Bildung von *Vitamin* B_{12}, besonders in Lebern vorkommend.

Kupfer als Bestandteil von *Enzymen* und zur *Blutbildung,* besonders in der Leber, auch in Hefe, Tee und Kaffee enthalten.

Mangan zum Aufbau von *Enzymen,* reichlich in Hülsenfrüchten, Getreide und Gemüse enthalten.

Zink in *Enzymen,* in Hülsenfrüchten und Getreide enthalten.

Fluor als *karieshemmender Faktor,* in Seefischen oder in künstlich mit Fluor angereichertem Trinkwasser (USA) oder Kochsalz (Schweiz) enthalten.

Störungen des Wasser- und Elektrolythaushalts

120. Welche Bedeutung haben Verschiebungen im Wasser- und Elektrolythaushalt?

Sie können *lebensbedrohlich* sein.

Der Wasser- und Elektrolythaushalt bedarf deshalb einer *verantwortungsvollen Kontrolle* durch das Pflegepersonal.

121. Welche 3 Flüssigkeitsräume im Körper sind zu unterscheiden?

Das Blutplasma = *intravasaler* Raum in den Blutgefäßen;

die Flüssigkeiten zwischen den Zellen = *interstitieller* Raum,

beide zusammen auch als extrazellulärer Raum bezeichnet;

die intrazelluläre Flüssigkeit = *Intrazellularraum.*

Alle 3 Flüssigkeitsräume machen 60% des Körpergewichts aus.

122. Wodurch kann es zur Dehydration kommen?

Durch Wassermangel, z. B. durch ungestillten Durst;

vermehrte Wasserausscheidung, z. B. überstarke Diurese (z. B. diabetisches Koma);

durch Salz- und Wasserverluste infolge von Erbrechen oder Durchfällen (z. B. Cholera).

123. Welche Symptome können bei Wasserverarmung auftreten?

Durst, *Oligurie;*

trockene Haut, *stehenbleibende Hautfalten;*

Anstieg von Harnstoff und Kreatinin, Hämatokrit und Serumeiweiß, *Azidose;*

Muskelkrämpfe, *Fieber;*

Unruhe, *Delirium,* Koma, *Tod.*

124. Zu welchen Erscheinungen kann es bei Hyperhydratation kommen?

Es kann das Bild der sogenannten *Wasserintoxikation* entstehen, z. B. durch übermäßige Flüssigkeitszufuhr (Infusionen) bei Herz- und Nierenkrankheiten: Schwäche, Apathie, Übelkeit, Erbrechen, Durchfall; Atemnot; Ödeme, vor allem ein *bedrohliches Lungenödem;*

Kopfschmerzen, evtl. epileptische Krämpfe durch *Hirnödem*;

Delirien, Koma, Tod.

125. Was nennt man Elektrolyte?

In *Wasser gelöste Salze,* z. B. Kochsalz = NaCl, zerfallen in ihre Ionen, z. B. Na^+ und Cl^-.

Weil alle Ionen elektrisch geladen sind, nennt man sie *Elektrolyte.*

Die wichtigsten *positiv* geladenen Ionen sind Na^+, K^+, Ca^{2+}, Mg^{2+};

die wichtigsten *negativ* geladenen sind Chlorid, Karbonat, Phosphat und Sulfat.

126. Was bestimmt man mit mval?

In *Milliäquivalent* (mval) werden die *Ionenkonzentrationen* angegeben, da nicht die Gewichtsprozente, sondern das chemische Bindungsvermögen bei Elektrolytlösungen entscheidend ist.

127. Was sind molare Lösungen?

Da die chemischen Reaktionen nicht nach den absoluten Gewichtsverhältnissen der Substanzen, sondern nach der Zahl der Moleküle ablaufen, ist es wichtig, diese zu bestimmen: 1 Mol ist das *Molekulargewicht in Gramm,* eine *einmolare Lösung* enthält ein Mol des gelösten Stoffes in 1000 ml Lösung.

128. Was ist der pH-Wert einer Lösung?

Der pH-Wert ist das Maß für die *saure* oder *basische* (= alkalische) *Reaktion* einer Lösung.

129. Welche pH-Werte des Blutes können vorkommen?

Der *Normalwert* beträgt: 7,4 = neutral.

pH-Werte über 7,45 entsprechen einem Anstieg der Basen = *Alkalose.*

pH-Werte unter 7,35 zeigen einen Anstieg der Säuren = *Azidose.*

Der normale pH-Wert ist Ausdruck eines Gleichgewichtszustandes zwischen Säuren und Basen im Blut, der durch ein *Puffersystem* exakt eingestellt wird.

130. Was versteht man unter dem Standardbikarbonat des Blutes?

Um den pH-Wert konstant halten zu können, muß das Blut saure oder alkalische Substanzen abpuffern können. Die wichtigsten Puffersubstanzen sind Bikarbonat, Phosphate, Hämoglobin und andere Eiweiße. Die basische Bindungskapazität des arteriellen Blutes, die dem ionisch gebundenen CO_2 entspricht, bezeichnet man als Standardbikarbonat. Der Normalwert beträgt 22–30 mval/l.

131. Wie wird der Säure-Basen-Stoffwechsel untersucht?

Blutentnahme aus einer *Arterie* zur Bestimmung von pH, CO_2 und Bikarbonat;

Blutentnahme aus einer *Vene* zur Bestimmung von Standardbikarbonat.

132. Wodurch können Azidosen entstehen?

Metabolische Azidosen bei Diabetes mellitus, bei Niereninsuffizienz und im Hungerzustand;

respiratorische Azidosen durch Beeinträchtigung des Atemzentrums bei

Narkose, Morphium- oder Barbituratwirkung auf das Atemzentrum oder durch Hirndruck oder Enzephalitis.

133. Wie kann es zur Alkalose kommen?

Metabolische Alkalose infolge von Säureverlusten (HCl) durch Erbrechen oder Magenspülung;

respiratorische Alkalose infolge von Säureverlusten durch vermehrtes Abatmen von CO_2 bei Hyperventilation oder Fieber.

134. Wie werden metabolische Azidose oder Alkalose behandelt?

Bei metabolischer *Azidose* wird der Gleichgewichtszustand durch Infusionen mit *8,4%igem Na-Bikarbonat* behandelt. Achtung vor Überdosierung.

Die metabolische *Alkalose* wird mit *physiologischer Kochsalzlösung* ausgeglichen.

135. Wie kann es zum Kaliummangel kommen?

Er ist eine *häufige* und *wichtige* Stoffwechselstörung:

Am häufigsten durch zu starke Diurese *(Saluretika);*

durch starke Diarrhöen *(Laxantienabusus);*

durch Niereninsuffizienz mit *Polyurie;*

bei schweren Leberkrankheiten, *Leberzirrhose;*

nach Azidose im *diabetischen Koma;*

bei Nebennierenüberfunktionen: Hyperaldosteronismus = Connsches Syndrom (selten, s. Frage 116, S. 324);

bei kaliumfreien Dauerinfusionen.

Auch durch Lakritzenabusus.

136. Wie ist der Kaliummangel auszugleichen?

Vorbeugend durch *kaliumreiche Kost:* Aprikosen, Bananen, Tomaten;

Kaliumpräparate per os, dabei aber Gefahr der *Ulkusbildung* im Dünndarm.

Bei Kaliuminfusionen *langsam* infundieren, Gefahr des Herzstillstands!

137. Wodurch kann eine Hyperkaliämie eintreten?

Bei *Niereninsuffizienz* mit Olig- oder Anurie und Urämie;

bei Nebennierenrindeninsuffizienz = *Morbus Addison* (s. Frage 109f, S. 322);

bei *übermäßiger* intravenöser Kaliumzufuhr;

durch *„kaliumsparende Diuretika"* wie Triamteren oder Amilorid oder durch Aldosteronantagonisten wie Spironolacton.

138. Wie können die Serumkalziumwerte verändert sein?

Bei *D-Avitaminose* (Rachitis, Osteomalazie) und bei *Hypoparathyreoidismus* mit Tetanie ist das Serumkalzium erniedrigt.

Bei Überdosierung von Vitamin D, Parathormon, A.T. 10 und Epithelkörperchenadenom (Morbus Recklinghausen, s. Frage 81f, S. 316) ist es erhöht.

Rheumatische Erkrankungen und Kollagenosen

1. Was versteht man unter Rheumatismus?

Rheumatismus ist *keine* bestimmte Krankheit, sondern ein *Sammelbegriff* für verschiedene schmerzhafte Krankheiten des Bewegungsapparates (Knorpel, Knochen, Muskeln, Bindegewebe), die in wechselnd starker Ausprägung auftreten.

2. Welche Krankheiten gehören zum rheumatischen Formenkreis?

In die Erkrankungen des rheumatischen Formenkreises werden verschiedene, pathogenetisch sehr unterschiedliche, entzündliche und degenerative Krankheiten des Binde- und Stützgewebes eingeordnet.

Im einzelnen unterschiedet man:

Chronische Polyarthritis: (auch rheumatoide Arthritis): chronisch fortschreitende Gelenkzerstörung und bleibender Funktionsverlust der Gelenke;

reaktive Arthritiden und *Reiter-Syndrom:* infektionsbedingte Gelenkerkrankungen, die der primären Infektion (meist urogenitale oder gastrointestinale Infektion) mit einer gewissen Latenzzeit folgen und bei der die Mikroorganismen nicht im Gelenk nachgewiesen werden können;

Spondylitis ankylosans (Morbus Bechterew): chronische Erkrankung des Achsenskeletts, die häufig mit einem Befall der Iliosakralgelenke beginnt und zu einer vollständigen Versteifung der gesamten Wirbelsäule führen kann;

Psoriasisarthritis: entzündliche Gelenkerkrankung, vor allem der peripheren Gelenke, die mit einer Psoriasis assoziiert ist;

rheumatisches Fieber: entzündliche Gelenk- und Systemerkrankung im Anschluß an eine Streptokokkeninfektion der Gruppe A, die heute in Europa fast ausgestorben ist;

infektiöse (septische) Arthritis: hier werden Erreger im Gelenkpunktat gefunden (meist Staphylokokken, Gonokokken, Tbc);

Arthritis bei *Lyme-Borreliose;*

Arthritiden bei *chronisch entzündlichen Darmerkrankungen* (Colitis ulcerosa, Morbus Crohn);

parainfektiöse Arthritiden: bei Virusinfektionen (Grippe, Hepatitis, Röteln);

Kollagenosen: Autoimmunerkrankungen des Bindegewebes mit häufiger Beteiligung innerer Organe; Lupus erythematodes (LE), Dermatomyositis, Sklerodermie, Mischkollagenose (Sharp-Syndrom), Panarteriitis nodosa, Sjögren-Syndrom;

Polymyalgia rheumatica: entzündliche Erkrankung mit Schmerzen in der Muskulatur des Schulter- und Beckengürtels meist bei älteren Menschen;

Fibromyalgiesyndrom: ätiologisch ungeklärte Schmerzen vor allem der Muskel- und Sehnenansätze ohne Zeichen einer Entzündung, wahrscheinlich psychosomatisches Leiden;

Gicht (Arthritis urica): akute Arthritis meist des Großzehengrundgelenks durch Phagozytose von Harnsäurekristallen im Gelenk, fast nur bei Männern auftretend (s. Frage 84f, S. 347);

Arthrosen: von einer Knorpeldestruktion ausgehende degenerative Gelenkerkrankung, die sich an der Wirbelsäule als Osteochondrose und Spondylarthrose, an den Gelenken vor allem als Koxarthrose, Gonarthrose und Omarthrose (Hüfte, Knie, Schulter) sowie an den Fingerend- und -mittelgelenken manifestieren kann; reaktive knöcherne Anbauten führen zu Gelenkdeformierungen.

3. Welche Vorgänge im Gewebe liegen den rheumatischen Krankheiten zugrunde?

Entzündliche, destruierende und *reaktiv reparierende* Prozesse bei der chronischen Polyarthritis im Rahmen eines Autoimmunprozesses;

degenerative und *reaktive,* z.T. mit Verkalkung einhergehende Prozesse bei den Arthrosen;

entzündlich-eitrige Veränderungen bei der Infektionsarthritis;

„chemische Entzündung“ durch Harnsäureablagerung im Gewebe;

allergisch-entzündliche Reaktion beim rheumatischen Fieber.

4. Wodurch kommt es zum rheumatischen Fieber?

Es ist eine *Zweitkrankheit,* der eine Ersterkrankung an Angina, Scharlach oder Erysipel durch *betahämolysierende Streptokokken* der Gruppe A vorausging.

2–3 Wochen nach der Streptokokkeninfektion kommt es etwa in 3% der Fälle durch eine abnorme Sensibilisierung zu einer Überempfindlichkeit mit *überschießender Antigen-Antikörper-Reaktion* des Organismus. Diese spielt sich an der Gelenkinnenhaut (Synovia), am Endo-, Myo- oder Perikard, evtl. auch der Haut (z.B. Erythema marginatum) ab.

Das rheumatische Fieber ist heute in Mitteleuropa eine Rarität.

5. Welcher Personenkreis erkrankt besonders häufig an rheumatischem Fieber?

Besonders häufig *Kinder* und *junge Erwachsene.*

6. Welches sind die Hauptsymptome des rheumatischen Fiebers?

Polyarthritis.

Karditis, bei Kindern bis zu 80%, bei Erwachsenen um 10–30% als Endo-, Myo-, Perikarditis mit Tachykardie, krankhaften Herzgeräuschen, Herzerweiterung und EKG-Veränderungen. Selten, vor allem bei Kindern, in Form der *Chorea minor* als rheumatische Erkrankung des Zentralnervensystems mit Bewegungsunruhe und Grimassieren.

Auch eine *rheumatische Pleuritis,* Peritonitis und eine Nierenbeteiligung als *Herdnephritis* oder *Glomerulonephritis* können beim rheumatischen Fieber vorkommen.

7. Welche Laborbefunde sind beim rheumatischen Fieber wichtig?

Die *Blutsenkung* ist meist sehr stark erhöht.

Das *C-reaktive Protein* = CRP ist stark positiv.

In der *Elektrophorese* sind anfangs die α_2-Globuline, später die γ-Globuline vermehrt.

Die Erhöhung des *Antistreptolysin-O-Titers* = AST (auch ASR, auch ASL abgekürzt) über 200 ist sehr wichtig für die Unterscheidung des rheumatischen Fiebers von anderen polyarthritischen Krankheiten.

Die *Leukozyten* können stark erhöht sein.

Im späteren Verlauf *sekundäre Anämie.*

Im *Rachenabstrich* sind oft hämolysierende Streptokokken nachweisbar.

8. Welche Verlaufsarten kommen beim rheumatischen Fieber vor?

Unter entsprechender Behandlung bilden sich die akuten Erscheinungen *in einigen Wochen* zurück.

Die Gelenkveränderungen heilen meist *ohne* dauernde Schäden ab. Das Schicksal des Patienten wird durch das Ausmaß der *Herzbeteiligung* (4% sterben im Anfangsstadium, 30–40% haben bleibende Klappenfehler, vor allem Mitralstenose) und durch die *Rezidivneigung* mit Verschlimmerung der Herzschädigung bestimmt.

9. Welche Behandlungsmaßnahmen sind beim rheumatischen Fieber wichtig?

Ruhigstellung der Gelenke, evtl. auch Wattepackungen.

Strenge Bettruhe bis zum Abklingen der Entzündungserscheinungen.

Im akuten Stadium *Penizillinbehandlung* mit etwa 2 Mill. E täglich, anschließend, evtl. durch Jahre *Rezidivprophylaxe* mit Penizillin.

Antirheumatische Medikamente, die entzündungshemmend und schmerzlindernd wirken wie: Salizylsäurepräparate (Aspirin), Indometazin (Amuno), Prednisolon (Vorsicht bei Ulkusgefahr, Diabetes oder Tuberkulose).

Nach Verschwinden der Aktivitätszeichen: *Rehabilitation* mit Krankengymnastik und physikalischer Therapie.

10. Was ist gegen die hohe Rezidivneigung des Streptokokkenrheumatismus zu tun?

Besonders bei Herzbeteiligung ist eine *Rezidivprophylaxe* mit *Penizillin* eventuell über Jahre hinaus fortzuführen, da die bereits vorgeschädigten Herzklappen für neue rheumatische Schübe sehr anfällig bleiben.

11. Wie beginnt das Krankheitsbild der rheumatoiden Arthritis?

Die *Gelenkbeschwerden* beginnen bei der chronischen Polyarthritis meist schleichend, oft symmetrisch, besonders an den kleinen und mittleren Gelenken, z. B. der Hände und Füße, mit spindelförmigen Auftreibungen, anfangs oft nur Steifigkeit und Schmerzhaftigkeit nach längerer Ruhe, z. B. morgens.

Als *Allgemeinsymptome* werden Mattigkeit, Gewichtsabnahme, Neigung zum Schwitzen beobachtet.

12. Wie kann sich der Verlauf der rheumatoiden Arthritis entwickeln?

Die Entwicklung kann *verschieden schnell* gehen und sich über viele Jahre erstrecken.

Verschlimmerungsschübe und Ruhepausen können sich abwechseln. Es werden immer mehr Gelenke befallen.

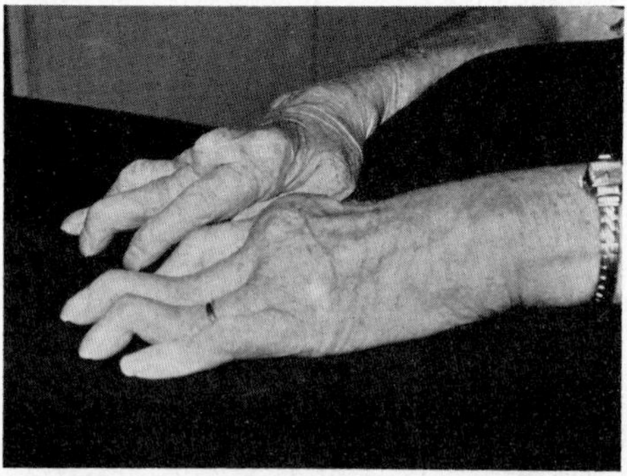

Abb. 35 Handveränderungen bei chronischer rheumatischer Arthritis (aus *Gerlach, U.* u. Mitarb.: Innere Medizin für Krankenpflegeberufe, 3. Aufl. Thieme, Stuttgart 1989)

Die Gelenke zeigen *fortschreitende Deformierung,* Einschränkung der Beweglichkeit bis zur Versteifung und Verkrüppelung (Abb. 35).

Gleichlaufend kommt es zu *Muskel-* und *Knochenatrophie.*

13. Welcher Personenkreis erkrankt besonders häufig an rheumatoider Arthritis?

80% der Kranken sind Frauen, am häufigsten beginnt die rheumatoide Arthritis im 4. Lebensjahrzehnt.

14. Welche Veränderungen liegen der rheumatoiden Arthritis zugrunde?

Es liegt ein unbekannter *Autoimmunprozeß* (Autoaggression) zugrunde.

Es handelt sich um eine *Entzündung der Gelenkinnenhaut* (Synovia) mit fortschreitender Bindegewebswucherung (= Pannus), die über den *Gelenkknorpel* wächst und diesen und den darunterliegenden *Knochen* zerstört.

15. Welche Untersuchungen sind bei rheumatoider Arthritis wichtig?

Am wichtigsten sind Anamnese und klinischer Befund.

Der wichtigste Laborbefund ist der Nachweis des sogenannten Rheumafaktors durch den *Waaler-Rose-Test* oder durch den *Latextest,* die bei rheumatoider Arthritis in 80–90% positiv ausfallen. – Meist finden sich auch beschleunigte Blutsenkung, C-reaktives Protein = CRP, Gammaglobulinvermehrung und Anämie.

Der *Röntgenbefund* ist im Anfangsstadium meist unauffällig. Später entwickelt sich eine gelenknahe Osteoporose, schließlich folgen die Knorpel- und Knochenzerstörungen.

16. Wie kann die rheumatoide Arthritis behandelt werden?

Im Entzündungsschub *körperliche Schonung, funktionsgerechte Lagerung* der Gelenke: Knie gestreckt, Vermeidung von Spitzfuß, Ellenbogen gebeugt, Handgelenk in leichter Dorsalflexion.

Zuerst passive, dann aktive *Bewegungsübungen, Massage.* Später aufbauende *Heilgymnastik* zur Verhütung von Kapselschrumpfungen, Muskelkontrakturen und Erhaltung der Muskelkraft.

Antirheumatische Medikamente wie Salizylpräparate (Aspirin), Indometazin (Amuno), Prednison, Resochin, Penizillamin, evtl. Goldpräparate.

Besserung des meist schlechten *Allgemeinzustandes* und der *Anämie* durch eiweiß- und vitaminreiche Kost, Eisengaben, evtl. Bluttransfusionen.

Im nichtentzündlichen Intervall *Badekuren* (Schwefelbäder, Schlamm-, Fango- und Moorpackungen).

Auch Operationen (Synovektomie) und orthopädische Maßnahmen kommen in Betracht.

17. Mit welchen Nebenwirkungen muß man bei antirheumatischen Medikamenten rechnen?

Hochdosierte *Salizylpräparate* können Schwindel, Übelkeit, Brechreiz und eine toxische Myokardschädigung auslösen. Längere Behandlung mit *Phenylbutazonen* und verwandten Präparaten, *Indometazin* und *Kortikosteroiden* kann zur Ulkusbildung führen.

Kortikosteroide können nicht nur eine Ulkusbildung, sondern auch die Aktivierung einer Tuberkulose oder Verschlimmerung einer diabetischen Stoffwechselstörung auslösen.

Goldpräparate verursachen manchmal Leukopenie, Anämie und Hautausschläge.

18. Welche Erscheinungen beobachtet man bei der Bechterewschen Krankheit?

Die Spondylarthritis ankylopoetica tritt vor allem bei *jungen Männern* auf.

Durch eine chronisch rezidivierende Entzündung der kleinen Wirbelgelenke, der Iliosakralgelenke und des Bandapparates der Wirbelsäule kommt es zu einer langsam fortschreitenden *Verkalkung, Versteifung* und *Verkrümmung* der Wirbelsäule (Abb. 36). Auch die Rippen-Wirbel-Gelenke versteifen allmählich, so daß die Atembewegungen eingeengt werden.

Manchmal sind auch große Gelenke wie Schulter und Hüfte mit befallen.

Die *Röntgenuntersuchung* läßt die Veränderungen früh erkennen, und die Blutsenkung ist früh beschleunigt. AST- und Latextest sind meist negativ.

Etwa 95% der Kranken weisen das Histokompatibilitätsantigen HLA-B27 auf als Hinweis auf eine genetische Krankheitsdisposition.

19. Was versteht man unter einer Arthrose?

Arthrosen sind *degenerative* Gelenkerkrankungen mit *Knorpelzerstörung,* Knochendeformierung, Fehlstellung der gelenkbildenden Knochenteile mit reaktiven Knochenwucherungen, Bewegungseinschränkung, Muskelverspannungen und Schmerzen.

20. Welche sind die häufigsten Arthrosen?

Koxarthrose = Hüftgelenksarthrose.

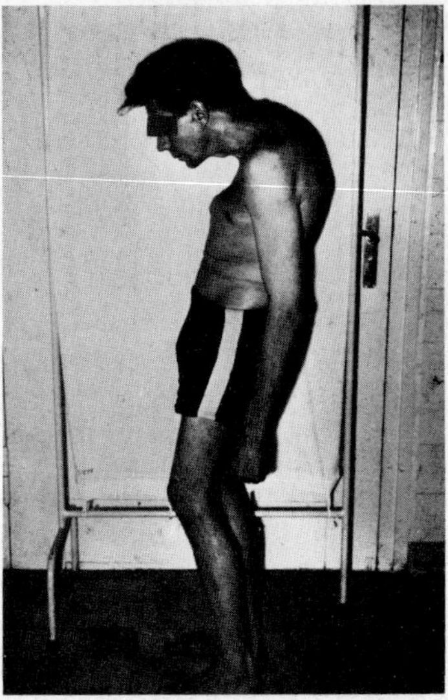

Abb. 36 Körperhaltung bei Morbus Bechterew (aus *Gerlach, U.* u. Mitarb.: Innere Medizin für Krankenpflegeberufe, 3. Aufl. Thieme, Stuttgart 1989)

Gonarthrose = Kniegelenksarthrose.

Omarthrose = Schultergelenksarthrose.

21. Welche degenerativen Veränderungen der Wirbelsäule werden unterschieden?

Die Degeneration der Knorpelanteile und der Bandscheiben zwischen den Wirbelkörpern mit Randzackenbildung an den Wirbelkörperkanten heißt *Osteochondrose.*

Die degenerativen Veränderungen an den kleinen Wirbelgelenken mit Randwulstbildung wird *Spondylarthrose* genannt.

22. Welche Folgen kann eine Osteochondrose haben?

Diese bei älteren Menschen sehr häufigen Veränderungen können durch Verschiebung der Bandscheiben (Abb. 37) *Muskelverspannungen,* z. B. *Hexenschuß* (Lumbago), oder *Schiefhals* (steifer Hals) verursachen.

Es können aber auch vom Rückenmark abgehende *Nervenwurzeln* gedrückt oder gezerrt werden und dadurch ausstrahlende Schmerzen entstehen (Wurzelneuralgie), z. B. im Lumbalbereich als *Ischias,* im Halsabschnitt als *Brachialgien* oder als zum Teil auch migräneartige *Hinterkopfschmerzen.*

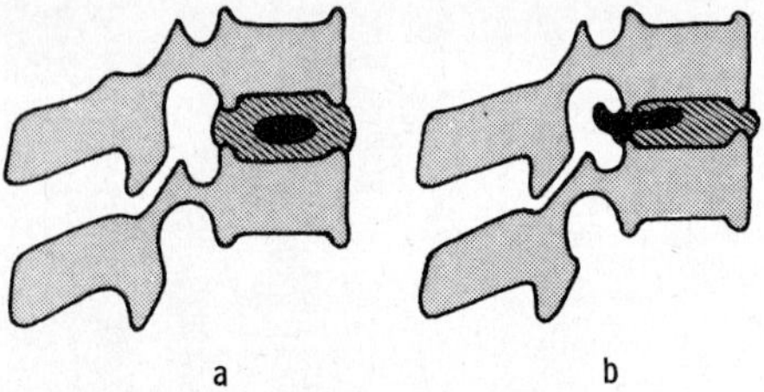

Abb. 37 Wirbelsegment. a Normale Bandscheibe, b dorsaler Bandscheibenvorfall

Beim Bandscheibenvorfall in den Rückenmarkskanal kann ein *Querschnittsyndrom* auftreten (Abb. 37).

23. Welche Maßnahmen kommen bei Bandscheibenbeschwerden in Frage?

Feststellung des *Schädigungsortes* durch den klinischen Befund und Röntgenaufnahmen.

Ausschluß anderer Erkrankungen.

Als Behandlung *richtige Lagerung,* Gelenke in Mittelstellung, *Schmerzmittel* (nichtsteroidale Antirheumatika), *muskuläre Entspannung, Wärme.*

Eventuell chiropraktische Reposition (Einrenken).

Bei ausbleibendem Erfolg neurochirurgische Untersuchungen und Eingriffe.

24. Was nennt man Weichteilrheumatismus?

In der Umgebung entzündlich oder degenerativ befallener Gelenke können an Bändern, Sehnen, Sehnenscheiden, Periost und Muskelansatzstellen *rheumatische Bindegewebsveränderungen* auftreten.

Schmerzhafte *Muskelverhärtungen* werden als Myogelosen bezeichnet.

Kälte, Nässe, Zugluft, Überbeanspruchung verschlimmern, Wärme, Entspannung und Massagen *bessern* diese Beschwerden.

25. Welche Krankheiten nennt man Kollagenosen?

Als Kollagenosen werden seltene Autoimmunerkrankungen des *Bindegewebes* zu einer Gruppe zusammengefaßt.

Vor allem die entzündlichen Bindegewebsveränderungen in *Haut* und *Blutgefäßen* zeigen charakteristische, z. T. tödlich verlaufende Krankheitsbilder.

Die Kollagenosen entstehen durch das Zusammentreffen einer genetisch festgelegten Störung des Immunsystems mit einem exogenen Auslöser.

26. Was liegt dem Autoimmunprozeß zugrunde?

Im Gegensatz zu einer Sensibilisierung gegen exogene Antigene (z. B. Bakterientoxine) kann sich auch eine Überempfindlichkeit gegen *körpereigene* Substanzen entwickeln und zu Krankheitsprozessen führen. Dieser Vorgang heißt Autosensibilisierung oder Autoimmunphänomen und spielt z. B. bei den Kollagenosen eine wichtige Rolle.

27. Welche wichtigen Krankheiten rechnet man zu den Kollagenosen?

Den akuten und chronischen *Lupus erythematodes disseminatus* mit Veränderungen an Haut und inneren Organen.

Die *Panarteriitis (oder Periarteriitis) nodosa,* eine Entzündung der kleinen Arterien mit Neigung zu arteriellen Thrombosen. Besonders häufig sind die Gefäße der Nieren befallen, mit dem Bild der chronischen Glomerulonephritis und mit Bluthochdruck (s. Frage 100, S. 286).

Die progressive *Sklerodermie* mit allmählichem Elastizitätsverlust, Verhärtungen und Atrophie der Haut an den Fingern und im Gesicht, schließlich auch der Schleimhäute des Magen-Darm-Traktes.

Die *Dermatomyositis* mit Entzündungserscheinungen der Haut und Muskulatur, später auch Befall der Schleimhäute und Muskelatrophie.

Das *Sjögren-Syndrom* mit Befall der Augen, der Speicheldrüsen und einer chronischen Polyarthritis.

28. Welche Symptome sind beim Lupus erythematodes häufig?

Charakteristisch und häufig sind das typische *Erythem,* eine symmetrische, schmetterlingsförmig ausgebreitete Rötung im Gesicht und *Fieber.*

Gelenkveränderungen wie bei der rheumatoiden Arthritis sind häufig.

Am Herzen läuft meist eine *Endomyokarditis* ab.

Entscheidend für die Prognose ist die Nierenbeteiligung in Form einer *chronischen Nephritis* mit Übergang in Schrumpfniere.

Auch zahlreiche andere Auswirkungen an den *inneren Organen* kommen vor.

Neben den üblichen Entzündungszeichen wie hohe Blutsenkungsgeschwindigkeit, α_2- und γ-Globulinvermehrung, positives CRP sind für die Diagnose vor allem die Bestimmung der antinukleären Antikörper und der Antikörper gegen Doppelstrang-DNS wichtig.

Infektionskrankheiten

Allgemeines

1. Welche 2 Gruppen von Infektionskrankheiten können nach Art der Ausbreitung der Infektion und nach Art der Immunitätsbildung unterschieden werden?

Man unterscheidet:

die *Lokalinfektionskrankheiten* und

die *akuten zyklischen Infektionskrankheiten.*

2. Welche Besonderheiten zeigen die Lokalinfektionskrankheiten?

Bei den Lokalinfektionskrankheiten entstehen *örtliche Reaktionen* (Entzündung auf der Haut oder auf den Schleimhäuten). Die Ausbreitung erfolgt auf dem Wege der *lokalen Ausdehnung* des Prozesses, z. B. Diphtherie, Enteritis, Gonorrhö, Tetanus. Eine *dauernde Krankheitsimmunität* wird *nicht* ausgebildet.

3. Wodurch sind die akuten zyklischen Infektionskrankheiten gekennzeichnet?

Als akute zyklische Infektionskrankheiten bezeichnet man die Krankheiten, bei denen sich *3 Stadien* unterscheiden lassen.

Inkubationszeit vom Eindringen des Erregers bis zum Auftreten von Krankheitserscheinungen.

Das *Generalisationsstadium* mit Ausbreitung des Erregers auf dem Blutwege (Bakteriämie, Virämie), in dem sich die Erreger im Blut nachweisen lassen. In diesem Stadium bestehen meist hohes Fieber und schweres Krankheitsgefühl.

Die *Organmanifestation,* der Befall eines bestimmten Organs, zu dem der Erreger eine besondere Affinität hat.

Das Überstehen einer akuten zyklischen Infektionskrankheit läßt eine *meist lebenslängliche Immunität* entstehen.

Krankheitserreger

4. Wie entsteht eine Infektionskrankheit?

Das *Eindringen von Krankheitserregern,* pathogenen Viren, Bakterien oder Protozoen mit *Vermehrung* und *Ausbreitung* im Körper heißt *Infektion.*

Durch die *Abwehr des Organismus* gegen die körperfremden *Stoffwechselprodukte* und *Gifte* der Erreger entstehen die charakteristischen Verläufe der Infektionskrankheiten.

5. Wodurch ist eine Infektionskrankheit charakterisiert?

Durch den *Erreger;*

durch einen bestimmten, direkten oder indirekten *Übertragungsmodus;*

durch eine bestimmte *Inkubationszeit* von der Infektion bis zum Ausbruch der Krankheit;

durch den *Ablauf* der Krankheit in *charakteristischen Reaktionen;*

durch das meist *epidemische,* endemische oder pandemische Auftreten.

6. Wodurch kann die Diagnose einer Infektionskrankheit gestellt werden?

Durch den *Nachweis des Erregers,* direkt mikroskopisch oder durch Züchtung auf Nährböden oder Übertragung auf ein Versuchstier,

durch den *Nachweis von Antikörpern* als indirekter Erregernachweis,

durch die charakteristischen *klinischen Symptome* (Exanthem usw.).

7. Wo können Krankheitserreger nachgewiesen werden?

Sie können in *Blut, Stuhl, Urin, Sputum, Rachenabstrich, Liquor* und in *Gewebeproben* gesucht werden. Ihr Nachweis muß *vor der antibiotischen Therapie* versucht werden.

8. Welche Rolle spielen Antikörper beim Erregernachweis?

Der Nachweis *spezifischer Antikörper* beweist eine Auseinandersetzung mit den entsprechenden Krankheitserregern. Dazu müssen Serumproben in *wöchentlichen* Abständen zur Erfassung der *Titerbewegungen* untersucht werden (Titerhöhe = Menge des Antikörpers). Besonders ein Titeranstieg spricht für eine *aktuelle Infektion.* Bei der Titerbewertung müssen aber auch *aktive Schutzimpfungen* berücksichtigt werden.

9. Wie nennt man die Wissenschaft von den Kleinstlebewesen?

Mikrobiologie.

Die *Bakteriologie* ist ein Teil davon, die sich im strengeren Sinne nur mit den Bakterien beschäftigt.

10. Welche Arten von Krankheitserregern gibt es?

Viren, die kleinsten Erreger, sind eigentlich keine selbständigen Lebewesen, sie stellen „biochemische Einheiten“ dar, die genetische Informationen enthalten.

Bakterien (Spaltpilze, die den pflanzlichen Lebewesen zugerechnet werden).

Myzeten, fadenbildende *Pilze,* pflanzliche Lebewesen.

Protozoen, einzellige Erreger aus dem Tierreich.

Metazoen, mehrzellige tierische Lebewesen, die als Schmarotzer *(Parasiten)* Krankheitszustände bewirken können.

11. Was versteht man unter einem Virus?

Die Viren bilden ein eigenes Reich im Übergang von der unbelebten zur belebten Welt. Sie sind die *kleinsten Erreger* und können nur mit dem Elektronenmikroskop dargestellt werden. Sie bestehen aus einem Nukleinsäurekern und einer spezifischen Eiweißhülle. Sie sind keine eigentlichen Lebewesen, da sie keinen eigenen Stoffwechsel haben und sich *nur mit Hilfe der Wirtszelle,* in die sie eindringen, vermehren können.

12. Welche Viruskrankheiten spielen eine wichtige Rolle?

Der Schnupfen, die Grippe, Masern, Röteln, Mumps, Viruspneumonie, infektiöse Mononukleose (Pfeiffersches Drüsenfieber), Poliomyelitis (Kinderlähmung), Enzephalitis, Herpes, Windpocken, Pocken, Gelbfieber, Tollwut, Hepatitis, HIV-Infektion usw.

13. Welche Virusarten werden unterschieden?

Enteroviren (z.B. das Poliomyelitisvirus, die Coxsackie-Viren, die ECHO-Viren und die Reoviren);

Arboviren (z.B. Gelbfiebervirus);

Myxoviren (z.B. das Mumpsvirus und Influenzavirus);

Herpesviren (Erreger der Windpocken, des Herpes zoster und das Herpes-simplex-Virus);

Pockenviren (Erreger der Menschenpocken und das Vakzinevirus der Kuhpocken);

Adenoviren (Erreger von Schnupfen und Rachenentzündungen);

Psittakose-Lymphogranuloma-inguinale-Viren (Erreger der Papageienkrankheit, des Lymphogranuloma inguinale und des Trachoms;

Gruppe der nicht klassifizierten Viren (Erreger der Hepatitis, Masern, Tollwut und Röteln);

Gruppe der Retroviren (HIV-Infektion).

14. Was sind Rickettsien?

Rickettsien nennt man eine Gruppe von großen virusartigen Erregern (z.B. der Erreger des Fleckfiebers und des Q-Fiebers).

15. Welche Arten von Bakterien sind zu unterscheiden?

Nach der *Form* können die Bakterien eingeteilt werden in:

rundliche Bakterien = *Kokken;*

stäbchenförmige *Bakterien* oder *Bazillen;*

schraubenförmige Bakterien: *Spirochäten* oder *Borellien.*

16. Welche Arten von Kokken gibt es?

Nach ihrer Färbbarkeit (Gramfärbung) unterscheidet man *grampositive* und *gramnegative* Erreger.

Nach der Form ihrer Kolonien teilt man sie ein in:

Streptokokken, die sich kettenförmig anordnen;

Staphylokokken, die traubenförmige Verbände bilden und

Diplokokken, die paarweise gelagert sind.

17. Welche wichtigen Arten von Stäbchen (Bazillen oder Bakterien im engeren Sinne) gibt es?

Typhus-Paratyphus-Ruhr-Gruppe;

Kolibakterien;

Tuberkelbakterien;

Diphtheriebakterien;

Tetanusbakterien (Wundstarrkrampf);

Influenzabakterien u. a. m.

18. Welche Dauerform können Bakterien bilden?

Als widerstandsfähige Dauerformen können sie „*Sporen*“ bilden.

19. Welche Krankheiten werden durch grampositive Erreger verursacht?

Durch *Streptokokken* werden Angina, Sepsis, Scharlach, Erysipel verursacht.

Als Nachkrankheiten können Endo-, Myo-, Perikarditis, hämorrhagische Nephritis und rheumatisches Fieber (akuter Gelenkrheumatismus) entstehen.

Durch *Staphylokokken* werden Hauterkrankungen (z.B. Furunkulose), Staphylokokkensepsis und Osteomyelitis (Knochenmarksphlegmone) hervorgerufen.

Auch bei akuter Nahrungsmittelvergiftung können Staphylokokken durch Erzeugung von giftigen Zerfallsprodukten ihres Nährbodens eine entscheidende Rolle spielen.

Durch *Pneumokokken* können Pneumonien, Sinusitis (Nasennebenhöhlenentzündung) und Otitis media (Mittelohrentzündung) ausgelöst werden.

Zu den *Klostridien* gehören die Erreger von Gasbrand, Botulismus und Milzbrand.

Auch *Diphtheriebakterien* sind grampositiv.

20. Welche wichtigen Erreger gehören zu den gramnegativen Keimen?

Gramnegativ sind:

Salmonellen (Typhus abdominalis, Paratyphus A, B und C);

Shigellen (Bakterienruhr);

Brucellen (Morbus Bang, Maltafieber);

Escherichia coli und *Bacterium proteus* (normale Darmbewohner, aber u. U. pathogen). – Sie erzeugen evtl. Pyelitis, Cholezystitis, bei vorgeschädigtem Darm auch Enterokolitis;

Meningokokken (epidemische Meningitis = Hirnhautentzündung);

Influenzabakterien = Haemophilus influenzae (Otitis media, Bronchopneumonie, Sepsis).

21. Welche Krankheiten werden durch Mykobakterien bewirkt?

Mykobakterien sind die Erreger von *Tuberkulose* und *Lepra* (Aussatz).

22. Welche Erreger nennt man Mykoplasmen?

Sie sind die *kleinsten* auf Nährböden züchtbare Erreger. Am wichtigsten ist das *Mycoplasma pneumoniae,* das eine atypische Pneumonie hervorrufen kann.

23. Welche Erreger bezeichnet man als Anaerobier?

Das sind Erreger, die unter Luftabschluß *ohne Sauerstoff* leben und sich vermehren.

24. Welche wichtigen Krankheiten werden durch Anaerobier hervorgerufen?

Durch Anaerobier werden *Botulismus, Tetanus* und *Gasbrand* als schwere lebensbedrohliche Krankheiten verursacht.

25. Welche Eigenschaften haben die Spirochäten?

Die Spirochäten sind größer als die Stäbchen, sie sind *schraubenförmig* gekrümmt.

26. Welche Spirochätenkrankheiten sind wichtig?

Lues (Syphilis);

Leptospirosen, z. B. die Weilsche Krankheit;

Borreliosen (z. B. Lyme-Borreliose).

27. Welche Protozoenkrankheiten kennen Sie?

Malaria;

Amöbenruhr.

Galle und *Dünndarm:* Lamblien;

Urogenitaltrakt: Trichomonaden.

28. Welche Pilzkrankheiten können eine Rolle spielen?

Soorpilze, Candida albicans, auf den Schleimhäuten;

Kryptokokkase, z. B. Kryptokokkenmeningitis;

Trichophytosen = Hautkrankheiten;

Fußpilze.

29. Welche Metazoen kommen als Parasiten vor?

Eingeweidewürmer: Bandwürmer, Spulwürmer, Madenwürmer;

Milben (Krätze);

Haut: Läuse, Flöhe, Wanzen, Zecken;

30. Wie kann bewiesen werden, ob ein Mikroorganismus der Erreger einer bestimmten Infektionskrankheit ist?

Der Erreger muß regelmäßig *im erkrankten Organismus nachgewiesen* werden können.

Der gefundene Erreger muß auf einem künstlichen Nährboden in *Reinkultur* gezüchtet werden können.

Der gezüchtete Erreger muß imstande sein, bei einem Versuchstier wieder die entsprechende Infektionskrankheit *auszulösen.*

31. Was versteht man unter Parasiten?

Parasiten entziehen ihre *Nährstoffe* dem Wirtsorganismus; es sind Krankheitserreger, die den Wirtsorganismus *schädigen.*

32. Was sind Saprophyten?

Sie gewinnen ihre Nährstoffe aus *totem* organischen Material, sie sind *Fäulnisbewohner.*

33. Was nennt man Symbionten?

Symbionten sind Mikroorganismen, die dem Wirtsorganismus Stoffe *abgeben,* die *nützlich* sind, z. B. Escherichia coli im Dickdarm für die Vitaminversorgung.

34. Wie groß sind die Krankheitserreger etwa?

Bakterien sind nur wenige µm (ein µm = Mikrometer ist ein Tausendstel mm) groß,

Kokken sind nur etwa 0,5–1 µm groß.

Die *Viren* schwanken zwischen 20 und 300 nm (nm = Nanometer = ein Millionstel mm), z. B. das sehr kleine Poliovirus ist nur 20 nm groß.

35. Wie können sich Bakterien bewegen?

Manche Bakterien tragen *Haarsäume* oder *Geißeln,* durch deren rhythmische Schwingungen sie sich fortbewegen können.

36. Wie schnell können sich Bakterien vermehren?

Typhusbakterien können sich bei gutem Nährstoffmilieu und günstiger Temperatur alle 20 Minuten teilen. Das bedeutet, daß aus einem Typhusbakterium *in 10 Stunden 1 Milliarde Bakterien* entstehen kann.

37. Welche Lebensbedingungen spielen für Bakterien eine wichtige Rolle?

Bakterien brauchen Wasser, Salze, Kohlensäure und Phosphor.

Bakterien, die Sauerstoff benötigen, heißen *Aerobier,* solche, die ohne Sauerstoff leben, *Anaerobier.*

Wichtig ist die *Temperaturlage,* fast alle Krankheitserreger sind gegen Hitze, nur wenige gegen Kälte sehr empfindlich. Viele vertragen Trokkenheit schlecht, andere bilden widerstandsfähige Dauerformen (z. B. Sporen).

38. Was versteht man unter einem Antibiogramm?

Um festzustellen, *gegen welche Medikamente* (z. B. Antibiotika) ein Krankheitserreger *empfindlich* ist, kann man Empfindlichkeitsteste, ein sogenanntes Antibiogramm, anfertigen.

Dabei wird durch Zugabe verschiedener Antibiotika (auch Sulfonamide und anderer antibakteriell wirkender Substanzen) zu den Reinkulturen ausgetestet, welches Mittel eine wirksame Behandlung verspricht. Man nennt diese Untersuchung auch *Resistenzprüfung* oder *Empfindlichkeitstest.*

39. Was bedeutet Sensibilität bzw. Resistenz eines Erregers?

Sensibilität bedeutet *Empfindlichkeit; Resistenz = Widerstandsfähigkeit* eines Erregers gegen ein bestimmtes Medikament (z. B. gegen ein Antibiotikum).

Ein Keim ist gegen ein Medikament *resistent,* wenn dieses keine ausreichende *Hemmwirkung auf die Vermehrung* zeigt.

Manche Keime sind gegen bestimmte Antibiotika „von Haus aus“ resistent (z. B. Escheria coli gegen Penizillin).

Andere Keime bilden *allmählich resistente Stämme* aus, z. B. Staphylokokken, die gegen manche Antibiotika resistent werden. Die Resistenzbildung stellt ein schwieriges Problem für die Behandlung dar.

40. Was versteht man unter bakterizid bzw. bakteriostatisch?

Bakterizide Mittel *töten* die Keime,

bakteriostatische *hemmen* die Vermehrung der Keime.

41. Welcher Zeitpunkt ist bei der Gewinnung von infektiösem Material wichtig?

Die Entnahme soll zum *günstigsten Zeitpunkt* erfolgen (z. B. Blutentnahme zur Blutkultur beim Fieberanstieg oder besonders bei Schüttelfrost).

Abnahme des Untersuchungsmaterials möglichst *vor der antibiotischen Behandlung.*

42. Welche Bedingungen sind bei der Entnahme und dem Versand von infektiösem Untersuchungsmaterial zu beachten?

Das Untersuchungsmaterial darf nicht verunreinigt werden. Es muß steril aufgefangen und verpackt werden.

Die Versandgefäße müssen den gesetzlichen Bestimmungen für den Postversand von infektiösem Material entsprechen.

Das materialenthaltende Gefäß (das innerste Röhrchen) muß *richtig* und *ausreichend beschriftet* sein.

Der *Begleitschein* muß genau ausgefüllt sein: Personalien des Patienten, Art des Materials, Krankheitsdiagnose, gewünschte Untersuchung, Absender.

Es muß für möglichst *raschen Transport* vom Patienten zum Untersuchungsinstitut gesorgt werden (Entnahme möglichst vor Postabgang und raschen Transportweg wählen).

Empfindliche Erreger (wie manche Kokken) müssen in entsprechenden *Spezialgefäßen* und besonders rasch zur Untersuchungsstelle transportiert werden.

43. Wo können Krankheitserreger nachgewiesen werden?

Durch *Abstriche* mit Wattetupfer:

vom *Rachen* (Diphtherie, Streptokokken);

aus der *Nase* (Diphtherie);

vom *Kehlkopf* (Tuberkulose);

von der *Bindehaut des Auges* (Trachom);

aus dem *Mastdarm* (Ruhr);

aus dem *Genitalgebiet* (Gonokokken).

Im *Rachenspülwasser* (Viren, z. B. bei Erkältungskrankheiten);

im *Sputum* (z. B. Tuberkulose);

im *Blut* (Blutkultur, z. B. bei Sepsis, Endokarditis, Typhus);

im *Liquor cerebrospinalis* (Meningitis);

in *Punktionsflüssigkeit* (Pleuraergüsse, Lymphknotenabszesse);

im *Stuhl* (Erreger bei Darmkrankheiten, auch Poliovirus);

im *Urin* (Pyelonephritis);

in *Sekreten* (Harnröhrenexprimat bei Gonorrhö, Prostatasekret, aus Fisteln);

in *Gewebeteilen* (z. B. Zytomegalievirus in Kolonbiopsien).

44. Wie können Krankheitserreger nachgewiesen werden?

Durch Färben von Ausstrichen des Untersuchungsmaterials auf Objektträgern (Gramfärbung, Methylenblaufärbung, Ziehl-Neelsen u. a. m.) und Betrachtung durch das Mikroskop.

Durch Züchtung der Erreger in Kulturen auf bestimmten Nährböden oder in Gewebekulturen.

Durch Tierversuch (tuberkuloseverdächtiges Material wird dem Meerschweinchen intraperitoneal gespritzt, das im positiven Fall an einer tuberkulösen Peritonitis stirbt).

Durch Nachweis der spezifischen *Antikörper,* die im Organismus gegen bestimmte Erreger gebildet wurden, z. B. Gruber-Widal-Reaktion auf Typhus (s. auch Frage 171f, S. 404).

45. Wie können Krankheitserreger in den Körper eindringen?

Als Eintrittspforten für Mikroorganismen in den Körper kommen in Betracht:

vor allem die *Atemwege* und der *Verdauungstrakt;*

seltener die verletzte oder unverletzte *Haut;*

in besonderen Fällen die *Bindehaut des Auges* und die Schleimhäute der *Geschlechtsorgane.*

46. Welche Übertragungsarten gibt es?

Tröpfcheninfektion (sehr häufig, z. B. bei Erkältungskrankheiten, Tuberkulose);

durch *infizierte Speisen* oder *Getränke* (z. B. Darminfektionen wie Typhus oder Paratyphus);

durch *unmittelbare Berührung* von Mensch zu Mensch, auch durch sexuelle Kontakte, oder durch Gebrauchsgegenstände (z.T. als sogenannte Schmierinfektion);

durch *tierische Überträger* (z.B. Tollwutübertragung von Tier auf Mensch);

durch *tierische Zwischenwirte* (z.B. Stechmücken wie bei Malaria, Zekken für Enzephalitis, Läuse für Fleckfieber);

durch *Bluttransfusion* (z.B. Hepatitis, AIDS);

durch *Verschleppung im Körper* (z.B. Escherichia coli vom Darm in die Gallen- oder Harnwege).

47. Welche Krankheiten können durch sexuelle bzw. anorektale Kontakte übertragen werden?

Die *Geschlechtskrankheiten* im engeren Sinn: Syphilis, Gonorrhö, Ulcus molle (weicher Schanker) und die Lymphopathia venerea (alter Name: Lymphogranuloma inguinale).

Virusinfektionen wie *Hepatitis B, Hepatitis C* (s. S. 464ff).

Herpes genitalis durch das Herpes-simplex-Virus Typ II als Vulvovaginitis oder Balanitis mit Juckreiz und Schmerzen.

Condyloma acuminatum (Feigwarzen) durch Papillomviren.

AIDS (*a*cquired *i*mmuno*d*eficiency *s*yndrome), das erworbene Immundefektsyndrom durch Infektion mit dem humanen Immundefizienzvirus (HIV), das eine fortschreitende Zerstörung immunkompetenter Zellen mit dem Auftreten opportunistischer Infektionen bedingt (s. S. 467ff).

Infektionen durch *Chlamydien* und *Mykoplasmen* bewirken vor allem Entzündungen der Harnröhre (Urethritis) und der Genitalorgane wie Prostatitis oder Salpingitis oder

durch Parasiten wie *Trichomonaden* mit Urethritis und Vaginitis oder

durch Pilze wie bei *Mykose* durch Candida albicans (Moniliasis, Soor).

Äußerlich: *Filzläuse* (Phthiri) und *Krätze* (Skabies).

48. Unter welchen Voraussetzungen kann eine Infektionskrankheit zustande kommen?

Die *Erreger* der Infektionskrankheit müssen in *genügender Zahl* vorhanden sein.

Sie müssen entsprechend *virulent* sein, d.h. einen entsprechenden Vitalitätsgrad haben.

Der Mensch muß für diese Krankheitserreger „*empfänglich*" sein, d.h. er darf nicht „immun" sein (s. Frage 72, S. 382).

Die Krankheitserreger müssen auf dem für sie gangbaren Weg *in den Körper eingebracht werden* (Tröpfcheninfektion der Erkältungskrankheiten, perkutane Infektion der Malaria usw.).

Durch *Resistenzminderung* können Krankheitserreger, die im Körper vorhanden sind, aber wegen der Widerstandsfähigkeit des Organismus nicht ohne weiteres zur Auslösung einer Krankheit fähig sind, pathogen werden. So eine Resistenzminderung kann durch *Unterkühlung* der Atem- und Harnwege, durch *Unterernährung,* durch *Störung des Stoffwechsels* (z.B. Diabetes) oder durch *Immunitätsverlust im hohen Alter* oder bei *AIDS* entstehen.

49. Wodurch wirken die Erreger krankheitserzeugend?

Durch die *starke Vermehrung* der eingedrungenen Erreger können sich auch ihre z.T. schädlichen oder giftigen Stoffwechselprodukte (Toxine) vervielfachen.

50. Welche Wirkungen haben die Toxine?

Toxine können Entzündungen oder so starke Schädigungen verursachen, daß es zum *Untergang von Zellen* oder Geweben kommt.

Manche Toxine wirken *spezifisch* auf bestimmte Gewebe (z.B. Diphtherietoxin auf den Herzmuskel und das Nervengewebe).

Durch Toxine als Antigene können Antitoxine als *Antikörper* gebildet werden.

51. Was versteht man unter Pathogenität eines Erregers?

Unter Pathogenität versteht man die Fähigkeit eines Erregers, *Krankheitserscheinungen* zu bewirken.

Es gibt *pathogene* und *apathogene Stämme* der Erreger, z.B. der Streptokokken.

Apathogene Mikroorganismen können nützlich im Wirtsorganismus, als *harmlose Schmarotzer* oder als *nützliche Symbionten* leben.

(Das Kolibakterium ist im Dickdarm – abgesehen von enterotoxischen Stämmen – nicht pathogen, aber in der Gallenblase und im Nierenbekken pathogen.)

52. Was bedeutet humanpathogen?

Die krankmachende Eigenschaft eines Erregers, die Pathogenität, betrifft nur bestimmte Lebewesen. Manche Erreger sind nur für bestimmte Tierarten krankheitserzeugend, z.B. die Räude oder die Staupe der Hunde, manche sind für Tiere *und* Menschen, z.B. die Tollwut, manche *nur* für Menschen wie das Hepatitisvirus krankmachend. Wenn ein Erreger beim Menschen krankheitserzeugend sein kann, ist er *humanpathogen.*

53. Was nennt man die Virulenz eines Erregers?

Als Virulenz eines Erregers bezeichnet man seine *Bösartigkeit* bzw. seine *Gefährlichkeit.*

Die Virulenz wird durch die *Lebenskraft* des Erregers gekennzeichnet, die sich äußert:

in seiner Fähigkeit, in den Wirtsorganismus *einzudringen,* sich dort *auszubreiten* und zu *vermehren,*

in seiner *Widerstandskraft* gegen die Abwehr des Organismus und durch seine *Giftwirkung.*

Epidemiologie

54. Was bezeichnet man mit Kontagiosität oder Infektiosität?

Die Kontagiosität ist der *Grad der allgemeinen Empfänglichkeit* für eine Infektionskrankheit. Manche Krankheiten sind sehr kontagiös, wie z. B. Masern, andere nur wenig kontagiös, wie die meist nur sporadisch (vereinzelt) auftretende Kinderlähmung.

55. Was ist eine Epidemie?

Unter einer Epidemie versteht man das *gehäufte Auftreten* einer Infektionskrankheit in einem *begrenzten Gebiet* innerhalb *kurzer Zeit.*

56. Was versteht man unter Pandemie?

Unter Pandemie versteht man Seuchen *großen Ausmaßes,* die sich über die ganze Erde ausbreiten, wie z. B. die große Grippeepidemie von 1917–1919, an der mehrere Millionen auf der ganzen Welt erkrankten.

57. Was nennt man eine Endemie?

Eine Endemie nennt man eine Infektionskrankheit, die in einem *bestimmten Gebiet immer wieder auftritt* oder mehr oder weniger stark vorkommt, in Europa sind z. B. die Masern *endemisch.*

58. Wann spricht man von sporadischen Infektionsfällen?

Sporadische Fälle nennt man das *vereinzelte Vorkommen* einer Infektionskrankheit, ohne daß sich eine seuchenhafte Ausbreitung entwikkelt, z. B. heute bei der Tbc, bei der Meningokokkenmeningitis oder früher bei der Poliomyelitis.

59. Von welchen Umständen hängt die Entwicklung einer Seuche ab?

Zur Entstehung einer Epidemie gehören *bestimmte* (spezifische) *Erreger* (z. B. das Grippevirus, die Ruhrbakterien).

Einer *großen allgemeinen Empfänglichkeit* („Krankheitsbereitschaft") eines Personenkreises.

Oft spielen äußere Umstände eine Rolle, wie *Menschenansammlungen* oder Verkehrswege, denen entlang sich eine Seuche verbreitet, oder ein *Überträgerreservoir* wie die Anopheles-Mücken für die Malaria.

Manche Krankheiten sind *saisongebunden,* z. B. die Ruhr tritt im Sommer bei Absinken des Grundwasserspiegels, das Fleckfieber im Winter durch Zunahme der Kleiderläuse auf.

Durch den Genuß des verseuchten Wassers können in kurzer Zeit plötzlich viele Menschen erkranken (*explosionsartige Ausbreitung* einer Infektionskrankheit) z. B. an Cholera.

Durch Kontakt von Mensch zu Mensch kann es zu einer *allmählichen Seuchenentwicklung* und Ausbreitung kommen.

60. Was nennt man Morbidität?

Die in einem bestimmten Zeitraum registrierte Zahl der Krankheitsfälle einer definierten Krankheit, bezogen auf die Bevölkerungszahl.

61. Was versteht man unter Mortalität?

Mortalität bedeutet *Sterblichkeit* an einer Krankheit, bezogen auf die *Gesamtbevölkerung.*

62. Was bedeutet Letalität?

Unter Letalität (Tödlichkeit) versteht man die Zahl der Personen, die an einer Krankheit sterben, bezogen auf die *Zahl der Erkrankten.*

63. Ist jeder Mensch, der Krankheitserreger in sich hat, „krank"?

Außer bei manifesten Krankheiten können Krankheitserreger auch *abgekapselt* im Gewebe (z. B. in vernarbten oder verkalkten Tbc-Herden) vorkommen, *ohne* Krankheitserscheinungen zu bewirken.

Ferner gibt es *Keimträger* (Bazillenträger) und *Dauerausscheider* von Krankheitserregern.

64. Was versteht man unter Keimträgern?

Keimträger sind Menschen, die Krankheitserreger beherbergen, *ohne* daß bei ihnen klinisch eine Krankheit erkennbar ist oder war. Die Krankheit kann:

noch bevorstehen (Inkubationszeit), oder

sie verläuft *unbemerkbar leicht* („klinisch stumm"), oder

sie ist *früher einmal* durchgemacht worden, es besteht *Immunität* gegen die Erreger, so daß es nicht zu Krankheitserscheinungen kommt.

65. Wen bezeichnet man als Dauerausscheider?

Dauerausscheider sind Menschen, die eine Infektion, z. B. mit Typhus oder Paratyphus, durchgemacht haben, gegen diese Erreger *immun* geworden sind, aber *mit dem Stuhl dauernd Erreger ausscheiden,* weil sich diese als Schmarotzer in den Gallenwegen festgesetzt haben und immer wieder in den Darm entleert werden.

66. Was ist der Unterschied zwischen übertragbar und kontagiös (ansteckend)?

Die Malaria ist zwar *übertragbar,* aber nicht *ansteckend* (= kontagiös). Das heißt, man kann sich bei der Pflege von Malariakranken nicht mit Malaria anstecken, das ist (abgesehen von Bluttransfusionen) nur durch die Vermittlung der Malariastechmücke möglich.

67. Was nennt man einen Zwischenwirt?

Manche Erreger können nicht von Mensch zu Mensch übertragen werden, sondern nur durch *Vermittlung eines tierischen Zwischenträgers,* des Zwischenwirts.

Der Erreger muß in diesem Zwischenwirt *einen Teil seiner Entwicklung* durchmachen (Malaria, Bandwürmer).

68. Welche Arten von Zwischenwirten spielen eine Rolle?

Zwischenwirte für *Wurmerkrankungen* können *Rind, Schwein, Fisch* und *Hund* sein.

Für *tropische Krankheiten* spielen *Stechmücken* und *Fliegen* eine große Rolle (Malaria, Gelbfieber, Schlafkrankheit).

Kleiderläuse übertragen *Fleckfieber,* Wolhynisches Fieber und Rückfallfieber.

Die *Pest* kann durch *Rattenflöhe* übertragen werden.

Zecken sind Überträger von *Enzephalitis*, Rückfallfieber und Lyme-Borreliose.

69. Wovon hängt die geographische Verbreitung einer Krankheit wie z. B. der Malaria ab?

Eine Krankheit, die durch Zwischenwirte übertragen wird, ist in ihrer Verbreitung durch das *Vorkommen der Zwischenwirte* der Malaria, der Malariamücke (Anopheles), begrenzt. Sie kommt deshalb nur in bestimmten klimatischen Regionen vor, wo Wärme, Luftfeuchtigkeit und Wasserstellen als Mückenbrutplätze vorhanden sind.

70. Welche Umstände fördern Schmierinfektionen?

Die *Verschleppung* von Erregern in Eiter, Stuhl, Urin und Sputum wird als Schmierinfektion bezeichnet.

Schmierinfektionen werden gefördert durch *unhygienische Lebensweise:* mangelhafte Körperpflege, beengte und unsaubere Wohnverhältnisse, Mangel an Wäsche, schlechte Abwasserverhältnisse, ungeeignete Abortanlagen (Fehlen der Kanalisation), unsaubere Behandlung der Nahrungsmittel in Lagerung und Zubereitung, nicht einwandfreie Wasserverhältnisse.

Unkenntnis, Gleichgültigkeit und *Verantwortungslosigkeit* spielen eine große Rolle.

71. Welche Umstände fördern die Krankheitsausbreitung durch Tröpfcheninfektion?

Menschenansammlungen auf engem Raum, Schulen, Kasernen, Massenveranstaltungen, überbelegte Wohnungen, Elendsviertel (Slums), Publikumsverkehr (Auskunftsbeamte).

Das undisziplinierte *Anhusten, Anniesen,* das freie *Ausspucken.*

Immunologie

72. Was versteht man unter Immunität?

Immunität bedeutet *Schutz* bzw. *Unempfindlichkeit gegen eine Infektionskrankheit.*

73. Welche Arten von Immunität sind zu unterscheiden?

Man kann *angeborene* und *erworbene* oder

natürliche und *künstliche* Immunität,

aktive oder *passive* Immunisierung unterscheiden.

74. Was versteht man unter natürlicher Immunität?

Natürliche Immunität kann entstehen:

angeboren, z.B. gegen nicht humanpathogene Erreger (auch gegen manche menschliche Infektionskrankheiten besteht für einige Monate nach der Geburt durch mütterliche Antikörper Immunität);

durch *Überstehen einer Infektionskrankheit* (z.B. lebenslange Immunität nach Masern);

durch *stille Feiung,* d.h. durch öfteren Kontakt mit Krankheitserregern in geringer Menge, ohne daß es zu einem erkennbaren Krankheitszustand gekommen wäre.

75. Was wird als künstliche Immunität bezeichnet?

Man spricht von künstlicher Immunität, wenn

der Körper auf künstlichem Wege instand gesetzt wird, Abwehrstoffe gegen bestimmte Erreger zu bilden (aktive Immunisierung, z. B. *durch Impfung:* Pockenschutzimpfung) oder

dem Körper *Immunstoffe einverleibt* werden (passive Immunisierung, z. B. durch antitoxinhaltiges Serum gegen Diphtherie oder Tetanus).

76. Gegen welche Krankheiten haben wir verläßliche Impfungen?

Besonders wirkungsvolle Impfungen stehen zur Verfügung gegen:

Pocken, perkutan durch Skarifikation;

Diphtherie, subkutan oder intramuskulär;

Tetanus, subkutan oder intramuskulär;

Poliomyelitis, oral.

Wichtige Impfungen sind auch z. B. gegen:

Tuberkulose (BCG-Impfung), intrakutan oder durch Skarifikation;

Röteln, subkutan oder intramuskulär;

Masern, subkutan oder intramuskulär;

Unter besonderen Verhältnissen auch gegen: *Typhus,*

Cholera,

Gelbfieber.

77. Was nennt man eine Vakzine?

Vakzine ist ein Impfstoff aus einer Aufschwemmung von *abgetöteten* oder *veränderten* (abgeschwächten) Erregern bzw. von *Toxoiden,* d. h. den Toxinen in ihrer Wirkung auf den Körper gleichenden Stoffen.

78. Wie wirkt eine Vakzine?

Eine Aufschwemmung von abgetöteten und abgeschwächten Erregern enthält noch die *spezifischen Toxine* oder ihre ähnlich wirksamen Abwandlungen (Toxoide). Wenn diese in den Körper eingeimpft werden (Impfung = Vakzination), veranlassen sie den Organismus zur *Bildung von Antitoxinen* (= Antikörper).

Die Fähigkeit zur Antitoxinbildung bleibt dann z. T. jahrelang erhalten und setzt den Körper in den Stand, im Ernstfall einer Infektion sofort wieder Antitoxine zu produzieren.

79. Was ist eine Mehrfachvakzine?

Ein Impfstoff mit einer Kombination von Toxinen, z. B. gegen Diphtherie und Tetanus. Solche Kombinationsimpfstoffe sind wirksamer, einfacher und praktischer als einzelne Impfungen.

80. Wer darf geimpft werden?

Nur *gesunde Menschen* dürfen geimpft werden.

Keine Impfungen während der Schwangerschaft.

81. Wie soll man sich nach einer Impfung verhalten?

Nach einer Impfung sind *körperliche Schonung,* ausreichende Ruhepausen bzw. entsprechender Schlaf und zweckmäßige Ernährung, *Vermeidung von Infekten,* z.B. durch Erkältung oder Darminfektionen, geboten.

82. Wer muß geimpft werden?

Nach dem Reichsimpfgesetz von 1874 mußte *jedes* Kind *„in dem dem Geburtsjahr folgenden Jahr"* gegen *Pocken* geimpft werden.

Außerdem war eine *Wiederimpfung mit 12 Jahren* vorgeschrieben.

Durch den Erfolg der internationalen Ausrottungskampagne gelten die *Pocken* seit 1980 als *erloschen.* 1982 wurde in der Bundesrepublik die *gesetzliche Impfpflicht aufgehoben.*

83. Welche Vorgänge liegen der aktiven Immunität zugrunde?

Krankheitserreger, die in den Körper eindringen, regen die *Lymphozyten und Plasmazellen* zur Bildung von *Stoffen* an, die versuchen, die Fremdkörper zu *vernichten* (Verklumpen, Auflösen).

Die Krankheitserreger und ihre toxischen Stoffwechselprodukte wirken als *Antigene.* Lymphozyten und Plasmazellen bilden gegen diese Stoffe *Antikörper = Antitoxine,* die ins Blut abgegeben werden.

Außerdem können in den Geweben bestimmte Zellen spezifisch geprägt werden, die sogenannte *„zellständige Antikörper"* bilden.

Ferner bilden sich informationsspeichernde Leukozyten („memory cells" = Gedächtniszellen), in denen nach dem ersten Antigenkontakt eine spezifische, gegen dieses Antigen gerichtete Reaktionsbereitschaft bestehenbleibt.

Leukozyten und andere Zellen des RES können Erreger in sich aufnehmen und vernichten: *„Freßzellen"* (Makrophagen, s. S. 53).

84. Was versteht man unter der Spezifität der Antikörper?

Antikörper, die der Organismus gegen eine bestimmte (spezifische) Art von Krankheitserregern entwickelt hat, z.B. gegen Masern, sind *nur* gegen Masern, aber *nicht gegen andere Infektionen* wirksam.

85. Welcher Stoffklasse gehören die Antikörper an?

Die Antikörper sind *Eiweißstoffe* von Globulincharakter und werden auch als Immunglobuline bezeichnet. Antikörpertragende Globuline finden sich besonders unter den *Gammaglobulinen* des Serums. Sie lassen sich in 5 Immunglobulinklassen trennen: IgG, IgA, IgM, IgD, IgE.

86. Was ist ein Immunserum?

Ein Immunserum ist ein *möglichst gereinigtes* und *konzentriertes* Serum von Menschen (Rekonvaleszenten) oder von Tieren, die durch Impfung gegen Krankheitserreger oder durch Überstehen einer Krankheit bestimmte *Antikörper* gebildet haben.

87. Welche Vorteile hat die passive Immunisierung? Welche Nachteile?

Der Vorteil ist, daß sie *sofort wirkt.*

Nachteilig ist, daß die Wirkung *nur kurz anhält.*

Es besteht auch die Gefahr der Unverträglichkeit für das Serum, es kann zur *Serumkrankheit* oder zu einem *anaphylaktischen Schock* kommen.

88. Wie lange hält Immunität an?

Antikörper bleiben *nur begrenzte Zeit* erhalten. Die Immunitätslage verhält sich danach, wieviel Antikörper sofort zur Verfügung stehen oder produziert werden können.

89. Was geschieht, wenn nur eine unzureichende Immunität ausgebildet werden kann?

Bei unzureichender Immunität kann es zu einem bis *zum Tode* fortschreitenden oder *rezidivierenden, chronischen* oder *latenten* Krankheitsverlauf kommen, z. B. bei Tbc.

90. Was versteht man unter der spezifischen Wirkung eines Krankheitserregers?

Ein *bestimmter Krankheitserreger* kann eine *bestimmte Krankheit* verursachen, z. B. der Typhuserreger nur den Typhus, das Masernvirus nur die Masern usw.

Es kommt aber oft vor, daß z. B. ein Virusinfekt vorausgeht, dann aber bakterielle Infektionen, auch Mischinfektionen in den betroffenen Gebieten nachfolgen, z. B. nach Schnupfen durch Virus eitrige Nebenhöhlenentzündung, Virusgrippe mit nachfolgender bakterieller Pneumonie.

91. Welche Umstände können die Abwehrfähigkeit eines Organismus beeinträchtigen?

Unterernährung, besonders durch Fehlen von Eiweiß und Vitaminen,

körperliche Erschöpfung,

psychische Überforderung („Streß“),

Unterkühlung (Durchnässung, Erkältung),

Immunitätsverlust im hohen Alter und bei AIDS.

92. Was nennt man ein Antikörpermangelsyndrom?

Als Antikörpermangelsyndrom (AMS) wird die ungenügende Bildung von Antikörpern bezeichnet, die mit *rezidivierenden Entzündungen* einhergeht. Es kann angeboren oder erworben sein.

Erworben kann es auf einer Störung oder Schädigung im *blutbildenden System* oder

auf *großen Eiweißverlusten* durch ausgedehnte Verbrennungen sowie

auf Nieren- und Darmkrankheiten beruhen.

Allergie und Anaphylaxie

93. Was versteht man unter einer allergischen Reaktion?

Eine allergische Reaktion stellt eine *überschießende entgleisende Antigen-Antikörper-Reaktion* dar, wodurch Krankheitserscheinungen entstehen.

94. Welche Antigene treten häufig als Allergene auf?

Inhalationsallergene: Blütenstaub, Tierhaare, Federn, Schimmelpilze, Hausstaub (Asthma, Heuschnupfen).

Ingestionsallergene: Milch, Fisch, Krabben, Eier, Obst, Tomaten (Durchfall, Nesselausschlag = Urtikaria).

Kontaktallergene: Wolle, Seide, Kunststoff, Pflanzensäfte, Kosmetika (Hautausschläge, Urtikaria, Ekzeme).

Injektionsallergene: gruppenfremdes Blut, Immunserum, Penizillin, Kontrastmittel (allergische Reaktionen bis zum anaphylaktischen Schock).

95. Bei welchen Krankheiten werden Immunseren zur passiven Immunisierung gegeben?

Antitoxinhaltige Seren können bei *Diphtherie* oder *Tetanus,* evtl. auch bei *Masern* gegeben werden.

96. Wie wird z. B. ein Tetanusserum gewonnen?

Wenn man einem Tier (z. B. einem Pferd, Rind oder Schaf) *Tetanustoxin wiederholt injiziert,* bildet es immer mehr Antikörper = *Antitoxin.* (Das tierische Antitoxin entspricht dem menschlichen Antitoxin.) Das antitoxinhaltige Tierblut wird so weiterbearbeitet, daß es möglichst viel Antitoxin und möglichst wenig andere Eiweißstoffe enthält. Man gewinnt so ein Immunserum mit *konzentriertem Antitoxingehalt* und möglichst *wenig allergisierenden körperfremden* (tierischen) *Eiweißkörpern* zur Behandlung von Tetanuskranken.

97. Wie kann eine Serumkrankheit ablaufen?

7–14 Tage nach einer Serumgabe können *durch Sensibilisierung* des Körpers *gegen fremdes Eiweiß* mehr oder weniger stürmische Krankheitserscheinungen auftreten:

Urtikaria, weiße, juckende Quaddeln, von einem roten Hof umgeben, evtl. mit Fieberanstieg (Nesselausschlag bzw. Nesselfieber).

Gelenkschmerzen, evtl. mit Schwellung und Rötung, auch Ergußbildung.

Schwellung der Lymphknoten.

Die Erscheinungen klingen meist in einem Tag ab, sie lassen sich durch *antiallergische Mittel* günstig beeinflussen (Kalzium i.v., kortisonartige Präparate, Antihistaminika, evtl. Adrenalin).

98. Wie kann es zum anaphylaktischen Schock kommen?

Wenn ein Körper durch eine Erstinjektion von Tierserum gegen das Fremdeiweiß *sensibilisiert* wurde und dann 10–14 Tage nach der Erstinjektion eine *Zweitinjektion* des gleichen Tierserums erfolgt, kann es zu einer sehr schweren, stürmisch verlaufenden und *oft sogar tödlichen allergischen Reaktion kommen,* die man den anaphylaktischen Schock nennt.

99. Wie sind die Erscheinungen des anaphylaktischen Schocks?

Der Zustand ist *lebensbedrohlich,* der *Tod* kann in Sekunden bzw. in Minuten eintreten.

Durch Erschlaffung der Kapillaren kommt es zum *Kollaps* (Schock, s. Frage 70, S. 73).

Durch Verkrampfung der glatten Muskulatur in den Bronchien treten *asthmatische Atemnot,*

durch die Spasmen im Verdauungstrakt *Erbrechen* und *Durchfall* auf.

Außerdem können die Erscheinungen wie bei der Serumkrankheit auftreten: *Urtikaria, Gelenkschmerzen* und *Lymphknotenschwellungen.*

100. Was ist bei einem anaphylaktischen Schock zu tun?

Sofort den Arzt verständigen,

Infusion anhängen.

Evtl. selbständig *Kreislaufmittel,* Noradrenalin,

Kortikosteroide und *Kalzium* intravenös geben.

Fortlaufende *Blutdruck-* und *Pulskontrolle* (s. Frage 73ff, S. 74ff).

101. Wie kann man einen anaphylaktischen Schock vermeiden?

Wenn die *Zweitinjektion* eines Tierserums *vor* dem 10. Tag nach der Erstinjektion gegeben wird, ist noch keine starke Überempfindlichkeit gegen das körperfremde Eiweiß anzunehmen, weil die Bildung der spezifischen Antikörper noch nicht so weit eingetreten ist.

Muß man 10 Tage nach der Erstinjektion doch Serum geben, so vermeidet man die Gefahr eines anaphylaktischen Schocks und einer Serumkrankheit, indem man bei einer Zweitinjektion das *Serum* einer *anderen Tierart* benützt (z. B. Erstinjektion mit Pferdeserum, als Zweitinjektion Rinder- oder Hammelserum gegen Tetanus, weil nach der Erstinjektion nur eine Sensibilisierung gegen Pferdeeiweiß, aber nicht gegen Rinder- oder Hammeleiweiß eingetreten ist).

102. Wie kann man prüfen, ob eine Überempfindlichkeit gegen ein Serum vorliegt?

Man kann einen Tropfen Serum auf die *Bindehaut* des Auges tropfen und abwarten, ob sich dort eine allergische Reaktion mit Rötung, Schwellung und Tränenfluß einstellt. Auch durch eine *subkutane* und *intrakutane Injektion* kann eine lokale Überempfindlichkeitsreaktion (Rötung oder Quaddel) als Zeichen einer allgemeinen Überempfindlichkeit beobachtet werden.

103. Wie kann man bei Serumgabe von der gleichen Tierart einen anaphylaktischen Schock zu vermeiden versuchen?

Man kann bei Gefahr einer anaphylaktischen Reaktion die Serumgabe fraktionieren, d. h., man spritzt *in Abständen Teile der Injektionsmenge* des Serums *intramuskulär.* Die allergische Reaktion wäre dann *weniger plötzlich* und heftig und ließe sich früher erkennen und abfangen, als wenn die ganze Serummenge auf einmal, z. B. intravenös, gegeben worden wäre.

104. Welche Vorsichtsmaßnahmen müssen getroffen werden, wenn eine Serumreaktion zu befürchten ist?

Bei Verabfolgung von Seruminjektionen muß der Zustand des Patienten *aufmerksam beobachtet* werden.

Die Mittel gegen eine evtl. anaphylaktische Reaktion müssen *griffbereit* sein.

105. Welche Aufklärungspflicht besteht gegenüber dem Patienten bzw. bei Kindern deren Eltern nach Serumgaben?

Die Patienten bzw. die Eltern von Kindern, die Serum erhalten, sind über *jede Serumgabe aufzuklären,* evtl. wird ihnen eine *schriftliche Bescheinigung* über Art, Menge und Datum der Serumgabe mitgegeben.

106. Wie lange nach einer Erstinjektion eines Serums besteht die Gefahr eines anaphylaktischen Schocks?

Die Gefahr eines anaphylaktischen Schocks durch eine Zweitinjektion eines Serums ist *in den ersten 3 Monaten* nach der Erstinjektion *sehr groß.*

Die Gefahr der anaphylaktischen Schocks nimmt dann allmählich ab, richtet sich aber nach der individuellen Reaktionsbereitschaft des Patienten, d. h., sie ist bei *Allergikern* (Asthma- oder Ekzemkranken u. ä.) größer als bei anderen Menschen.

3 Jahre nach einer Seruminjektion sind meist keine gefährlichen Reaktionen zu erwarten.

107. Wann wird gegen eine Krankheit geimpft, wann wird antitoxinhaltiges Serum gegeben (z. B. Tetanus oder Diphtherie)?

Mit einer entsprechenden *Impfung* (Tetanol) erzeugt man eine *Immunität* gegen Tetanus und kann den Ausbruch eines Wundstarrkrampfes vermeiden. Eine Gabe von Serum ist dann bei tetanusverdächtigen Wunden nicht erforderlich.

Wenn ein Patient aber nicht gegen Tetanus geimpft ist, soll er bei einer tetanusverdächtigen Verletzung *antitoxinhaltiges Serum* erhalten zum Schutz gegen die evtl. Entwicklung von Toxinen. *Gleichzeitig* beginnt man aber auch eine Impfung gegen Tetanus (mit Tetanol). Diese könnte zwar die Entwicklung eines Wundstarrkrampfes nicht mehr aufhalten, weil die Antikörperbildung zu spät einsetzt. Sie gibt aber einen Schutz für evtl. später auftretende Verletzungen und erübrigt dann eine Wiederholung der Serumgabe, so daß dadurch auch evtl. einer Serumkrankheit oder einem anaphylaktischen Schock *vorgebeugt* werden kann.

Serologie

108. Was versteht man unter Serologie?

Die serologischen Untersuchungsmethoden befassen sich mit dem Nachweis von *Antigenen* und *Antikörpern* in den Körperflüssigkeiten, vor allem im Serum.

109. Was versteht man unter einem Titer?

Die Titerhöhe, z. B. 1:800 für Typhus, gibt an, *in welcher Konzentration Antikörper* gegen Typhustoxine vorhanden sind.

110. Auf welche Weise können Antigen-Antikörper-Reaktionen serologisch sichtbar gemacht werden?

Das Vorhandensein von Antigenen bzw. Antikörpern kann erkannt werden:

durch Ausflockung = *Präzipitation,* d.h. Fällung bzw. Gerinnung von Eiweiß. Diese Methode wird bei der Immunelektrophorese mit verwendet;

durch Verklumpung = *Agglutination,* d.h. Zusammenballen der Antikörperträger, z.B. der roten Blutkörperchen (Hämagglutinationstest) (s. Frage 112, s. u.);

durch Auflösung der roten Blutkörperchen = *Hämolysintest.* Wenn spezifische Antikörper, sogenannte Hämolysine, vorliegen und ein bestimmter Eiweißkörper, „das Komplement", dazugegeben wird, tritt die Auflösung der roten Blutkörperchen ein.

111. Worauf beruht eine Komplementbindungsreaktion, z.B. bei der Syphilis?

Die Antigen-Antikörper-Reaktion der Syphilis ist nicht sichtbar; gibt man Komplement zur Reaktion hinzu, so wird dieses an den syphilitischen Antigen-Antikörper-Komplex gebunden. *Sein Verbrauch* läßt sich dann an der fehlenden Hämolyseeigenschaft erkennen.

Die Komplementbindungsreaktion (KBR) ist bei Syphilis also *positiv,* wenn bei der komplexen Reaktion das Komplement gebunden wird und die *Hämolyse ausbleibt.* Die KBR auf Syphilis ist *negativ,* wenn das Komplement nicht verbraucht wird und die *Hämolyse eintritt.*

112. Was versteht man unter Hämagglutination?

Manche Viren können *Erythrozyten zur Agglutination* bringen. Diese Hämagglutination ermöglicht es, Viren durch ihre Wirkung auf die Verklumpung der Erythrozyten mit bloßem Auge zu erkennen. Die Agglutination läßt sich *durch Gabe spezifischer Antikörper unterdrükken.*

Klinik und Pflege bei Infektionskrankheiten

113. Welche allgemeinen Symptome können bei Infektionskrankheiten beobachtet werden?

Allgemeines Krankheitsgefühl, Abgeschlagenheit;

Kopf-, Rücken- und Kreuzschmerzen, Gliederschmerzen;

Fieber mit Frösteln oder Hitzegefühl;

Unruhe bis zum Delirium, aber auch Teilnahmslosigkeit, bis zum Koma.

114. Welche Veränderungen können bei Infektionskrankheiten auf Haut und Schleimhäuten in Erscheinung treten?

Charakteristische Ausschläge = *Exantheme* auf der Haut,

Enantheme auf den Schleimhäuten, z. B. des Rachens,

Schweißausbrüche, aber auch trockene, heiße Haut (z. B. bei Typhus), Gesichtsröte, evtl. Zyanose oder Blässe, Fieberbläschen (Herpes labialis).

115. Welche Symptome kann der Verdauungstrakt bei Infektionskrankheiten zeigen?

Appetitlosigkeit, aber auch Durst, belegte, auch trockene Zunge, Übelkeit, Brechreiz, *Obstipation,* bei Darmkrankheiten Durchfall, Entzündung der Mundschleimhaut (Stomatitis).

116. Welche Veränderungen treten bei Infektionskrankheiten oft am Herz-Kreislauf-System auf?

Tachykardie, evtl. Rhythmusstörungen, selten Bradykardie als Ausdruck einer Begleit*myokarditis;*

infektiös-toxische *Kreislaufschwäche* mit Kollapsgefahr.

117. Wie kann sich die Atmung bei Infektionskrankheiten verändern?

Dem gesteigerten Stoffwechsel im Fieber entsprechend ist die Atmung *vertieft* und *beschleunigt.*

118. Welche Blutbefunde sind bei Infektionskrankheiten wichtig?

Anfangs meist *Leukozytose* und Linksverschiebung, später *Lymphozytose.* Selten Leukopenie, vor allem bei Virusinfektionen.

Häufig *toxische Anämie.*

Mehr oder weniger stark *beschleunigte BSG.*

119. Zu welchen pathologischen Urinbefunden kann es bei Infektionskrankheiten kommen?

Verminderung der Urinausscheidung, dadurch *dunkler* und *konzentrierter Urin* (Flüssigkeitsverlust durch Schwitzen und vermehrte Abatmung von Feuchtigkeit).

Febrile Albuminurie.

Mikrohämaturie.

120. Welche Komplikationen können bei schweren Infektionskrankheiten auftreten?

Herz-Kreislauf-Versagen;

Bronchopneumonien;

Bewußtseinsstörungen (Somnolenz, Koma, Fieberdelirium);

Obstipation, evtl. Inkontinenz für Stuhl und Urin;

Stomatitis, Speicheldrüsenabszeß;

Dekubitus;

Thrombose;

Sepsis.

121. Was nennen wir Fieber?

Wenn durch Steigerung des Stoffwechsels *mehr Körperwärme entsteht,* als durch Haut und Schleimhäute abgeleitet werden kann, entsteht eine Erhöhung der Körpertemperatur; diesen Zustand nennt man Fieber.

122. Welche Körpertemperatur darf man als normal bezeichnen?

Temperatur in der *Achselhöhle* bis 36,8 °C ist normal.

Die im *Mund* (unter der Zunge) gemessenen Temperaturen liegen 0,2 °C höher als die axillaren Werte.

Im *Darm* (rektal) gemessene Temperaturen liegen um 0,5 °C über der Temperatur in der Achselhöhle.

Temperaturen unter 36,4 °C nennt man *Untertemperatur.*

123. Wodurch kann es zu Fieber kommen?

Durch *Steigerung des Stoffwechsels* bei entzündlichen Veränderungen und Eiweißzerfall.

Durch *Stoffwechselprodukte von Bakterien* kann das Wärmezentrum im Gehirn, das für die Einhaltung der normalen Körpertemperatur verantwortlich ist, gestört werden, so daß die Wärmeproduktion die Wärmeabgabe übersteigt, d. h. daß Fieber entsteht.

Durch Resorption von Sekreten und Blutergüssen ohne Entzündung entsteht das *Resorptionsfieber.*

Bei Kopfverletzungen oder Hirntumoren entsteht durch unmittelbare Schädigung des Wärmezentrums das *zentrale Fieber.*

124. Welche Fiebertypen sind zu unterscheiden?

Subfebrile Temperaturen bis 1 °C über Normaltemperatur;

hohes Fieber über 39 °C;

Kontinua = gleichbleibend hohes Fieber;

lytischer Fieberabfall = allmähliches Abklingen des Fiebers;

kritischer Fieberabfall = plötzlich abfallendes hohes Fieber, dabei besteht *Kollapsgefahr* (Krisis);

remittierendes Fieber = stark schwankendes, im allgemeinen aber hoch bleibendes Fieber, z. B. bei Sepsis;

intermittierendes Fieber = zwischen normalen Werten und Fieber schwankende Temperatur mit fieberfreien Intervallen;

Schüttelfrost;

Typus inversus: morgens hohe, abends tiefe Temperatur.

125. Welche Fehler können beim Fiebermessen unterlaufen?

Zu hohe Messung: Das Thermometer war nicht richtig heruntergeschlagen.

Zu tiefe Temperatur: Die Achselhöhle war vor dem Einlegen des Thermometers nicht trockengerieben.

126. Welche Methoden des Fiebervortäuschens gibt es?

Thermometer reiben, in warmes Getränk oder Essen halten, an die Heizung, über ein Streichholz oder Feuerzeug halten. *Kontrolle:* Eventuell mit einem anderen Thermometer nachmessen und während des Messens beim Patienten bleiben.

127. Was versteht man unter einem Schüttelfrost?

Ein Schüttelfrost beginnt mit *starkem Kältegefühl,* grobschlägigem *Zittern* (Schütteln) und Zähneklappern und geht in einen *Schweißausbruch* mit Hitzegefühl über, wobei erst dann die Temperatur über 39 °C ansteigt.

Er ist vom Frösteln ohne Schütteln streng zu unterscheiden.

128. Welche Bedeutung hat ein Schüttelfrost?

Ein Schüttelfrost ist ein *besonderes Vorkommnis,* das der Stationsschwester bzw. dem Arzt *gemeldet* werden muß. Er stellt eine *starke Beanspruchung* für Herz und Kreislauf sowie für den Stoffwechsel dar.

Da es sich bei einem Schüttelfrost oft um septische Bakterienaussaaten ins Blut handelt, empfiehlt es sich, im Schüttelfrost Venenblut zum kulturellen *Nachweis der Erreger* abzunehmen (Blutkultur).

129. Bei welchen Krankheiten treten Schüttelfröste auf?

Häufig ist der Schüttelfrost das Zeichen für den Einbruch von Krankheitserregern in die Blutbahn mit einer *septischen Aussaat,* in deren Folge neue Krankheitsherde entstehen können = *Sepsis.*

Man beobachtet Schüttelfröste zu Beginn einer *Lobärpneumonie,* manchmal bei *Pyelitis,* besonders wenn der Harnabfluß behindert ist. Bei *Malaria* sind Schüttelfröste in bestimmten Abständen (z.B. alle 2 Tage) das Hauptsymptom der Krankheit.

130. Was ist bei einem Schüttelfrost zu machen?

Während des starken Kältegefühls muß der Patient gut zugedeckt werden. Eventuell kann man Wärmflaschen oder den Lichtkasten zur *Erwärmung des Patienten* benützen (Achtung vor Verbrennungen bei benommenen Schwerkranken).

Bei starkem Schweißausbruch bringt *Abwaschen und Umkleiden* Erleichterung für den Patienten.

Puls und *Blutdruck* sowie das weitere *Temperaturverhalten* müssen kontrolliert werden, evtl. werden Herz- und Kreislaufmittel verordnet. Besonders beim Abfiebern *Kollapsgefahr!*

Der meist aufgeregte, ängstliche Patient soll nicht allein gelassen werden.

131. Welche psychischen Veränderungen können bei hochfieberhaften Infektionskrankheiten vorkommen?

Manche Fieberkranke sind *erregt, unruhig* und *verwirrt,* was sich bis zum *Fieberdelirium* steigern kann.

Andere sind benommen, teilnahmslos = *somnolent,* das Bewußtsein kann auch ganz schwinden und ein *komatöser* Zustand entstehen.

132. Was bezeichnet man als Fieberdelirium?

Bei einem Fieberdelirium ist das Bewußtsein durch die infektiös-toxische Schädigung des Zentralnervensystems stark verändert. Denken und Sprechen sind *unzusammenhängend.* Es treten Sinnestäuschungen *(Halluzinationen),* Unruhe und oft Angst auf. Es kann zu *Fehlhandlungen* (Austrinken des Spucknapfes, Urinieren in den Schrank, Aufstehen, Fortlaufen, Abstürzen) kommen, da die Patienten *nicht zurechnungsfähig* sind.

Das Pflegepersonal hat bei deliranten Patienten eine *große Verantwortung.*

133. Bei welchen Krankheiten kann es zu einem Fieberdelirium kommen?

Fieberdelirien beobachtet man bei *schweren Infektionskrankheiten,* wie z.B. Sepsis, Typhus, Lobärpneumonie, Meningitis, Enzephalitis, Fleckfieber.

Bei sklerotischen Leuten kommt es leichter zum Delirium als bei jüngeren Menschen.

134. Welche Aufgaben stellen sich bei einem Fieberdelirium für die Pflege?

Bei einem Fieberdelirium besteht die akute Gefahr des *Herz-Kreislauf-Versagens.* Deshalb ist eine intensive Kontrolle von Puls, Blutdruck und Atmung sowie des Temperaturverhaltens angezeigt. Auch für ausreichende Flüssigkeitszufuhr muß gesorgt werden (Ein- und Ausfuhr messen).

Wie bei allen deliranten Zuständen ist eine *ununterbrochene Überwachung* des Patienten unerläßlich, da die unruhigen und verwirrten Patienten oft versuchen, das Bett zu verlassen, und sich dabei verletzen können. Es kommt vor, daß sie unbekleidet auf die Flure laufen oder aus dem Fenster stürzen. Eine *Bettschere* muß angelegt werden. Die Patienten lassen sich meist durch Zuspruch beruhigen. Kühle Umschläge oder eine Eisblase auf die Stirn können beruhigend wirken, evtl. werden Beruhigungsmittel gegeben, damit sich der Patient nicht erschöpft und um die Infusionsbehandlung zu ermöglichen.

135. Was bezeichnet man als Flockenlesen?

Im deliranten Zustand beobachtet man oft unwillkürliche „pflückende" *Greifbewegungen* der Hände, die man als „Flockenlesen" bezeichnet.

136. Was sind Fieberkrämpfe?

Bei Kindern kommt es beim plötzlichen Fieberanstieg nicht zu Schüttelfrost, dagegen können *generalisierte tonisch-klonische* (epileptiforme) *Krämpfe* mit Bewußtseinsverlust, Zungenbiß und Einnässen auftreten.

137. Wie kann man bei sehr hohem Fieber Erleichterung schaffen?

Mit dem Fieber sind natürliche Abwehrreaktionen des Körpers gegen die Krankheitserreger verbunden, die im allgemeinen nicht unterdrückt werden sollen. – Wenn der Körper aber durch das Fieber zu schwer angegriffen wird oder ein Fieberdelirium droht, kann man durch *kühle Wadenwickel* (besonders bei Kindern) oder durch einen *Brustwickel* (Prießnitz-Umschlag) die Temperatur etwas senken und Erleichterung schaffen. – Auch Medikamente (*Antipyretika,* z. B. Azetylsalizylsäure oder Paracetamol) senken das Fieber.

138. Welche Maßnahmen sind bei Infektionskrankheiten zur Verhütung weiterer Ansteckungen zu treffen?

Bei Infektionskrankheiten müssen die *vorgeschriebenen Maßnahmen* zur Verhütung von weiteren Ansteckungen getroffen werden:

Isolierung des Kranken, *Meldung* an das Gesundheitsamt, *Infektionsschutz* des Pflegepersonals, *Desinfektion* nach Vorschrift.

139. Welche Gesichtspunkte gelten für die allgemeine Behandlung von Infektionskranken?

Das Prinzip der allgemeinen Schonung durch Ruhigstellung:
Bettruhe als wichtigste Voraussetzung der Schonung und Entlastung der inneren Organe (aber Gefahr der Bronchopneumonien, des Dekubitus);

psychische *Entspannung;*

ausreichender *Schlaf;*

ausreichende *Flüssigkeitszufuhr;*

entsprechende *Diät;*

Bekämpfung der *Obstipation;*

intensive *Hautpflege;*

Vermeidung von *Komplikationen;*

kausale oder *symptomatische* Behandlung.

140. Welche Rolle spielt die psychische Führung?

Durch eine ruhige Atmosphäre und Fernhaltung aller störenden Einflüsse ist für eine *psychische Entspannung* und *zuversichtliche Haltung* des Kranken zu sorgen. Der Patient muß sich geborgen fühlen und Vertrauen haben können. Verordnungen und Pflegemaßnahmen müssen zeitlich so eingeteilt sein, daß der Patient auch genug Ruhe findet.

141. Welche Bedeutung hat der Schlaf für den Schwerkranken?

Der natürliche Schlaf ist keineswegs ein Darniederliegen aller körperlichen und psychischen Funktionen, sondern eine Zeit besonderer Aktivitäten im Organismus, z. B. im Stoffwechselgeschehen und im Nervensystem.

Der Schlaf ist für die Überwindung einer Krankheit von großer Bedeutung. *Schlaflosigkeit ist schädlich.*

Es muß für ausreichenden Schlaf auf möglichst natürliche Weise gesorgt werden.

142. Welche Ursachen können bei Schlaflosigkeit eine Rolle spielen?

Die Ursachen der Schlaflosigkeit können auf äußeren Reizen beruhen:

Lärm, Licht, schlechte Luft, unbequeme Lage usw., oder

körperlicher Art sein: *Schmerzen* oder andere Mißempfindungen, z. B. *Juckreiz* oder *Husten,* oder

psychischer Natur sein: *Angst,* Sorge, *innere Spannung* und *Unruhe* oder gesteigerte Erregbarkeit.

143. Wie kann der Schlaf gefördert werden?

Die Förderung gesunden Schlafes muß um die *Beseitigung dieser Schlafhemmnisse* (s. Frage 142, S. 396) bemüht sein: d. h. Herabsetzung der Außenreize (Lärm und Licht usw.), Lüften, richtiges Betten (Laken straffen, Kissen aufrütteln usw.), Abwaschungen beim Schwitzen, eine Wärmflasche bei kalten Füßen können das Schlafen oder Wiedereinschlafen fördern. Auch ein Getränk kann beruhigend, entspannend und schlaffördernd wirken.

Eventuell werden *Medikamente* verordnet.

144. Welche Medikamente kommen bei Schlaflosigkeit in Frage?

Bei Schmerzen helfen nicht Schlafmittel, sondern *Schmerzmittel* bzw.

ein Kombination von Schmerzmitteln (Antineuralgika, Analgetika) mit Beruhigungs- bzw. Schlafmitteln.

Bei Schlafstörung durch Husten helfen *Hustenmittel* (Kodein).

Bei Atemnot sind *Herz-* oder *Asthmamittel* angezeigt.

Bei *Angst,* Spannung, innerer Unruhe, Übererregbarkeit sind in erster Linie *Psychopharmaka* (Neuroleptika) als schlaffördernde Mittel angezeigt. Evtl. kommt auch eine Kombination eines Psychopharmakon mit einem Schlafmittel in Betracht. In jedem Falle sind mögliche *Nebenwirkungen zu bedenken* (Atemdepression, Kreislaufschwäche, Gewöhnung, paradoxe Wirkung bei Zerebralsklerotikern).

Bei den reinen Schlafmitteln werden *Ein-* und Durchschlafmittel unterschieden bzw. Kombinationen von beiden angewendet.

Man muß chemisch auch zwischen Barbituraten (barbitursäurehaltige Mittel) und Nichtbarbituraten unterscheiden.

Schlafmittel dürfen nur so lange gegeben werden, wie sie unbedingt erforderlich sind. Es besteht die *Gefahr der Gewöhnung* und *der Schlafmittelsucht.*

Betäubungsmittel (Opiate, Morphium, Dolantin usw.) sind nur in *Ausnahmefällen* zu verwenden, weil die Gefahr der Gewöhnung und Sucht besonders groß ist.

145. Wie ist die Diät bei akut fieberhaften Erkrankungen im allgemeinen zu gestalten?

Trotz meist schlechten Appetits sollen ausreichend Kalorien, Vitamine und Flüssigkeiten zugeführt werden. *Häufige kleine Mahlzeiten* von *leicht verdaulichen Speisen,* vor allem aus kohlenhydrat- und eiweißhaltiger Kost, sind empfehlenswert. Durch Infusionen kann ein Teil der Kalorien und des *vermehrten Vitamin- und Flüssigkeitsbedarfs,* der etwa 2 l täglich beträgt, gedeckt werden.

146. Wie kann man in den ersten Tagen einer akuten Fieberkrankheit die Ernährung durchführen?

Bei hohem Fieber eignet sich *flüssige* und *breiige Kost:* z.B. Tee, Fruchtsäfte, Bouillon, Milch mit Honig (sofern nicht eine Abneigung dagegen besteht), Joghurt, evtl. mit Fruchtgeschmack, Speiseeis, Milchspeisen in Form von Cremes mit leicht verdaulichen Kohlenhydraten, Pudding, Speisen mit Zucker, Honig und Sirup, Kompott, Püree, Eier in leicht verdaulicher Form (Creme, Bouillon mit Ei, Rotwein mit Ei), alles in für Auge und Gaumen appetitanregender Form, dem Geschmack des Patienten entsprechend.

Da dem Körper durch das Schwitzen Kochsalz verlorengeht, sollen *auch salzhaltige Speisen* angeboten werden, zumal sie Abwechslung bringen und den Appetit anregen können: Fleischbrühe, Suppen, leichte Gemüse.

Eine große Bedeutung hat *Obst,* meist in Form leicht verdaulicher Kompotte, das durch seinen Zellulosegehalt der Obstipation des Fieberkranken vorbeugt.

147. Wie kann die Fieberdiät weiter aufgebaut werden?

Wenn es der Zustand des Patienten erlaubt und der Appetit sich bessert, kommt als Diätaufbau *weißes Fleisch, Fisch, Reis, Teigwaren, Kartoffeln* mit *pürierten Gemüsen* in Frage. Dem Eiweiß- und Vitaminbedarf ist bei länger dauernden Infektionskrankheiten besondere Aufmerksamkeit zu schenken. Bestimmte Infektionskrankheiten, besonders die Darmkrankheiten, erfordern eine spezielle diätetische Behandlung (s. Frage 174, S. 405).

148. Welche Komplikationen können sich bei den akuten Infektionen von seiten des Verdauungstraktes einstellen?

Durch Austrocknung des Mundes, besonders bei Mundatmung, kann es zur *Stomatitis* und zur abszedierenden Parotitis *(Abszeß der Ohrspeicheldrüse)* kommen.

Bei vielen Patienten stellt sich bei einer akuten fieberhaften Infektionskrankheit *Verstopfung,* bei manchen, besonders bei Darmkrankheiten, *Durchfall* ein. Schwerkranke, benommene Patienten neigen zu unkontrolliertem Abgang von Stuhl und Urin *(Inkontinenz).*

Soor manchmal nach intensiver Antibiotikabehandlung.

149. Warum kommt es bei hochfieberhaften Infektionskrankheiten meist zur Obstipation?

Die meisten hochfieberhaften Infektionskrankheiten (mit Ausnahme gewisser Darmkrankheiten, z. B. der Ruhr) gehen mit Obstipation einher. Diese ist durch den *Flüssigkeitsverlust* des Körpers infolge des vermehrten Schwitzens und des Abatmens mit verstärkter Wasserrückresorption im Darm und Verhärtung des Stuhls bedingt. Dazu kommen noch die *geringe Nahrungsaufnahme* durch Appetitlosigkeit, die schonende *schlackenarme Fieberdiät* und die *Ruhigstellung* des Körpers durch Bettruhe, wodurch auch die Darmtätigkeit nachläßt. – Die Patienten leiden unter Völlegefühl, geblähtem Leib und allgemeinem Unbehagen.

150. Wie soll die Obstipation eines Fieberkranken behandelt werden?

Bei Fieberdiät kann nicht täglicher Stuhlgang erwartet werden. Es soll aber doch jeden 2., höchstens jeden 3. Tag für eine Darmentleerung gesorgt werden. Besonders geeignet sind *Darmspülungen* (hohe Wassereinläufe), weil sie die beste Erleichterung bringen und auch verhärteten Stuhl gut entfernen. Darüber hinaus können Einläufe auch zum Rückgang des sehr hohen Fiebers führen. *Glyzerineinspritzungen* sind besonders leicht und praktisch zu handhaben, führen aber nicht immer zu ausreichendem Erfolg. *Abführmittel* sind der individuellen Reaktionsweise des Patienten anzupassen.

151. Wie kann es zum Dekubitus kommen?

Der *unwillkürliche Abgang von Stuhl und Urin* bei Schwerkranken, meist somnolenten oder komatösen Patienten führt leicht zum Wundliegen und zu Drucknekrosen = Dekubitus.

Länger bettlägerige Patienten, besonders alte, abgemagerte, aber auch Übergewichtige, besonders gelähmte und auch somnolente oder komatöse (benommene oder bewußtlose) Patienten neigen durch das *Liegen auf bestimmten Körperstellen* wie Kreuzbein und Fersen zum Aufliegen mit Ausbildung von Druckstellen und *folgender Infizierung* des nekrotischen Gewebes durch Eitererreger (= Druckgeschwür).

152. Wie kann Dekubitus verhindert werden?

Schwerkranke brauchen eine *aufmerksame und intensive Hautpflege:*

Abreiben mit Kampferspiritus, Pudern, Hautrötungen mit Salben behandeln, Hautschutz durch *wasserabstoßende,* aber *luftdurchlässige* Sprays.

Abwaschungen bei Schweißausbrüchen und Anlegen trockener frischer Wäsche.

Häufiger Lagewechsel, evtl. Druckverteilung durch Luft- oder Wasserkissen, sorgfältiges Betten mit Vermeiden aller druckerzeugenden Falten im Bettuch.

Bewußtlose Patienten müssen vom Pflegepersonal umgelagert werden.

Vorbeugen gegen *Inkontinenz* durch Dauerkatheter und Spezialmatratzen mit größter Sauberkeit.

Fersenringe oder *aufblasbare Gummimanschetten* in der Knöchelgegend verteilen den Druck und verhindern den Dekubitus an den Fersen.

153. Wie entsteht bei Schwerfieberkranken die Stomatitis?

Hochfiebernde Patienten atmen meist verstärkt, wobei sich besonders bei Bewußtlosen *Mundatmung* einstellt. Durch die Mundatmung und den Flüssigkeitsverlust im Fieber trocknet die Mundschleimhaut aus. Ferner *fehlt* bei Schwerkranken die *automatische Mundreinigung* durch die ständige Speichelproduktion und das Schlucken. Dadurch können sich leicht entzündliche Veränderungen der Mundschleimhaut („Stomatitis") und in besonderen Fällen als prognostisch schlechtes Zeichen eine Vereiterung der Ohrspeicheldrüse (abszedierende Parotitis) einstellen.

154. Wie kann die Stomatitis vermieden werden?

Zur Vermeidung der Stomatitis ist für *genügende Flüssigkeitszufuhr* zu sorgen.

Wenn die *Nasenatmung* durch Schleimhautschwellungen beeinträchtigt ist, kann man durch abschwellende Mittel, Tropfen, Spray, Salben die Luftdurchgängigkeit verbessern.

Die Atmungsluft kann durch *Anfeuchtung* verbessert werden (Dampfzerstäuber, Bronchitiskessel, Aufhängen feuchter Tücher).

Anregen der Kautätigkeit: Kaugummi, Dörrobst.

Häufige *Mundspülungen* und regelmäßige *Zahnpflege.*

Vorsichtiges *Pinseln der Gingiva* (Zahnschleimhaut) mit 10%igem Borglyzerin oder Myrrhentinktur oder Zitronensaft (s. Frage 15ff, S. 195).

155. Wie kommt es zur Thrombosebildung?

Durch Ruhigstellung *(Bettruhe)* verlangsamt sich der Blutstrom in den Venen, die sonst durch die Muskeltätigkeit immer wieder ausgepreßt werden. Besonders Patienten mit Varizen *(Krampfadern)* neigen zur Thrombosebildung an den Beinen, evtl. auch im Becken. Beim Wiedereinsetzen von Bewegung kann sich ein Thrombus lösen und zu einer tödlichen Lungenembolie führen.

156. Wie kann der Thrombose vorgebeugt werden?

Zur Aufrechterhaltung eines guten venösen Blutstroms sollen die Patienten angehalten werden, die *Beine* immer wieder zu *bewegen* (z.B. Fußrollen, Beine anziehen und ausstrecken, Lagewechsel).

Auch *passive Bewegungen, Massage* und *Wickeln der Beine* können angezeigt sein.

Gesetzliche Vorschriften

157. Welche gesetzlichen Maßnahmen können bei Infektionskrankheiten notwendig werden?

Bei einem Infektionsfall kann die *Isolierung* (Absonderung) des Patienten *zu Hause* oder *in einem Krankenhaus* vorgeschrieben sein.

Es ist genau vorgeschrieben, welche Infektionskrankheiten dem Gesundheitsamt *gemeldet* werden müssen. Bei der Meldung ist zu unterscheiden zwischen *Verdachtsfall, gesicherter Krankheit, Tod* an einer Infektion und *Dauerausscheider.*

Menschen, die mit einem Infektionskranken (z.B. Pockenkranken) im Kontakt waren, können in *Quarantäne* genommen werden, d.h., ihre

Bewegungsfreiheit wird so eingeschränkt, daß sie die Krankheit nicht verbreiten können.

Die Quarantäne dauert *etwas länger* als die Inkubationszeit der betreffenden Krankheit.

158. Bei welchen Krankheiten besteht bereits bei Verdacht umgehende Meldepflicht?

Aussatz (Lepra), Botulismus, Cholera, Enteritis infectiosa, Fleckfieber, übertragbare Hirnhautentzündung, Gelbfieber, Kinderlähmung, Mikrosporie, Milzbrand, Ornithose, Paratyphus A und B, Pest, Rückfallfieber, Ruhr, Tollwut, Tuberkulose, Tularämie, Typhus abdominalis.

159. Bei welchen Infektionen sind Erkrankung und Tod meldepflichtig?

Brucellosen, Diphtherie, übertragbare Hirnhautentzündung, Hepatitis, Kindbettfieber, Leptospirosen, Malaria, Q-Fieber, Rotz, Scharlach, Toxoplasmose, Trachom, Trichinose, Wundstarrkrampf.

Nur der Tod ist meldepflichtig bei: Virusgrippe, Keuchhusten, Masern,

Bazillenausscheider müssen gemeldet werden bei: Enteritis infectiosa, Paratyphus, Typhus und Ruhr.

160. Wer muß eine meldepflichtige Infektionskrankheit anzeigen?

Der *behandelnde Arzt,*

jede sonstige mit der Behandlung oder Pflege von Infektionskrankheiten *berufsmäßig beschäftigte Person:* Hebamme, Leichenschauer, auch Haushaltungsvorstand, Leiter einer Pflegeanstalt oder Sammelunterkunft, Schiffsführer.

Bakterielle Infektionen

(Abb. 38–43, Farbtaf. I u. II)

Typhus (Bauchtyphus = Typhus abdominalis)

161. Zu welcher Gruppe gehört der Typhuserreger?

Das Typhusbakterium gehört mit den Paratyphuserregern und den Erregern der akuten infektiösen Gastroenteritis (neuer Name: *Gastroenteritis salmonellosa*) zur Gruppe der *Salmonellen.* Die von diesen Bakterien verursachten Krankheiten werden *Salmonellosen* genannt.

162. Wie werden Typhus und Paratyphus meist übertragen?

Menschen, die *Dauerausscheider* der Bakterien sind, können durch Unsauberkeit Lebensmittel, Milch und Wasser verseuchen.

Durch Mängel der Kanalisation können *Abwässer* das Trinkwasser oder Nahrungsmittel verunreinigen und dann zu größeren Epidemien führen.

163. Wie lange ist die Inkubationszeit beim Typhus?

Die Inkubationszeit beträgt beim Typhus 1–3 Wochen. Am häufigsten ist der *Krankheitsbeginn um den 10. Tag.*

164. Welchen Weg nehmen die Typhusbakterien im Körper?

Typhusbakterien gelangen mit Nahrung oder Getränken in den *Magen-Darm-Kanal.*

Durch das Lymphgewebe der Darmwand gelangen sie in die *Blutbahn,* vermehren sich dort und führen zu einer Typhusbakterien-Sepsis = *Septikämie* (Stadium der Kontinua). In dieser Zeit sind die Typhusbakterien im Blut nachweisbar *(Blutkultur).* Da sie mit dem Blut auch in die Nieren gelangen, werden sie auch z. T. durch den *Urin ausgeschieden* und können dann in diesem nachgewiesen werden *(Urinkultur).*

Ein Teil der Typhuserreger setzt sich *im Lymphgewebe des Dünndarms,* besonders in den sogenannten Peyerschen Plaques des Ileums, fest und führt dort zu entzündlichen Veränderungen, die in der 3. Krankheitswoche *geschwürig* zerfallen, so daß in dieser Zeit besonders viel Typhusbakterien mit dem Stuhl entleert werden *(Stuhlkultur).*

165. Welche Stadien können beim Typhus unterschieden werden?

Das *Anfangsstadium* durch einige Tage mit langsam ansteigender Temperatur.

Das Stadium der gleichbleibend hohen Temperatur *(Kontinua),* das ohne antibiotische Behandlung 1–3 Wochen dauern kann.

Das Stadium der Entfieberung mit mehreren Tagen stark schwankendem Fieber *(lytische Entfieberung).*

Die *Rekonvaleszenz,* manchmal durch Rückfälle *(Rezidive)* mit erneutem Fieberanstieg kompliziert und verlängert.

166. Welche charakteristischen Symptome kommen beim Typhus vor?

Die *Somnolenz* (Teilnahmslosigkeit, Schläfrigkeit, Apathie) und hohes *Fieber* mit heftigen *Kopfschmerzen,* trockenem Mund, heißer trockener Haut. Appetitlosigkeit und Schwäche machen das schwere Krankheitsbild deutlich sichtbar.

Exanthem: Zu Beginn der 2. Krankheitswoche treten die *Roseolen* als charakteristischer Hautausschlag auf. Es sind knapp linsengroße, leicht erhabene rötliche Fleckchen, die nicht leicht zu erkennen sind und auf Druck mit dem Glasspatel verschwinden.

Fieber: Typisch für den Typhus ist die gleichbleibend hohe Temperatur *(Kontinua)* bei gleichzeitig verhältnismäßig langsamem Puls *(relative Bradykardie),* die *Leukopenie* und die fehlende Beschleunigung der *Blutkörperchensenkung.*

Anfangs besteht *Obstipation,* im späteren Verlauf treten oft *Durchfälle* mit „erbsensuppenartigen" Stühlen (bräunlich, flüssig mit krümeligem Bodensatz) auf. Der Leib ist meist meteoristisch gebläht und druckempfindlich.

167. Welche Komplikationen können beim Typhus auftreten?

Durch den geschwürigen Zerfall der Darmlymphknoten am Ende der 2. oder in der 3. Woche können *Darmblutungen* mit der Gefahr des Blutungskollapses und der Verblutung oder eine *Darmperforation* mit tödlicher Peritonitis entstehen.

Es kann zur infektiös-toxischen *Herzmuskelschwäche* mit tödlichem Herzversagen kommen.

Bronchopneumonien.

Akute Cholezystitis.

Stomatitis und *Parotitis* (abszedierend).

168. Wie macht sich eine Darmblutung bemerkbar?

Am Ende der 2. oder in der 3. Woche kann durch den Geschwürsprozeß im Darm ein Gefäß eröffnet werden.

In leichten Fällen ist etwas *Blut dem Stuhl* beigemengt.

In schweren Fällen kann es zu *schwarzem Stuhl* kommen.

Bei ganz schwerer Blutung verändert sich der Patient plötzlich: *Blässe, Tachykardie und Fieberabfall* zeigen den drohenden Blutungskollaps an.

169. Woran ist eine Darmperforation zu erkennen?

Der Geschwürszerfall kann meist Ende der 3. Woche durch die Darmwand hindurchdringen und zur Entleerung von Darminhalt in die Bauchhöhle und damit zur *Peritonitis* führen.

Die Darmperforation beginnt meist mit einem *heftigen Schmerz* (komatös benommene Patienten nehmen aber manchmal den Perforationsschmerz nicht wahr).

Mit dem Schmerz kann mehr oder weniger deutlich ein *Schockzustand* mit *Pulsanstieg* und *Temperaturabfall,* evtl. Erbrechen verbunden sein.

Der Bauch ist besonders im Gebiet der Perforation *druckschmerzhaft* (Abwehrspannung!). Es kommt zur *Bauchdeckenspannung* infolge der Peritonitis.

170. Was muß man bei Verdacht auf schwere Blutung oder Perforation machen?

Bei Blutung oder Perforation ist der Arzt *unverzüglich* zu verständigen.

Infusionen, evtl. Blutkonserven (Blutgruppe!), *Kreislaufmittel* und *intensive Kontrolle des Patienten* (Puls, Blutdruck, Atmung, Blässe, Hb-Bestimmungen, Stühle, Darmgeräusche, Zustand des Abdomens usw.).

Die *Nahrungszufuhr* ist *sofort einzustellen.*

Bei Blutung Gaben von Beruhigungsmitteln, über Schmerzmittel entscheidet der Arzt, ebenso über die Frage der Operation bei Perforation, die eine hohe Letalität hat.

171. Wie kann die Typhusdiagnose gestellt werden?

Die *Frühdiagnose* ist wichtig, um die weitere Ausbreitung der Krankheit zu verhindern und eine gezielte Behandlung einzuleiten. Die Frühdiagnose ist vor allem durch die *Blutkultur* (tägliche Abnahme in Venüle mit gallehaltigem Nährboden) anzustreben.

Der Nachweis der Typhusantikörper im Blut der Agglutinationsprobe *(Gruber-Widal-Reaktion)* gelingt erst in der 2. Krankheitswoche.

In der 2. Woche sind *Kontinua, relative Bradykardie* und *Leukopenie,* evtl. *Roseolen* ausgeprägt. Gelegentlich gelingt der Nachweis von Typhusbakterien auch im *Urin.*

Der Nachweis der *Typhuserreger im Stuhl* gelingt am leichtesten im Stadium des Geschwürszerfalls (bei Obstipation Einlauf oder Rektalabstrich).

172. Wie ist der Ausfall der Gruber-Widal-Agglutinationsreaktion zu bewerten?

Eine Agglutinationsreaktion zeigt nur, *ob* und *wieviel* Antikörper vorhanden sind.

Diese können auch durch eine vorausgegangene *Impfung* oder eine *früher* durchgemachte Erkrankung gebildet worden sein und beweisen nicht ohne weiteres das Vorliegen einer jetzt akuten Typhuserkrankung.

Ein *hoher* Titer bzw. das *Ansteigen* und spätere *Absinken* des Titers sprechen für einen *jetzt* ablaufenden typhösen Krankheitsprozeß.

173. Welche Verlaufsarten des Typhus kommen vor?

Von den voll ausgeprägten und den besonders schweren Typhusverläufen mit Koma und Delirium gibt es *alle Übergänge* leichter Verläufe bis zu Patienten, die nicht merklich erkrankt sind oder nur leichte Darmerscheinungen haben. Gerade die leichten und deshalb unerkannten Fälle können die Krankheit *weiter verbreiten (Typhus ambulatorius).*

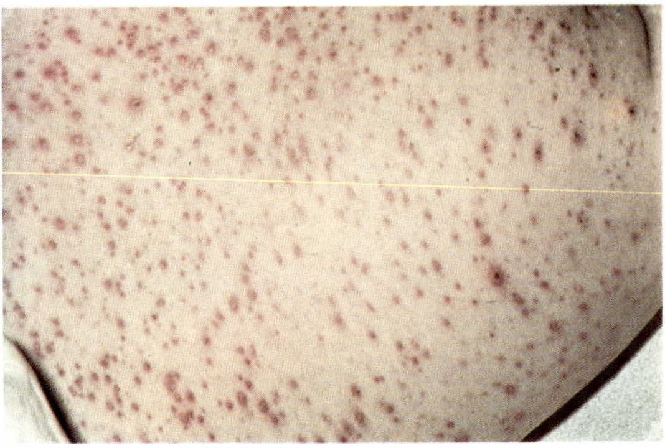

Abb. 38 Varizellen, schwerer Verlauf bei einem Erwachsenen

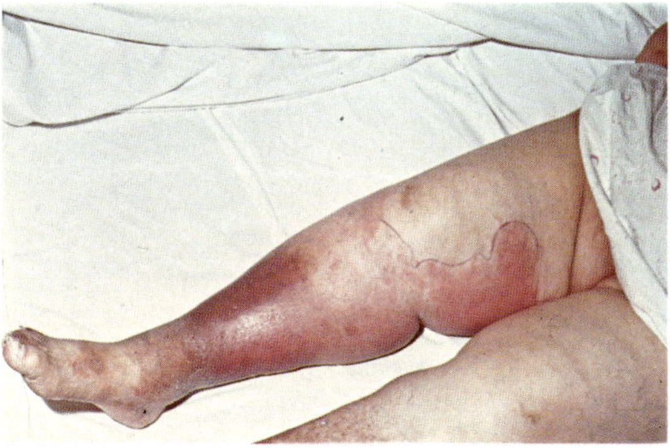

Abb. 39 Erysipel

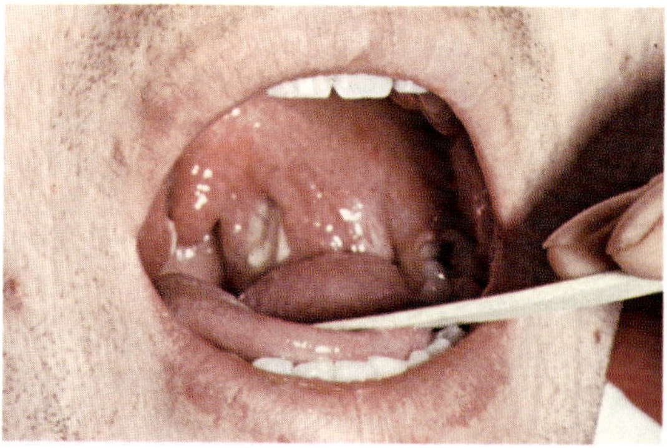

Abb. 40 Tonsillitis bei Morbus Pfeiffer

(Abb. 38–43 aus *Schettler, G., H. Greten:* Innere Medizin, 8. Aufl. Thieme, Stuttgart 1990)

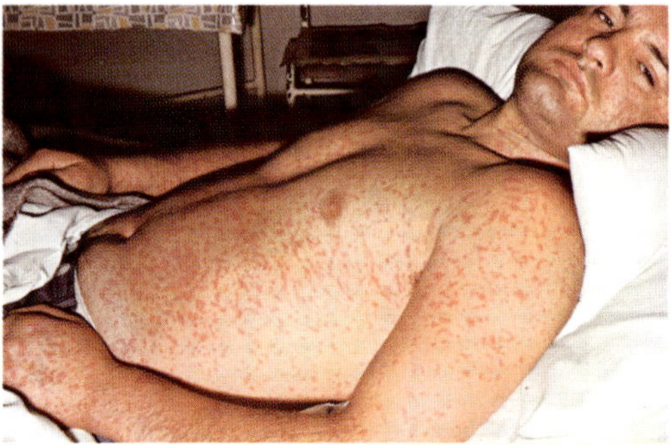

Abb. 41 Exanthem bei Pfeifferschem Drüsenfieber

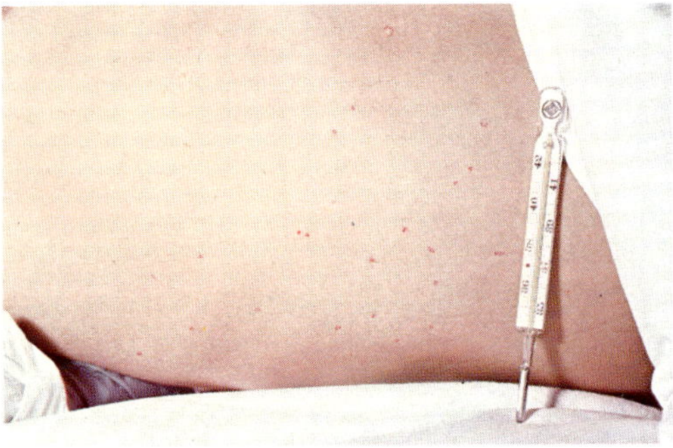

Abb. 42 Typhusroseolen

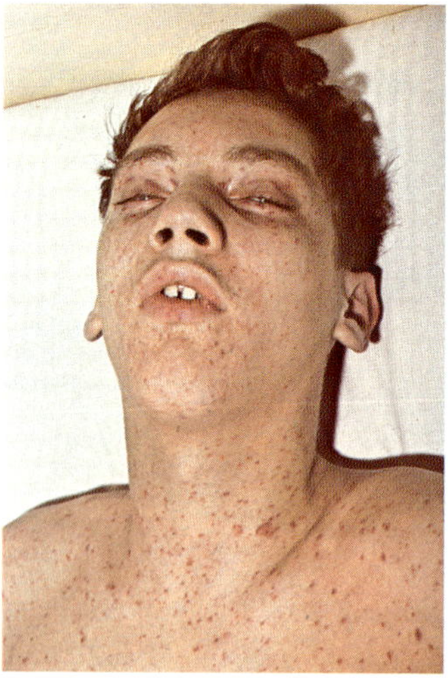

Abb. 43 Hautveränderungen bei Meningokokkenmeningitis

174. Wie wird der Typhus behandelt und der Patient gepflegt?

Isolierung, Desinfektion von Stuhl und Urin. Das Tragen von Schutzkleidung und Handschuhen beim Pflegen ist wichtig, trotzdem ist auch Händedesinfektion selbstverständlich.

Intensive Beobachtung des Patienten und *sorgfältige* Pflege.

Schlackenfreie Diät, viel Milch und Milchspeisen, evtl. fettarme Milch, die manchmal besser vertragen wird, Eier, Fruchtsäfte, viel Flüssigkeit und Traubenzucker, Zitronencreme. Später gekochter Fisch, weißes Fleisch; besonders vorsichtige Diät bei Leibschmerzen und Meteorismus.

Chinolone (Ciprofloxacin, Ofloxacin), Chloramphenicol, Ampicillin oder Bactrim als Antibiotikum gegen Typhusbakterien 1–2 Wochen hindurch.

175. Wie wirkt Chloramphenicol bei Typhus?

Chloramphenicol hat eine *spezifische Wirkung* auf die Typhuserreger.

Es kommt in wenigen Tagen zur *Abfieberung.*

Das Medikament kann aber *nicht* die Blutung und Perforation verhüten, auch *nicht* Rückfälle in der Rekonvaleszenz. Obwohl es ein entscheidendes Mittel gegen den Typhus darstellt, kann es die genaue Beobachtung des Patienten, die sorgfältige Pflege, den Schutz gegen Weiterverbreitung der Infektion und die strenge Diät nicht ersetzen.

176. Wie kann man einer Typhuserkrankung vorbeugen?

Regelmäßige Untersuchung bestimmter Berufsgruppen, Kontrolle der Dauerausscheider. Durch Aufspüren und Sanieren der *Ansteckungsquellen.*

Durch *größte Sauberkeit* bei Typhusgefahr.

Verzicht auf *ungekochte* Nahrungsmittel und Getränke.

Schutzimpfung, die jährlich wiederholt werden muß, mit hochwirksamer Vakzine (dabei kommen manchmal Impfreaktionen mit Fieber und Schwellung an der Injektionsstelle vor).

177. Wann gilt ein Typhuskranker als nicht mehr ansteckend?

Erst wenn *3 negative Stuhlbefunde* von *je einer Woche Abstand nach* der Abfieberung vorliegen, gilt ein Typhuspatient als nicht mehr infektiös.

178. Was versteht man unter Paratyphus?

Paratyphus ist eine *typhusähnliche* Erkrankung, die durch *typhusverwandte Erreger,* die Paratyphusbakterien der Gruppen A, B und C, hervorgerufen werden, von denen noch eine Reihe von *Untertypen* unterschieden werden.

179. Wie unterscheidet sich der Verlauf eines Paratyphus vom Typhus abdominalis?

Der Verlauf ist oft (aber nicht immer!) *leichter und kürzer,* der *Fieberanstieg* erfolgt *rascher,* die Roseolen sind oft kräftiger, die *enteritischen Symptome* (= Durchfall) meist *ausgeprägter* als beim Typhus.

Während bei Typhus etwa *2–4% Dauerausscheider* bleiben, sind es beim Paratyphus sogar *etwa 10%;* sie sind dem Gesundheitsamt zu melden. Erregerreservoir ist meist die Gallenblase.

Bakterienruhr

180. Was wissen Sie über die Erreger der Dysenterie?

Die *Ruhrbakterien* stellen eine *Gruppe nahverwandter,* aber doch unterschiedlicher Erregertypen dar: Shiga-Kruse, Flexner, Sonne- oder E-Ruhr usw.

Dem Erregertyp entsprechend ist der Krankheitsverlauf verschieden schwer: bei *Shiga-Kruse besonders schwer,* bei Flexner schwer bis leicht, bei Sonne leicht.

181. Wo kommt die Bakterienruhr vor?

Die Bakterienruhr kommt besonders in warmen Ländern, die leichteren Formen aber *auch in Mitteleuropa* vor, die E-Ruhr (= Typ Sonne) bei Kindern, die Flexner-Ruhr mehr bei Erwachsenen.

182. Wann und wo treten gehäufte Ansteckungen auf?

Gehäufte Erkrankungen treten besonders in der *warmen Jahreszeit,* oft da, wo Menschenansammlungen und ungenügende hygienische Verhältnisse vorliegen, auf: z. B. in Heimen, Lagern usw. Im Krieg war sie eine häufige Krankheit, besonders im Osten.

183. Wie kommt die Übertragung der Ruhr zustande?

Die Bakterien werden durch den *Stuhl* ausgeschieden und durch Kontakt unter unhygienischen Verhältnissen (Schmierinfektion) über Nahrungsmittel und Getränke weiterverbreitet. Zum Teil werden Ruhrbakterien auch durch *Fliegen* oder *Küchenschaben* (Kakerlaken) *als Zwischenträger* (nicht Zwischenwirte!) vom Stuhl auf Lebensmittel gebracht.

184. Welche Krankheitserscheinungen stehen bei der Ruhr im Vordergrund?

Schleimige, evtl. *blutige Durchfälle;* bis zu 20 und mehr Darmentleerungen täglich von nur geringer Menge, z. T. nur aus Schleim bestehend.

Krampfartige Leibschmerzen, „*Tenesmen*“.

Besonders bei den toxischen Formen: *Schwäche,* Hinfälligkeit, Kopfschmerzen, Appetitlosigkeit, mäßig Fieber, Wasser- und Elektrolytverlust, toxische Herzschwäche.

185. Welche Veränderungen liegen der Ruhrerkrankung im Körper zugrunde?

Die Ruhrbakterien gelangen in den Magen-Darm-Trakt und siedeln sich im Dickdarm an. Inkubation 1–7 Tage.

Bei der Ruhr kommt es zu einer *Entzündung der Schleimhaut des Dickdarms,* z. T. zu Geschwürsbildungen dort.

Selten kommt es zu stärkerem *Darmbluten* oder zu einer *Darmperforation* mit Peritonitis.

186. Wie wird die Dysenterie nachgewiesen?

Die Ruhrbakterien können durch *Stuhlkultur* nachgewiesen werden. Der Stuhl soll vor Übertragung auf den Nährboden möglichst *nicht abkühlen.*

Auch *Serumagglutinationen* können ab Anfang der 2. Woche helfen, die Diagnose und den Typ des Erregers zu sichern.

Ruhrverdacht ist *meldepflichtig.*

187. Welche Behandlungsmaßnahmen kommen bei der Ruhr in Frage?

Isolierung und *strengste Sauberkeit, Desinfektion* der Stühle, Infektionsschutz des Pflegepersonals.

Flüssigkeitsersatz und *Elektrolytausgleich* durch Infusion, evtl. Transfusionen sind sehr wichtig, in leichteren Fällen genügt reichlich Tee mit Zucker, auch andere flüssige Kost.

Später leicht verdauliche schlackenarme Kost. Wenn der Stuhl sich formt, kann der *Diätaufbau* fortschreiten.

Warme Getränke, *Wärme* auf den Leib, wenn keine blutigen Stühle vorliegen.

Medikamentös kommen *Chinolone, Sulfonamide* und *Tetrazykline* in Betracht, die gute Wirkung auf die Erreger haben. Evtl. Herz- und Kreislaufmittel.

188. Wie kann die Ruhr ausheilen?

Die Ruhr kann *vollkommen* ausheilen, ohne daß Beschwerden zurückbleiben.

Es kann aber auch eine Neigung zu *chronischen Reizzuständen* des Dickdarms mit rezidivierenden Durchfällen verbleiben. Es bleibt *keine* Daueimmunität nach Bakterienruhr.

Manche Menschen bleiben *Dauerausscheider;* sie müssen dem Gesundheitsamt gemeldet werden.

Bei HLA-B27-positiven Patienten (s. Frage 18, S. 364) kann es zu einer reaktiven Arthritis kommen (Reiter-Syndrom).

Akute Nahrungsmittelvergiftung

189. Was versteht man unter akuter Nahrungsmittelvergiftung?

Bei der Bezeichnung „Nahrungsmittelvergiftung" handelt es sich nicht um eine bestimmte Infektionskrankheit, die durch einen spezifischen Erreger hervorgerufen wird, sondern um das klinische Bild des *„Brechdurchfalls"* oder der „akuten Gastroenteritis" oder der sogenannten *Reisediarrhö.*

190. Welche Erreger können eine akute Gastroenteritis verursachen?

Die verschiedenen *Salmonellenarten* können eine *Gastroenteritis salmonellosa* auslösen.

Bei der *Staphylokokkenenteritis* sind Nahrungsmittel durch enterotoxinbildende *Staphylokokken* verunreinigt.

Auch *Campylobacter jejuni* ist ein relativ häufiger Erreger der Enteritis.

Die sogenannte *Reisediarrhö* in tropischen und subtropischen Ländern wird auf enterotoxinbildende Stämme von *Escherichia coli* zurückgeführt.

Die durch verschiedene *Viren* verursachten Enteritiden sind offenbar häufiger als früher angenommen.

191. Wie kommt es zur akuten Nahrungsmittelvergiftung?

In Lebensmitteln, die unter unhygienischen Verhältnissen aufgehoben werden, wie Hackfleisch, Wurst, Fisch, Krabben, Muscheln, Pasteten, Mayonnaise, Eiscreme, Sahnekuchen usw., können sich *Salmonellen* oder *Staphylokokken* rasch vermehren und beim Genuß dieser Speisen nach wenigen Stunden stürmische Krankheitserscheinungen hervorrufen:

Erbrechen, krampfartige Leibschmerzen, Durchfall.

192. Was ist bei einer akuten Nahrungsmittelvergiftung zu machen?

Man muß versuchen festzustellen, *welche Speisen* verdorben waren. Wenn ein schuldhaftes Verhalten, z.B. im Gaststättengewerbe, vorliegt, muß etwas von den betreffenden Speisen zur Untersuchung *aufbewahrt* und eingeschickt werden.

193. Wie kann ein akuter Brechdurchfall behandelt werden?

Man muß manchmal versuchen, die verdorbenen Speisen *rasch aus dem Körper zu entfernen.* Dazu kommen evtl. auch Magenspülungen und

Abführmittel in Frage. Bei krampfartigen Leibschmerzen hilft *Imodium.* Im übrigen *Bettruhe,* evtl. *Infusionen,* evtl. *Antibiotika.* Bei leichteren Fällen ist meist keine besondere Behandlung erforderlich.

Bei allen *Salmonellenerkrankungen* ist bereits der *Verdacht meldepflichtig.*

Botulismus

194. Welche Krankheit nennt man Botulismus?

Der Botulismus ist keine Infektionskrankheit, sondern eine *Intoxikation* (= Vergiftung); d.h. daß sich die Botulinusbazillen (Clostridium botulinum) nicht im menschlichen Körper festsetzen und vermehren, sondern mit den verdorbenen Nahrungsmitteln allein ihre *enorm giftigen Toxine* aufgenommen werden, die das gefährliche Krankheitsbild bewirken.

Da eine Ansteckung durch Übertragung *nicht* möglich ist, ist auch eine Isolierung nicht erforderlich.

195. Wie kommt es zum Botulismus?

Der Botulinusbazillus ist ein *Anaerobier* und findet sich wie der Tetanusbazillus in der Erde.

In Konserven, die durch Botulinussporen verunreinigt und nicht ausreichend sterilisiert wurden, entwickeln die Botulinusbazillen ein starkes Toxin, das durch 30minütiges Kochen zerstört werden kann. Durch Zersetzung des Doseninhaltes mit *Gasbildung* werden die Konserven oft aufgetrieben. Beim Öffnen *zischen* die entweichenden Gase. Solche Konserven sind verdächtig und sollen nicht genossen werden. Es ist für ihre *Vernichtung* zu sorgen. Der Genuß von solchen Konserven (Fleischwaren, Bohnen usw.) führt zu einem schweren, *oft rasch tödlich verlaufenden Krankheitsbild,* dem Botulismus.

196. Wie sind die Symptome des Botulismus?

Es bildet sich in wenigen Stunden ein *rasch* fortschreitendes schweres Krankheitsbild mit *Magen-Darm-Beschwerden* und *Nervenlähmungen.* Besonders wichtig für die Erkennung sind *Augenmuskellähmungen* (Schielen) und eine *Schlucklähmung.* Kreislauf- und Atemzentrum sind gefährdet. *Letalität bis zu 30%.*

197. Welche Maßnahmen kommen bei Botulismus in Frage?

Bei dem Patienten ist *sofort eine Magenspülung* angebracht, um möglichst viel vom Botulinustoxin vor der Resorption aus dem Körper zu entfernen. Außer der üblichen Behandlung bei Infektionskrankheiten kommt auch *Botulinus-Immunserum* (Antitoxin) in Frage. Von den verdorbenen Speisen muß die Herkunft *sichergestellt* und Material zur Untersuchung eingesandt werden.

Isolierung ist nicht erforderlich, aber Meldung bereits bei Verdacht.

Brucellosen

198. Was versteht man unter Brucellosen?

Die Brucellosen sind *Tierkrankheiten* durch nahverwandte Erreger, die vom Rind, von Ziege, Schaf und Schwein auf die Menschen übertragen werden können. Die wichtigste Brucellose ist die *Bangsche Krankheit* der Rinder. Sie kommt in Mitteleuropa jetzt nur noch selten vor.

199. Wie ist der Infektionsweg bei den Brucellosen?

Die Ansteckung kann durch *Milch* und Milchprodukte im Magen-Darm-Kanal oder durch *direkte Berührung kranker Tiere,* wobei besonders Tierärzte, Schlachthofarbeiter und Hirten gefährdet sind, zustande kommen.

200. Wie wird die Bangsche Krankheit nachgewiesen?

Der Nachweis ist durch *Blutkultur* oder *Agglutination* möglich.

201. Welche Erscheinungen bilden das Krankheitsbild der Bangschen Krankheit?

Langdauerndes, oft nur *subfebriles Fieber* in *wellenförmigem* Verlauf, Neigung zu Schwitzen, Gelenkbeschwerden, Mattigkeit sind die uncharakteristischen Symptome dieser Infektion. Schwere Fälle führen zu Abszeßbildungen, leichte verlaufen wie eine vegetative Dystonie.

Längere Behandlung mit Antibiotika hat Erfolg.

Tetanus (Starrkrampf)

202. Was ist der Unterschied zwischen Tetanus und Tetanie?

Tetanus oder Wundstarrkrampf ist eine *schwere Infektionskrankheit,* die mit schweren generalisierten Krampfanfällen einhergeht.

Tetanie ist eine neuromuskuläre Übererregbarkeit durch vermindertes Blutkalzium (Hypokalzämie) oder Verschiebung des Säure-Basen-Gleichgewichts im Blut durch CO_2-Verlust (Hyperventilationstetanie) mit tetanischen Krampfanfällen, vor allem der Hände und Füße, und Parästhesien um den Mund und an den Händen (Pfötchenstellung) (s. Frage 82f, S. 317).

203. Was wissen Sie über den Erreger des Wundstarrkrampfes?

Der Wundstarrkrampf wird durch den *Tetanusbazillus* (Clostridium tetani) hervorgerufen. Es ist ein *Anaerobier* und findet sich in *Gartener-*

de, Straßenstaub, Dünger und *altem Holz*. Er kann durch *Bagatellverletzungen* in den Körper eindringen. Besonders mit Erde verschmutzte Wunden sind tetanusverdächtig.

204. Wie lange ist die Inkubationszeit des Tetanus?

Die Inkubationszeit schwankt zwischen *4 und 28 Tagen und länger.* Je eher Tetanuserscheinungen auftreten, um so *schlechter* ist die Prognose. *Letalität 50–60%.*

205. Welches sind die wichtigsten Krankheitserscheinungen des Tetanus?

Die Tetanusbazillen bleiben an der *Eintrittspforte* in der Wunde liegen. Ihre Toxine wandern entlang der Lymph- und Nervenbahnen in das *Zentralnervensystem.*

Als Hauptsymptom treten *Muskelkrämpfe* auf, zuerst im Gesicht (Risus sardonicus) und in der Kaumuskulatur *(Trismus),* Steifigkeit der Nacken- und Rückenmuskulatur *(Opisthotonus),* Einziehung der Bauchdecken *(Kahnbauch).*

Äußere Reize (Geräusche, Licht, Berührung) lösen *qualvoll schmerzhafte generalisierte Krämpfe* aus. Das Bewußtsein bleibt erhalten. Der Tod kann durch Erschöpfung eintreten.

206. Wie kann der Gefahr des Tetanus begegnet werden?

Die *vorbeugende Impfung* mit Tetanustoxoid hat eine ausgezeichnete Schutzwirkung. Allerdings werden Auffrischungsimpfungen empfohlen.

Bei einer tetanusverdächtigen Verletzung eines Nichtgeimpften wird eine *Wundausschneidung* gemacht, weil die Tetanusbazillen ja an der Eintrittspforte liegenbleiben. Bei tiefen Verletzungen durch rostige Nägel oder Holzsplitter ist die Wundexzision nicht immer möglich.

Bereits bei *Tetanusverdacht* muß *sofort* eine *passive* Immunisierung durch *Tetanusimmunglobulinserum* durchgeführt werden und gleichzeitig als *aktive* Impfung Tetanustoxoid *(Tetanol)* gespritzt werden, damit bei einer späteren Verletzung nicht wieder Serum gegeben werden muß.

Bei Kindern wird die Tetanusimpfung meist im Rahmen der Mehrfachimpfung durchgeführt.

207. Wie wird eine korrekte Impfung gegen Tetanus vorgenommen?

Um einen sicheren Immunitätsschutz gegen Tetanus zu erreichen, werden *zweimal im Abstand von 4 Wochen* 0,5 ml Tetanol s.c. injiziert und *ein Jahr später* eine *Auffrischungsspritze* von 0,5 ml Tetanol gegeben. Dadurch ist eine viele Jahre anhaltende Grundimmunität gewährleistet, die durch *Auffrischungsimpfungen* alle 7–10 Jahre verstärkt werden kann.

208. Wie muß ein Tetanuskranker behandelt werden?

Wundexzision weit im Gesunden;

Antitoxin (= *Serum,* besonders wirksam Tetanushyperimmunglobulin), außerdem Tetanol *(Vakzine);*

Isolierung, Reizabschirmung;

Beruhigungsmittel, z. B. Chloralhydrat;

Kurare bei Muskelspasmen;

Ernährung durch *Magensonde;*

bei Kehlkopfkrämpfen *Intubation,* evtl. Tracheotomie.

Gasbrand

209. Wie kommt der Gasbrand zustande?

Der Gasbrand oder die Gasphlegmone wird durch *Verschmutzung von Wunden* mit gasbrandbazillenhaltiger Erde *(Anaerobier)* hervorgerufen.

210. Welche Erscheinungen weisen auf Gasbrand hin?

Die Wunde zeigt *Schwellung* und *zunehmende Schmerzhaftigkeit, Blasenbildung,* üblen Geruch und *Knistern von Gasbläschen* im Gewebe beim Anfassen. Auch der Allgemeinzustand verschlechtert sich, es besteht die *Gefahr der Herz-Kreislauf-Schwäche.*

211. Nach welchen Gesichtspunkten wird die Behandlung vorgenommen?

Durch *breites Eröffnen der Phlegmone* und breite Ausschneidung der Nekrosen, Gaben von *Gasbrandserum* und *Antibiotika* sowie hyperbare Sauerstoffbehandlung können die weitere Ausbreitung verhindert und die Ausheilung (mit Narben und Defekten) erreicht werden.

Diphtherie

212. Welche Eigenschaften hat der Diphtherieerreger?

Die Diphtheriebakterien können *auf Schleimhäuten* und auf der Haut *Entzündungen verursachen,* die durch den Übertritt von Toxinen ins Blut *schwere Organschädigungen* bewirken, besonders durch den Typus gravis.

Die Erreger können *im Ausstrichpräparat eines Rachenabstriches* erkannt werden, viel sicherer ist aber der Nachweis durch das *Kulturverfahren.*

213. Wie wird die Diphtherie übertragen?

Die Diphtheriebakterien werden vor allem durch *Tröpfcheninfektion* (Anhusten, Anniesen), nur selten durch Gegenstände übertragen.

214. Wie lange ist die Inkubationszeit der Diphtherie?

Die Inkubationszeit beträgt *nur 2–4 Tage,* manchmal bis zu 7 Tagen. Durch die kurze Inkubationszeit ist eine rasche Ausbreitung möglich.

215. Welche Lokalisationen der Diphtherie kommen vor?

Am häufigsten ist die *Rachendiphtherie,* gefürchtet ist die *Kehlkopfdiphtherie* wegen der Gefahr des Erstickens, weniger gefährlich ist die *Nasendiphtherie* der Kleinkinder. Eine diphtherische Entzündung der *Augenbindehaut* (durch Anhusten des Pflegepersonals beim Rachenabstrich) ist eine Seltenheit, ebenso wie die *Wunddiphtherie.*

Kombinationen von Rachen- und Kehlkopfdiphtherie oder bei Kleinkindern auch von Nasen- und Rachendiphtherie sowie von Nasendiphtherie, die sich mit Überspringen des Rachens im Kehlkopf lokalisiert, kommen vor.

216. Wie sind die Anfangssymptome der Rachendiphtherie?

Blässe, Mattigkeit, *Halsschmerzen und Schluckbeschwerden.* Meist nur *geringes Fieber,* aber *schneller Puls.*

Im Rachen sind die Tonsillen geschwollen und düsterrot gefärbt. In wenigen Stunden bildet sich ein erst *weißer* und *zarter flächenhafter Belag,* der sich *nicht* wegwischen läßt und bei Berührung zum *Bluten* neigt. Außerdem fällt manchmal ein süßlich-leimartiger *Geruch* auf.

Die regionären *Lymphknoten* sind druckempfindlich, oft geschwollen, ihre Umgebung kann ödematös verdickt sein, so daß der ganze Hals auffallend verbreitert ist (Zäsarenhals).

217. Wie unterscheidet sich die Diphtherie von den Veränderungen einer Streptokokkentonsilitis (Angina tonsillaris)?

Der *Belag* bei Diphtherie ist mehr *flächenhaft* und *festhaftend,* bei Tonsillitis sind es *Eiterpfröpfe* in den Lakunen der Mandeln, die sich ausdrücken oder wegwischen lassen. Wenn man bei Diphtherie versucht, den Belag wegzuwischen, blutet es leicht, dadurch färbt sich der Belag *bei Diphtherie* oft *bräunlich.* Bei Tonsillitis bleibt der Belag auf die Mandeln beschränkt, bei Diphtherie greift er meistens *auf die Umgebung* über, auf die Gaumenbögen, auf das Zäpfchen (Uvula), selten auch auf die hintere Rachenwand.

Das *Fieber* ist bei Diphtherie meist nicht hoch, bei Angina oft hoch.

Der *Puls* ist bei Diphtherie im Verhältnis zum geringen Fieber auffallend *beschleunigt.*

Die Patienten mit Diphtherie sind meist *blaß,* mit Angina fiebergerötet.

Für die Unterscheidung ist in Zweifelsfällen der *bakteriologische Befund* entscheidend.

218. Wie unterscheidet sich die Diphtherie von einer Plaut-Vincentschen Angina?

Die Plaut-Vincentsche Angina ist fast immer als Geschwürsbildung mit Belag *nur einseitig* lokalisiert und zeigt *kaum toxische Rückwirkung* auf den Kreislauf. Keine Tachykardie, keine EKG-Veränderungen, *keine Beeinträchtigung des Allgemeinzustandes* (keine Blässe, keine Zyanose, keine Hinfälligkeit).

219. Bei welchen Krankheiten kann es zu Belägen auf den Mandeln kommen?

Mandelbeläge können vorkommen bei *Rachendiphtherie, Streptokokkentonsillitis* (Angina tonsillaris), *Angina Plaut-Vincent, infektiöser Mononukleose* (Pfeiffersches Drüsenfieber), *Agranulozytose, Leukämie, Lues.*

220. Wie macht man einen Rachenabstrich?

Rachenabstriche werden *möglichst morgens nüchtern* mit einem Wattestäbchen unter *guter Sicht* bei gut geöffnetem Mund und durch Spatel heruntergedrückter Zunge *vom Rand der Beläge* aus durchgeführt.

Der Patient soll so sitzen oder liegen, daß er mit dem Hinterkopf *fest an- oder aufliegt,* so daß er nicht (absichtlich oder unabsichtlich) nach hinten ausweichen kann.

Kinder werden von einer Pflegeperson *auf den Schoß* genommen, die *Hände* des Kindes werden mit der rechten Hand, die *Stirn* mit der linken Hand gehalten. Nach dem Öffnen des Mundes werden Zunge und Unterkiefer mit einem Spatel entsprechend *(mit sanfter Gewalt)* heruntergedrückt und der Rachenabstrich vorgenommen.

221. Welche bedrohlichen Komplikationen kommen bei Diphtherie vor?

Das Diphtherietoxin wirkt besonders auf *Herz* und *Nervengewebe.*

Als Komplikationen sind besonders die Myokarditis mit *Herzversagen* und auch die infektiös-toxische *Kreislaufschädigung* mit Blässe und Zyanose durch Gefäßlähmung gefürchtet.

Der diphtherische Befall der Kehlkopfschleimhaut kann zu *Erstickung* führen.

Durch diphtherische Lähmungen kann es zur *Schluckpneumonie* kommen.

Bedrohliche Folgen der Lähmungen (Landrysche Paralyse mit *Zwerchfellähmung und Erstickung*) sind sehr selten.

222. Wie macht sich eine Myokarditis bei Diphtherie bemerkbar?

Die Patienten sind *unruhig, blaß, zyanotisch,* haben *kühle Körperenden* (Akren) und zeigen *Atemnot.* die Urinausscheidung läßt nach, Eiweiß wird durch die toxische Nephrose im Urin positiv.

Der *Puls* ist *schnell* und *schlecht gefüllt;* aber auch besonders langsamer Puls kann als Folge eines *Herzblocks* auftreten und ist ebenso wie Pulsunregelmäßigkeit *(Arrhythmie)* ein schlechtes Zeichen. Weitere Einzelheiten sind durch das *EKG* erfaßbar.

Auch *Erbrechen* im Lauf einer Diphtherie, wenn es toxisch bedingt ist, weist auf einen schweren Verlauf mit *Gefahr eines tödlichen Herzversagens* hin.

223. Welche Arten von Lähmungen sind im Verlauf einer Diphtherie zu unterscheiden?

Am häufigsten ist die *Gaumensegellähmung* in der 2. oder 3. Woche.

Weniger häufig sind *Augenmuskellähmungen* (Akkommodationsstörungen und Schielen).

Sehr selten ist eine allgemeine, von unten nach oben aufsteigende Lähmung im späteren Krankheitsverlauf (sog. *Landrysche Paralyse*), die über eine Atemlähmung zum Tode führen kann.

Lähmungen, die nach der 7. Woche auftreten, heißen *postdiphtherische Lähmungen* und bilden sich zwar oft nur langsam, aber doch *vollständig* zurück.

224. Woran ist eine Gaumensegellähmung zu erkennen?

Bei einer Gaumensegellähmung wird die Sprache *„näselnd"*.

Beim Trinken kann die Flüssigkeit *durch die Nase* austreten. Das Schlucken von Speichel ist erschwert. Deshalb soll man das Bettende höher stellen, damit der Schleim abfließen kann, sonst muß man ihn *absaugen.* Zur Aufrechterhaltung der Ernährung muß man bei Gaumensegellähmung *evtl. eine Nasensonde* legen.

225. Wie machen sich Augenmuskellähmungen bemerkbar?

Bei postdiphtherischer Augenmuskellähmung kann die *Akkommodation* (das Nahsehen, z.B. Lesen) beeinträchtigt sein.

Außerdem können *Schielstellungen* der Augen mit *Doppelbildern* auftreten.

226. Wie läßt sich eine Kehlkopfdiphtherie erkennen?

Die Larynxdiphtherie kommt vor allem bei *Kleinkindern* in Verbindung mit oder auch ohne Rachen- oder Nasendiphtherie vor. Die Hauptsymptome werden durch Verengung des Luftweges hervorgerufen:

Heiserkeit, bellender, dröhnender Husten (Krupp), aber auch durch *Stridoratmung* (pfeifendes Atemgeräusch) und durch die Toxizität der meist ausgedehnten Beläge bedingte *Zyanose* und *Unruhe.*

Evtl. steigen die diphtherischen Beläge durch die Trachea bis in die Bronchien hinab.

227. Was versteht man unter Stridor?

Die Stridoratmung ist eine durch ein Hindernis *erschwerte* und *hörbare Atmung,* wobei die Schlüsselbeingruben und Zwischenrippenräume *inspiratorisch eingezogen* werden.

228. Bei welchen Krankheitszuständen kann es zur Stridoratmung kommen?

Stridor gibt es bei *Kehlkopfdiphtherie,* bei *schwerer Laryngitis* (z.B. bei Masern, wobei dann aber auch gleichzeitig eine Bronchitis und Konjunktivitis sowie eine Rhinitis vorliegen).

229. Was wird als Krupp bezeichnet?

Als Krupp wird der *dröhnende bellende Husten* bei Atemerschwerung durch Schwellung der Schleimhaut im Kehlkopf bezeichnet, wie er bei Larynxdiphtherie, aber auch bei anderen Krankheiten auftreten kann. Bei der Diphtherie spricht man vom echten Krupp.

230. Was versteht man unter Pseudokrupp?

Als Pseudokrupp werden nächtliche Anfälle von bellendem Husten und auch inspiratorischem Stridor durch Laryngitis und Bronchitis bei leicht erregbaren Kindern bezeichnet, die auf Hustensaft und Beruhigungsmittel gut ansprechen.

Auch Fremdkörper, die im Kehlkopf liegen, können einen Stridor oder Krupp verursachen.

231. Welche besonderen Behandlungsmöglichkeiten kommen bei Kehlkopfdiphtherie in Frage?

Außer der Behandlung mit *Serum* und *Antibiotika* kann bei zunehmender Erschwerung der Atmung die *Intubation* oder eine *Tracheotomie* (Luftröhrenschnitt) in Betracht kommen. Auch das Absaugen von Diphtheriebelägen aus dem Kehlkopf mit Hilfe des Laryngoskops und einer Absaugeinrichtung kann versucht werden.

232. Wie wird eine Intubation vorgenommen?

Bei der Intubation wird ein *Tubus* durch Mund und Rachenraum zwischen den Stimmbändern hindurch *in den Kehlkopf* eingelegt. Es besteht die Gefahr, daß der Tubus ausgehustet wird und dann wieder neu eingeführt werden muß.

233. Was versteht man unter Tracheotomie?

Die Tracheotomie (der *Luftröhrenschnitt*) ist eine Notfalloperation, die rasch und manchmal unter behelfsmäßigen Bedingungen als *lebensrettender Eingriff* vorgenommen werden muß, um die Gefahr einer tödlichen Erstickung abzuwenden.

234. Wie muß evtl. eine Tracheotomie als Behelfsoperation vorgenommen werden?

Wenn es sich z.B. um ein Kind mit Kehlkopfdiphtherie handelt, das umgehend ohne entsprechende chirurgische Einrichtungen tracheotomiert werden muß, kann man dieses *in eine Decke einrollen,* damit es den Eingriff nicht durch Bewegungen stört. Eine Pflegeperson hält den Kopf *mit gestrecktem, nach hinten gebogenem Hals* fest. In die Trachea wird vorne unterhalb des Ringknorpels eingeschnitten und ein abwärts gebogener *Tubus eingelegt.* Der Tubus wird durch Bänder, die um den Hals gebunden werden, *fixiert.* In dem fixierten Tubus befindet sich noch ein zweiter kleinerer Tubus, der zum Reinigen herausgenommen werden kann, wenn er sich verlegt hat.

235. Was ist bei der Pflege von tracheotomierten Patienten besonders zu beachten?

Bei tracheotomierten Patienten besteht die Gefahr, daß der *Tubus* durch Schleim oder bei Diphtherie durch abgestoßene Belagsmembranen *verlegt wird* und wieder Erstickungsgefahr eintritt. Da sich dies plötzlich entwickeln kann, ist eine *intensive Beobachtung* des tracheotomierten Patienten unterläßlich. Husten, Atemnot mit inspiratorischer Einziehung der Schlüsselbeingruben, Stridor, Zyanose und Unruhe müssen sofort daran denken lassen, daß der Tubus verlegt ist. Der kleinere herausnehmbare Tubus muß dann sofort entfernt und mit Wattestäbchen und Bikarbonatlösung *gereinigt* werden. Außerdem ist eine *regelmäßige Reinigung des Tubus* durchzuführen. Die Tupfer sind als infiziert zu betrachten und zu verbrennen. Bei tracheotomierten Patienten besteht die Gefahr, daß die Schleimhäute des Atmungstraktes *austrocknen* und sich sekundäre Entzündungen einstellen.

Feuchthalten der Luft durch Zerstäuben oder Bronchitiskessel, aber auch durch feuchte, auf die Trachealkanüle locker aufgelegte *Mulltupfer* sind erforderlich.

236. Was muß an eine Nasendiphtherie denken lassen?

Bei Kleinkindern und Säuglingen mit *wäßrig-blutigem Nasensekret* muß der Verdacht auf Nasendiphtherie bestehen, besonders wenn bei gründlicher Inspektion Beläge auf der Nasenschleimhaut erkennbar sind. Die Bestätigung des Verdachts ist durch *Nasenabstrich* mit Wattestäbchen (Kultur) zu versuchen.

237. Welche Gefahren bestehen bei einer Nasendiphtherie?

Die Nasendiphtherie macht meist *keine toxischen Symptome* und kann leicht übersehen oder verkannt werden, deshalb besteht die Gefahr, daß es zu einer *Weiterverbreitung* der Diphtherie auf andere Kinder kommt.

Eine andere Gefahr ist, daß die Diphtherie besonders bei kleinen Kindern zuerst in der Nase beginnt, sich aber von dort aus weiterverbreitet, z. B. auch unter Auslassen des Rachens sich im *Kehlkopf,* in der Trachea und in den Bronchien festsetzt und *rasch zu einem schweren toxischen Krankheitsbild* bzw. zu Erstickungszuständen führt.

238. Welche Grundsätze gelten für die Pflege der Rachendiphtherie?

Die *Qualität der Pflege* kann über Leben und Tod eines Diphtheriekranken entscheiden. Es gilt:

Strenge Isolierung, Schutzmantel, Mundschutz und Händedesinfektion des Pflegepersonals (s. auch Desinfektion, Frage 651f, S. 500).

Absolute Bettruhe, Patient muß im Bett gewaschen und gefüttert werden, er muß auf die Bettschüssel und von dieser gehoben werden.

Sorgfältige Überwachung von Puls mit Beachtung von Frequenz und Rhythmus, Blutdruck, Atmung, Hautfärbung und Durchblutung sowie der Urinausscheidung.

Veränderungen, auch das als bedrohliches Zeichen auftretende Erbrechen, sind der Stationsschwester oder dem Arzt *sofort zu melden.*

Leichte Diät, evtl. mit Traubenzucker angereichert. Vorsicht mit Flüssigkeitszufuhr wegen der Gefahr der Herzüberlastung bei Myokarditis. Stuhlregelung zur Vermeidung von stärkerem Pressen.

Bei Atmung durch den offenen Mund *Luft anfeuchten.*

Bei *Gaumensegellähmung* Kopfende des Bettes höherstellen (nicht aufsetzen), damit der *Mundspeichel* besser abfließen kann, im übrigen muß er abgesaugt werden.

Bei Nasendiphtherie Nasenöffnung und Oberlippe mit Salbe abdecken.

Kehlkopfdiphtherie s. Frage 226, S. 416.

239. Welche Maßnahmen wird bei einem Diphtherieverdachtsfall als erste ergriffen?

Sofort, unbedingt *vor Beginn der Behandlung* mit Serum und Penizillin, müssen *Abstriche vom Rand der Beläge* und aus der Nase entnommen werden.

Diphtherie ist *meldepflichtig.*

240. Welche medikamentöse Behandlung der Diphtherie kommt in Betracht?

Wenn der klinische Verdacht einer Diphtherie feststeht, besonders wenn ein toxisches Bild vorliegt, wird *sofort* hochdosiert *Penizillin,* das gegen Diphtheriebakterien gut wirksam ist, *vor* der bakteriologischen Bestätigung der Diagnose durch den Kulturbefund gegeben.

Ebenfalls *sofort* muß *antitoxisches Immunserum* 250–1000 IE/kg Körpergewicht i.m. bzw. i.v. gegeben werden. – Die bereits an Herz, Nieren und Nerven fixierten Toxine können durch das Serum nicht beeinflußt werden. Die frühzeitige, evtl. intravenöse und ausreichend hohe Gabe von Serum kann entscheidend sein (aber Serumgefahr beachten; s. Frage 98ff, S. 387).

Während das Serum gegen die Toxine der Diphtherieerreger im Körper wirkt, setzt das Penizillin die weitere Toxinproduktion durch Vernichtung der Diphtheriebakterien herab.

Herz-Kreislauf-Behandlung nach Lage des Falles entsprechend der ärztlichen Verordnung. Am *Herzen* bleiben häufiger als bei anderen Infektionskrankheiten *Dauerschäden* zurück.

Bei *Lähmungen* kommen *Vitamine der B-Gruppe,* auch Massage und Elektrisieren in Betracht. Außerdem müssen Überdehnungen (Spitzfuß) und andere Lagerungsschäden vermieden werden.

Bei *Atemlähmung* muß eine *künstliche Beatmung* mit einem Respirator angewendet werden.

241. Wann darf der Diphtheriepatient aufstehen?

Die Patienten sind, ohne sie ängstlich zu machen, über die Gefahren ihrer Krankheit *aufzuklären,* gleichzeitig wird an ihre eigene Vernunft appelliert, sich richtig zu verhalten.

Erst wenn *ausreichende Sicherheit* über stabile Verhältnisse im Herz-Kreislauf-System durch Puls- und Blutdruckkontrolle sowie durch die EKG-Befunde vorliegt, dürfen dem Patienten *unter Kontrolle* die ersten Belastungen *(Aufsitzen, am Bettrand sitzen* und mit den Beinen baumeln, *schließlich aufstehen)* zugemutet werden.

Auch in der Erholungsphase (Rekonvaleszenz) sind *Puls-* und *EKG-Kontrollen* noch erforderlich, besonders bei Belastung.

242. Wann darf ein Diphtheriekranker entlassen werden?

Voraussetzung für die Entlassung ist die *Abheilung* der Diphtherie und die *völlige Rückbildung aller Komplikationen,* besonders der Myokarditis.

Der Patient darf nicht mehr ansteckend sein, d.h., es müssen *3 negative Rachen-* oder *Nasenabstriche* vorliegen.

Der Patient darf als *Diphtheriebakterienträger* entlassen werden, wenn er dem Gesundheitsamt als solcher *gemeldet* ist und dieses keinen Einwand dagegen erhebt.

243. Wie kann man Diphtheriebakterienträger sanieren?

Diphtheriebakterienträger können durch eine intensive antibiotische Behandlung (z.B. mit *Penizillin*) oder evtl. durch *Tonsillektomie* bzw. chirurgische Behandlung der Nasennebenhöhlen von Diphtheriebakterien befreit werden.

244. Welche Möglichkeiten der Vorbeugung gegen Diphtherie stehen zur Verfügung?

Aktive Immunisierung meist bereits bei Kleinkindern im Rahmen einer *Mehrfachimpfung* hat ausgezeichneten Erfolg, so daß die Diphtherie eine seltene Krankheit wurde:

3 Injektionen von Diphtherietoxoid mit *je einem Monat Intervall,* evtl. später auch *Auffrischungsimpfung im Schulalter.*

Passive Immunisierung durch Diphtherieserum als schnell wirksamer Schutz, z.B. für ungeimpfte Kinder, die mit einem Diphtheriekranken Kontakt hatten.

245. Was versteht man unter dem Schick-Test?

Der Schick-Test dient zur Feststellung, ob eine Empfindlichkeit oder *Immunität gegen Diphtherie* vorliegt.

Dazu wird etwas Diphtherietoxin am Unterarm intrakutan gespritzt. Wenn keine Antikörper da sind, entsteht eine lokale *Rötung* und *Schwellung* an der Injektionsstelle. Das Kind sollte geimpft werden (aktive Immunisierung).

Angina tonsillaris (Streptokokkentonsillitis)

246. Was versteht man unter Mandelentzündung?

Mandelentzündung ist ein *Sammelbegriff* für entzündliche Schwellungen des lymphatischen Gewebes der Gaumenmandeln (Tonsillen) mit Enge (= Angina) des Rachens, wobei meist *Schluckbeschwerden* und *Halsschmerzen* entstehen.

Die Tonsillitis kann als *selbständige* Krankheit oder als *Begleitkrankheit* auftreten.

Sie kann durch *verschiedene Erreger* verursacht werden.

247. Welche Erreger spielen bei einer akuten Tonsillitis eine wichtige Rolle?

Eine besonders wichtige Rolle spielen Streptokokken, besonders bestimmte Typen der *betahämolytischen Streptokokken der Gruppe A.*

Aber auch *Staphylokokken* und *Pneumokokken* kommen vor.

Fusiforme Bakterien und *Spirillen* sind die Erreger der Angina Plaut-Vincent.

Diphtheriebakterien verursachen die Angina diphtherica (Rachendiphtherie).

Häufig verursachen *Viren* katarrhalische Infekte der oberen Luftwege mit besonderer Beteiligung der Tonsillen.

Aber auch für die Tuberkelbakterien können die Tonsillen eine Eintrittspforte darstellen.

Pilzinfektionen der Tonsillen sind selten.

248. Welche Ausprägungsarten der Tonsillitis sind zu unterscheiden?

Wenn nur die Lymphfollikel in den Tonsillen geschwollen sind, spricht man von einer *Angina catarrhalis.*

Wenn Pfröpfe in den Krypten sitzen, nennt man das eine *Angina follicularis* oder *lacunaris.*

Bei der *Plaut-Vincent-Angina* liegt meist nur ein *einseitiger Belag mit geschwürigem Zerfall* der Tonsille vor.

Bei einem *Tonsillarabszeß* besteht eine *einseitige Vorwölbung* einer Tonsille (s. Frage 256, S. 423).

Zu *Diphtherie* s. Frage 217, S. 413.

249. Bei welchen Krankheiten ist die Mandelentzündung eine Begleiterscheinung?

Als Begleitkrankheit kommt eine Mandelentzündung z. B. bei der *infektiösen Mononukleose* (Monozytenangina = Pfeiffersches Drüsenfieber), bei der *Agranulozytose,* manchmal bei *Leukämie,* selten sei *Lues* vor.

250. Warum hat die Angina durch hämolytische Streptokokken eine besondere Bedeutung?

Eine Tonsillitis durch betahämolysierende Streptokokken der Gruppe A kann *Ausgangspunkt* sein für:

eine allgemeine *Sepsis;*

entzündliche Veränderungen am Herzen: *Endo-, Myo-, Perikarditis;*

rheumatisches Fieber (akute Polyarthritis rheumatica);

eine hämorrhagische *Nephritis;*

Scharlach;

Mittelohrentzündung (Otitis media), besonders bei Kindern.

251. Wodurch kann es zu einer Kokkentonsillitis kommen?

Ansteckung durch *Tröpfcheninfektion,* aber auch lokale und allgemeine *Resistenzminderung* durch Unterkühlung (Erkältung) können als Ursachen genannt werden.

252. Welche Krankheitszeichen treten bei einer akuten Tonsillitis auf?

Plötzlicher Beginn mit *Halsschmerzen* und *Schluckbeschwerden;*

Rötung und *Schwellung* der Tonsillen; evtl. *Beläge* in den Krypten (Lakunen);

schmerzhafte Schwellungen der *Unterkieferlymphknoten;*

oft *plötzlich hohes Fieber,* evtl. Schüttelfrost;

Leukozytose, Linksverschiebung, *beschleunigte BSG,* Anstieg des Anti-Streptolysintiters *(AST).*

253. Welche Komplikationen können bei Tonsillitis auftreten?

Mandelabszeß oder Retrotonsillarabszeß mit Kieferklemme;

Sepsis;

Mediastinitis;

Nachkrankheiten (s. Frage 250, S. 421).

Nach Tonsillitis durch Streptokokken bildet sich *keine Immunität,* es bleibt vielmehr eine verstärkte Anfälligkeit.

254. Welche Maßnahmen kommen bei Angina in Frage?

Zur Untersuchung *Rachenabstrich* mit Mundspatel und Taschenlampe.

Zur Behandlung *Bettruhe,* leichte Kost, warme Getränke,

Penizillin oder Sulfonamide (wirkungslos bei virusbedingter Tonsillitis).

Evtl. Halsumschlag und Gurgeln.

Bei Tonsillarabszeß kalte Umschläge, evtl. Eiskrawatte und *Inzision.*

255. Welche Befundkontrollen sind während und nach eitriger Mandelentzündung unerläßlich?

Blutdruckkontrolle,

Urinbefund auf Eiweiß und Sediment,

eventuell *EKG.*

256. Wie macht sich ein Tonsillarabszeß bemerkbar?

Umschriebene Schwellung und Vorwölbung, evtl. dort Gelbfärbung einer Tonsille, evtl. *Kieferklemme* oder auch *Schüttelfrost* weisen auf einen Tonsillarabszeß hin.

257. Was ist über die Angina Plaut-Vincent zu sagen?

Die Angina Plaut-Vincent wird durch eine *Spirochätenart* (Borrelien) und spießförmige Bakterien (= Bacterium fusiforme) hervorgerufen. Es bildet sich meist *nur auf einer Tonsille* eine z. T. tiefe Ulzeration *(Geschwürsbildung)* mit grauweißem, schmierigem Belag. Es fällt ein übler Mundgeruch (Foetor ex ore) auf.

Trotz des eindrucksvollen lokalen Bildes im Rachen verläuft die Krankheit fast immer *gutartig* ohne Fieber und ohne toxische Erscheinungen, allerdings oft über 3–4 Wochen hin.

Die *Unterscheidung von Diphtherie* usw. ist wichtig.

Scharlach (Scarlatina)

258. Wodurch wird der Scharlach hervorgerufen?

Als Erreger des Scharlachs sind *hämolysierende Streptokokken* bekannt.

259. Wie wird der Scharlach übertragen?

Die hämolysierenden Streptokokken werden durch *Tröpfcheninfektion,* aber auch als *Schmierinfektion* durch infizierte Gegenstände (Spielsachen, Bücher), evtl. auch durch Milch übertragen.

Der Krankheitsprozeß beginnt als *Streptokokkenangina.* Bei Schmierinfektion in eine Wunde kommt es zum *Wundscharlach.*

Im Wochenbett kann es auch zum Eintritt der Krankheitserreger in den Uterus kommen, wodurch sich der *Puerperalscharlach* entwickeln kann.

260. In welchem Alter ist die Empfänglichkeit für Scharlach am stärksten?

Im Alter *von 3–5 Jahren* sind die Scharlacherkrankungen am häufigsten, und zwar im Winter.

261. Wie lange ist die Inkubation bei Scharlach?

Die Inkubation beträgt 2–4, selten bis 8 Tage.

262. Wie kann geprüft werden, ob jemand gegen Scharlach immun oder empfänglich ist?

Durch den *Dickschen Test:*

Wenn man 0,1 ml Scharlachtoxin subkutan an der Innenseite des Unterarms spritzt, entsteht bei Empfindlichkeit gegen Scharlach in 12 Stunden eine rote Quaddel, die bei immunen Personen fehlt.

263. Welche Anfangssymtome treten bei Scharlach auf?

Plötzlicher Beginn mit *hohem Fieber.*

Erbrechen, Hals- und *Kopfschmerzen.*

Starke Rötung des Rachens, *weißliche Beläge* auf den geschwollenen Tonsillen, geschwollene Halslymphknoten. Zuerst belegte Zunge, dann geschwollene Papillen *(Himbeerzunge).*

Am 2. Tag Ausbruch des hochroten *Scharlachexanthems.* Leukozytose mit *Eosinophilie.*

264. Was ist für das Scharlachexanthem typisch?

Das Scharlachexanthem beginnt am 2. Krankheitstag am *Hals,* auf der *Brust* oder an der *Innenseite der Oberschenkel.* Es besteht *aus hochroten Fleckchen,* die oft *zusammenfließen,* aber auf Druck mit einem Glasspatel verschwinden.

Das Exanthem breitet sich rasch über den ganzen Körper aus mit *Ausnahme des Kinn-Mund-Dreiecks* („Scharlach-Maske" oder „Scharlach-Milchbart"), das im stark fiebergeröteten Gesicht *weiß* bleibt.

Das Exanthem blaßt am 3. bis 5. Tag ab. Gleichzeitig klingen Fieber, Angina und Himbeerzunge ab.

Zu Beginn der 2. Woche tritt die *typische Hautschuppung* auf.

265. Was ist für die Schuppung bei Scharlach charakteristisch?

Die Schuppung bei Scharlach beginnt in der 2. Krankheitswoche und zieht sich bei erwachsenen Patienten oft 4 Wochen hin. Besonders an Händen und Füßen löst sich die Haut *großflächig ab* (Masernschuppen sind feinlamellös, kleieartig).

266. Welchen Test gibt es, um einen Ausschlag als Scharlachexanthem zu beweisen?

Durch das *„Auslöschphänomen"* kann ein Scharlachexanthem z. B. von einem Masern- oder Arzneimittelausschlag getrennt werden.

Dazu werden 0,5–1,0 ml Scharlachserum (Antitoxin) subkutan, z. B. in die Bauchhaut, gespritzt. In der Umgebung der Injektion kommt das

Exanthem *nicht* zum Ausbruch, bzw. es *verschwindet* dort („Auslöschphänomen").

267. Welche seltenen Verlaufsformen des Scharlachs können vorkommen?

Beim *toxischen Scharlach* ist die Haut *zyanotisch,* es kommt zu *Haut- und Schleimhautblutungen,* Erbrechen und *Benommenheit.* Tödlicher Ausgang ist häufig.

Beim *septischen Scharlach* entwickelt sich eine *Vereiterung* der Tonsillen, der Nebenhöhlen, des Mittelohrs, der Lymphknoten am Hals und eine allgemeine Streptokokkensepsis mit tödlichem Ausgang.

268. Welche Komplikationen können bei Scharlach auftreten?

Otitis media *(Mittelohrentzündung),* evtl. Mastoiditis.

Akute *Endo- oder Myokarditis,* wobei ein Myokardschaden oder ein Klappenvitium zurückbleiben kann.

Scharlachnephritis (hämorrhagische Glomerulonephritis mit Gefahr des Übergangs in chronische Nephritis).

Scharlachrheumatoid (Polyarthritis), das allerdings nicht zu Rückfällen neigt und auch nicht chronisch wird.

269. Welche Behandlungsmaßnahmen kommen bei Scharlach in Betracht?

Isolierung und Bettruhe, auch bei Verdacht;

Penizillin durch 10–14 Tage, auch bei leichten Fällen;

Fieberdiät;

270. Welche Befundkontrollen sind bei Scharlach wichtig?

Anfangs *Puls* und *Fieber;*

bei Kleinkindern *Inspektion der Ohren,* um eine Otitis nicht zu übersehen.

Der *Herzbefund* (hoch bleibender Puls nach Abfieberung, Arrhythmien und anhaltende Blässe sind auf Herzkomplikationen verdächtig).

In der 2. und 3. Woche *Urinkontrollen* auf nephritisches Sediment und Blutdruckkontrollen. Auch leichte Fälle müssen so überprüft werden.

Erysipel (Rotlauf, Wundrose)

271. Wodurch wird das Erysipel hervorgerufen?

Das Erysipel (Wundrose = Rotlauf) ist eine *Wundinfektion* durch *hämolysierende Streptokokken.*

Inkubationszeit: einige Stunden bis zu 2 Tagen.

272. Wie wird der Rotlauf übertragen?

Das Erysipel wird durch *Schmierinfektion* in oft kaum erkennbare Hautwunden übertragen. Es tritt besonders häufig im Gesicht auf.

273. Welche Erscheinungen können bei Wundrose beobachtet werden?

Meist *akuter Beginn,* oft mit *Schüttelfrost.*

Es handelt sich beim Erysipel um eine Streptokokkeninfektion in den Lymphspalten der Haut. Dementsprechend zeigt diese im befallenen Bezirk eine *auffallende Rötung* mit *scharfer Begrenzung* und ist im kranken Bereich etwas erhaben, gespannt und juckt.

274. Wie ist das Erysipel zu behandeln?

Bettruhe;

Penizillin 1–2 Mill. IE tägl., eventuell mehr.

275. Hinterläßt das Erysipel eine Immunität?

Eine bleibende Immunität tritt *oft nicht* ein,

es gibt *gehäufte Wiedererkrankungen.*

276. Welche Komplikationen können bei Erysipel vorkommen?

Die Komplikationen, wie *Herzversagen, Meningitis, Nephritis,* waren früher oft tödlich, sind durch die Penizillinbehandlung aber sehr selten geworden.

Meningitis epidemica (epidemische Genickstarre)

277. Was versteht man unter Meningitis?

Unter Meningitis versteht man eine Entzündung der *weichen* Häute des Gehirns und Rückenmarks.

278. Wodurch kann es zu einer Meningitis kommen?

Durch Infektion mit *Bakterien* (Meningokokken, Strepto- und Staphylokokken, Pneumokokken, Tuberkelbakterien u.a.), *Viren* (Virusmeningitis), *Pilzen* (Mykosen), *Protozoen* (z.B. Toxoplasmose) kann es zu einer Meningitis kommen.

279. Was versteht man unter Meningismus?

Meningismus ist ein Reizzustand der Meningen, *ohne* daß entzündliche Befunde an diesen vorliegen müssen. Es gibt entzündliche, toxische, allergische oder thermische (Sonnenstich) Ursachen eines Meningismus; auch nach Subarachnoidalblutung tritt Meningismus auf.

280. Welches sind die Erreger der epidemischen Genickstarre?

Die Meningitis epidemica wird durch Infektion mit bestimmten Diplokokken, den *Meningokokken* (Neisseria meningitidis), hervorgerufen.

281. Wie lang ist die Inkubationszeit bei Meningitis epidemica?

Inkubation *3–4 Tage,* dadurch oft rasche Ausbreitung.

282. Wie ist der Infektionsweg der epidemischen Meningitis?

Die Ansteckung erfolgt durch *Tröpfcheninfektion* über den Nasen-Rachen-Raum.

283. Wo sind die Erreger bei Meningitis epidemica nachweisbar?

Die Meningokokken können im Nasen-Rachen-Raum, durch *Abstrich* mit Wattestäbchen, aus dem *Liquor cerebrospinalis* und evtl. aus dem Blut durch *Bakterienkultur* nachgewiesen werden.

Auch die *Komplementbindungsreaktion* im Serum läßt manchmal auf Meningokokken schließen.

284. Wie sind die Anfangssymptome bei epidemischer Meningitis?

Plötzlicher Beginn mit *Kopfschmerzen* und *Erbrechen; Nackensteifigkeit,* evtl. Opisthotonus (Jagdhundstellung), Kahnbauch.

*Kernig*sches (Laseguesches) *Phänomen,* Brudzinski-Zeichen positiv;

Benommenheit;

evtl. *Pulsverlangsamung* durch Hirndruck;

Liquorsymptome.

Die Meningitis epidemica ist *meldepflichtig.*

285. Was braucht man zur Lumbalpunktion?

Jod, Wattestäbchen, Lokalanästhetikum mit Spritze und Kanülen;

Lumbalpunktionsnadeln, Steigrohr;

sterile Gläschen, Uhrglasschale mit Pandy-Reagenz;

Pflaster.

286. Wie ist der Patient zur Lumbalpunktion zu lagern?

Der Patient wird am äußeren Bettrand auf die Seite gelegt, die Knie angezogen, der Nacken stark gebeugt und *Knie und Kinn möglichst stark angenähert* („Katzenbuckel"). Die Wirbelsäule muß in der Horizontalebene verlaufen. Es wird auch im Sitzen punktiert.

287. Woraus besteht der Liquor?

Der Liquor cerebrospinalis ist eine *gering eiweißhaltige* Flüssigkeit (Serumeiweißkörper), die *Glukose* (2/3 des Blutzuckers) und Elektrolyte enthält. Erythrozyten finden sich normalerweise nicht im Liquor. Leukozyten *(„Zellen“)* bis zu *10/3 im Liquor.*

288. Welche pathologischen Bestandteile kommen bei epidemischer Meningitis im Liquor vor?

Starke Zellvermehrung *(Leukozytose),* dadurch trüber, evtl. richtig eitriger Liquor;

Eiweißvermehrung, dadurch positive Pandy-Reaktion;

Druckerhöhung im Liquorraum (durch Steigrohr zu messen).

289. Wie hoch ist der normale Liquordruck?

Beim Erwachsenen im Liegen (*genaue horizontale Lage* des Rückenmarkkanals ist unerläßlich) beträgt der Liquordruck *100–150 mm Wasser.*

290. Welche Komplikationen können bei Meningitis epidemica auftreten?

Es kann zu *Hirnabszeß,* Nebenhöhlen- und Mittelohrentzündung *(Sinusitis, Otitis media)* und zu *Myokarditis* kommen.

Bei *Meningokokkensepsis* können Blutungen in die Haut *(Purpura)* und in die *Nebennieren* vorkommen, wobei durch deren Zerstörung unter Dyspnoe und Zyanose der Tod im Schock eintreten kann *(Waterhouse-Fridrichsen-Syndrom).*

291. Welche Pflege- und Behandlungsmaßnahmen kommen bei Meningitis epidemica in Betracht?

Isolierung und *Bettruhe;*

Penizillin, hoch dosiert als Infusion; evtl. zusätzlich Steroide;

Fieberdiät.

Sofortiger Behandlungsbeginn ist zur Verhütung von bleibenden Komplikationen *sehr wichtig.*

292. Welche Folgen kann eine Meningitis epidemica hinterlassen?

Besonders bei Kleinkindern kann es zu Verklebungen der Meningen mit Ausbildung eines Hydrozephalus *(Wasserkopf)* und *zerebralen* (Hirn-)*Defekten* kommen. Im allgemeinen sind aber die Aussichten bei frühem Behandlungsbeginn nicht schlecht.

Pertussis (Keuchhusten)

293. Wie wird der Keuchhusten übertragen?

Keuchhusten wird direkt durch *Tröpfcheninfektion* der Erreger (Bordetella pertussis), selten durch Gegenstände übertragen.

Ein Todesfall ist *meldepflichtig.*

294. Wie lang ist die Inkubationszeit bei Keuchhusten?

Sie beträgt *1–2 Wochen.*

295. Wann tritt der Keuchhusten gehäuft auf?

Krankheitshäufungen kommen im *Frühjahr* und *Herbst* vor.

296. Welche Lebensalter erkranken am häufigsten?

Kinder *unter 5 Jahren,* selten Erwachsene.

297. Welche Stadien sind bei Keuchhusten zu unterscheiden?

Es sind 3 Stadien zu unterscheiden:

I. das *uncharakteristische Anfangsstadium* mit hartnäckigem Husten von 1–2 Wochen Dauer;

II. das *Stadium convulsivum;*

III. das *Heilstadium* mit Abklingen der Hustenanfälle an Häufigkeit und Stärke.

Danach bleibt eine *lebenslange Immunität.*

298. Welche Erscheinungen treten im Hauptstadium des Keuchhustens auf?

Im Hauptstadium (Stadium convulsivum) treten *anfallsweise schwerste Hustenstöße* auf, nach denen das Kind den *Atem hörbar einzieht.*

Bei den *stakkatoartigen Hustenstößen* werden die Kinder oft *blau* („Blauhusten") und *erbrechen.* Es können 10–40 Anfälle in 24 Stunden, ein Großteil davon *nachts* auftreten. Erst das konvulsive Stadium erlaubt die Diagnose der Krankheit. Es kann 3–4 Wochen und länger dauern.

299. Woran ist zu denken, wenn ein Keuchhusten nach entsprechender Zeit nicht abzuklingen scheint?

Es kann sich um eine *neurotische Fixierung* von Husten, evtl. mit Erbrechen, handeln, um eine Zuwendung der Erwachsenen zu erzwingen.

300. Woran ist die Keuchhustenkrankheit zu erkennen?

Die Pertussis ist an den typischen Hustenanfällen, *„Stakkato"-Husten* mit dem nachfolgenden *hörbar ziehenden Einatmen,* zu erkennen.

301. Welche atypischen Verlaufsformen der Pertussis gibt es?

Der Keuchhusten kann als *einfacher Husten* (Bronchitis) verlaufen, sozusagen nur aus Stadium I und III bestehend. Mit den Hustenanfällen können Krampfanfälle *(„Keuchhustenepilepsie")* auftreten, die auch zum Tode führen können (sehr selten).

302. Welche Behandlungsmaßnahmen kommen bei Pertussis in Betracht?

In *leichten Fällen* keine Bettruhe, keine Medikamente, nur frische Luft und Verhütung weiterer Ansteckungen.

In *schweren Fällen* mit Fieber *Bettruhe* in gut gelüfteten Zimmern, evtl. *Beruhigungsmittel* und *Hustensaft,* um die Zahl der Anfälle zu mildern und den Bronchialschleim leichter zu lösen.

Evtl., besonders bei Pneumonie, Breitbandantibiotika. Häufig *kleine leichte Mahlzeiten,* nach Erbrechen von Speisen *nachfüttern.*

Bei *Krampfanfällen: Sauerstoff* und *Sedativa* (das Abhusten darf aber nicht zu stark unterdrückt werden).

303. Welche Komplikationen können bei Pertussis auftreten?

Lungenentzündung, Mittelohrentzündung, Bronchiektasenbildung. Starker *Gewichtsverlust* durch häufiges Erbrechen.

Kombination *(Doppelinfektion)* mit Masern oder besonders mit Tuberkulose sind *sehr ungünstig.*

304. Welche Bedeutung hat der Keuchhusten?

Für *sehr kleine* oder *schwächliche Kinder,* besonders auch *durch Kombination mit anderen Krankheiten,* vor allem Masern und Tuberkulose, bedeutet der Keuchhusten *eine große Gefahr.*

305. Wie kann man der Pertussis vorbeugen?

Gefährdete Kinder, besonders Säuglinge, können durch *Pertussis-Hyperimmunserum* (passive Immunisierung) geschützt werden.

Die *aktive* Schutzimpfung ist nicht sehr wirkungsvoll.

Pest

306. Wie wird die Pest übertragen?

Die Pest ist eine Krankheit der Ratten und anderer Nagetiere und kann durch *infizierte Rattenflöhe,* die auch Menschen beißen, auf diese übertragen werden. Dabei kommt es zur *Bubonen- oder Beulenpest* mit Befall der Lymphknoten. Letalität 25–50%.

Die Pestbakterien (Yersinia pestis) können auch durch *Tröpfcheninfektion* von Mensch zu Mensch übertragen werden, wobei sich dann die *Lungenpest* (eine hämorrhagische Pneumonie), ausbildet. Beide Formen können den Tod durch *Septikämie* rasch herbeiführen.

307. Welche Bedeutung hat die Pest?

Sie ist in Form der Lungenpest eine *besonders bösartige,* rasch um sich greifende Krankheit (Inkubationszeit der Lungenpest 1–2 Tage!), die früher besonders von *endemischen Herden* in Innerasien ausgehend zu verheerenden Seuchenzügen durch Europa mit Entvölkerung großer Gebiete geführt hat. Letalität 90–100%. 1984 wurden über 900 Pestfälle von der WHO erfaßt.

308. Wie ist der Pest vorzubeugen?

Die Pest wurde durch *Hygiene* und strenge *gesundheitspolizeiliche Maßnahmen* zurückgedrängt.

Dem Ausbruch der Pest geht immer ein *Rattensterben* voraus. Das Wichtigste ist, die *Ratten zu bekämpfen,* z.B. auf den Schiffen, die früher die Pest von Hafen zu Hafen verschleppten.

Bei einer Pestepidemie ist auch *Schutz vor den Flöhen* durch DDT wichtig. Bereits der Verdacht ist *meldepflichtig.*

Die *Schutzimpfung* gegen Pest hat sich bewährt.

309. Wie ist die Pest zu behandeln?

Isolierung, Entwesung (Flöhevernichtung).

Die frühzeitige, hochdosierte intravenöse Therapie mit *Antibiotika* (vor allem Tetrazykline) ist erfolgreich.

310. Welche Krankheitserscheinungen entstehen durch Infektion mit Yersinien?

Durch *Yersinia enterocolitica* und *Yersinia pseudotuberculosa* kann ein Krankheitsbild mit Fieber, *Leibschmerzen* besonders im rechten Unterbauch (Pseudoappendizitis) und *Durchfällen* hervorgerufen werden. Es liegen dem entzündliche Veränderungen am unteren Ileum und an den regionären Lymphknoten in Darm und Mesenterium zugrunde. Selten sind abszedierende und septische Verläufe. Oft werden auch ein Erythema nodosum und Gelenkbeschwerden beobachtet.

Die Infektion geht wahrscheinlich von Tieren aus *(Nagetiere, Vögel).*

Inkubationszeit 10 Tage. *Therapie:* Tetrazykline.

Cholera

311. Wo kommt die Cholera heute noch vor?

Die Cholera ist in *Indien* und *Pakistan endemisch,* sie kommt auch in anderen tropischen Ländern vor. In früheren Jahrhunderten gab es vernichtende Choleraseuchen, auch in Europa, die letzte 1892 in Hamburg mit 9000 Toten.

312. Welches ist der Erreger der Cholera?

Die Cholera wird durch *kommaförmige Bakterien,* die Vibrio cholerae und Vibrio cholerae el tor, hervorgerufen.

313. Wie ist der Ansteckungsweg der Cholera?

Die Cholera wird durch *infiziertes Wasser* oder *Lebensmittel* übertragen. Inkubationszeit: wenige Stunden bis zu 5 Tage.

314. Wie sind die Haupterscheinungen bei der Cholera?

Es kommt zu *schweren Durchfällen* mit schließlich *reiswasserähnlichen Entleerungen.*

Durch den starken *Wasser- und Salzverlust* infolge der Diarrhö trocknet der Körper aus. Die Augen fallen ein, die Haut läßt sich in hohen Falten abheben; es kommt zu Wadenkrämpfen. Das Blut dickt ein, die Harnsekretion versiegt, dadurch entsteht eine Retention harnpflichtiger Substanzen *(Urämie),* die in Zusammenwirkung mit der *Toxizität der Erreger* rasch zum Tode führen kann.

315. Welche Behandlungsmöglichkeiten stehen bei der Cholera zur Verfügung?

Der Flüssigkeits- und Salzverlust muß unbedingt parenteral ausgeglichen werden; es wird *bis zu 6 l Flüssigkeit* gegeben. *Antibiotika* und schwer resorbierende Sulfonamide sind wirksam.

316. Welche Maßnahmen kommen bei einer Choleraepidemie in Betracht?

An der Spitze stehen *seuchenpolizeiliche Maßnahmen* zur Verhütung weiterer Ausbreitung und die *Isolierung* der Kranken. Vor allem ist eine *strenge Kontrolle der Trinkwasserversorgung* und der sanitären Einrichtungen notwendig. Meidung von rohem Obst und Gemüse.

Ein gewisser individueller Schutz ist die *Choleraschutzimpfung.*

Bereits *Verdachtsfälle* sind *meldepflichtig.*

Lepra (Aussatz)

317. Wo kommt die Lepra heute noch vor?

Der Aussatz ist in *Süd- und Ostasien* sowie in Afrika und in einigen Gebieten *Südamerikas* verbreitet.

Man schätzt die Zahl der Leprakranken auf 10–15 Millionen.

In Europa gibt es nur vereinzelte, meist eingeschleppte Fälle.

318. Wie kommt die Infektion mit Aussatz zustande?

Als Übertragungsmöglichkeit der Leprabakterien kommen *Tröpfcheninfektion* und *Schmierinfektion* in kleine Wunden in Betracht.

Die Lepra ist nicht so ansteckend, wie man früher dachte. Unterernährung und schlechte Lebensverhältnisse erhöhen aber die Anfälligkeit.

Die *Inkubation* beträgt *mehrere Monate bis Jahre.*

Leprabakterien sind säurefeste Stäbchen (Mycobacterium leprae), den Tuberkelbakterien ähnlich; sie können im *Nasenabstrich* gefunden werden.

319. Welche Symptome können bei Lepra auftreten?

Es können Verdickungen und *Knotenbildungen in der Haut* auftreten. – Häufig sind aber auch *Knochenzerstörungen im Gesicht* und *an den Extremitäten* durch Befall der peripheren Nerven mit dadurch bedingter Gewebezerstörung, so daß es zu *Verstümmelungen* kommt.

320. Wie muß die Lepra behandelt werden?

Dem *chronischen Verlauf* entsprechend muß auch eine *Langzeittherapie* durchgeführt werden. *Sulfonpräparate* haben sich bewährt, gleichzeitig ist aber auch eine entsprechende *Allgemeinbehandlung* der oft unterernährten Leprösen in den tropischen Ländern sehr wichtig. Rehabilitation und *Resozialisierung* sind für die *Leprösen* in der 3. Welt sehr schwierig.

Der *Verdachtsfall* ist *meldepflichtig.*

Tularämie

321. Was wissen Sie von der Tularämie?

Die Tularämie oder *Hasenpest* ist eine *bakterielle Krankheit* von Hasen und anderen Nagetieren, die in Mitteleuropa selten, im Osten häufiger vorkommt. Der Erreger (Pasteurella tularensis) kann auf den Menschen beim Abhäuten durch *Schmierinfektion* in kleine Wunden oder auch durch den *Genuß* von *infiziertem Fleisch* in den Magen-Darm-Trakt gelangen.

Die Tularämie kann zum Teil mit hohem Fieber und Lymphknotenschwellungen verlaufen, auch Erbrechen und Durchfall können auftreten. Der Verdachtsfall ist bereits *meldepflichtig.*

Zum Nachweis wird eine *Agglutinationsprobe* verwendet.

Die Behandlung ist mit *Antibiotika* erfolgreich.

Milzbrand

322. Was für eine Krankheit ist der Milzbrand?

Der Milzbrand ist eine Krankheit der Rinder und Schafe, die auch auf den Menschen übertragen werden kann. Harn und Kot der Tiere enthalten Milzbrandbazillen (Entdecker des Krankheitserregers war *R. Koch* 1876) und sind infektiös.

Beim Menschen entsteht durch Infektion einer Hautwunde der *Hautmilzbrand* (Milzbrandkarbunkel), durch Genuß milzbrandsporenhaltigen Fleisches der *Darmmilzbrand,* durch Einatmen von sporenhaltigem Staub der *Lungenmilzbrand.* Bei allen Formen ist die Milz schmerzhaft vergrößert. Der Verdacht ist *meldepflichtig.*

Die beiden letzten Formen haben eine *sehr schlechte Prognose.*

Behandlung mit *Antibiotika.*

In Europa kommen nur Einzelfälle durch Einschleppung vor, vor allem durch Felle und Tierhäute.

Tuberkulose

323. Welche Bedeutung hat die Tuberkulose heute?

Man schätzt die Zahl der an aktiver Tuberkulose Erkrankten auf *10–20 Millionen* mit einer *Letalität von 10–20%.*

75% der aktiven Tuberkulosefälle finden sich in den *Entwicklungsländern.*

Im Bundesgebiet ist der *Ausländeranteil* an den Tuberkulosekranken besonders hoch.

324. Was wissen Sie über das Tuberkelbakterium?

Das Tuberkelbakterium ist ein grampositives Stäbchen aus der Gruppe der Mykobakterien, das von einer *wachsartigen Hülle* umgeben wird, wodurch es vor Austrocknung und anderen Einwirkungen („alkohol- und säurefeste Stäbchen") geschützt ist. Es kann sich daher im *Staub* längere Zeit halten und zeigt gegen Hitze von 70 °C *Widerstandsfähigkeit.*

Es gibt zwei für den Menschen pathogene Typen, den *Typus humanus* und den *Typus bovinus,* den Erreger der Rindertuberkulose, die gelegentlich auch auf den Menschen durch infizierte Milch übertragen werden kann und zu einer Lymphknotentuberkulose führt.

325. Wer hat das Tuberkelbakterium entdeckt?

Das Tuberkelbakterium wurde durch *Robert Koch* 1882 entdeckt.

326. Wie können Tuberkelbakterien nachgewiesen werden?

In *Sputum,* Kehlkopfabstrich, Magensaft (verschlucktes Sputum), Eiter, Urin, Stuhl, Punktaten (z.B. Pleura) oder Liquor, auch im Aszites bei Bauchfelltuberkulose bzw. in Gewebeschnitten durch Färbung nach *Ziehl-Neelsen* als rote Stäbchen;

durch *spezielle Kulturverfahren* (Dauer etwa 8 Wochen);

durch den *Tierversuch,* wobei tuberkulöses Material Meerschweinchen in die Bauchhöhle (intraperitoneal) eingespritzt wird. Wenn die Tiere nach 8–12 Wochen eingegangen sind, kann durch Obduktion eine Bauchfelltuberkulose nachgewiesen werden.

Auch wenn Tuberkelbakterien nicht nachgewiesen werden können, sind oft die *geweblichen Veränderungen* so charakteristisch, daß auf eine Tuberkulose geschlossen werden kann.

327. Wodurch können Tuberkelbakterien vernichtet werden?

Sie können durch *Sonnenbestrahlung, ultraviolettes Licht* (UV-Bestrahlung), Hitze und *Desinfektionsmittel* vernichtet werden.

328. Wie wird die Tuberkulose übertragen?

Durch *Tröpfcheninfektion* von offen Tuberkulösen oder durch bakterienhaltigen Staub, der eingeatmet wird;

selten durch *Kontaktinfektion* (Leichentuberkulose) bei Metzgern, Tierärzten, Sektions- und Laborpersonal als Hauttuberkulose.

Die *Rindertuberkulose* wird durch infizierte, nicht pasteurisierte Kuhmilch, besonders als *Tonsillen-* oder *Darmtuberkulose,* übertragen (kommt aber heute praktisch kaum noch vor).

329. Welche Eintrittspforten der tuberkulösen Infektion gibt es?

Lungen, Tonsillen, Darm, evtl. *Hautwunden.* Von diesen Organen kann sich die Tuberkulose auf weitere Organe ausbreiten.

330. Welche Umstände fördern die Entwicklung einer tuberkulösen Infektion?

Unter- und *Fehlernährung* (Kriegs- und Hungerzeiten, unterentwickelte Länder), *unhygienische Wohnverhältnisse* mit Mangel an Sauberkeit (Staub), Belichtung und Belüftung, zu *dichte Belegung* der Wohnungen und Städte (Mietskasernen und Slums), *unhygienisches Verhalten* der Bevölkerung (Anhusten, Ausspucken). Kindergärten, Schulen und Diskotheken sind z. Zt. bei uns die typischen Verbreitungsorte der Tuberkulose.

Körperliche Überlastung, seelische Krisen, Mangel an Entspannung und Schlaf, konstitutionelle familiäre Erkrankungsneigung (Naturvölker, Astheniker).

Vor- oder *Begleitkrankheiten* wie Masern, Keuchhusten, Diabetes.

331. Welche Organe können tuberkulös erkranken?

Lunge, Kehlkopf, Darm, Bauchfell, Nieren und Harnwege, Lymphknoten, Knochen, Gelenke, Sehnenscheiden, Hirnhäute, Augen, Haut, Geschlechtsorgane.

332. Welche Stadien können bei der Lungentuberkulose unterschieden werden?

Das *Primärstadium* besteht aus dem *Primärinfekt* (meist in der Lunge), einem umschriebenen kleinen Entzündungsherd und der damit verbundenen Abwehrreaktion des regionären Lymphknotens, z.B. im Lungenhilus. Diese beiden bilden zusammen den sogenannten *Primärkomplex,* der durch bindegewebige Narbenbildung, oft auch mit Verkalkung ausheilen kann. Er kann aber auch manchmal nach Jahren oder Jahrzehnten zum Ausgangspunkt weiterer Ausbreitung der tuberkulösen Infektion werden, da in der bindegewebigen oder verkalkten Narbe noch lebende Tuberkelbakterien verbleiben können.

Das *Sekundärstadium* ist durch das Fortschreiten des tuberkulösen Prozesses auf die weitere Umgebung gekennzeichnet. Diese *Ausbreitung* kann auf dem *Lymphwege,* durch die *Blutbahn* und durch die *Bronchialverzweigungen* erfolgen. Diese Ausbreitung nennt man „Streuung“.

Als *Tertiärstadium* bezeichnet man das Befallensein bzw. die Lokalisierung des tuberkulösen Prozesses in einem bestimmten Organ (isolierte *„Organtuberkulose“*), die häufigste Organtuberkulose ist die chronische Lungentuberkulose („Phthise“ = Schwindsucht).

333. Was nennt man Reaktivierung?

Das Wieder-aktiv-Werden *(Aufflackern)* einer bereits abgeheilten Tuberkulose z.B. durch Resistenzschwäche, Immunitätsverlust. Infolge Verschlechterung der Lebensbedingungen (Hunger, Diabetes, HIV-Infektion, körperliche und seelische Belastung).

334. Was versteht man unter Superinfektion?

Superinfektion ist eine *neuerliche,* von außen kommende tuberkulöse Infektion *(Zweitinfektion).*

335. Welche Altersklassen sind besonders gefährdet?

Das *Säuglingsalter* bis zu 2 Jahren, die *Pubertät,* das *Greisenalter.*

Das Schulalter von 6–14 Jahren und das Erwachsenenalter zeigen mehr Widerstandsfähigkeit und gutartigere Verläufe.

336. Welche Verlaufsarten sind bei der Lungentuberkulose zu unterscheiden?

Die *exsudativ-infiltrative,* zu käsigem Zerfall (Kavernen) neigende Form mit *ungenügender Abwehrkraft* und Neigung zu weiterer Ausbreitung durch Streuung.

Die *produktiv-zirrhotische* gutartige Form mit *besserer Abwehrlage,* die zu bindegewebigen Narben oder Verkalkung führt.

Häufig sind Verbindungen und Übergänge beider Formen.

Die *zirrhotischen Lungenveränderungen* stellen oft als bindegewebige Narben das Endstadium mit Raffungen, Schrumpfungen und Verziehungen in den Lungen dar. Infolge der Zirrhose können *Emphysembildungen,* Bronchiektasen und ein *Cor pulmonale* entstehen.

337. Was ist ein Tuberkel?

Ein Tuberkel ist die *Gewebsreaktion* auf die Tuberkelbakterien in Form von 1–2 mm großen *Knötchen* aus Epitheloidzellen, Langhansschen Riesenzellen und Lymphozyten, oft mit ungenügender Ernährung durch Blutgefäße, so daß es leicht zum *nekrotischen Zerfall* („Verkäsung“) kommt.

338. Was versteht man unter einem Tuberkulom?

Bei verhältnismäßig günstiger Immunitätslage kann es zur Entstehung kleiner, scharf abgegrenzter, *1–5 cm großer tuberkulöser Entzündungsherde* im Lungengewebe kommen, die man Tuberkulome nennt. Sie können verkäsen und zerfallen, aber auch bindegewebig und mit Kalkeinlagerungen ausheilen und werden oft nur zufällig festgestellt, weil sie wenig Allgemeinbeschwerden verursachen.

339. Was spielt sich bei der „Verkäsung“ eines Tuberkuloseherdes ab?

In einem tuberkulösen Herd verursachen die *Tuberkeltoxine* eine Schädigung des Gewebes mit *nekrotischem Gewebszerfall* im Zentrum des Herdes, die man Verkäsung nennt.

Als Abwehrreaktion bildet sich um diesen Zerfallsherd herum ein für Tuberkulose *typisches Granulationsgewebe* aus Epitheloidzellen, Langhansschen Riesenzellen und Lymphozyten.

An diesen Erscheinungen ist die spezifisch tuberkulöse Entzündung *histologisch* erkennbar.

340. Was versteht man unter aktiver Tuberkulose?

Als aktive Tuberkulose bezeichnet man eine *nicht ausgeheilte fortschreitende* tuberkulöse Erkrankung. Bereits der Verdacht auf Erkrankung ist *meldepflichtig.*

341. Was versteht man unter offener Tuberkulose?

Als offene Tuberkulose bezeichnet man eine durch *Ausscheidung* von *Tuberkelbakterien* ansteckungsfähige und deshalb absonderungspflichtige Tuberkulose.

342. Was ist eine geschlossene Tuberkulose?

Eine *nicht ansteckungsfähige,* im Sputum Tbc-negative Tuberkulose, die aber noch nicht ausgeheilt sein muß, also noch aktiv sein kann, aber eben keine Bakterien nach außen, z. B. in das Sputum, abgibt.

343. Was versteht man unter fakultativ offener Tuberkulose?

Als fakultativ offen bezeichnet man eine Tuberkulose, bei der *nur gelegentlich* Tuberkelbakterien abgesondert und nachweisbar werden.

344. Was nennt man extrapulmonale Tuberkulosen?

Das sind *außerhalb der Lunge* liegende tuberkulöse Prozesse des 3. Stadiums (= Organtuberkulose), z. B. Knochentuberkulose, Nierentuberkulose usw.

345. Welche Aktivitätszeichen beobachten wir bei der Tuberkulose?

Um zu wissen, ob eine Tuberkulose ausgeheilt oder noch aktiv ist, muß auf die *Aktivitätszeichen* geachtet werden.

Als klinisches Zeichen einer nicht ausgeheilten aktiven Tuberkulose finden sich Entzündungserscheinungen wie *beschleunigte Blutsenkung,* evtl. *Leukozytose, Lymphozytose* oder *toxische Anämie* im Blutbild, *subfebrile Temperaturen,* besonders abends und nach Belastung, *α_2-Globulin-Vermehrung* in der Elektrophorese.

Auch *Nachtschweiß, Mattigkeit, Appetitlosigkeit, Gewichtsabnahme* können für Aktivität einer Tuberkulose sprechen.

346. Was bezeichnet man als käsige Pneumonie?

Eine *akut, mit hohen Temperaturen* und Einschmelzungen (Kavernenbildung) verlaufende exsudative Tuberkulose, die fast einen *ganzen Lungenlappen* befällt, wird als käsige Pneumonie bezeichnet. Sie ist prognostisch ungünstig.

347. Wie heilt eine exsudative Form der Tuberkulose aus?

Sie kann durch Resorption *ohne* größere Narbenbildungen ausheilen oder unter *Übergang* in das weniger aktive Stadium, die *produktive* und schließlich in die *zirrhotische Narbenform* unter stärkeren, meist mit Raffung und Schrumpfung der Lungen und Lungenwurzeln sowie mit Pleuraverschwartung einhergehenden bindegewebigen Veränderungen (Narben) ausheilen.

348. Was ist eine Hämoptoe oder Hämoptyse?

Eine *Lungenblutung,* die durch Einschmelzung von Lungengewebe mit Blutgefäßverletzung zustande kommen kann, wird Hämoptoe oder Hämoptyse genannt.

349. Was ist bei der Hämoptoe (Lungenblutung) zu tun?

Bei einer Hämoptoe ist *strenge Bettruhe* geboten, auch für Ruhe im Krankenzimmer muß gesorgt werden. *Psychische Beruhigung* des Patienten, *Unterdrückung des Hustenreizes* (evtl. mit Kodein); meist werden *blutgerinnungsfördernde Mittel,* sogenannte Hämostyptika oder Hämostatika, verordnet. Auch für den Stuhlgang unter Vermeidung des Pressens ist zu sorgen.

350. Welche prognostische Bedeutung haben zirrhotische Veränderungen?

Starke Vernarbungen, Schrumpfungen, Raffungen, Verziehungen und Verschwartungen der Lunge, der Lungenwurzeln, des Lungen- und Rippenfells bedeuten:

eine *Einschränkung der Lungenfunktion* (Ventilationsbewegung und Gasaustausch).

Durch die *Knickung und Verziehung der Bronchien* besteht die Gefahr der Bronchiektasenbildung und der Sekretstauung,

durch Überdehnung des Lungengewebes mit *Emphysenbildung* kommt eine *Mehrbelastung des Herzens* (der rechten Herzkammer) durch die Widerstandserhöhung im Lungenkreislauf (= Cor pulmonale, s. Frage 154, S. 134 zustande.

351. Welche außerpulmonalen Ausbreitungswege kann die Tuberkulose nehmen?

Durch das tuberkulöse Sputum oder auch durch die Lymphbahnen kann es zur *Kehlkopftuberkulose* kommen.

Durch Verschlucken oder hämatogen kann eine *Darmtuberkulose* auftreten (die aber auch als primäre Infektion durch orale Infektion, z. B. mit tuberkulöser Milch, zustande kommen kann).

Die *Lymphknotentuberkulose* entsteht auf dem Lymphwege.

Die übrigen Organe werden auf dem *Blutwege* durch sogenannte *hämatogene Streuung* befallen.

352. Wie kann es zur lymphogenen Verschleppung der Tuberkulose kommen?

Von einem erkrankten Lymphknoten aus, z. B. im Hilus, können Tuberkelbakterien über die Lymphbahnen in andere, z. B. in die mediastinalen Lymphknoten verschleppt werden oder über den Ductus thoracicus in die Blutbahn gelangen und dann zu einer *hämatogenen Streuung* führen.

353. Wie kann es zur hämatogenen Streuung kommen?

Durch *Einbruch* des primären Lungen- und Lymphknotenherdes direkt *in das Gefäßsystem* können Tuberkelbakterien in die Blutbahn gelangen, in den kapillaren Verzweigungen eines anderen Organs hängenbleiben und sich zu einem neuen Tbc-Herd entwickeln (s. auch Frage 352, s. oben).

354. Zu welchen Krankheitsbildern kann es durch hämatogene Streuung kommen?

Durch hämatogene Streuung entstehen tuberkulöse Aussaaten *in die Nieren, Nebennieren* und *Geschlechtsorgane,* in das *Skelett,* aber auch in die serösen Höhlen, wodurch eine tuberkulöse *Pleuritis, Perikarditis* oder *Peritonealtuberkulose* sowie auch eine tuberkulöse *Meningitis* entstehen können.

Die Folgen einer *allgemeinen generalisierten Aussaat* in den ganzen Körper, wobei die Masse des Gewebseinbruchs und die Abwehrschwäche des Organismus die entscheidenden Rollen spielen, werden als *Miliartuberkulose* bezeichnet.

355. Was versteht man unter Miliartuberkulose?

Bei Resistenzschwäche (schlechter Abwehrlage) des Organismus kann der ganze Körper durch eine hämatogene Aussaat mit Tuberkelbakterien überschwemmt werden.

Dabei kann es zu einem typhusähnlichen Bild mit hoher Temperatur *(Kontinua),* relativer *Bradykardie, Leukopenie,* manchmal aber auch mit Tachykardie, mit Leukozytose und Milzschwellung kommen.

Es können in allen Organen *hirsekorngroße Tuberkel* auftreten, die in den Lungen röntgenologisch allerdings erst 4–6 Wochen nach Beginn der Aussaat als schattengebende Tüpfel erkennbar werden.

Oft zeigt sich die miliare Aussaat durch die Erscheinungen der dabei auch auftretenden *tuberkulösen Meningitis* an. Es kommt mit Kopfschmerzen, Meningismus, Somnolenz und Hirnnervenstörungen (z. B. Augenmuskellähmungen = Schielen) zu einer tuberkulösen Hirnhautentzündung, die durch den Nachweis von *Tuberkelbakterien im Liquor* bestätigt werden kann (s. Frage 285f, S. 427). Durch *Augenspiegeln* können oft schon früh Tuberkel am *Augenhintergrund* erkannt werden.

356. Welche Erscheinungen können bei der chronischen Lungentuberkulose auftreten?

Sie ist die häufigste Organtuberkulose.

Dabei können sich *exsudativ-infiltrative Entzündungsherde,* z. T. mit kavernösem Zerfall, *neben älteren produktiven Veränderungen* sowie bindegewebige Vernarbungen *nebeneinander* finden.

Je nach der *Widerstandskraft* und nach dem *Behandlungserfolg* des Patienten überwiegen die narbigen *oder* entzündlichen Prozesse.

Bei der oft wechselnden Immunitätslage können *Ausbreitung* und *Rückbildung* schwanken und über lange Zeiträume wechselnde Befunde und Krankheitszustände verursachen.

357. Welche Möglichkeiten der Allgemeinbehandlung haben wir bei der Tuberkulose?

Unter Allgemeinbehandlung bei Tuberkulose versteht man *Bettruhe, Liegekur, Vermeidung* körperlicher und seelischer *Belastungen;* ferner salzarme, kalorien-, eiweiß- und vitaminreiche *Diät. Klimakur* in waldreicher Mittelgebirgslage (Schwarzwald usw.) oder bei produktiv-zirrhotischen Formen Höhenklima (Arosa, Davos). Direkte Sonnenbestrahlung ist, außer bei Knochentuberkulose, zu vermeiden.

358. Welche medikamentösen Behandlungsmöglichkeiten haben wir bei Tuberkulose?

Die *Initialbehandlung* wird meist mit einer Dreier- oder Viererkombination begonnen, z. B. mit Isoniazid (*Iso*n*i*kotinsäure*h*ydrazid = INH), Rifampicin (RMP), Ethambutol (EMB, Myambutol) und/oder Streptomycin.

Bei Tbc-negativem Sputum und röntgenologischem Stillstand der Veränderungen: Übergang in die *Stabilisierungsphase* meist mit einer *Zweierkombination,* z. B. mit Isoniazid (INH) und Rifampicin (RMP).

In der darauffolgenden *Sicherungsphase* Behandlung durch *Monotherapie* mit Isoniazid (INH).

Vor jeder Therapie ist zu prüfen, ob die Tbc-Bakterien gegen eines oderer mehrere der Mittel *resistent* sind.

359. Welche Nebenwirkungen können bei der medikamentösen Tuberkulosebehandlung auftreten?

Gehör- und *Gleichgewichtsstörungen* (Schwerhörigkeit und Schwindelgefühl) können durch Streptomycinpräparate in längerer oder höherer Dosierung hervorgerufen werden.

Nebenwirkungen am *Magen-Darm-Trakt* können durch Rifampicin, Ethionamid und Prothionamid,

an der *Leber* durch Rifampicin, Isoniazid, Prothionamid, Ethionamid,

an den *Nieren* durch Streptomycin entstehen.

Eine *Neuritis des N. opticus* mit Beeinträchtigung der Sehleistung wird sehr selten durch Ethambutol beobachtet.

Polyneuritische Erscheinungen (Parästhesien) können durch INH hervorgerufen werden. – Daher dürfen diese Mittel, besonders Streptomycin, nur begrenzte Zeit in festgelegter Dosierung verordnet werden. Die Empfindlichkeit der Patienten gegenüber diesen Medikamenten ist verschieden.

Zur Vermeidung ernster Nebenwirkungen sind alle 4–5 Wochen *Blutbild* mit Thrombozyten, *Leberstatus* mit Transaminasen und Bilirubin im Serum, *Serumkreatinin* und eventuell audiometrische und ophthalmologische *Kontrollen* durchzuführen.

360. Wie ist die Prognose der Tuberkulose?

Die Prognose der Tuberkulose hängt ab von *Virulenz* und *Zahl der Erreger* und der *Abwehrfähigkeit* des Körpers. Je nachdem kommt es zur produktiven, exsudativen oder gar kavernösen Verlaufsform. Bei *Alkoholikern* und *Diabetikern* ist die Prognose schlechter als im Durchschnitt.

361. Wodurch wird der Verlauf der Tuberkulose beeinträchtigt?

Durch *schlechte Ernährungs-* und *Lebensverhältnisse,* körperliche und seelische Belastungen, Mangel an Schlaf, Alkoholismus oder durch *Zweitkrankheiten* wie Diabetes, Silikose oder bei Kindern Masern und Keuchhusten wird die Abwehrlage und damit der Verlauf der Tuberkulose beeinflußt.

Auch Alter, Geschlecht, Klima, Rasse (Naturvölker sind besonders tuberkuloseanfällig) haben prognostische Bedeutung.

Konstitution (Astheniker) und viele individuelle Faktoren können für den Verlauf einer Tuberkuloseerkrankung eine Rolle spielen.

362. Wann kommen lungenchirurgische Eingriffe in Frage?

Bei *therapieresistenten Kavernen, zerfallenden Tuberkulomen,* eventuell auch bei *Bronchustuberkulose* mit Stenosenbildung können lungenchirurgische Eingriffe erforderlich werden, sind aber selten geworden.

363. Welche lungenchirurgischen Eingriffe werden heute bevorzugt?

Bei der *Segmentresektion* wird ein tuberkulosekrankes Lungensegment,

bei der *Lobektomie* ein Lungenlappen,

bei der *Pneumektomie* ein Lungenflügel operativ entfernt.

364. Welche Eingriffe wurden bei Tuberkulose früher häufig durchgeführt?

Man findet bei älteren Patienten noch Zustände nach alten Eingriffen, z.B.:

Die Kollapsbehandlung zur Ruhigstellung der kranken Lungenseite durch *Pneumothorax* (= Luftbrust).

Evtl. Ergänzung des Pneumothorax durch *Thorakokaustik,* d.h. durch Lösen von Verwachsungen der Lunge, die einen vollständigen Kollaps verhinderten.

Ferner wurden früher die *Pneumolyse,* eine operative Lösung der befallenen Lungenabschnitte bei ausgedehnten Verwachsungen, und der Oleothorax, eine Ölfüllung („Ölplombe") zwischen Lunge und Thoraxwand zur Kompression eines kranken Lungenbezirkes, ausgeführt.

Eine *Quetschung* oder Durchtrennung des *Zwerchfellnervs* (N. phrenicus) zur Lähmung des Zwerchfells wurde bei Unterlappenprozessen im Sinne der Kollapstherapie angewandt.

Bei der *Thorakoplastik* wurde durch Teilentfernung der Rippen einer Seite die Lunge komprimiert, ruhiggestellt und damit die Ausheilung angestrebt.

365. Welche psychische Besonderheiten können bei tuberkulösen Patienten eine Rolle spielen?

Viele Lungenkranke empfinden ihr Leiden an Tuberkulose als eine *schwere Benachteiligung* durch das Schicksal. Sie finden den Wert ihrer Persönlichkeit entscheidend gemindert (z.B. Verschlechterung der Heirats- und Berufsaussichten), auch nach Ausheilung bleibt an den Menschen durch Urteil der Umgebung ein Makel haften.

Die Kranken mit offener Tuberkulose leiden unter der *Absonderung* von anderen Menschen durch die starke Einschränkung zwischenmenschlichen Kontaktes. Auch Kranke mit geschlossener nichtinfektiöser Tuberkulose werden von ihren Mitmenschen oft aus Angst gemieden. Die Patienten empfinden das als ungerechte Zurücksetzung („wir werden behandelt wie Aussätzige").

Die *Trennung von der Familie* durch längere Heilstättenbehandlung bringt Entfremdung mit sich und kann zu Ehekrisen führen.

Die *Untätigkeit* während der Kurbehandlung verursacht allgemeine *Unzufriedenheit,* die sich in persönlichen Spannungen oder sehr häufig in Mäkeleien, z. B. über das Essen, äußert.

Manche, besonders junge Tuberkulosekranke, zeigen sich sehr *lebenshungrig,* entfernen sich unerlaubt aus der Heilstätte, brechen die Kur ab, treiben sich in Tanzlokalen und Gaststätten herum und verhindern dadurch eine Ausheilung.

366. Wann wird eine Tuberkulindiagnostik angewandt?

Um festzustellen, ob der Organismus Antikörper gegen Tuberkeltoxine bilden kann, werden *Hautproben mit Tuberkulin* (= Toxin der Tuberkelbakterien) angestellt.

367. Welche Tuberkulinproben kennen Sie?

Die *perkutane Moro-Probe* ist eine einfache Suchreaktion für Kinder:

Dabei wird eine fünfmarkstückgroße Stelle über dem Brustbein mit Äther abgerieben. Dann wird ein erbsengroßes Stück einer 50%igen Tuberkulinsalbe in die Haut eingerieben (nicht nur daraufstreichen). Wenn das Kind schon eine Tuberkuloseinfektion durchgemacht hat, bilden sich in 24–72 Stunden *kleine Knötchen oder Pusteln* auf der Haut.

Bei der *Pflasterprobe* (Patch-Test) wird ein mit Tuberkulinsalbe präparierter Pflasterstreifen auf die Haut gebracht. – Das Pflaster muß nach

24 Stunden entfernt und die Reaktion nach weiteren *48–72 Stunden* beurteilt werden, z. B. beim besonders zuverläßlichen *Tuberkulin-Frekatest* mit verstärkter Tuberkulinsalbe.

Ein anderer, besonders für Reihenuntersuchungen Erwachsener geeigneter Intrakutantest läßt sich mit dem *Hypospray-Jet-Injektor* ohne Injektionsnadel rasch durchführen.

Bei den *Stempeltests* wird das Tuberkulin durch mehrere Stacheln in die Haut hineingedrückt. Beim *Tine-Test* und beim *Tubergen-Test* haftet das getrocknete Tuberkulin an diesen Stacheln. *Beurteilung* nicht vor dem 3. Tag.

Die *intrakutane Mendel-Mantoux-Probe:*

Mit einer *Tuberkulinspritze* und einer *sehr feinen Nadel* (Nr. 16 oder 18) wird eine Verdünnung von Alttuberkulin von 1 : 10000 oder 0,1 ml der Stärke 1 einer TE (Tuberkulineinheit) an der Innenseite des Unterarms *streng intrakutan* gespritzt. Wenn sich nach 2–3 Tagen eine *Rötung* und *Schwellung* von mehr als 6 mm Durchmesser zeigt, ist die Tuberkulinprobe *positiv*.

368. Was bedeutet der positive Ausfall einer Tuberkulinprobe?

Er besagt *nur,* daß der Organismus Antikörper gegen das Toxin der Tuberkelbakterien bilden *kann, aber nicht,* ob der Patient jetzt eine Tuberkulose hat oder früher einen solchen Prozeß schwererer oder leichterer Art durchgemacht hat oder vielleicht nur gegen Tuberkulose (BCG) geimpft wurde.

Wenn bei einer tuberkulösen Erkrankung eine *erhebliche Abwehrschwäche* (anergische Phase) vorliegt, fällt die Tuberkulinprobe auch *negativ aus.*

369. Wie kann man gegen Tuberkulose impfen?

Bei der *BCG-Impfung* werden apathogene Tbc-Bakterien (Bacille de Calmette et Guerin) eingeimpft und der Organismus dadurch angeregt, *Antikörper* gegen die Tuberkulosebakterien zu bilden. Der geimpfte Körper verfügt dann über eine *bessere Abwehr* gegen eine Tuberkuloseinfektion. Die Impfung wird durch Skarifikation (wie bei Pocken) oder durch intrakutane Injektion durchgeführt.

370. Für wen wird die BCG-Impfung empfohlen?

Sie wird besonders bei *Neugeborenen* in den ersten Lebenstagen angewandt. Man hofft damit, besonders die *gefährliche Säuglingstuberkulose* und schwere Verlaufsformen wie die *Meningitis tuberculosa* zu verhindern.

Bei *tuberkulinnegativen Menschen,* besonders auch Angehörigen des Krankenpflegepersonals, bei denen vielleicht eine Tbc-Gefährdung besteht, wird die BCG-Impfung empfohlen.

371. Was wissen Sie über die Lymphknotentuberkulose?

Die Tuberkulose kann die Lymphknoten *am Hals* mit *Schwellung, Einschmelzung und Fistelbildung* befallen. In den meisten Fällen ist die chirurgische Entfernung der erkrankten Lymphknoten die beste Behandlung.

Die *Hilus-* und *Bronchiallymphknotentuberkulose* tritt besonders im *Kindesalter* auf. Die Prognose ist meist gut.

Die Tuberkulose der *Mesenteriallymphknoten* kann Fieber und *unklare Leibschmerzen* verursachen, die ähnliche Beschwerden wie Appendizitis, Ulkus, Gallenblasenentzündung oder Nierenkoliken vortäuschen können.

372. Was nennt man Bronchialtuberkulose?

Bei der *primären Bronchialtuberkulose* können die Atemwege von der Trachea bis in die Subsegmentbronchien ohne Lungenbeteiligung befallen sein.

Bei der *sekundären Bronchialtuberkulose* sind die Drainagebronchien von *Kavernen* oder von durchgebrochenen vereiterten *Lymphknoten* tuberkulös mitbefallen.

Es können *alle Bronchialschichten* tuberkulös erkranken und verkäsen. Bei der Ausheilung des tuberkulösen Wandprozesses können *Bronchialstenosen* entstehen.

373. Welche Erscheinungen können bei einer tuberkulösen Bauchfellentzündung entstehen?

Eine *Peritonitis tuberculosa* kann durch Verschleppung der Tuberkuloseerreger auf dem Blutwege (hämatogen) oder auf dem Lymphwege (lymphogen) entstehen. Es bilden sich meist *zahlreiche Tuberkel* auf dem Bauchfell, manchmal auch ein entzündliches Exsudat als *Aszites* in der Bauchhöhle. In diesem sind (wie bei Pleuritis tuberculosa) das spezifische Gewicht über 1015, die *Rivalta-Probe positiv* und *Tuberkelbakterien* nachweisbar.

374. Welche Pleurabeteiligungen an der Tuberkulose kommen vor?

Die Rippenfelltuberkulose *(tuberkulöse Pleuritis)* ist eine häufige Form der Tuberkulose. Oft geht sie, besonders bei jungen Leuten, der *Lungentuberkulose voraus.* Sie ist mit oder ohne Erguß als Pleuritis exsudativa oder sicca auch eine *häufige Begleiterscheinung der Lungentuberkulose,* da die pulmonalen Herde oft pleuranah gelegen sind und die Miterkrankung des Lungen- und Rippenfells begünstigen (s. auch S. 188: Pleuritis exsudativa).

375. Wie kann die Knochentuberkulose verlaufen?

Die tuberkulöse Knochenentzündung (Ostitis) entsteht durch hämatogene Streuung mit *Abszeßbildung und Knochenzerstörung.* Der

Abszeßeiter kann sich einen Abfluß durch die Weichteile verschaffen und zu *Fistelbildung* führen. Bei Wirbeltuberkulose z. B. kann er durch Absinken entlang dem M. psoas als sogenannter *Senkungsabszeß* an der Leistenbeuge oder sogar am Bein durchbrechen.

Die tuberkulösen Knochenveränderungen entwickeln sich nur *langsam* und lassen sich deshalb oft erst sehr spät (nach 3–4 Monaten) erkennen. Die Behandlung ist meist langwierig. Da die Chemotherapie oft nicht ausreichend konzentriert an die Knochenherde herankommen kann, muß öfter auch *chirurgisch* eingegriffen werden. Als Folgen können *Deformierungen* (Gibbus der Wirbelsäule) und Verkürzungen der Knochen, Muskelatrophien und bei Gelenktuberkulose *Versteifungen* zurückbleiben.

376. Wie entsteht eine Nierentuberkulose?

Bei 10% der Tuberkulösen kommt es durch die *hämatogene Streuung* (begünstigt durch die starke Nierendurchblutung) zu einer Nierentuberkulose, die sich oft auf die *ableitenden Harnwege* ausbreitet. Meist handelt es sich um eine *einseitige* Affektion, später kann es aber auch zur *doppelseitigen Nierentuberkulose* kommen.

377. Welche Beschwerden werden bei Nierentuberkulose beobachtet?

Bei Nieren- und Blasentuberkulose sind die Beschwerden oft recht geringfügig nach Art einer *Zystitis* (mit häufigem Harndrang, Entleerung kleiner Urinmengen und Brennen beim Wasserlassen).

378. Wie ist der Nachweis einer Nierentuberkulose zu führen?

Der Urinbefund ist meist wenig auffällig, es finden sich einige Erythrozyten und Leukozyten im Sediment.

Der *bakteriologische Nachweis* kann im Sediment des 24-Stunden-Sammelurins mikroskopisch gelingen. Besser ist der Nachweis durch *Kulturverfahren* oder Tierversuch.

379. Welche Organe erkranken oft in Verbindung mit Nierentuberkulose auch tuberkulös?

Besonders bei Männern kommt oft (80%) in Verbindung mit der Nieren- auch eine *Genitaltuberkulose* zur Ausbildung. Dabei können alle Teile der Geschlechtsorgane, besonders *Hoden* und *Nebenhoden,* befallen werden. Bei Frauen kann es zur *Eileitertuberkulose* (Salpingitis) kommen.

Die Behandlung ist *meist operativ* mit Entfernung der erkrankten Organe.

380. Wie macht sich die tuberkulöse Meningitis bemerkbar?

Die tuberkulöse Meningitis befällt besonders *Kleinkinder*.

Es treten allmählich zunehmend *Kopfschmerzen, Meningismus,* Appetitlosigkeit, Schlafneigung, *Erbrechen,* Obstipation und *Fieber* auf.

Weil sich der tuberkulöse Entzündungsprozeß besonders an den Hirnhäuten der Hirnbasis abspielt, werden im weiteren Verlauf die dort austretenden *Hirnnerven* betroffen. Es kommt zu *Augenmuskel-* und *Sehstörungen.* Auch *Krämpfe* und *Bewußtlosigkeiten* können eintreten.

Die Diagnose ist durch *Liquoruntersuchungen* und *Augenspiegelung* zu stellen.

381. Wann muß an Kehlkopftuberkulose gedacht werden?

Wenn *länger Hustenreiz* und *Heiserkeit* bestehen, spricht dies für eine Entzündung der Kehlkopfschleimhaut. Wenn diese Symptome bei einem Patienten mit offener Lungentuberkulose auftreten, muß man an eine tuberkulöse Laryngitis (Kehlkopfentzündung) denken.

382. Welche Symptome macht eine Darmtuberkulose?

Bei Darmtuberkulose können *Leibschmerzen,* quälende *Durchfälle* mit okkultem Blut im Stuhl und *Nachweis von Tuberkelbakterien,* selten auch vorübergehend Obstipation auftreten.

Die tuberkulösen Darmveränderungen lokalisieren sich meist in der *Ileozäkalgegend,* die dann auch druckempfindlich sein kann.

Ausheilung oft mit Darmverwachsungen (Ileusgefahr).

383. Was versteht man unter Lupus vulgaris?

Bei Lupus vulgaris, der *Hauttuberkulose,* bilden sich geschwürig zerfallende *Knötchen* auf der Haut, wodurch ausgedehnte *Gewebszerstörungen,* z. B. an Nase und Ohren, auftreten können.

384. Welche tuberkulöse Erkrankung einer Hormondrüse ist wichtig?

Vor allem die tuberkulöse Erkrankung und Zerstörung der *Nebennieren* hat Bedeutung, weil dadurch eine *Nebenniereninsuffizienz (Morbus Addison,* s. Frage 109f, S. 322) hervorgerufen werden kann.

385. Wie kann der Tuberkulose vorgebeugt werden?

Durch die BCG-Impfung in den ersten Lebenstagen oder bei Risikopersonen (Krankenpflegepersonal, Sozialarbeiter u. a.), später bei negativem Tuberkulintest.

Kontrolle von Personengruppen, die eventuell zu einer Infektionsquelle werden können, z. B. Lehrer, Erzieherinnen, Personen in Lebensmittelbetrieben, durch Röntgenreihenuntersuchungen.

Überwachung der Tuberkulosekranken und -gefährdeten *durch die Gesundheitsämter.*

Spirochätosen

386. Welche Krankheiten nennt man Spirochätosen?

Spirochätosen sind durch *Spirochäten*-Erreger verursachte Krankheiten, z. B.:

die durch Leptospiren hervorgerufene *Weilsche Krankheit,* das Schlamm- oder Feldfieber, die Stuttgarter Hundeseuche u. a. ähnliche Krankheiten;

die durch die Spirochaeta pallida (Treponema pallidum) hervorgerufene *Lues* (= Syphilis);

das durch die Borrelia recurrentis (Spirochaeta obermeieri) verursachte europäische *Rückfallfieber* (Febris recurrens);

die durch Borrelia burgdorferi hervorgerufene Lyme-Borreliose (benannt nach der Ortschaft Lyme in Connecticut).

387. Wie werden die Leptospirosen übertragen?

Die Leptospirosen werden bei Verletzungen der Haut und der Schleimhäute durch Harn von Ratten, Mäusen u. a. oder mit Tierharn verseuchtem Wasser übertragen.

388. Wie sind die Erscheinungen der Weilschen Krankheit?

Die Weilsche Krankheit ist die *schwerste* Leptospirose. Sie wird durch die Leptospira icterohaemorrhagica hervorgerufen.

Plötzlicher Beginn mit *heftigen Gliederschmerzen* und *hohem Fieber,* evtl. Schüttelfrost, oft Brechdurchfall, dann Gelbsucht, Nierenschädigung und Herz-Kreislauf-Beteiligung.

Es handelt sich um ein oft schweres Krankheitsbild.

389. Wie verlaufen die anderen Leptospirosen?

Sie zeigen z. T. ähnliche Symptome wie die Weilsche Krankheit, im allgemeinen aber *leichteren* Verlauf.

390. Wie sind die Leptospirosen nachzuweisen?

Der Nachweis kann in der ersten Krankheitswoche im *Blut, Urin* und *Liquor* mikroskopisch und kulturell gelingen.

In der zweiten Krankheitswoche können vor allem im Blut durch *Agglutination* und *Komplementbindungsreaktion* die Antikörper nachgewiesen werden.

391. Wie kann man den Leptospirosen vorbeugen?

Als Prophylaxe kommen *Ratten-* und *Mäusevernichtung* in Frage.

392. Wie kann man die Leptospirosen behandeln?

Sie sprechen auf Antibiotika *(Penizillin)* gut an.

Außerdem kann *symptomatische Behandlung* der evtl. Leber-, Nieren-, Herz- und Kreislaufschädigung sehr wichtig sein.

393. Welche Vorschriften gelten für Erkrankung an Leptospirosen?

Absonderung, Meldung von *Erkrankung* und *Tod* sind vorgeschrieben.

394. Wie kommt das europäische Rückfallfieber zustande?

Die Febris recurrens wird durch eine *Spirochäte* (Borrelia recurrentis) hervorgerufen. Als Infektionsquelle kommen in Europa *Kleiderläuse* und in Afrika Zecken bzw. der *Kot* dieser Tiere, der die Erreger enthält, in Betracht.

395. Wie sind die Krankheitserscheinungen der Febris recurrens?

Plötzlicher Beginn mit *Schüttelfrost,* hoch bleibendem *Fieber,* allgemeinen *Schmerzen* und schwerem *Krankheitsgefühl.* Dann Leber- und Milzschwellung, *Gelbsucht, Haut-* und *Schleimhautblutungen,* Anämie.

Nach vorübergehender Abfieberung treten *erneute* Fieberanfälle auf.

Im Anfang sind die Spirochäten im *Blut* nachweisbar.

Behandlung mit *Antibiotika* ist sehr wirksam.

Bereits der Verdacht ist *meldepflichtig.*

396. Was versteht man unter der Lyme-Borreliose?

Die Lyme-Borreliose ist eine Multisystemerkrankung, die in drei Stadien eingeteilt wird:

Frühstadium (Hauterscheinungen wie Erythema migrans),

Organbeteiligung (Karditis, Meningoenzephalitis, Uveitis) und

Spätstadium (Arthritis, Enzephalomyelitis, Acrodermatitis chronica atrophicans). Der Erreger ist Borrelia burgdorferi.

397. Wie wird der Erreger der Lyme-Borreliose übertragen?

Borrelia burgdorferi wird durch Zecken und wahrscheinlich auch durch Stechfliegen übertragen.

398. Wie kann die Lyme-Borreliose behandelt werden?

Im Frühstadium orale antibiotische Therapie mit Tetrazyklinen oder Penizillin; bei späten Krankheitsmanifestationen parenterale Antibiotikagabe, z. B. Cephalosporine.

Viruskrankheiten

Allgemeines

399. Welche Viruskrankheiten kennen Sie?

Masern, Röteln, Mumps, Windpocken, Virusgrippe, Hepatitis, Kinderlähmung, Tollwut, Enzephalitis, Papageienkrankheit, infektiöse Mononukleose (Pfeiffersches Drüsenfieber), Herpes simplex, Gürtelrose, Maul- und Klauenseuche, Gelbfieber, Trachom, Coxsackie-Infektionen (Bornholmer Krankheit).

Masern (Morbilli)

400. Wie werden die Masern übertragen?

Das Masernvirus wird durch *Tröpfcheninfektion* übertragen.

401. Wie ist die Infektiosität der Masern?

Masern sind eine der ansteckendsten Krankheiten. Sie sind besonders im katarrhalischen Stadium *hochkontagiös.* Am häufigsten erkranken Kinder im Alter zwischen 8 Monaten und 5 Jahren.

402. Wie lange dauert die Inkubation bei Masern?

Die Inkubationszeit beträgt *9–11 Tage.*

403. Welche Stadien können bei Masern unterschieden werden?

Bei Masern beobachtet man:

das *katarrhalische* Stadium;

das *exanthematische* Stadium.

404. Wie sind die Anfangssymptome der Masern?

Plötzlicher Beginn mit *Kopfschmerzen, Schnupfen, Husten* (Bronchitis), Heiserkeit (Laryngitis), *Lichtscheu* und *Augentränen* (Konjunktivitis) und *hohem Fieber,* das in den nächsten 3 Tagen etwas absinkt.

Ein wichtiges Symptom der ersten Tage sind die *Koplikschen Flecke,* weiße kleine Stippchen auf der fleckig-geröteten Wangenschleimhaut (katarrhalisches Stadium).

405. Wie verläuft das exanthematische Stadium?

Am *4. Tag steigt das Fieber* evtl. bis 40 °C mit gleichzeitigem *Ausbruch des Exanthems.* Dieses besteht aus erst blassen, später *kräftig roten, etwas erhabenen Fleckchen,* die hinter den Ohren und im *ganzen Gesicht* beginnen, um sich dann über den ganzen Körper auszubreiten. Zwischen den Fleckchen bleiben freie Stellen, so daß ein *buntscheckiger Eindruck* des Exanthems entsteht. Das Gesicht wirkt gedunsen.

Nach 3–5 Tagen tritt meist eine *kritische Abfieberung* ein. Die Haut schält sich dann in *feinen, kleienartigen Schuppen.*

406. Wie kann man Scharlach von Masern unterscheiden?

Bei *Scharlach* besteht anfangs eine *Angina;*

bei *Masern* Husten, Schnupfen, Lichtscheu und die *Koplikschen Flecke.*

Das *Scharlachexanthem* tritt am 2.,

das *Masernexanthem* am 4. Tage auf.

Das *Scharlachexanthem* zeigt *stärkeres Zusammenfließen* der Fleckchen aber *Freibleiben des Kinn-Mund-Dreiecks;*

das *Masernexanthem* ist ein buntscheckiges Bild mit Ausbreitung *über das ganze Gesicht.*

Bei *Scharlach,* besonders an Händen und Füßen, *grobfetzige Schuppung;*

bei *Masern* feinlamellöse *kleienförmige Schuppung.*

Bei *Scharlach* Leukozytose;

bei *Masern* mäßige Leukopenie.

407. Welche Komplikationen können bei Masern auftreten?

Lungenentzündung (Bronchopneumonien), von der Bronchitis ausgehend, an der Beschleunigung der Atmung erkennbar.

Bronchiolitis, die besonders bei Kleinkindern gefährlich werden kann. Sie ist an der blaßbläulichen Hautfarbe, Dyspnoe, allgemeinen Verschlechterung und Unruhe erkennbar.

Mittelohrentzündung (Masernotitis) durch Übergreifen der katarrhalischen Schleimhautentzündung vom Nasen-Rachen-Raum über die Ohrtrompete ins Mittelohr, evtl. Mastoiditis. Dabei Ohrenschmerzen, Ohrenfluß, Druckempfindlichkeit des Warzenfortsatzes.

Pseudokrupp durch Schwellung der Schleimhaut im Kehlkopf (Laryngitis), wodurch bellender Husten und *Stridor* durch Atembehinderungen vorkommen (s. Frage 230, S. 416).

Masernenzephalitis (Gehirnentzündung), seltene, sehr schwere Komplikation, erkennbar durch Benommenheit, Teilnahmslosigkeit (Apathie) oder Unruhe.

Zusätzliche Erkrankung oder Neuaufflackern (Reaktivierung) einer Tuberkulose durch Schwächung der Abwehrfähigkeit.

408. Welche Kinder sind durch Masern besonders gefährdet?

Säuglinge, unterernährte, rachitische und *tuberkulöse Kinder.* Auch die *Doppelinfektion* von Masern und Keuchhusten ist gefährlich.

409. Worauf kommt es bei Pflege und Behandlung der Masern an?

Eine gezielte Behandlung gegen das Masernvirus steht nicht zur Verfügung.

Die *Isolierung* kommt meist zu spät und kann eine Weiterverbreitung oft nicht mehr verhindern.

Bettruhe bis 8 Tage nach Entfieberung in einem gut gelüfteten Zimmer.

Bei hohen Temperaturen fiebersenkende Mittel oder Wadenwickel.

Bei starker Konjunktivitis mit Lichtscheu Zimmer *verdunkeln.*

Bronchitisbehandlung vor allem durch Vermeidung von trockener Luft, daher Luftanfeuchtung empfehlenswert.

Überwachung der Atmung: Achtung auf Bronchiolitis und Pneumonie.

Bei bakteriellen Komplikationen wie Pneumonie, Otitis usw. *Antibiotika* (Penizillin).

410. Wie kann man den Masern vorbeugen?

Es gibt eine empfehlenswerte *Impfung* gegen Masern, die als Masern-Lebendimpfstoff aus nicht mehr vermehrungsfähigen Spaltprodukten des Masernvirus besteht (aktive Immunisierung).

Besteht die unmittelbare Gefahr einer Masernansteckung, kann diese in den ersten Tagen nach dem Kontakt durch passive Immunisierung mit *Gammaglobulin* (von Erwachsenen gewonnen, die Masern durchgemacht hatten) der Ausbruch der Krankheit verhindert oder abgeschwächt werden.

411. Wie sind die Immunitätsverhältnisse nach Masern?

Nach Masern besteht eine meist *lebenslange Immunität,* sie läßt nur selten in hohem Alter nach.

Durch Masern wird die Infektionsabwehr des Organismus voll beansprucht, so daß dadurch bis 3 Monate nach der Erkrankung eine *Abwehrschwäche* gegen andere Infektionen z.B. Tbc, entsteht. Masernkranke und Rekonvaleszenten sind daher vor anderen Infektionen, besonders vor Tuberkulose, zu schützen.

Röteln (Rubeola)

412. Wie werden die Röteln übertragen?

Das Rötelnvirus kann 7 Tage vor bis 7 Tage nach Ausbruch des Exanthems durch *Tröpfcheninfektion* übertragen werden.

413. Wie lange ist die Inkubationszeit bei Röteln?

Die Inkubationszeit beträgt 14–25, durchschnittlich 18 Tage.

414. Wie ist der Verlauf der Röteln?

1–2 Tage vor Beginn des Exanthems kommt es zu allgemeinem *Krankheitsgefühl und Fieber,* auch zu Nasen- und Rachenkatarrh.

Das *Exanthem* ist *masernähnlich,* aber schwächer ausgeprägt und weniger erhaben. Es breitet sich vom Gesicht über den ganzen Körper aus. Die Koplikschen Flecken fehlen.

Typisch ist die allgemeine *Lymphknotenschwellung,* besonders am Hals und Nacken.

415. Welche Bedeutung und Gefahren haben die Röteln und welche Komplikationen können auftreten?

Die Röteln selbst verlaufen fast immer *leicht.*

Wichtig: Bei Erkrankung an Röteln *in den ersten 3 Schwangerschaftsmonaten* treten Mißbildungen auf („Rötelnembryopathie"), z. B. angeborene Herzfehler, Augenfehler, Taubstummheit.

Es kann zu *Bronchopneumonien* oder *Mittelohrentzündung* kommen.

416. Wie kann man den Röteln vorbeugen?

Abgeschwächte Lebendvakzine, besonders *Impfung* junger Mädchen vom 11. bis zum 16. Lebensjahr und später nach Vortest auf Rötelnantikörper und nur, wenn sicher keine Schwangerschaft besteht.

Ein Antikörpertiter 1 : 8 bedeutet Immunität.

Mumps (Ziegenpeter, Parotitis epidemica)

417. Wie wird die epidemische Parotitis übertragen?

Das Mumpsvirus wird durch *Tröpfcheninfektion* in den Respirationstrakt übertragen. Inkubationszeit von 2–3 Wochen.

418. Wie sind die Erscheinungen bei epidemischer Parotitis?

Als Anfangssymptome können beim Ziegenpeter *allgemeines Krankheitsgefühl,* Kopf- und Gliederschmerzen sowie *Fieber* evtl. bis 39 °C, vorkommen.

Hauptsymptom ist die *entzündliche Schwellung* einer, später auch der 2. *Ohrspeicheldrüse* (Parotis). Sie ist vergrößert, die Haut darüber gespannt, das Ohrläppchen abgehoben. Auch die übrigen Speicheldrüsen können der Reihe nach befallen werden. Es kommt besonders *beim Essen* zu *Schmerzen.*

Spätestens nach 7 bis 10 Tagen sind Fieber, Schwellung und Schmerzen abgeklungen.

419. Welche Komplikationen können bei Mumps vorkommen?

Durch Virämie können *Fernkomplikationen* entstehen:

Eine *Meningitis* tritt bei Erwachsenen in 30% auf. Eine *Meningoenzephalitis* ist selten, kann aber schwer verlaufen.

Nicht selten kann es nach der Pubertät zu Orchitis *(Hodenentzündung)* kommen, wodurch bei beidseitigem Befall auch Unfruchtbarkeit *(Sterilität)* zurückbleiben kann. Nur selten kommt es zur Entzündung der Eierstöcke oder der Schilddrüse (Thyreoiditis).

Eine *Pankreatitis* ist an erhöhten Enzymwerten (Amylase im Urin) zu erkennen.

420. Was ist zur Pflege und Behandlung bei Mumps zu sagen?

Eine spezielle Behandlung gibt es nicht.

Solange Fieber besteht, ist *Bettruhe* einzuhalten, besonders bei älteren Kindern und Erwachsenen. Bei stärkeren Allgemeinbeschwerden evtl. schmerzlindernde Tabletten oder Zäpfchen. Auf die geschwollenen Drüsen evtl. *Umschläge* oder Öl-Wattepackungen. Wegen Schmerzen beim Kauen flüssig-breiige Kost. Mundpflege!

Bei *Orchitis Hochlagerung der Hoden, evtl. Prednison.*

Bei Pankreatitis entsprechende *Diät* (s. Frage 213, S. 238).

421. Wie kann dem Mumps vorgebeugt werden?

Zur Verhütung steht ein gut verträglicher, abgeschwächter *Lebendimpfstoff* zur Verfügung.

Windpocken (Schafblattern, Varizellen)

422. Wie werden die Windpocken übertragen?

Das hochinfektiöse Varizellenvirus wird in der Zeit einen Tag vor und 7 Tage nach Beginn des Exanthems durch *Tröpfcheninfektion* („durch den Wind") übertragen, aber auch durch direkten oder indirekten Kontakt des Virus mit der Haut (Spielzeug).

Das Varizellenvirus ist identisch mit dem Erreger der *Gürtelrose* (Herpes zoster).

423. Wie lange ist die Inkubation bei den Schafblattern?

Die Inkubation bei Varizellen beträgt 12–21 Tage, meist recht genau 14 Tage.

424. Wie ist das Krankheitsbild der Varizellen?

Plötzlicher Beginn mit *Fieber* und Aufschießen von *linsengroßen roten Fleckchen* auf der Haut, evtl. auch auf Schleimhäuten, auch auf der behaarten Kopfhaut. Diese wandeln sich in *Knötchen, Bläschen, Pusteln* und *Krusten* um, die *ohne* Narben 1–2 Wochen nach Beginn des Exanthems abfallen.

Die Effloreszenzen sind *am Rumpf am zahlreichsten* (im Gegensatz zu den echten Pocken, die vor allem im Gesicht auftreten). Oft treten *mehrere Schübe* auf, so daß sich Knötchen, Bläschen, Pusteln und Krusten im Gegensatz zu den Pocken *gleichzeitig nebeneinander* finden.

Bläschen auf der Hornhaut des Auges und am Genitale sind stark schmerzhaft.

Während des Exanthems besteht oft starker *Juckreiz*.

425. Welche Komplikationen können bei Varizellen vorkommen?

Die häufigste Komplikation entsteht durch Aufkratzen und *sekundäre Infektion der Pusteln* mit Eitererregern. Danach können Hautnarben zurückbleiben.

Gefährlich ist die seltene Komplikation einer *Enzephalitis*.

Windpocken in der *Schwangerschaft* können ähnliche Defekte verursachen wie Röteln oder Contergan.

426. Wie kann man den Varizellen vorbeugen?

Es gibt einen *Impfstoff* gegen Varizellen zur *aktiven Immunisierung*.

Zur vorbeugenden Impfung der im allgemeinen harmlosen Krankheit kommen *gefährdete Neugeborene* und Patienten mit abgeschwächter Immunantwort in Betracht, z. B. *wegen akuter Leukämie immunsupprimierte Kinder,* eventuell auch medizinisches Personal in Fachkliniken.

Pocken (auch Blattern, Variola)

427. Wodurch werden die Pocken hervorgerufen?

Die Pocken werden durch *Tröpfchen-* oder *Schmierinfektion* übertragen.

Sie gelten als eine der *ansteckendsten Krankheiten*.

428. Wie lange sind Inkubation und Quarantänezeit bei Pocken?

Die Inkubation beträgt 12–14 Tage, die Quarantäne mindestens 17 Tage.

429. Was wissen Sie über das Vorkommen der Pocken?

Die Pocken waren in früheren Jahrhunderten auch in Europa eine sehr häufige Erkrankung, die viele Todesopfer forderten.

Sie wurden durch das Bekämpfungsprogramm der Weltgesundheitsorganisation (WHO) praktisch *ausgerottet*. Die letzten Fälle wurden 1977 gemeldet.

430. Welche Stadien zeigen die Pocken bei typischem Verlauf?

Das *Anfangsstadium* mit plötzlichem Beginn, Schüttelfrost, heftigen Kopfschmerzen, Erbrechen und hohem Fieber.

Das Stadium des Ausschlages als Hauptstadium und das Stadium der *Rekonvaleszenz* mit langsamer Erholung.

431. Was kennzeichnet das Hauptstadium der Pocken?

Das Hauptstadium oder Stadium des Ausschlages beginnt am 3. Tag mit *kleinen roten Fleckchen im Gesicht,* die sich erst zu *Knötchen,* dann zu *Bläschen* entwickeln. Der erst klare Inhalt dieser Bläschen trübt sich um den 8. Tag *eitrig,* so daß *Pusteln* entstehen. Diese zeigen eine Delle in ihrer Mitte *(Pockennabel).* Um den 15. Tag ist das eitrige Sekret zu *Krusten* eingetrocknet. Diese Borken fallen ab, an ihren Stellen zeigen sich typische *Pockennarben.*

Um den 8. Tag, wenn die Bläschen vereitern, ist der Krankheitszustand am schwersten und bedrohlichsten, oft besteht tiefe Benommenheit, der Tod kann durch *Herzschwäche* (Myokarditis) eintreten.

432. Wodurch können die echten Pocken von den Windpocken unterschieden werden?

Der Ausschlag mit Fleckchen, Knötchen, Bläschen, Pusteln und Borken zeigt bei *echten Pocken* immer *das gleiche Entwicklungsstadium.*

Bei *Windpocken* verläuft die Entwicklung des Ausschlags *in Schüben,* so daß sich gleichzeitig verschiedene Stadien nebeneinander vorfinden.

Der Ausschlag der *Pocken* ist *im Gesicht stärker* als am Rumpf ausgeprägt.

Bei *Windpocken* beginnt er *am Stamm verhältnismäßig stärker* als an den Extremitäten und im Gesicht.

433. Wie kann den Pocken vorgebeugt werden?

Durch die *Impfung* (Vakzination nach *Jenner* 1798) mit dem Kuhpockenvirus, das dem Menschenpockenvirus nahe verwandt ist, werden beim Menschen Immunkörper gebildet, die auch gegen die echten Pocken einen wirksamen Schutz bieten. Dieser ist allerdings verschieden stark und läßt allmählich nach, so daß *Auffrischungsimpfungen,* besonders bei Pockengefahr, notwendig werden können.

434. Wie wird die Pockenschutzimpfung durchgeführt?

Die *Impfstelle* am Oberarm oder aber auch am Oberschenkel wird *sorgfältig gereinigt* (Asepsis!).

Mit der Impflanzette werden *2 senkrechte Hautritzungen* von etwa 0,5 cm Länge durchgeführt und der Impfstoff auf diese aufgetragen, wodurch er in die Lymphspalten der Haut eindringt.

435. Welche gesetzlichen Bestimmungen gelten z. Zt. bezüglich der Pockenschutzimpfung?

Die Pocken gelten seit 1980 als *erloschen.* 1982 wurde in der Bundesrepublik die *Impfpflicht aufgehoben.*

Fleckfieber (Typhus exanthematicus)

436. Zu welcher Gruppe gehören die Erreger des Fleckfiebers?

Das Fleckfieber wird durch eine *Rickettsienart* hervorgerufen.

436a. Wie wird das Fleckfieber übertragen?

Kleiderläuse können durch ihren *Biß* Fleckfieber übertragen, die Krankheit kann aber auch durch *Einatmen von Läusekot* als Staubinfektion zustande kommen.

437. Wie ist das Krankheitsbild des Fleckfiebers?

Plötzlicher Beginn mit rasch ansteigendem *hohem Fieber, Kopfschmerzen* und starkem Krankheitsgefühl.

Zunehmende Somnolenz, delirante Zustände mit Wahnvorstellungen, *Unruhe* und Desorientiertheit. Diese Symptome zeigen, daß es sich beim Fleckfieber um eine Enzephalitisart handelt.

Gegen Ende der 1. Krankheitswoche tritt ein *roseolenartiges Exanthem* auf.

Als *Komplikationen* kommen tödliches *Herz-Kreislauf-Versagen, Pneumonie,* toxische Schäden der Gefäße, Leber und Nieren vor.

In der *Rekonvaleszenz* findet sich oft eine langanhaltende *Kreislaufschwäche.*

438. Welche Maßnahmen sind bei Fleckfieber zu treffen?

An der Spitze aller Maßnahmen steht die *konsequente Entlausung* (Entwesung), um Neuansteckungen, insbesondere auch des Pflegepersonals, zu verhüten, aber auch *größte Sauberkeit,* da auch Staubinfektionen durch Läusekot möglich sind. *Meldung* an das Gesundheitsamt.

439. Welche Behandlungsmöglichkeiten gibt es bei Fleckfieber?

Es gelten *alle Maßnahmen der Pflege* bei schweren Infektionskrankheiten, die mit deliranten Zuständen verlaufen.

Medikamentös sind *Antibiotika* (Tetrazykline und Chloramphenicol) wirksam.

Herpes simplex (Herpes labialis)

440. Wodurch werden die Herpesbläschen hervorgerufen?

Das Virus des Herpes labialis wird durch *Kontakt* übertragen.

Die Herpes-simplex-Viren Typ 2, seltener auch Typ 1 sind auch *sexuell übertragbar,* wobei es mit *schmerzhaftem Jucken* zur Vulvovaginitis und Adnexitis, beim Mann zur Balanitis kommen kann, *Herpes genitalis.*

441. An welchen Körperstellen können die Bläschen des Herpes simplex auftreten?

Herpesbläschen können am *Übergang von Haut zu Schleimhäuten,* z.B. an den Lippen, der Umgebung von Mund und Nase, auf der Mundschleimhaut, an der Kornea des Auges, an den Genitalien und am After auftreten.

Das Herpesvirus kann auch Schleimhauterkrankungen, z.B. die *Stomatitis* der Mundschleimhaut und die *Aphthen* genannten Bläschen im Munde, verursachen.

442. Wieso kommt es oft zu rezidivierenden Herpesbläschen?

Nach dem Abklingen einer Infektion mit dem Herpesvirus überwiegt die Körperabwehr diesen Erreger.

Infolge einer vorübergehenden Störung der Immunitätslage durch andere Krankheiten (z.B. Pneumonie) oder durch Fieber, Magenverstimmung, starke Sonnenbestrahlung, aber auch z.B. im Mensesrhythmus kann es zu einem *endogenen Reinfekt* mit Neuaufschießen von Herpesbläschen kommen.

443. Wie ist der Verlauf einer Herpes-simplex-Erkrankung?

Zuerst wird an der befallenen Stelle ein *Spannungsgefühl,* dann *Brennen* und *Jucken* verspürt.

Dann kommt es zu *Rötung* und *Schwellung,* aus der sich stecknadelkopf- bis linsengroße *Bläschen,* anfangs mit *klarem,* später *eitrig trübem Inhalt* entwickeln.

Die Bläschen trocknen nach 3–4 Tagen ein, die *Krusten* fallen *ohne* Narbenbildung ab.

444. Welche Komplikationen können beim Herpes simplex auftreten?

Eine zusätzliche Infektion *(Sekundärinfektion)* mit Eitererregern.

Die sehr seltene *Meningoenzephalitis* durch das dermato- und neurotrope Herpesvirus.

445. Welche Behandlungsmöglichkeiten kommen bei Herpes simplex in Betracht?

Zu Beginn Zovirax (Aciclovir) i.v. Infusion.

Später Puder oder Borsalbenverbände, Virunguentsalbe.

Bei Sekundärinfektion Antibiotika.

Herpes zoster (Gürtelrose)

446. Wodurch kommt die Gürtelrose zustande?

Das *Windpocken-(Varizellen-)Virus* kann über Jahrzehnte in dem *Spinalganglion* einer Rückenmarkswurzel oder eines Hirnnervs symptomlos persistieren. – Durch eine *lokale Immunschwäche* kann es wieder aktiv werden und das Krankheitsbild des Herpes zoster, der Gürtelrose, hervorrufen.

447. Welche Erscheinungen beobachtet man bei Herpes zoster?

Zuerst treten manchmal *starke Schmerzen* im Ausbreitungsgebiet (Hautsegment) eines sensiblen Nervs auf.

Bald kommt es dort zur Entwicklung von *Knötchen,* dann *Bläschen,* die z. T. zusammenfließen (Konfluieren) und deren Inhalt sich *trübt,* evtl. auch hämorrhagisch wird und *eintrocknet.*

Nach 2–3 Wochen sind die *Krusten* abgefallen, die Nervenschmerzen *(Neuralgien)* können aber, besonders bei älteren Menschen, sehr heftig sein und noch länger anhalten.

448. Welche dispositionellen (fördernden) Faktoren können beim Herpes zoster eine Rolle spielen?

Manchmal tritt der Herpes zoster in dem Segment auf, wo lokale Veränderungen bestehen, wie z. B. *Wirbelfrakturen, Knochenmetastasen, Tumoren im Rückenmarksbereich.*

449. Welche besonderen Lokalisationen des Herpes zoster sind wichtig?

Beim *Herpes zoster ophthalmicus* ist der erste Ast des N. trigeminus befallen: Dabei können sich Herpesbläschen auf der Kornea des Auges ausbilden, dort zu Ulzeration und dadurch evtl. zur Erblindung führen.

Beim *Herpes oticus* im Ohrbereich können Hör- und Gleichgewichtsstörungen vorkommen.

Eine *Enzephalitis* durch das Herpes-zoster-Virus ist selten.

450. Welche Behandlungsmaßnahmen kommen bei Herpes zoster in Frage?

Bei starken Schmerzen *Antineuralgika* oder Analgetika.

Anaesthesin- oder *Zinkpuder,* auch Zinkpaste auf die Bläschen.

Bei Sekundärinfektion *Antibiotikasalbe.*

Evtl. *Röntgenbestrahlung* des Ganglions.

Bei Herpes zoster ophthalmicus ist *augenärztliche Behandlung* angezeigt.

Virusgrippe (Influenza)

451. Was bezeichnet man als Grippe oder Influenza?

Im allgemeinen Sprachgebrauch werden oft *alle Erkältungskrankheiten,* vor allem mit Fieber und Befall der oberen Luftwege, als „Grippe" oder „Influenza" bezeichnet, ohne Rücksicht, um welchen oder welche Erreger es sich dabei handelt.

Im strengen medizinischen Sinne wird nur eine Krankheit, bei der das *Grippevirus* (Myxovirus Influenza A) ursächlich beteiligt ist, als *echte Grippe* oder Influenza bezeichnet.

452. Welche Bedeutung hat die Virusgrippe?

Sie kommt in Epidemien, die nach Morbidität und Mortalität schwanken, als eine der letzten großen und bisher noch unbesiegbaren Infektionskrankheiten der Menschen über die ganze Erde verbreitet vor.

An der Pandemie in den Jahren um 1918 starben etwa 20 Millionen Menschen auf der ganzen Erde an Grippe und ihren Komplikationen (mehr Todesopfer als die des 1. Weltkrieges).

453. Wie sieht das Grippevirus aus?

Das Grippevirus ist ein ca. 0,1 μm großes Kügelchen mit stachliger Oberfläche und einem spiralförmig gewundenen inneren Aufbau.

454. Wie wird das Grippevirus übertragen?

Es wird durch *Tröpfcheninfektion* übertragen, aber auch *Staubinfektion* ist möglich. Die Grippeviren gelangen hauptsächlich auf die Epithelzellen des menschlichen *Respirationstraktes,* in denen sie sich ansiedeln und weiter vermehren. Das Grippevirus ist *hochinfektiös.*

455. Welche Arten von Grippeviren werden unterschieden?

Aufgrund von serologischen Untersuchungen kann man 3 Typen, *Grippevirus A, B und C,* unterscheiden.

Die *schweren Epidemien* werden meist *vom Typ A* verursacht, während Typ B meist bei sporadischen Fällen eine Rolle spielt. Typ C ist fast ohne Bedeutung.

Von den A-Viren kennt man mehrere *Untertypen,* die sich in ihrer Antigen-Struktur unterscheiden. Immunität, die gegen einen Untertyp gebildet wird, schützt erstens nicht gegen Erkrankung durch einen anderen Untertyp, und zweitens hält die Immunität nach Grippe nur kurze Zeit vor, so daß leicht *immer wieder Neuerkrankungen* an Grippe auftreten können.

456. Wie ist der Krankheitsbeginn bei Virusgrippe?

Plötzlicher Beginn mit *Fieber* nach 1–2tägiger Inkubation.

Allgemeines Krankheitsbild: *Abgeschlagenheit, Kopf-* und *Gliederschmerzen,* manchmal auch Appetitlosigkeit, Brechreiz, Erbrechen, Leibschmerzen, selten Durchfall.

Im Vordergrund stehen katarrhalische Erscheinungen der Atemwege *(Schnupfen, Husten, Heiserkeit),* auch Augenbrennen.

457. Wie kann sich der weitere Verlauf einer Virusgrippe entwickeln?

In schweren Fällen kann es durch die *Toxine des Grippevirus* zu Gefäßwandschäden mit Neigung zu *Hämorrhagien,* z.B. blutigem Sputum, Nasenbluten und Lungenödem, kommen, aber auch *toxische Herzschädigung* und Schädigung des *Zentralnervensystems* mit Bewußtseinstrübung kommen in schweren Fällen häufig vor.

Im allgemeinen wird aber die Schwere des Verlaufs einer Influenza durch *bakterielle Komplikationen* bestimmt: Die Schädigung des Epithels erleichtert eine sekundäre bakterielle Besiedlung.

458. Welche Komplikationen kommen bei Virusgrippe vor?

Als Komplikationen sind *Bronchopneumonie* und Lobärpneumonie wichtig. Die Lungenkomplikationen sind in erster Linie für die Todesfälle an Grippe verantwortlich. Außerdem kommen *eitrige Bronchitis,* bei Kleinkindern Bronchiolitis, ferner *Mittelohrentzündungen* und *Nasennebenhöhlenvereiterungen* vor.

459. Welche bakteriellen Erreger spielen bei der Sekundärinfektion der Grippe eine Rolle?

In erster Linie kommen *Staphylokokken, Pneumokokken,* betahämolysierende *Streptokokken* und *Influenzabakterien* in Betracht.

Die Toxinwirkung der Viren wird durch die Toxine der Bakterien verstärkt, so daß vor allem bereits an chronischen Krankheiten oder an Organschäden leidende Personen ernstlich gefährdet werden können.

460. Wie kann eine Erkrankung an Virusgrippe gesichert werden?

Das Grippevirus kann in den ersten Krankheitstagen durch *Rachenabstriche* und im *Rachenspülwasser* nachgewiesen werden. Diese aufwendige Untersuchung kommt aber im allgemeinen nicht in Betracht.

Der serologische Nachweis von Influenzaantikörpern kann durch die *Komplementbindungsreaktion* sowie durch den sogenannten *Hirst-Test* (ein Hämagglutinationshemmtest) gelingen.

461. Wie ist beim serologischen Nachweis der Virusgrippe vorzugehen?

Der serologische Nachweis von Influenzaantikörpern gelingt erst *8–10 Tage nach Ausbruch* der Krankheit.

Da die nachgewiesenen Antikörper Ausdruck einer früheren Infektion sein können, sind zum serologischen Nachweis *2 Proben* von etwa 8–10 ml Patientenblut, die *erste zu Beginn* der Erkrankung, die zweite *nach ungefähr 2 Wochen,* zu entnehmen.

Erst wenn die Differenz der beiden Proben einen *vierfachen Titeranstieg* ergibt, gilt der serologische Nachweis als gesichert.

462. Welche therapeutischen Möglichkeiten gibt es bei Virusgrippe?

Ein spezifisches Medikament gegen das Grippevirus gibt es noch nicht.

Bettruhe, leichte vitaminreiche *Diät,* evtl. Schwitzpackungen, *Antipyretika,* Antineuralgika oder Analgetika können *symptomatisch* helfen.

Schleimlösende und hustenstillende Mittel bei entsprechenden Beschwerden.

Antibiotika oder Sulfonamide sind bei *bakteriellen* Sekundärinfektionen angezeigt.

In schweren Fällen sind *Herz-* und *Kreislaufmittel* erforderlich.

Zu frühe Belastungen bergen die Gefahr eines *Rückfalls* mit bakteriellen Mischinfektionen in sich.

463. Kann man der Grippe vorbeugen?

Die *Schutzimpfungen* haben z. T. gute vorbeugende Wirkung, die jedoch je nach Art des Erregertyps verschieden starken Schutz bieten.

464. Welche Personen müssen als besonders gefährdet gelten?

Besonders gefährdet sind Personen *über 60 Jahre.*

Menschen mit *chronischen Krankheiten:*

Herzerkrankungen, besonders rheumatischer Ursache;

Hochdruckkranke und Arteriosklerotiker;

Asthmakranke und *Bronchitiskranke,* Patienten mit Bronchiektasen, Emphysem oder *Lungentuberkulose;*

Zuckerkranke;

Schwangere;

Kinder, besonders *Kleinkinder* in Heimen, Kindergärten und Schulen;

Personen mit starker Infektionsgefährdung, z. B. Pflegepersonal, Personal mit Publikumsverkehr, Personal großer Werke, Polizei, Militär, Studenten.

465. Wie sind die Meldevorschriften bei Virusgrippen?

Ein *Todesfall* an Virusgrippe ist *meldepflichtig.*

Enzephalitis

466. Was versteht man unter Enzephalitis?

Mit Enzephalitis bezeichnet man eine *infektiöse Entzündung des Gehirns.*

467. Wodurch kann es zu einer Enzephalitis kommen?

Verschiedene neurotrope Viren können das Zentralnervensystem *direkt* befallen oder zu einer post- oder parainfektiösen, neuroallergischen Enzephalitis führen, z. B. das Vakzinevirus der Pockenimpfung, die Viren von Masern, Röteln, Mumps, Herpes simplex, Herpes zoster, Windpocken, Pocken und Tollwut, aber auch die Rickettsien des Fleckfiebers und Q-Fiebers.

Andere Arten von Enzephalitis werden durch Arborviren (*ar*thropod *bor*ne viruses) hervorgerufen, die durch blutsaugende Ektoparasiten *(Zeckenenzephalitis)* übertragen werden können.

Eine besondere Form ist die als *Encephalitis epidemica* oder lethargica bzw. als europäische Schlafkrankheit bezeichnete, die in einem Zusammenhang mit dem Grippevirus steht.

468. Welche Stadien können bei Encephalitis epidemica unterschieden werden?

Das *grippale Vorstadium* mit Kopf- und Gliederschmerzen, Fieber und katarrhalischen Erscheinungen der oberen Luftwege.

Das *akute enzephalitische Stadium* mit Fieber, *Kopfschmerzen, Apathie,* Schlafsucht bis zum Koma, aber auch *motorischer Unruhe,* Delirien und Lähmungen.

Meist besteht auch eine *meningitische Reizung* mit Nackensteifigkeit und Liquorveränderungen (Druckerhöhung, Eiweiß- und Zellvermehrung, besonders der Lymphozyten).

Das *chronische Stadium* mit bleibender Wesensänderung, Schlafstörung, Taubheit, Blindheit, Lähmungen oder Blickkrämpfen.

Das oft erst nach Jahren auftretende chronisch fortschreitende (progrediente) Stadium mit Maskengesicht, Schüttellähmung, Speichelfluß (Parkinsonismus).

469. Was ist zur Pflege und Behandlung der Enzephalitis zu sagen?

Eine ursächliche Behandlung gibt es nicht. Es können nur *symptomatische Maßnahmen* angewendet werden. Intensive Überwachung und Pflege sind unerläßlich. Schon der *Erkrankungsfall* ist *meldepflichtig.*

Hepatitis

470. Welche Arten von akuter Virushepatitis werden unterschieden?

Je nach Erreger werden *4 Arten* unterschieden:

Hepatitis A durch das Hepatitis-A-Virus (HAV) mit kurzer Inkubationszeit, früher auch Hepatitis infectiosa oder epidemica genannt.

Hepatitis B durch das Hepatitis-B-Virus (HBV) mit langer Inkubationszeit, früher auch als Serumhepatitis, homologer Serumikterus, Spritzen- oder Transfusionshepatitis bezeichnet.

Hepatitis C durch das jüngst identifizierte Hepatitis-C-Virus (HCV), die vor allem als sog. Posttransfusionshepatitis bei Dialysepatienten auftritt und zu chronischem Verlauf neigt.

Hepatitis D durch das einem Viroid ähnliche Hepatitis-Delta-Virus, das der Helferfunktion durch das Hepatitis-B-Virus bedarf.

Selten kommt es auch zu einer Hepatitis *bei anderen Virusinfektionen* wie durch Coxsackie B, Herpes simplex, Herpes zoster bzw. Varizellen, Mononucleosis infectiosa, Zytomegalie, Masern, Mumps und Poliomyelitis.

471. Wodurch unterscheiden sich die vier häufigsten Virushepatitiden?

Die *Virushepatitis A* befällt vorwiegend *Kinder* und *Jugendliche. Die Infektion* erfolgt vor allem *oral* durch Schmierinfektion (fäkale Verschmutzung, aber auch Blut und Speichel sind infektiös), *selten parenteral. Inkubationszeit* im Mittel 32 Tage. *Hepatitis-A-Antikörper-Anstieg.* Häufig bei oder nach Aufenthalten in den Tropen.

Die *Hepatitis B* befällt *alle Altersstufen.* Die Infektion wird vorwiegend *parenteral* (Injektionen, Infusionen, Geschlechtsverkehr, Zahnbehandlung) übertragen, aber auch *oral:* Blut, Speichel, Schweiß und alle anderen Ausscheidungen können infektiös sein. Die *Inkubationszeit* ist mit 15–180 Tagen besonders lang. Das Hepatitis-B-Virus (= Dane-Partikel) besteht aus *3 Antigenen,* gegen die auch *3 Antikörper* gebildet werden. Durch die verschiedenen Antigen-Antikörper-Konstellationen können Rückschlüsse auf die Prognose gezogen werden. Dabei gilt besonders das HB_EAg als zuverläßlicher Marker für die Infektiosität des Blutes. Zur Bestätigung der Diagnose wird vor allem der Nachweis des *Hepatitis-B-Oberflächenantigens* benützt, das HB_sAg (surface = Oberfläche, früher Australia-Antigen genannt).

Die *Hepatitis C* ist die häufigste Posttransfusionshepatitis. Inkubationszeit bis zu 20 Wochen. Sie neigt noch stärker als die Hepatitis B zu einem chronischen Verlauf.

472. Welche Vorgänge spielen sich bei einer Virushepatitis in der Leber ab?

Bei allen Formen gelangen die Viren über den Blut- oder Lymphweg in die Leber und rufen dort ein ähnliches klinisches Bild, eine *Entzündung* der Leberparenchymzellen = Hepatitis hervor. Dabei gehen Leberzellen zugrunde, wodurch die *Transaminasen* genannten Enzyme frei werden und ins Blut gelangen. Dort sind sie als wichtige Symptome nachweisbar (SGOT, SGPT u. a.). Ferner ist der Transport des *Gallenfarbstoffes* und der *Gallensäuren* gestört, das erste führt zum Leitsymptom „Gelbsucht“ *(Ikterus)*, das zweite zu lästigem *Juckreiz*.

473. Welche Stadien sind bei der akuten Hepatitis zu unterscheiden?

Im anikterischen Vorstadium kommen vor:

Schlappheit, Appetitlosigkeit, Übelkeit, besonders bei Speisengeruch, Obstipation oder Durchfall, Unbehagen, Verstimmung, manchmal auch Gelenkschmerzen, Kopfweh und Temperaturerhöhung.

Das ikterische Hauptstadium:

Gelbfärbung der Haut und Schleimhäute, oft zuerst an den Skleren der Augen und am weichen Gaumen erkennbar.

Dunkler, bierbrauner *Urin* mit gelbem Schüttelschaum, entfärbter *acholischer Stuhl* (lehmfarbener Stuhl), *Juckreiz,* Kratzaffekte auf der Haut.

474. Welche Verlaufsarten der Hepatitis kommen vor?

50% der Hepatitisfälle sollen *anikterisch,* d. h. ohne Gelbsucht, aber mit Leberschwellung und Enzymveränderungen im Blut (besonders Transaminasenanstieg) verlaufen. Sie werden oft nicht erkannt und verbreiten die Krankheitserreger weiter.

Die *akute Hepatitis mit Ikterus* (s. Frage 294, S. 257). Die Schwere und Dauer können stark schwanken, besonders schwere Fälle können in die *nekrotisierende Hepatitis* und ins *Leberkoma* übergehen und zum Tode führen.

Wenn HB_sAg und HB_EAg länger als 6 Monate nachweisbar sind, besteht der Verdacht auf eine *chronische Hepatitis*.

Alle Verlaufsformen der Hepatitis können in eine *Leberzirrhose* (s. Frage 302, S. 259) übergehen.

475. Wo wird das Hepatitisvirus ausgeschieden?

Es wird im *Urin, Speichel* und *Stuhl* (aber auch im Vaginalsekret, in der Samenflüssigkeit und sogar in den Tränen) ausgeschieden, daher ist eine *Desinfektion* der Ausscheidungen (wie bei einer infektiösen Darmkrankheit) vorgeschrieben. Behandlung möglichst auf *Isolierstation*.

476. Welche Laboruntersuchungen sind bei Hepatitis wichtig?

Leberschwellung und im Urin Bilirubin und vermehrt Urobilinogen sind schon vor dem Ikterus nachweisbar. *Die Stärke des Ikterus* wird durch die Höhe des Gallenfarbstoffes Bilirubin im Blut geprüft. Über 15 mg/dl spricht für schweren Verlauf.

Zur *differentialdiagnostischen Unterscheidung,* ob es sich um einen Ikterus durch Hepatitis oder durch Gallenwegsverschluß (Steine oder Tumor) handelt, ist die frühzeitige Untersuchung von *lebertypischen Enzymen* (Transaminasen, SGOT, SGPT, LDH, γ-GT und alkalische Phosphatase) und des Eisenspiegels wichtig.

Auch für die *Verlaufskontrolle,* z. B. Rezidiverkennung und Abheilung, sind die Transaminasen und die *Antigen-Antikörper-Bestimmungen* wertvoll.

Für die Beurteilung des *Ausheilungsergebnisses* sind neben der Normalisierung der Enzyme die Elektrophorese, auch die Immunelektrophorese, evtl. eine Leberpunktion angezeigt.

477. Wie kann man der Hepatitis vorbeugen?

Gegen die *Hepatitisviren* hilft eine *wirksame Sterilisierung* der Instrumente (Trockensterilisation bei hoher Temperatur) und *strenge Kontrolle* der Blutspender.

Frühzeitige *Isolierung* und *Stuhldesinfektion.*

Die *Impfungen* gegen Hepatitis A und B haben sich bewährt.

Verwendung von Kondomen beim Geschlechtsverkehr.

478. Wie ist die Behandlung der Hepatitis zu gestalten?

Auch für leichte Fälle sind *Bettruhe* und *Isolierung* sowie *Desinfektion* der Ausscheidungen bis zur Normalisierung aller Befunde geboten.

Leberdiät (fettarm, eiweiß-, kohlenhydrat- und vitaminreich), in schweren Fällen Glukose-, Elektrolyt- und Vitamininfusionen. Ein striktes Alkoholverbot ist für den Heilerfolg nicht unbedingt erforderlich, schadet aber auch nicht.

Salinische *Abführmittel,* z. B. Karlsbader Salz.

479. Welche Bedeutung hat die Hepatitis?

Etwa 200 Millionen Menschen gelten als *chronische Träger des Hepatitis-B-Virus* und stellen ein Reservoir für menschliche Infektionen dar.

In der Bundesrepublik erkranken *jährlich 100 000* Menschen an Hepatitis.

Die Hepatitis ist auf den Isolierabteilungen der Krankenhäuser die *weitaus häufigste Infektionskrankheit.*

Durch die lange Dauer der Erkrankung und die erst allmählich zumutbare Belastbarkeit, auch die oft anschließenden Kuren entsteht ein *großer Arbeitsausfall.*

Durch *unvollständig ausgeheilte Hepatitisfälle* (chronische Hepatitis, Leberzirrhose) wird die hohe Zahl der Leberkranken (1–2% der Gesamtbevölkerung) vermehrt.

480. Besteht eine Meldepflicht an das Gesundheitsamt für Hepatitis?

Erkrankung und *Tod* an Hepatitis sind meldepflichtig.

HIV-Infektion und AIDS

481. Wie heißt der Erreger der HIV-Infektion?

Der Erreger der HIV-Infektion ist das *lympho-* und *neutrope* humane Immundefizienzvirus *(HIV),* ein Retrovirus, das zum Einbau in das menschliche Genom ein spezielles Enzym, die reverse Transkriptase, besitzt. Es ist nur für den Menschen pathogen. Bislang sind zwei Formen bekannt, HIV 1 und HIV 2.

482. Wie wird das HIV übertragen?

Durch *Geschlechtsverkehr* (anal mehr als vaginal), daher bei Homosexuellen gehäuft;

durch gemeinsame Benützung von *Nadeln* bei Drogenabhängigen;

durch *Bluttransfusionen* und Übertragung von Blutprodukten;

vertikal von der *Mutter* auf das Kind;

durch akzidentelle *Stichverletzungen* beim medizinischen Personal, offene Hautwunden oder intensiven Schleimhautkontakt.

483. Gibt es einen AIDS-Test?

Nein, AIDS ist eine klinische Diagnose, die nicht mit einem „Test" gestellt werden kann, sondern durch eine Reihe von klinischen Phänomenen und Zweiterkrankungen deutlich wird. Der HIV-Test weist Antikörper gegen das Virus nach und belegt nur die Tatsache einer Infektion, sagt aber nichts über die Dauer und den Schweregrad des Immundefekts aus.

484. Wie ist der Ablauf einer HIV-Infektion?

1–2 Wochen nach der Infektion kann es zu einem *akuten Krankheitsbild* mit Fieber, Exanthem und Lymphknotenschwellung kommen. Diese Krankheitserscheinungen werden meistens fehlgedeutet und klingen nach kurzer Zeit ab.

Danach folgt ein Stadium der *ruhenden Infektion,* in dem sich der Infizierte jahrelang gesund fühlen, aber das Virus weitergeben kann.

Nach 5–7 Jahre laufender Infektion kann es zum *Lymphadenopathiesyndrom* kommen, einer generalisierten Vergrößerung der Lymphknoten.

Schließlich können Fieberschübe, Nachtschweiß, Durchfälle und Gewichtsverlust (*A*IDS *r*elated *c*omplex, *ARC*) und das Vollbild von *AIDS* auftreten.

485. Welche Krankheiten definieren AIDS?

AIDS wird durch folgende sog. opportunistische Infektionen bzw. Tumoren definiert:

Pneumocystis carinii-Pneumonie,

Zytomegalievirus-Infektion,

zerebrale Toxoplasmose,

Tuberkulose und atypische Mykobakteriose,

Soor des Ösophagus,

Kryptokokkose des Gehirns,

Kaposi-Sarkom der Haut und innerer Organe,

maligne Lymphome des Gehirns.

486. Welche Laborbestimmung zeigt am besten den Schweregrad des Immundefekts an, unter dem ein Patient leidet?

Der Schweregrad des Immundefekts wird am besten durch eine Untergruppe der Lymphozyten, die *T_4-Helferlymphozyten,* charakterisiert. Ihre Zahl kann von normalerweise >1000 µl auf 10–20/µl zurückgehen. Patienten mit weniger als 400 T_4-Helferzellen sind gefährdet für eine opportunistische Infektion.

487. Was versteht man unter der HIV-Enzephalopathie?

Unscharf definierter Begriff der zentralnervösen Erscheinungen der HIV-Infektion: Kopfschmerzen, Hirnnervenausfälle, Vergeßlichkeit, Konzentrationsstörungen bis zur Demenz.

488. Nennen Sie typische Veränderungen des Blutbildes bei der HIV-Infektion

Leukopenie, Thrombopenie, Anämie.

489. Wie kann die HIV-Infektion behandelt werden?

Gesunder Lebensstil, Vermeidung von Infektionen, gute Ernährung, ausreichend Schlaf und wenig Streß;

frühzeitige Behandlung mit *Zidovudin* (Retrovir);

beim Auftreten von opportunistischen Infektionen Behandlung mit Antibiotika, Pilzmitteln, Tuberkulosemitteln oder Virustatika.

490. Welche psychosoziale Problematik bringt die HIV-Infektion bei den Betroffenen mit sich?

In Europa sind die Mehrzahl der AIDS-Patienten Homosexuelle. Dadurch kommt zur Tatsache der schweren, tödlich verlaufenden Erkrankung noch ein Moment der Scham und Schuld. Viele Kranke vereinsamen, da sie oft keinen Rückhalt durch die Familie haben. Die meisten Patienten sind jung und unterscheiden sich dadurch von der Mehrzahl der Karzinompatienten.

491. Wie kann sich das Krankenpflegepersonal vor einer nosokomialen HIV-Infektion schützen?

Beim Umgang mit Blut und Sekreten von Infizierten immer Gummihandschuhe tragen;

vorsichtiger Umgang mit spitzen und scharfen kontaminierten Gegenständen, vor allem Kanülen;

nicht die Kanüle in die Kappe zurückstecken;

spitze und scharfe Gegenstände gehören nicht in den Abfallkorb, sondern in eigene bruchfeste Behälter;

Brille und Mundschutz bei invasiven Eingriffen wie Endoskopie und Aerosolbildung, z. B. beim Zahnarzt;

bei akzidenteller Stichverletzung mit kontaminierter Nadel die Wunde sofort mit 70–80%igem Alkohol desinfizieren;

Gewebe- und Blutproben mit der Aufschrift „infektiös“ kennzeichnen;

niemals mit dem Mund pipettieren.

Infektiöse Mononukleose

492. Wie wird die infektiöse Mononukleose übertragen?

Das Virus (Epstein-Barr-Virus = EB-Virus) der Monozytenangina (= Lymphoidzellenangina = Pfeiffersches Drüsenfieber) ist im Speichel nachweisbar und wird durch *Tröpfcheninfektion* verbreitet. Vor allem junge Menschen sind betroffen („kissing disease“, „college disease“).

493. Welche Krankheitserscheinungen können bei der infektiösen Mononukleose auftreten?

Einige Tage nach der Infektion stellen sich allmählich mäßig starkes *Krankheitsgefühl,* Appetitlosigkeit und Temperaturerhöhung ein.

Meist finden sich *Schwellung, Rötung* und auch *Beläge* der *Tonsillen,* Schwellung der *Lymphknoten,* besonders am Hals, der *Milz* und *Leber,* SGOT, SGPT und die alkalische Phosphatase sind erhöht.

Ein masernähnlicher Ausschlag oder ein Ikterus sind selten.

Im Blutbild findet sich leichte Leukozytose mit sehr starker *Vermehrung der Monozyten* bzw. *atypischer Lymphozyten.*

Im Serum kann der ansteigende Titer der *Paul-Bunnell-Reaktion* bzw. *Hanganutziu-Deicher-Reaktion* beweisend sein.

494. Welche Behandlungsmaßnahmen kommen beim Pfeifferschen Drüsenfieber in Betracht?

Solange Temperaturerhöhungen bestehen, die sich manchmal einige Wochen hinziehen, ist *Bettruhe* einzuhalten.

Eine spezifische Behandlung gibt es nicht.

Komplikationen müssen *symptomatisch* behandelt werden.

495. Welche Bedeutung hat die Zytomegalieinfektion?

Die *Durchseuchung* der Bevölkerung mit dem Zytomegalievirus ist offenbar *sehr groß.* 80% der Erwachsenen haben Antikörper im Serum, *ohne* daß Krankheitserscheinungen bemerkt wurden.

Etwa 1% der *Neugeborenen* wird vor oder unmittelbar nach der Geburt infiziert. Es können dann Hämolyse, Leber- und Milzschwellung, Bronchopneumonien oder Dyspepsien auftreten. Besonders schlimm ist aber der Befall des *Zentralnervensystems* mit *Entwicklungsstörungen.*

Ornithose (Psittakose, Papageienkrankheit)

496. Wie kann die Ornithose übertragen werden?

Das Virus der Papageienkrankheit kann von Vögeln, z. B. Papageien, Wellensittichen, Möwen, Tauben, Hühnern u. a. m., durch *Kontakt-, Tröpfchen- und Staubinfektion* sowie von Mensch zu Mensch übertragen werden.

497. Welche Krankheitserscheinungen können bei der Papageienkrankheit entstehen?

Nach Inkubation von 1–2 Wochen kann ein *typhusartiges Bild* mit Kopf- und Gliederschmerzen, hohem Kontinuafieber mit Leukopenie bis zu 2 Wochen – oft mit *atypischen Pneumonien* – entstehen.

498. Wie ist die Ornithose zu erkennen?

Im Beginn der Krankheit sind die *Erreger* im *Blut* und *Sputum* nachweisbar.

Im Serum kann eine *Komplementbindungsreaktion* durch ansteigenden Titer in der 2. Woche positiv werden.

Verdächtige Tiere (Papageien usw.) müssen getötet und untersucht werden.

499. Welche Behandlungsmöglichkeiten gibt es bei Psittakose?

Breitbandantibiotika und Sulfonamide sind wirksam, bei schweren Fällen ist die *Herz-Kreislauf-Behandlung* sehr wichtig.

500. Welche Vorschriften gibt es bezüglich der Ornithose?

Absonderung ist vorgeschrieben.

Verdacht, Erkrankung und *Tod* sind meldepflichtig.

Kranke Tiere müssen getötet werden.

Poliomyelitis (spinale Kinderlähmung)

501. Welche Arten von Polioerregern gibt es?

Es gibt *3 Typen* des Poliovirus (entsprechend den Stämmen Brunhilde, Lansing und Leon). Sie sind nur für Menschen und Affen pathogen. Sie sind so verschieden, daß mit 3 Antigenen geimpft werden muß.

502. Wie kann die Kinderlähmung übertragen werden?

Das Poliovirus kann durch *Tröpfcheninfektion* in den Respirationstrakt oder durch Schmutz- und *Schmierinfektion* (durch Fliegen, in Schwimmbädern) in den Verdauungstrakt gelangen.

503. Wo und wie lange wird das Poliovirus ausgeschieden?

Das Poliovirus findet sich anfangs im Rachensekret und wird 4–6 Wochen, manchmal auch noch länger durch den *Stuhl* ausgeschieden.

504. Wie lange dauert die Inkubation bei Kinderlähmung?

Die Inkubation dauert 4–14 Tage, evtl. länger.

505. Welcher Personenkreis wird durch das Poliovirus besonders befallen?

Es werden bevorzugt *Kinder* und *jugendliche Erwachsene* befallen.

506. Welche Stadien sind bei der Poliomyelitis zu unterscheiden?

Das *Vorstadium* kann plötzlich mit Fieber, Kopfschmerzen, Mattigkeit, *katarrhalischen Erscheinungen* der oberen Luftwege, Appetitlosigkeit und Darmstörungen („Darmgrippe") beginnen. – Bei etwa 90% der Kranken klingt die Krankheit mit diesen Erscheinungen wieder ab und wird meist nicht erkannt. Diese Patienten verbreiten aber oft die Krankheit weiter.

Das *präparalytische Stadium* ist durch *Kopfschmerzen,* Nackensteifigkeit, Rückenschmerzen, Überempfindlichkeit der Haut, *Schmerzen der Muskulatur,* Harnverhaltung gekennzeichnet. Im Liquor sind Eiweiß positiv und die Zellen vermehrt. Auch in diesem Stadium kann die Krankheit folgenlos abklingen.

Das *paralytische (Lähmungs-)Stadium* kann nach 2–5 Tagen *plötzlich mit schlaffen Lähmungen* an Rumpf und Extremitäten einsetzen.

Teilweise Rückbildung der Lähmungen oder Atrophie (Schwund) der befallenen Muskulatur, auch Ernährungs- und bei Kindern und Jugendlichen Wachstumsstörungen der betroffenen Gebiete. Das *Reparationsstadium* kann sich ein bis zwei Jahre hinziehen.

507. Welche besonderen Verlaufsformen kommen bei Poliomyelitis vor?

Bei Befall des Gehirns *(Polioenzephalitis)* kann z.B. durch Lähmung der lebenswichtigen Zentren für Atmung und Kreislauf der Tod eintreten = *zentrale Atemlähmung.*

Unruhe, Zyanose und angestrengte Atmung sind wichtige Hinweise auf die Gefahr der *peripheren Atemlähmung.* Die Erstickung kommt dann durch die gefürchtete *Lähmung des Zwerchfells* und der Interkostalmuskulatur zustande, die aber durch rechtzeitige künstliche Beatmung in einem Respirator („Eiserne Lunge“) verhindert werden kann.

508. Wie ist die Immunitätslage nach Poliomyelitis?

Nach Überstehen einer Polioinfektion bleibt *lebenslange Immunität* gegen den verursachenden Virusstamm zurück, *aber nicht* gegen die beiden anderen Stämme.

509. Wie kann gegen die Poliomyelitis vorgebeugt werden?

Die *Schluckimpfung,* die alle 3 Antigene als abgeschwächte lebende Viren enthält, stellt bei richtiger Durchführung einen idealen Schutz gegen die Poliomyelitis dar, auch die *Auffrischungsimpfungen* dürfen nicht versäumt werden. Die Polio-Schluckimpfung gehört zu den größten Errungenschaften der modernen Medizin.

510. Was ist über die Behandlung der Poliomyelitis zu sagen?

Ein gegen das Virus wirkendes Medikament steht *nicht* zur Verfügung, um so größere Bedeutung kommt der Schutzimpfung zu.

Die Behandlung kann sich daher nur gegen die Symptome richten:

Es ist *Bettruhe, Isolierung* des Kranken und *Stuhldesinfektion* geboten.

Bei *Schlucklähmung* durch Befall der Pharynx-(Schlund-)Muskulatur *Bauchlage* und Fußende des Bettes hochstellen, außerdem absaugen.

Die *gelähmten Glieder* müssen in *Mittellage* gebracht werden (nicht gestreckt, nicht zu stark gebeugt). Es gelten die Maßnahmen für Schwerkranke (Dekubitusverhinderung, Hautpflege!) (s. Frage 139, S. 395), evtl. Pneumonieprophylaxe.

Passive Bewegungen und *Lagewechsel,* Vermeidung von Überdehnungen (Spitzfußbildungen und Kontrakturen). Sobald wie möglich *aktive Bewegungsübungen,* möglichst mit Krankengymnastin, evtl. Unterwasserübungen, da die Bewegungen durch den Auftrieb leichter ausgeführt werden können.

Orthopädische Versorgung, evtl. Operationen nach Ende des Reparationsstadiums.

511. Was ist ein Respirator?

Ein Respirator („Eiserne Lunge") ist eine Apparatur, die eine *künstliche Beatmung über längere Zeit* bis zu Jahren ermöglicht (Intubationsbeatmung ist nur für Tage bis Wochen möglich).

Er besteht aus einer Röhre (Tubus), aus der nur der Kopf des Patienten herausragt und die am Hals dicht abgeschlossen ist. In diesem Tubus wird im Atemrhythmus wechselnd *Sog* und *Druck* erzeugt. Dadurch wird die Luft in die Lungen eingesaugt und wieder ausgeatmet.

Ein Patient in der Eisernen Lunge muß *ständig überwacht* werden. Durch den Respirator kann nur der Tod aufgehalten werden, der durch periphere Atemlähmung droht. Eine *zentrale* Atemlähmung kann nicht verhindert werden.

512. Wodurch kommen die schlaffen Lähmungen bei der Poliomyelitis zustande?

Das Poliovirus befällt die sogenannten Vorderhörner im Rückenmark und zerstört die Zellen des zweiten Neurons, das die Bewegungsimpulse von den Pyramidenzellen aufnimmt und an die quergestreifte Skelettmuskulatur weiterleitet. Durch die *Zerstörung der Zellen im Vorderhorn* wird diese Leitung unterbrochen, und es entsteht die typisch schlaffe Lähmung.

Die Sensibilität, die über die Hinterhörner geleitet wird, bleibt intakt. Das Krankheitsbild mit den schlaffen Lähmungen wird davon bestimmt, welche und wie viele Vorderhörner des Rückenmarks befallen und zerstört werden.

513. Was nennt man Landrysche Paralyse?

Unter Landryscher Paralyse versteht man das Bild einer *rasch aufsteigenden Lähmung,* die von den Beinen über die Bauch- und Zwischenrippenmuskulatur die Arme und das Zwerchfell ergreift und durch periphere Atemlähmung zum Tode führen kann.

514. Wo ist das Poliovirus nachweisbar?

Das Poliovirus ist anfangs im *Nasen-Rachen-Raum* (Rachenspülwasser), im *Liquor* und oft wochenlang im *Stuhl* nachweisbar. Auch der *Anstieg des Antikörpertiters* kann beweisend sein.

515. Welche Vorschriften gelten bei Polioerkrankungen?

Verdacht, Erkrankung und *Tod* sind *meldepflichtig. Absonderung* ist vorgeschrieben, Desinfektion der Ausscheidungen ist erforderlich.

Bei gehäuft auftretenden Erkrankungen kann das Schließen der Schulen oder der Schwimmbäder angeordnet werden.

Tollwut (Lyssa, Rabies, Hydrophobie)

516. Wie kommt es zur Erkrankung an Tollwut?

Das Virus der Tollwut wird *durch den Biß* eines tollwutkranken Tieres, in dessen *Speichel* es sich findet, auf den Menschen übertragen.

Der *Speichel* und wahrscheinlich auch *Urin* und *Stuhl* eines tollwutkranken Menschen sind z. B. *für das Pflegepersonal ansteckend.*

517. Welche Tiere spielen als Infektionsreservoir eine Rolle?

Als Überträger spielen tollwutkranke *Hunde, Katzen, Füchse,* Dachse, Rehe, Ratten, Rinder, Schweine, Pferde und *viele andere Tiere* eine Rolle.

Auch gesunde oder *gesund erscheinende Tiere* können Virusüberträger sein.

Es sind vor allem die *Füchse* daran schuld, daß sich die Tollwut in Mitteleuropa seit dem letzten Krieg immer weiter ausgebreitet hat und noch nicht zum Erlöschen gekommen ist.

518. Wie ist die Prognose einer unbehandelten Tollwut?

Die *Letalität* beträgt praktisch *100%*.

519. Wie lange ist die Inkubation bei Rabies?

Die Inkubation schwankt stark je nach Größe der Verletzung und Anzahl der übertragenen Erreger und nach der Lokalisation der Wunde (Kopfwunden sind besonders ungünstig). Sie beträgt durchschnittlich *1–3 Monate,* aber auch länger.

520. Was ist bei einem Biß durch ein tollwütiges Tier zu unternehmen?

Das wichtigste ist die *Sicherstellung des kranken Tieres* oder seines Kadavers zur Untersuchung durch den Amtstierarzt. Dieser entscheidet, ob Tollwut vorliegt. Wenn bei dem Tier Tollwut nachgewiesen wurde, muß *sofort* die *unerläßliche Prophylaxe* des gebissenen Menschen mit *Serum* vorgenommen werden.

521. Worin besteht die Prophylaxe bei einem tollwutinfizierten Menschen?

Die *Bißstelle* ist zu reinigen und zu desinfizieren, dann mit Antitollwutserum zu *umspritzen,* gleichzeitig ist die *aktive Immunisierung* durch die *Wutschutzbehandlungsstelle* unerläßlich.

Durch den *HDCS-Impfstoff* ist die Tollwut-Schutzimpfung weithin komplikationslos geworden.

522. Wo befindet sich die nächste Wutschutzbehandlungsstelle?

Meist in Universitätskliniken oder -instituten.

523. Wie kann man sich gegen Tollwut schützen?

Risikopersonen wie Tierärzte, Jäger, Laborpersonal können sich durch *aktive Impfung* mit dem gut verträglichen Impfstoff schützen.

Bei *Bißverletzung* durch ein tollwutkrankes Tier wird die *Simultanimpfung,* d.h. die gleichzeitige, aber örtlich getrennte Verabreichung von *Hyperimmunglobulin* und Impfung mit der *HDCS-Vakzine,* vorgenommen.

524. Was kann getan werden, um die Ausbreitung der Tollwut zu verhindern?

Es werden *Tollwutsperrbezirke* polizeilich angeordnet, in denen Maulkorbzwang besteht und die Hunde nur an der Leine geführt werden dürfen.

525. Wodurch kann ein Tier tollwutverdächtig sein?

Kranke Tiere zeigen oft ein *struppiges Fell,* manchmal fällt *Speichelfluß* auf. Oft erscheinen sie zutraulich und zahm. Dadurch besteht die Gefahr, daß wildlebende Tiere den Menschen ungewöhnlich nah herankommen lassen und eine Infektion zustande kommt.

Im *Erregungsstadium* geraten die Tiere „in rasende Wut", werden *aggressiv,* auch Pflanzenfresser werden bissig (Achtung auf den infektiösen Speichel!).

526. Welche Stadien der Tollwuterkrankung des Menschen sind zu unterscheiden?

Im *Prodromalstadium* depressive Verstimmung, Angst, *Schlaflosigkeit, Kopfschmerzen, Fieber,* Schmerzen an der Bißstelle.

Im *Erregungsstadium* schwere Unruhezustände, *schwere Krämpfe der Muskulatur,* vor allem Schlingkrämpfe, bereits der Anblick von Speisen oder Getränken (Hydrophobie = Wasserscheu) löst *Schlingkrämpfe* aus. Hohes Fieber. Atemmuskelkrämpfe oder Erschöpfung führen den qualvollen Tod bei klarem Bewußtsein oder im Koma herbei.

Manchmal verläuft die Tollwut mit *aufsteigenden Lähmungen,* Bewußtlosigkeit und Tod durch Atem- und Kreislauflähmung.

527. Welche Behandlungsmöglichkeiten gibt es bei Tollwut?

Außer *Narkotika* zur Linderung der *Muskelkrämpfe* und der Unruhe gibt es *keine* Behandlungsmöglichkeiten.

528. Welche gesundheitspolizeilichen Vorschriften bestehen bei Rabies?

Absonderung ist vorgeschrieben.

Es besteht *Meldepflicht* bei *Verdacht, Erkrankung* und *Tod.*

Trachom (ägyptische Augenkrankheit, Körnerkrankheit)

529. Welche Bedeutung hat das Trachom?

Das Trachom ist in Ländern mit mangelhafter Hygiene eine *chronische Augenkrankheit,* die unbehandelt oft zur *Erblindung* führt. Häufigster Grund für Erblindung in Entwicklungsländern.

530. Wie wird das Trachom übertragen?

Die Übertragung des sehr ansteckenden Trachomvirus erfolgt durch infiziertes Augensekret *(Schmierinfektion),* oft durch Waschwasser und gemeinsame Handtücher.

531. Wie läßt sich das Trachom behandeln?

Antibiotika mit konsequenter Anwendung können die chronische Bindehautentzündung zum Abheilen bringen.

Bereits eingetretene Vernarbungen, Verziehungen und Zerstörungen können z. T. evtl. durch *augenärztliche Eingriffe* gebessert werden.

Maul- und Klauenseuche

532. Welche Bedeutung hat die Maul- und Klauenseuche für den Menschen?

Sie ist eine schwere Erkrankung der Haustiere, deren Virus manchmal auch auf den Menschen übertragen wird und *schmerzhafte Haut- und Schleimhautveränderungen* an Mund, Lippen, Nase, Händen und Zehen hervorruft, aber im allgemeinen leicht verläuft.

533. Wie kann das Virus der Maul- und Klauenseuche übertragen werden?

Durch *Schmierinfektion* des Bläscheninhaltes, durch *Urin* und *Kot* der Haustiere, durch *Milch* und *Butter.*

434. Wie kann man der Erkrankung vorbeugen?

Hygienisches Verhalten, in Zeiten der Maul- und Klauenseuche keine rohe Milch trinken, keine Butter essen.

Coxsackie-Virus-Erkrankungen

535. Welche Krankheiten werden durch die Coxsackie-Viren hervorgerufen?

Die Coxsackie-Viren sind eine Gruppe von Erregern, die *verschiedene Krankheitsbilder* verursachen können:

Sogenannte *„Sommergrippe"* als akuter fieberhafter Katarrh der oberen Luftwege, auch mit Durchfall verbunden.

Herpangina: Bei Kleinkindern Rötung und Bläschenbildung im hinteren Teil der Mundhöhle, dabei Fieber, Kopfschmerzen, Muskelschmerzen.

Bornholmer Krankheit (Myalgia epidemica, Pleurodynie): Vor allem starke Schmerzen und Druckempfindlichkeit der Muskulatur, auch Kopf- und Nackenschmerzen, Fieber, manchmal Zwerchfellkrämpfe („Teufelsgriff").

Meningitis myalgica oder Coxsackie-Virus-Meningitis: Zeichen der Virusmeningitis, Muskelschmerzen.

Virusmyokarditis, die im Säuglingsalter meist tödlich verläuft.

Gelbfieber

536. Was für eine Krankheit ist das Gelbfieber?

Das Gelbfieber ist eine *tropische Viruskrankheit* in Afrika und Amerika, die durch *Stechmücken* (Aedes aegypti) übertragen wird.

Es kommt zu *hohem Fieber* mit *starken Kopf- und Gliederschmerzen,* später zu *Gelbsucht* durch toxische Leberschädigung und *Urämie* durch toxische Nephrose. Auch Haut- und Schleimhautblutungen, Myokarditis und Anämie gehören zu dem schweren Krankheitsbild. Diagnose durch Antikörperanstieg.

Eine spezifische Behandlung steht nicht zur Verfügung, um so wichtiger sind *Mückenbekämpfung* und die *wirksame Schutzimpfung,* da die Letalität 50% beträgt.

Mykosen (Pilzerkrankungen)

Allgemeines

537. Welche schweren Krankheitszustände können durch Pilze hervorgerufen werden?

Eine Reihe von Pilzen können z. T. schwere *Lungenveränderungen* verursachen, aber auch durch Verschleppung eine *Meningitis* hervorrufen oder sich im *Knochen* absiedeln. Fälle von *Pilzsepsis* können zum Tode führen.

538. Wie können Pilze als Krankheitserreger nachgewiesen werden?

Pilze können im *Auswurf,* im *Fisteleiter,* im Blut, Stuhl und Urin sowie in *Gewebeteilen* nachgewiesen werden. Manchmal hilft auch ein *Hauttest,* die Erkrankung an Pilzen zu erkennen.

539. Wo finden sich an der Körperoberfläche Pilze?

Verschiedene Pilze können Erkrankungen der Haut (z.B. Fußpilze), des Haarbodens und der Nägel verursachen.

540. Welche besonderen Erkrankungen durch Pilze spielen eine Rolle?

Die *Aktinomykose* (Strahlenpilzkrankheit);

der *Soor* oder die Moniliasis;

die Histoplasmose;

die Aspergillose;

die Kryptokokken.

Aktinomykose

541. Wie kann es zur Aktinomykose kommen?

Die Aktinomyzessporen (Strahlenpilze) haften an Grashalmen. Durch das *Kauen an Grashalmen* können sie in die Mundhöhle oder in den Atmungstrakt gelangen. Es bilden sich *fistelnde Entzündungen,* die mit derben Narben ausheilen. Außer diesen Veränderungen am *Hals* und evtl. im *Ileozäkalbereich* kann es durch die Strahlenpilze zu einer chronisch eitrigen Infektion der *Lungen* kommen. Von dort können die Erreger auch in andere Organe verschleppt werden.

542. Wie ist die Aktinomykose zu erkennen?

Die Aktinomyzesfäden finden sich in Form von Drusen *im eitrigen Fistelsekret* oder im Auswurf.

543. Wie kann die Aktinomykose behandelt werden?

Antibiotika und Sulfonamide sowie lokale chirurgische Behandlung kommen in Frage.

Soor (Moniliasis, Candidamykose)

544. Wodurch kommt es zur Soorinfektion?

Der Soor wird durch *Hefepilze,* meist durch Monilia albicans = Candida albicans, hervorgerufen. Ihre Sporen sind widerstandsfähig und können durch die Luft und Kontakt weiter verbreitet werden.

545. Wo kann sich der Soor entwickeln?

Vor allem in der *Mundhöhle,* z.B. bei Zahnprothesenträgern, durch mangelhafte Mund- und Prothesenreinigung, besonders betroffen sind *Diabetiker* und Patienten mit HIV-Infektion.

Patienten mit *geschwächtem Abwehrsystem* durch HIV, Zytostatika, Immunsuppressiva, Kortikoide und nach hoch- oder langdosierten Antibiotika kann es zur *Pilzösophagitis,* zur Lungenmykose *(Pilzpneumonie),* sogar zur *Pilzmeningitis* kommen.

Intravasale Katheter bilden oft die Eintrittspforte für eine Pilzinfektion.

546. Wie sieht Soor aus?

Es finden sich weißlich-gelbliche, leicht *abwischbare Beläge* auf den Schleimhäuten. Mikroskopisch lassen sich die Moniliahefen erkennen.

547. Welche Behandlungsmöglichkeiten stehen bei Soor zur Verfügung?

Leichte Fälle lassen sich durch Pinselungen mit *Borglyzerin,* schwerere mit speziellen Pilzmitteln, Antimykotika wie *Moronal* oder Nizoral behandeln.

Protozoenkrankheiten (Erkrankungen durch einzellige tierische Erreger)

Amöbenruhr (Amöbendysenterie)

548. Wie heißt der Erreger der Amöbenruhr und wie wird er übertragen?

Der Erreger, die *Entamoeba histolytica,* wird durch verseuchte *Speisen* und *Getränke,* evtl. durch Vermittlung tierischer Überträger (Fliegen, Küchenschaben), selten durch Gebrauchsgegenstände übertragen.

549. Wo kommt die Amöbenruhr vor?

Die Amöbendysenterie ist *in warmen Ländern* weit verbreitet, daher ihr Name „tropische Ruhr" (zum Unterschied von Bakterienruhr, die auch in kühlen Regionen vorkommen kann).

550. Wie ist das Krankheitsbild der Amöbenruhr?

Allmählicher Krankheitsbeginn ohne Fieber, aber mit *breiigen,* später *blutig-schleimigen Durchfällen* („himbeergeleeartige" Stühle).

Später *chronisch rezidivierende Durchfallsperioden* nach Erkältung oder Diätfehlern über Jahre hin.

551. Welche Komplikationen können bei Amöbenruhr auftreten?

Von den *geschwürigen Entzündungsprozessen* aus der Darmwand des Kolons können Amöben in die Leber verschleppt werden und zur *Amöbenhepatitis* oder zu den durch Sonographie erkennbaren *Leberabszessen* führen. Auch Abszesse in Lunge und Gehirn können auftreten.

Wenn die Amöbendysenterie länger besteht, kann sie zu organischen *Darmwandveränderungen* mit zunehmenden Stuhlgangsbeschwerden führen.

Über *chronische Ernährungsstörungen* mit Kachexie kann sie zum Tode führen.

552. Wie ist die Amöbendysenterie zu erkennen?

In den Schleimflocken des frisch abgesetzten noch körperwarmen (!) Stuhles sind die Amöben *mikroskopisch* nachweisbar.

553. Wie kann man der Amöbenruhr vorbeugen?

Vermeidung der Ansteckung durch Trinken von *abgekochtem* Wasser, *Vermeidung nicht kochbarer Nahrungsmittel* wie von frischem Obst und Salat („Boil it, peel it or forget it!“). *Aborthygiene!*

554. Welche Behandlungsmöglichkeiten gibt es bei Amöbenruhr?

Gegen die Amöben wirkende Mittel sind Flagyl bzw. Clont, Tiberal und Yatren, eventuell verstärkt durch Mexaform oder Resochin.

Leberabszesse müssen evtl. *chirurgisch* behandelt werden (Drainage).

Alte chronische Fälle, besonders mit Leberabszessen, sind schwer amöbenfrei zu bekommen.

Malaria (Sumpffieber)

555. Welche Bedeutung hat die Malaria?

Die Malaria ist eine der häufigsten, vielleicht die *häufigste Infektionskrankheit,* die in den warmen Ländern noch über die ganze Erde verbreitet ist.

Es sollen jährlich ca. 400 Millionen Erkrankungen auftreten, davon 2 Millionen mit tödlichem Verlauf. Allein in Afrika sollen jährlich 1 Million Kinder an Malaria sterben.

Europa ist heute auch im Süden und Osten weitgehend *malariafrei.*

Durch die überall zunehmende *Resistenz der Malariaerreger* gegen die gebräuchlichen Medikamente kann jetzt auch trotz genauer Einhaltung der Malariaprophylaxe bei Tropenreisen ein eventuell *tödliches Infektionsrisiko* nicht ausgeschlossen werden.

Zur Zeit werden große Hoffnungen auf die rasche Entwicklung eines sicheren *Impfstoffes* gesetzt.

556. Welche Formen und Erreger der Malaria sind zu unterscheiden?

Nach Art der Erreger sind drei verschiedene Krankheitsbilder zu unterscheiden:

Malaria tertiana durch das Plasmodium vivax bzw. Plasmodium ovale;

Malaria quartana durch das Plasmodium malariae;

Malaria tropica durch Plasmodium falciparum.

557. Wie wird die Malaria übertragen?

Die Malariaplasmodien werden durch den *Stich einer infizierten* weiblichen *Anophelesmücke* übertragen.

558. Welchen Entwicklungsgang machen die Malariaplasmodien durch?

Die Plasmodien machen einen *geschlechtlichen Entwicklungsgang in der Anophelesmücke* (Zwischenwirt) und *2 ungeschlechtliche Vermehrungen im Menschen* (Leber und Blut) durch.

559. Wie infiziert sich die Anophelesmücke?

Im Körper des Malariakranken entwickeln sich *männliche und weibliche Gameten* (Samen- und Eizellen). Diese gelangen durch den *Stich der Anophelesmücke* mit dem angesaugten Blut in den Mückenmagen.

560. Wie verläuft die geschlechtliche Vermehrung in der Mücke?

Im Mückenmagen kommt es zur *Befruchtung von Ei- und Samenzellen.* Nach einer etwa 8–15 Tage dauernden Entwicklung entstehen durch Kernteilung Tausende von *Sichelkeimen* (Sporozoiten), die sich in den *Speicheldrüsen* der Mücke sammeln. Die Mücke ist dann wieder übertragungsfähig.

561. Wie verläuft die Infektion im Menschen?

Beim Stich der Mücke gelangen *Sichelkeime* (Sporozoiten) in den menschlichen Organismus und entwickeln sich *in der Leber* zu kleinen amöboiden *Plasmodien,* aus denen durch zahlreiche Kernteilungen die *Schizonten* entstehen (ungeschlechtliche Vermehrung in der Leber) (Abb. 44).

Inkubationszeit 1–3 Wochen vom Mückenstich bis zum ersten Schüttelfrost.

Diese *Schizonten* dringen in *Erythrozyten* ein und werden als Merozoiten bei deren *Zerfall* unter *Schüttelfrost* frei. Die *Merozoiten* dringen in *neue* Erythrozyten ein, die nach der jeweils *typischen Entwicklungszeit*

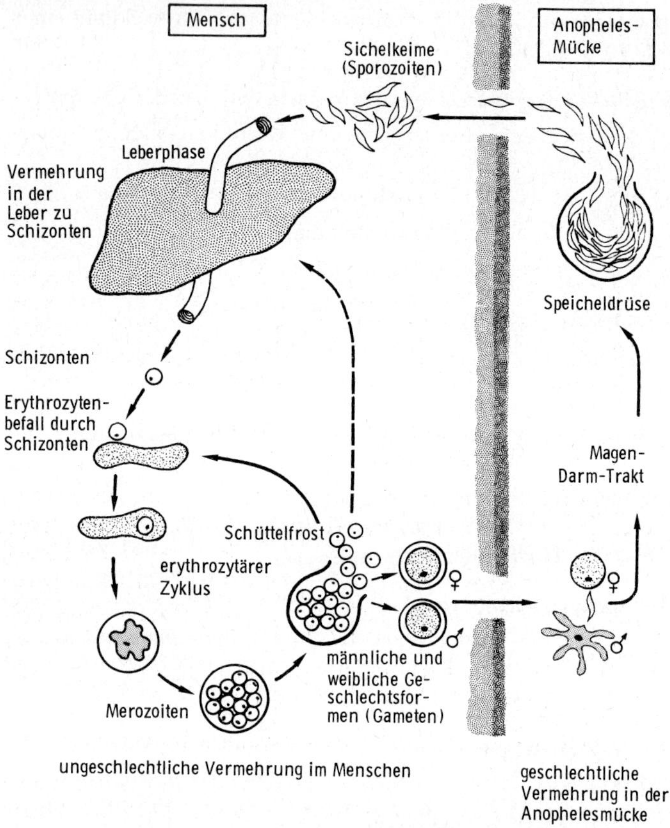

Abb. 44 Die Entwicklung des Malariaparasiten in Mensch und Mücke

von 24–72 Stunden wieder unter Schüttelfrost zerfallen (ungeschlechtliche Vermehrung im Blut).

Es bilden sich auch *männliche* und *weibliche Gameten* (Samen- und Eizellen) aus, so daß neue Übertragungen durch die Anophelesmücke als Zwischenwirt möglich werden.

562. Kann die Malaria auch ohne Mücken übertragen werden?

Malaria kann auch von einem latent kranken Blutspender durch *Transfusion* übertragen werden.

Außerdem hat man künstlich Malaria übertragen, sogenannte *„Impfmalaria"*, um durch Erzeugung von Fieber andere Krankheiten, z. B.

die progressive Paralyse (eine Form der Neurolues), auszuheilen. Dieses Verfahren war früher einmal von großer Bedeutung, ist aber heute durch andere Heilmethoden abgelöst worden.

563. Wodurch wird das Ausbreitungsgebiet der Malaria begrenzt?

Die Malaria kann sich nur ausbreiten, wo die *Anophelesmücke* als Zwischenwirt und Überträger vorkommt.

Diese Stechmücken leben als Larven in stehendem Wasser (Sümpfe, Pfützen).

Die Anophelesmücken und die Plasmodien, besonders das Plasmodium der Malaria-tropica-Form, brauchen eine *gewisse Wärme* zu ihrer Entwicklung, die in Mitteleuropa nur ausnahmsweise und nicht jedes Jahr gegeben ist, so daß sich hier nur selten endemische Herde der Malaria tertiana bilden konnten (z. B. im Emsland und in Schleswig-Holstein).

564. Welche Maßnahmen dienen der Sanierung eines malariaverseuchten Gebietes?

Die Sanierung erfordert:

Trockenlegung der Sümpfe (Drainage), aber auch Beseitigung aller stehenden Wasseransammlungen zur Vernichtung der Mückenbrutplätze. *Insektenvernichtung* durch „Insektizide" (z. B. DDT).

Ausheilung aller Malariakranken, um das Infektionsreservoir zu beseitigen.

Schutz vor Infektion durch Moskitonetze, Fenstergitter, Insektizide und medikamentöse Prophylaxe.

„Biologische Bekämpfung" mit subtropischen lebendgebärenden „Zierfischen".

565. Wodurch unterscheiden sich die 3 Malariaformen?

Bei *Malaria tertiana* treten genau alle *48 Stunden* Schüttelfröste auf.

Bei *Malaria quartana* kommt es regelmäßig *nach 72 Stunden* zu Fieberanfall mit Schüttelfrost.

Die Schüttelfröste bei der *Malaria tropica* treten in *unregelmäßigen* Abständen zwischen 24 und 48 Stunden auf.

Auch bei *Doppel-* und *Mischinfektionen* kommt es zu *ungleichen Zeitabständen* der Fieberanfälle.

566. Welche Symptome beobachtet man bei Malaria?

Charakteristisch sind die plötzlichen Fieberanfälle mit *schweren Schüttelfrösten,* Kopfschmerzen und Erbrechen sowie nachfolgendem Schweißausbruch.

Zwischen den Schüttelfrösten *normale Temperaturen* und meist relatives Wohlbefinden.

Milz und *Leber* sind vergrößert.

Durch den Zerfall der Erythrozyten und auch toxisch bedingt kommt es zu einer deutlichen *Anämie.* Auch *Bilirubin* im Serum und *Urobilinogen* im Urin sind durch Hämolyse erhöht.

567. Welche Besonderheiten können bei Malaria tropica auftreten?

Sie zeigt *schwerere Verläufe* als die Malaria tertiana und quartana.

Sie ist wegen des *unregelmäßigen Fiebers* oft nicht leicht erkennbar. Um so wichtiger ist der Erregernachweis im Blut.

Es können Delirien und komatöse Zustände mit Todesfolge, aber auch andere *Störungen des Zentralnervensystems* wie Lähmungen, Parästhesien, Ataxien und epileptische Krämpfe auftreten.

Störungen des *Herz-Kreislauf-Systems,* der Nieren, der *Leber* und des *Magen-Darm-Traktes* sind nicht selten. Durch Verstopfung der Darmkapillaren können schwere Durchfälle auftreten.

568. Was versteht man unter latenter Malaria?

Eine *nicht* oder nur *ungenügend behandelte Malaria* kann nach Abklingen einer Serie von 6–8 Schüttelfrösten latent bleiben. Nach einigen Wochen kann es zu *Früh-,* nach einigen Monaten zu *Spätrezidiven* kommen.

569. Wann ist mit der Ausheilung einer unbehandelten Malaria zu rechnen?

Die *Malaria tropica* heilt *nach einem Jahr aus.*

Die *Malaria tertiana* ist *nach 3 Jahren* von selbst ausgeheilt.

Bei der *Malaria quartana* können *noch nach Jahren Rückfälle* auftreten.

Eine *chronische Malaria,* die immer wieder zu Fieberanfällen führt, *gibt es nicht.* In Malariagebieten kommen aber häufig Neuinfektionen vor, so daß der irrtümliche Eindruck einer chronischen Malaria entstehen kann.

Patienten, die einmal Malaria durchgemacht haben, halten oft fieberhafte Erkältungen, Nierenbecken- oder Gallenwegsentzündungen für Malariarückfälle.

570. Kann sich eine Schwester bei der Pflege von Malariakranken anstecken?

Nein, die Übertragung kann nur von Blut ins Blut erfolgen, z. B. durch Frischbluttransfusion.

571. Welche Komplikationen können bei Tertiana und Quartana auftreten?

Durch den Blutkörperchenzerfall kommt es zur *Anämie* und zur *Verschlechterung des Allgemeinzustandes.*

572. Wie wird eine Malariaerkrankung nachgewiesen?

Der *typische Fieberverlauf* bei Tertiana und Quartana ist ein wichtiger Hinweis.

Die Diagnose wird durch den Nachweis der Erreger aus dem Blut gesichert, entweder im üblichen *Blutausstrich* oder besonders gut im sogenannten *„dicken Tropfen"*.

Der Nachweis gelingt *im Fieberanfall leichter,* ist aber auch im fieberfreien Intervall möglich.

Wichtig für die Diagnose ist auch der Nachweis des *Milztumors* und der *Anämie* im Verlauf der Krankheit.

573. Wie wird die Malaria behandelt?

Auf die ungeschlechtlichen Formen wirken *Chloroquin* (Resochin, Nivaquine). Auf die geschlechtlichen Formen (Gameten) das *Primaquine.* Deshalb empfiehlt sich eine *kombinierte Kur* erst mit Chloroquin, anschließend mit Primaquine, da diese Mittel den schnellsten und besten Erfolg mit den geringsten Nebenwirkungen verbinden.

Bei der zunehmend zu beobachtenden *Resistenz gegen Chloroquin* (Resochin) muß z. B. auf *Fansidar* in der einmaligen Dosis von 3 Tabletten übergegangen werden.

Evtl. sind Herz-Kreislauf-Behandlung, Flüssigkeitsersatz und Anämiebehandlung erforderlich.

574. Welche Bedeutung hat das Chinin bei der Malaria?

Das Chinin war etwa 300 Jahre lang das einzig wirksame Mittel gegen Malaria, heute ist es *überholt.* Als *Nebenwirkungen* der Chininbehandlung können auftreten: Ohrensausen, Erbrechen, Hautausschläge, Schädigung des Herzens, Abort bei Schwangeren und Schwarzwasserfieber. Außerdem hat es keine Wirkung auf die Gameten.

575. Was versteht man unter Schwarzwasserfieber?

Das Schwarzwasserfieber tritt nur bei *Malaria tropica* auf, meist nach langem Chiningebrauch. Es handelt sich um eine Auflösung der roten Blutkörperchen in den Blutgefäßen *(Hämolyse)* aus noch nicht eindeutig geklärten Gründen. Die Hämoglobinämie führt zur *Hämoglobinurie* mit *Verstopfung* der *Harnkanälchen* in den Nieren durch den Blutfarbstoff. Dadurch kommt es zu einem fortschreitenden Nierenversagen *(Niereninsuffizienz),* das unter Versiegen der Harnproduktion (Anurie) zum Tode führt (Urämie). Bei Schwarzwasserfieber niemals Chinin geben!

576. Wie kann man eine medikamentöse Prophylaxe durchführen?

Bei Einreise in das Malariagebiet sofort 2 Tabletten Chloroquin (Resochin) à 0,5 mg, dann *wöchentlich* 1 Tabl. immer am gleichen Wochentag einnehmen.

In Gebieten mit Chloroquin-(Resochin-)*resistenten Erregern,* z.B. in Südamerika oder in Asien östlich von Pakistan, wöchentlich 1 Tablette Chloroquin (Resochin) und *zusätzlich* 1 Tablette Fansidar einnehmen.

Bei längerem Aufenthalt in Gebieten mit *resistenten Malariaplasmodien* sollen nur Chloroquin (Resochin), lediglich bei Auftreten von Fieber sofort *3 Tabletten Fansidar* eingenommen werden, was ja einer kompletten Malariakur entspricht. – Vor längerer Einnahme von Fansidar wird gewarnt.

577. Welche gesetzlichen Vorschriften gelten für die Malariafälle?

Isolierung oder Absonderung ist nicht erforderlich. *Erkrankung* und *Tod* sind *meldepflichtig.*

Afrikanische Schlafkrankheit

578. Wie wird die afrikanische Schlafkrankheit übertragen?

Die Erreger der afrikanischen Schlafkrankheit (Trypanosomen), eine Protozoenart, werden durch den *Stich der Tsetsefliege* (Zwischenwirt) übertragen.

579. Wie ist der Krankheitsverlauf der Schlafkrankheit?

Im *Prodromalstadium* fühlt sich der Patient nicht krank. Trypanosomen sind aber im *Blut* nachweisbar.

Im *Hauptstadium* finden sich an der Einstichstelle (Primäraffekt) eine entzündliche Reaktion mit Schwellung der regionalen Lymphknoten, später treten *Fieberschübe* und *Lymphknotenschwellungen,* besonders im Nacken, auf.

Im *Endstadium,* das sich nach 3 Monaten bis 3 Jahren einstellt, finden sich erste Reizerscheinungen am Zentralnervensystem wie Kopfschmerzen, Krämpfe, Wahnvorstellungen und schließlich *unter fortschreitendem körperlichen Verfall* und Anämie eine *Schlafsucht* mit tödlichem Ausgang, die der Krankheit den Namen gab.

Die *Vorbeugung* mit Lomidine und die *Behandlung* mit Germanin und Lomidine sind erfolgreich.

Toxoplasmose

580. Wie wird die Toxoplasmose übertragen?

Das Toxoplasma gondii, der Erreger der Toxoplasmose, wird durch *Schmierinfektion, enterale Infektion* (Genuß von rohem Fleisch oder

Milch kranker Tiere) oder während der Schwangerschaft durch die Plazenta *(diaplazentar)* übertragen.

581. Welche Tiere kommen als Infektionsquelle in Frage?

Der Erreger ist im Tierreich weit verbreitet. Kranke, aber auch gesund erscheinende Tiere, vor allem *Hunde,* aber auch *Katzen,* Rinder, Kaninchen, Mäuse und Ratten sowie Vögel können den Erreger der Toxoplasmose auf den Menschen übertragen.

582. Wie kann die Toxoplasmose beim Menschen verlaufen?

Bei *embryonaler Infektion* kann es zu Aborten, schweren Störungen am Zentralnervensystem (herdförmige Verkalkungen, Hydrozephalus und Augenstörungen) kommen.

Die später *erworbene Infektion* verläuft meist leicht mit Leber-, Milz- und Lymphknotenschwellungen, aber auch Erkrankungen des Gehirns und der Augen können vorkommen! Besonders AIDS-Patienten können an einer zerebralen Toxoplasmose erkranken. Der Nachweis erfolgt durch ein typisches Computertomogramm des Gehirns.

Meist verläuft die Infektion *unbemerkt.* Die erwachsene Bevölkerung ist bis zu 80% durchseucht.

583. Wie ist die Toxoplasmose nachzuweisen?

Es gibt den Antikörpernachweis durch den *Sabin-Feldman-Test,* eine *Komplementbindungsreaktion,* und spezielle Untersuchungsverfahren.

584. Welche Behandlungsmöglichkeiten stehen bei Toxoplasmose zur Verfügung?

Konsequente Behandlung mit *Daraprim* in Kombination mit Sulfonamiden ist erfolgreich.

Metazoenerkrankungen (Erkrankungen durch mehrzellige Tiere)

Allgemeines

585. Welche Eingeweidewürmer können in Europa als Parasiten des Menschen vorkommen?

Die *Bandwürmer* (Tänien), und zwar Rinder-, Schweine-, Fisch- und Hundebandwurm;

Spulwürmer (Askariden);

Madenwürmer (Enterobien, alter Name Oxyuren);

Trichinen (Trichinose);

Peitschenwurm (Trichiuren, alter Name Trichocephalus dispar);

Haken- oder *Palisadenwurm* (Ancylostoma duodenale).

Bandwürmer

586. Welche biologischen Eigenschaften haben die Bandwürmer?

Der *Rinderbandwurm* (Taenia saginata),

der *Schweinebandwurm* (Taenia solium) und

der *Fischbandwurm* (Diphyllobothrium latum)

leben als *Schmarotzer im Darm* des Menschen.

Es sind *flache, lange,* aus einzelnen *Gliedern* bestehende *Würmer* ohne Mund und Darm, die die Nährstoffe, wie sie durch die menschliche Verdauung zerlegt sind, direkt durch ihre Oberfläche aufsaugen.

Sie halten sich mit einem etwa *stecknadelkopfgroßen Kopf,* der Saugnäpfe und beim Schweinebandwurm auch einen Strahlenkranz trägt, an der Darmwand fest. Der Schweinebandwurm wird bis zu 3 m, die beiden anderen bis zu 10 m lang.

587. Wie sind die Wirtsverhältnisse beim Rinder- und Schweinebandwurm?

Von einem bandwurmkranken Menschen werden *mit dem Stuhl* massenhaft *Bandwurmeier* ausgeschieden. Diese werden vom Tier (Rind oder Schwein) mit dem Futter aufgenommen. Im Verdauungstrakt des Zwischenwirts (Rind oder Schwein) entwickeln sich aus den Eiern Larven, die die *Darmwand* der Tiere *durchdringen* und mit dem Blutstrom in die *Muskulatur* gelangen. Im Fleisch der Tiere verkapseln sie sich in kleinen blasenartigen Hohlräumen und bilden dort die sogenannten *Finnen.*

588. Wie kommt es zum Bandwurmbefall des Menschen?

Durch den Genuß von *rohem* Rind- oder Schweinefleisch (z. B. Beefsteak à la tartare; rohem Schinken) bzw. von ungenügend gekochtem oder geräuchertem Fisch, in dem sich die Larvenformen des Bandwurms, die sogenannten *Finnen,* vorfinden, kommen diese in den menschlichen Verdauungstrakt. Dort entwickeln sich die Larven durch Ausbildung und *Vermehrung der Bandwurmglieder* zu einer mehrere Meter langen Tänie.

589. Welche Erscheinungen können beim Rinder- oder Schweinebandwurm auftreten?

Die Beschwerden sind oft gering. Manchmal treten an wechselnden Stellen *Leibschmerzen* auf. Oft besteht *übermäßiger* oder auch fehlender *Appetit,* manchmal *Gewichtsabnahme,* gelegentlich nervös gesteigerte Erregbarkeit.

Einzelne Bandwurmglieder oder auch längere *Gliederketten gehen mit dem Stuhl ab* und sind neben dem *Nachweis von Wurmeiern im Stuhl* ein sicherer Beweis für die Diagnose.

Meist besteht eine *Eosinophilie* im Blut.

590. Welche Besonderheiten bestehen beim Fischbandwurm?

Der Fischbandwurm hat zwei Zwischenwirte (Krebs und Fische).

Er verursacht manchmal *stärkere Beschwerden,* Übelkeit, kolikartige Leibschmerzen, evtl. epileptische Anfälle und eine toxisch bedingte *Anämie* vom Perniziosatyp (hyperchrome Anämie).

591. Welche Behandlung empfiehlt sich bei Bandwürmern?

Die *Diagnose muß sicher* gestellt sein, keine Behandlung nur aufgrund von Angaben des Patienten.

Bei obstipierten Patienten muß für regelrechte *Darmentleerung* vor der Kur gesorgt werden. Am Vorabend nur Flüssigkeit.

Einnahme von 4 Tabletten Niclosamid *(Yomesan),* auch Cesol oder Biltricide (Praziquantel) nach einem leichten Frühstück (bei Kindern entsprechend weniger). Tabletten gut zerkauen, mit wenig Wasser schlucken. Nach 3 Monaten *Stuhlkontrolle* auf Wurmeier zur Sicherung des Behandlungserfolges.

592. Was wissen Sie vom Hundebandwurm?

Die Eier des Hundebandwurms (Echinococcus granulosus) werden durch *direkten Kontakt* mit einem infizierten Hund (Streicheln, Hundeschnauze) auf den Menschen, meist auf Kinder, übertragen.

Die Larven gelangen aus dem menschlichen Darm meist in die *Leber,* evtl. in die Lunge, selten ins Gehirn. Dort entwickeln sich große blasenartige Geschwülste, die *Echinokokkuszysten,* die Verdrängungserscheinungen wie Tumoren machen können.

Durch *Röntgen, Sonographie* und *Szintigraphie* werden die Echinokokkuszysten erkannt. Meist können sie *operativ entfernt* werden. Bei inoperablen Zysten kann eine Langzeitbehandlung mit Vermox (Mebendazol) versucht werden.

Askariden (Spulwürmer)

593. Wie kommt es zur Erkrankung an Askariden (Askaridiasis)?

Die Infektion erfolgt durch den Genuß von askarideneierhaltigen Speisen, vor allem *Gemüse* und *Salat,* auf die die Eier des Ascaris lumbricoides durch *Düngung* gelangt sind.

Aus den Wurmeiern entwickeln sich im menschlichen Darm Larven, die durch die Darmwand in den Blutweg und über die Lungen und die Trachea, über den Kehlkopf in den Ösophagus und *wieder in den Darm* gelangen. Die Spulwürmer legen bis zu 200000 Eier täglich, die mit dem Stuhl abgehen.

594. Wie sehen Askariden aus?

Die Männchen sind bis zu 20, die Weibchen bis zu 30 cm lang, sie sind *spulrund* und haben bei *spitzen Enden* ein etwas *regenwurmartiges Aussehen.*

595. Welche Erscheinungen können durch Spulwürmer hervorgerufen werden?

Während der Wanderung durch die Lungen kann es zur flüchtigen sogenannten *eosinophilen Infiltraten* kommen.

Bei Askaridiasis können *Bauchschmerzen,* Stuhlunregelmäßigkeiten, bei Kindern Bettnässen und auch Krämpfe mit Bewußtlosigkeit (Konvulsionen) auftreten.

Im Blutbild findet sich eine *starke Eosinophilie.*

Durch Eindringen von Askariden in den Gallengang kann es zum *Verschlußikterus,* in den Wurmfortsatz zu *appendizitischen* Erscheinungen und durch Knäuelbildung von Askariden im Dünndarm zum *Ileus* kommen.

596. Wie wird die Askaridiasis erkannt?

Abgang von Askariden im *Stuhl,* auch *Erbrechen* von Askariden kommt vor.

Mikroskopischer Nachweis der charakteristischen *Askarideneier* im Stuhl.

Eosinophilie.

597. Wie kann man die Askaridiasis behandeln?

Zur Behandlung der Spulwürmer eignen sich *Piperazinderivate* (Uvilon, Tasnon, Eraverm) und *Thiabendazol* (Minzolum) oder Vermox (Mebendazol).

Enterobiasis (Madenwürmer, alter Name *Oxyuren*)

598. Wie kommt die Erkrankung an Madenwürmern zustande?

Die Infektion mit Madenwürmern (Enterobius vermicularis) kommt durch *Verschlucken von Wurmeiern* zustande, und zwar durch *Kontaktinfektion* von Mensch zu Mensch bei mangelhafter Hygiene.

auch durch die Luft durch *Wurmeier im aufgewirbelten Staub*.

599. Welche Schwierigkeiten treten bei der Bekämpfung der Madenwürmer auf?

Sehr häufig ist die *Selbstinfektion (Reinfektion),* besonders bei Kindern, *vom After zum Mund,* wodurch der Befall mit Madenwürmern oft jahrelang bestehenbleibt.

Oft trägt auch der *ständige Kontakt* mit anderen Kindern, die mit Madenwürmern verseucht sind, in Familie, Schule oder Kindergarten dazu bei, daß die Enterobiasis nicht zum Abklingen gebracht werden kann.

600. Wie verhalten sich die Madenwürmer im menschlichen Körper?

Die Madenwürmer leben als Parasiten im unteren Dünndarm und Dickdarm. Die Weibchen kriechen *nachts* aus dem After und legen ihre *zahlreichen Eier in die Analfalten.* Durch den dabei entstehenden *Juckreiz* kommt es zum unbewußten Kratzen, wodurch die Wurmeier vor allem *unter die Fingernägel* gelangen und bei mangelnder Sauberkeit zur oralen Reinfektion führen.

601. Welche Erscheinungen können durch die Madenwürmer verursacht werden?

Im Vordergrund steht das *Afterjucken,* bei Mädchen kann es zu Fluor kommen.

Die Oxyuren sind als weißliche, 5–10 mm lange Würmchen *auf dem Stuhl* und besonders nachts auch in der Aftergegend erkennbar.

602. Wie kann man der Reinfektion vorbeugen?

Gleichzeitige Behandlung der ganzen Familie ist eine wichtige Voraussetzung: Eintagekur mit Movelac oder Vermox.

Die *Fingernägel* müssen *kurz* geschnitten werden („nach dem Stuhlgang, vor dem Essen, *Händewaschen* nicht vergessen").

Finger mit Jodlösung bestreichen, um Fingerlutschen zu verhindern.

Nachts dichte Höschen tragen lassen, um das Kratzen zu verhindern.

Leib- und *Bettwäsche* häufig wechseln (Wäsche kochen).

Nach dem Stuhlgang die Analgegend gründlich reinigen und eventuell mit 5%iger Quecksilberpräzipitatsalbe bestreichen.

603. Welche medikamentöse Behandlung kommt bei Enterobiasis in Frage?

Neben der sehr wichtigen *Vorbeugung der Reinfektion* eignen sich Molevac oder Vermox als Eintageskur zur Behandlung.

Trichinose

604. Wie kommt es zur Trichinose des Menschen?

Die Trichinen (Trichinella spiralis) sind kleine Würmer, deren Larven *(Muskeltrichinen)* sich im Fleisch von Haus- oder Wildschwein finden können. Bei längerem Kochen gehen sie zugrunde, sind aber widerstandsfähig gegen Räuchern.

Nach dem Genuß von trichinenhaltigem Fleisch wandern die jungen Larven *vom Darm* des Menschen in die quergestreifte *Muskulatur,* wo sie sich einkapseln.

605. Welche Erscheinungen können bei der Trichinose beobachtet werden?

Anfangs kann es zu Übelkeit, Erbrechen und Durchfall sowie zu Leibschmerzen kommen, danach entwickelt sich ein meist *schwerer Krankheitszustand mit Fieber und Muskelschmerzen.*

Die Diagnose wird durch den *Antikörpernachweis* (KBR) nach 10 Tagen und durch *Probeexzision* von Muskelgewebe mit mikroskopischem Nachweis von Trichinenlarven gesichert.

606. Was ist über Behandlung oder Vorbeugung der Trichinose zu sagen?

Wichtig ist die Vorbeugung durch die Fleischbeschau, die den Genuß von trichinenhaltigem Fleisch verhüten muß.

Zur Behandlung wird *Thiabendazol* (Minzolum) empfohlen.

Peitschenwurm (Trichuriasis)

607. Welche Bedeutung hat der Peitschenwurm?

Die Eier des 4–5 cm langen Peitschenwurms (Trichuris trichiura, früher Trichocephalus dispar) können mit *ungenügend* gewaschenem *Gemüse* in den menschlichen Darm gelangen.

Der daraus sich entwickelnde Wurm *bohrt* sich mit seinem peitschenartigen Kopfteil *in die Wand* des Dünn- und Dickdarms. Er kann leichte Blutungen und Bauchfellreizungen verursachen.

Durch *Mebendazol* (Vermox) kann Wurmfreiheit erzielt werden.

Hakenwurm (Ankylostomiasis)

608. Wie kann der Hakenwurm in den Körper gelangen?

Die Larven des Haken- oder Palisadenwurms (Ancylostoma duodenale) können z. B. in feuchten Bergwerken oder beim Barfußgehen auf *nassem Boden* durch die *intakte Haut* eindringen, aber auch mit Speisen in den Darm gelangen.

609. Welche Veränderungen kann der Hakenwurm verursachen?

Das 10–18 mm lange Ancylostoma duodenale *dringt in die Wandung* des Duodenums oder Dünndarms ein und verankert sich dort mit den kräftigen Haken an seiner Mundöffnung, um Blut zu saugen.

Es kann durch den Blutverlust zu einer *Eisenmangelanämie kommen.*

610. Wie kann die Hakenwurmkrankheit behandelt werden?

Durch *Mebendazol* (Vermox) oder *Pyrantel* (Helmex) und symptomatische Behandlung der Anämie.

Bilharziose (Schistosomiasis)

611. Welche Bedeutung hat die Bilharziose?

Von der tropischen Wurmkrankheit durch die *3 Schistosomaarten* sind in Afrika, Asien und Südamerika etwa *200 Millionen Menschen* befallen. In Ägypten und auf den Philippinen sind bis zu 70% der Bevölkerung an Schistosomiasis erkrankt.

612. Wie geht die Entwicklung und Übertragung bei der Bilharziose vor sich?

Von einem kranken Menschen werden durch Stuhl oder Urin *Schistosomeneier* ausgeschieden und gelangen ins Wasser. Dort entwickeln sich aus den Eiern *kleine Larven* (Mirazidien), die in *Wasserschnecken als Zwischenwirt* zu *reifen Wurmlarven* (Zerkarien) heranreifen. Diese verlassen die Schnecken und können im Wasser *durch die menschliche* Haut in die Lymph- und Blutbahn eindringen. Die geschlechtsreifen Würmer siedeln sich in den *Darm-* und *Urogenitalvenen* an, wobei das größere Männchen das fadendünne Weibchen umschließt *(„Pärchenegel“).*

613. Welche Krankheitserscheinungen zeigt die Bilharziose?

Die Schistosomen verstopfen die Venen und rufen dort entzündliche und granulomatöse Reaktionen hervor. Bei der Urogenitalbilharziose stehen *zystische Beschwerden* und *blutiger Urin,* bei der Darmbilharziose eine *ulzerierende Kolitis* im Vordergrund der Erscheinungen. *Diagnose* durch Nachweis der Wurmeier im Urin, Stuhl oder Biopsiematerial oder auch durch Antikörper.

Therapie mit Praziquantel.

Prophylaxe vor allem durch *Meiden verseuchter Gewässer,* Schneckenvernichtung und Sanitärhygiene.

Sterilisation und Desinfektion

614. Was versteht man unter Desinfektion?

Desinfektion oder Entseuchung bedeutet *Vernichtung* oder *Inaktivierung* vorhandener Krankheitserreger, auch ihrer Dauerformen, zur Verhütung von Ansteckungen.

615. Was versteht man unter Sterilisation?

Sterilisation bedeutet Entkeimung, d.h. *Vernichtung aller lebenden Mikroorganismen,* einschließlich ihrer Dauerformen (Sporen), besonders an ärztlichen Instrumenten, Spritzen, Verbandmaterial usw.

616. Welcher Unterschied besteht zwischen Desinfektion und Sterilisation?

Ein desinfizierter Gegenstand ist frei von Krankheitserregern, muß aber *nicht völlig steril* (keimfrei) sein. Ein steriler Gegenstand ist völlig keimfrei.

Desinfektion ist meist mit *chemischen Mitteln* zu erreichen, zur Sterilisation genügen sie meist nicht. So werden nur wärmeempfindliche Kunststoffe (Gummi usw.) chemisch sterilisiert, sofern nicht *Einmalgeräte* zur Verwendung kommen, die nach einmaligem Gebrauch vernichtet werden.

„Flambieren", Eintauchen eines Skalpells oder einer Schere in Alkohol und nachfolgendes Abbrennen, ist *keine ausreichende Sterilisation.*

617. Wie kann sterilisiert werden?

Durch *Heißluft bei 180 °C* (trockene Hitze);

durch *Wasserdampf-Überdrucksterilisation* im Autoklav;

durch *Gassterilisation* mit Äthylenoxidgas;

durch *chemische Sterilisation* durch Formalintabletten in dichten kleinen Glasschränken (z.B. von urologischen Instrumenten) oder durch Sublimatlösung;

eventuell durch Auskochen von Gegenständen aus Gummi und Kunststoff (z.B. Darmrohre);

durch *Strahlensterilisation,* Keimabtötung durch Röntgenstrahlen.

618. Was geschieht mit benutzten Instrumenten?

Sofern es sich nicht um Wegwerf-(Einweg-)Instrumente handelt, müssen in der *unreinen Zone* gebrauchte Instrumente, Spritzen, Kanülen, Schläuche usw. *sofort* in eine Desinfektionslösung gelegt werden.

Danach erfolgt die Reinigung mit entmineralisiertem Wasser oder Ultraschall. Es folgt die Trocknung mit Heißluft, evtl. in einem Trocknungsapparat.

In der *sauberen Zone* werden die Gegenstände geprüft, in Papier- oder Foliensäcke keimdicht verpackt, in der Zentralsterilisation sterilisiert und in der *sterilen Zone* steril gelagert.

619. Welche Vorteile haben Wegwerfinstrumente?

Durch den Gebrauch von Einmalinstrumenten werden die Greifinstrumente, wie Pinzette, Kornzange, mit ihren meist nicht sterilen Standgefäßen entbehrlich und die Sterilität wesentlich verbessert.

620. Wie wird die Dampfsterilisation durchgeführt?

Es wird gesättigter Dampf, d. h. *Wasserdampf ohne Luft,* benutzt. Er hat einen Druck über 1 Atmosphäre (= 1 atm) und eine *Temperatur* über 100 °C. Je höher beide Werte, um so schneller erfolgt die Sterilisation.

Das Sterilisationsprogramm kann je nach Sterilisationsgut geregelt werden, oder es ist vollautomatisch gesteuert.

621. Wie geht die Heißluftsterilisation vor sich?

Im Heißluftsterilisator muß eine Lufttemperatur von 160–200 °C erreicht und gleichmäßig verteilt werden. Bei größeren Geräten ist dazu eine Umwälzung erforderlich. Die Sterilisationszeit ist länger als bei der Dampfsterilisation. Die Heißluftsterilisation eignet sich nicht für Gummi oder Kunststoffe.

622. Weshalb ist Auskochen keine ausreichende Sterilisation?

Durch Auskochen werden nicht alle Keime getötet. Besonders die Erreger der Hepatitis und des Gasbrandes werden nicht unwirksam. Es darf nur als Notmaßnahme, dann mit Zusatz von 2% Soda als Rostschutzmittel und 1% Formalin als keimtötende Substanz angewandt werden.

623. Welche Vorteile hat die Gassterilisation?

Sie wird bei nur mäßigen Temperaturen durchgeführt. Sie eignet sich besonders für Instrumente mit Objektiven: Zystoskope, Gastroskope, Bronchoskope, Rektoskope u. a., für hitze- und feuchtigkeitsempfindliches Material wie Gummi, Kunststoffe, elektrische Geräte und Kabel. Nachteile sind die hohen Kosten und die lange Sterilisations- und Auslüftungszeit (24 Stunden).

624. Wie werden kleinere Flächen, Geräte und Apparate desinfiziert?

Für kleinere Flächen, z. B. auch für den Blutdruckapparat, eignen sich die Sprühgeräte oder Sprühdosen.

625. Was versteht man unter Pasteurisieren?

Pasteurisieren nennt man das *Keimfreimachen,* z. B. der *Milch,* indem sie 30 Minuten auf 60–63 °C oder 2 Minuten auf 85 °C erhitzt wird.

Erreger der Typhus-Paratyphus-Ruhr-Gruppe oder Tuberkelbakterien werden dadurch abgetötet. Sporen aber nicht zerstört.

626. Was versteht man unter Resistenz der Erreger?

Resistenz bedeutet *Widerstandsfähigkeit* der Erreger gegen äußere Einflüsse, gegen Medikamente, aber auch gegen Desinfektionsmittel.

627. Was bedeutet Bakterizidie?

Unter Bakterizidie versteht man die *Fähigkeit* eines Mittels, z. B. eines Medikamentes oder eines Desinfektionsmittels, *Krankheitserreger zu vernichten.*

628. Wie können die Verfahren zur Desinfektion eingeteilt werden?

Zur Desinfektion können *physikalische* oder *chemische* Verfahren benützt werden.

629. Welche physikalische Verfahren können zur Vernichtung vorhandener Keime angewandt werden?

Manche Keime gehen durch Austrocknung, Sonnenbestrahlung, Ultraviolettlicht, Röntgenstrahlen oder auch durch Kälte zugrunde.

Besondere Bedeutung kommt der Anwendung von *Hitze* zu, z. B. Sterilisieren durch Auskochen, Wasserdampf oder Heißluft (Trockensterilisation).

630. Welche Anwendungsarten von Hitze werden zur Desinfektion benützt?

Verbände, Zellstoff, Katheter, Spucknäpfe aus Pappe, infizierte Gegenstände aus Papier (Zeitungen, Illustrierte) können *verbrannt* werden.

Metallgegenstände können *ausgeglüht* werden.

Gegenstände aus Glas, Porzellan oder Metall (z. B. Eßgeschirr) können aber nur als Notmaßnahme *ausgekocht* werden.

Manche Viren (Hepatitis-) und Sporen werden durch Auskochen *nicht* vernichtet, aber durch Heißluft *(Trockensterilisation)* oder durch chemische Mittel abgetötet.

Heißluft, trocken oder feucht (Dampf), wird zur Entseuchung und Entwesung von Kleidern (Kleiderläuse), Matratzen und Decken verwendet, aber nicht für hitzeempfindliche Sachen wie Wollsachen, Pelze, Leder, Kunstfaserstoffe, Gummi oder Bücher angewandt.

631. Welche Eigenschaften soll ein chemisches Desinfektionsmittel haben?

Es soll zwar *bakterizid* sein und ein *breites Wirkungsspektrum* haben, aber für den Menschen *ungiftig* und *hautverträglich* sein. Ferner soll es Textilien und Metalle nicht angreifen, geruchlos, umweltverträglich und preiswert sein.

632. Welche Phasen der Desinfektion bei Infektionskrankheiten sind zu unterscheiden?

Man unterscheidet die Maßnahmen der *laufenden Desinfektion* und der *Schlußdesinfektion.*

633. Was nennt man infektiösen Hospitalismus?

Unter infektiösem Hospitalismus versteht man *Infektionen im Krankenhaus* durch die in vielen Anstalten stark verbreiteten Keime wie *Staphylokokken* und *Kolibakterien.*

634. Welche Folgerungen ergeben sich aus der Gefahr des infektiösen Hospitalismus?

Wegen der Gefahr des infektiösen Hospitalismus ist *laufende Desinfektion* in den Krankenhäusern auf *allen* Abteilungen *ständig* durchzuführen, keineswegs nur bei Infektionskrankheiten.

635. Wovon hängt die Wirkung eines Desinfektionsmittels ab?

Die Wirkung eines Desinfektionsmittels hängt von seiner *Bakterizidie,* von seiner *Konzentration,* von der *Zeitdauer* seiner Einwirkung und der *Temperatur* ab. Auch die Eindringtiefe (Tiefenwirkung) ist wichtig.

636. Welche Arten chemischer Desinfektionsmittel kann man unterscheiden?

Grobdesinfektionsmittel für Toilettenanlagen, Müllablagerungsstätten, z.B. Kalkmilch oder Chlorkalk.

Raumdesinfektionsmittel, z.B. Formaldehyd zur Desinfektion von Krankenzimmern, durch Versprühen oder Verdampfen.

Scheuerdesinfektionsmittel, z.B. 5%ige Kresolseifenlösung zum Abwaschen von Fußböden, Wänden, Bettgestellen und Krankenmöbeln.

Wäschedesinfektionsmittel, z.B. 5%ige Kresolseifenlösung, in der die Wäsche 2–3 Stunden liegen muß. 2%ige Chloramin- bzw. Rohchloraminlösung, in der durch 12 Stunden eingeweicht werden muß.

Wäsche muß *ohne* Staubentwicklung (kein Zählen!) gesammelt, am besten vom Krankenbett weg in keimdichten Behältern transportiert werden.

Handdesinfektionsmittel, z.B. Sagrotan, Zephirol, Quartamon, auch Chloramin oder Alkohol usw. Diese eignen sich auch zur Desinfektion von Instrumenten, Geschirr und Wäsche.

Sublimat ist wegen seiner Giftigkeit kaum noch in Gebrauch.

637. Wie wird Stuhl desinfiziert?

Auf *ein Teil Stuhl* werden *3 Teile Kalkmilch* gegeben und *6 Stunden* stehengelassen. Der Stuhl muß *völlig bedeckt* sein.

638. Welche Bedeutung haben Ätzkalk und Kalkmilch?

Gebrannter Kalk = Ätzkalk (CaO) und Kalkmilch sind *stark wirksame, billige* und bei großem Bedarf (Katastrophen, Seuchen) und unter primitiven Verhältnissen sehr *geeignete Mittel* für die *Grobdesinfektion* von Abfall- und Abortgruben.

639. Wie wird Kalkmilch hergestellt?

Gebrannter Ätzkalk (CaO) wird mit der gleichen Menge Wasser in *gelöschten Kalk* ($Ca[OH]_2$) verwandelt. Dabei entsteht starke Wärme mit der Gefahr des Verspritzens und gefährlichen Verätzens.

Gelöschter Kalk gibt *mit der dreifachen Menge Wasser* Kalkmilch, die durch ihre starke Alkalinität ein gutes und billiges Mittel der Grobdesinfektion darstellt. Kalkmilch muß immer frisch erzeugt werden, da sie durch das Kohlendioxid der Luft verändert wird.

640. Wie wird Sputum, besonders bei Tuberkulose, desinfiziert?

Spuckbecher aus Pappe werden *verbrannt.* Sofern Speigläser noch Verwendung finden, müssen sie zu *1/3 mit Desinfektionslösung* gefüllt und mit einem Deckel *verschließbar* sein. Das Sputum muß in Sammelgefäßen *4 Stunden* einem Desinfektionsmittel ausgesetzt sein, bevor es weggegossen werden kann.

641. Wodurch werden Krankheitserreger oft vor der Einwirkung von Desinfektionsmitteln geschützt?

Bakterien und Viren sind oft von einer *schützenden Hülle* von Schleim, Blut, Eiter, Stuhl, Schlamm, Schmutz, Staub und Lebensmittelstoffen umhüllt. Sie bilden die Trägerstoffe der Mikroben und schützen sie auch in getrocknetem Zustand vor der Wirkung der Desinfektionsmittel. *Eiweiß- und schmutzablösende Mittel* sind daher oft bei der Desinfektion wichtig, z.B. Seife, Alkohol, Netzmittel (Detergentien).

642. Wie wird ein Isolierzimmer eingerichtet?

Einfache *glatte Möbel,* die der Desinfektion gut zugänglich und abwaschbar sind und nicht unter Desinfektionsmitteln leiden. Keine entbehrlichen Gegenstände, keine Wertgegenstände. Keine Teppiche. *Fußböden und Möbel* müssen durch *tägliche Wischdesinfektion* entseucht werden können. *Textilien,* Laken und Bezüge, Vorhänge müssen *kochbar* sein. *Eigene Toilette,* Nachtstuhl oder Steckbecken müssen bei Darminfektionen zur Verfügung stehen. Keine Pflanzen, keine Tiere im Krankenzimmer.

Waschbecken mit Desinfektionslösung für das Pflegepersonal und *Schutzkleidung* müssen sich vor der Tür befinden.

643. Welche Räume unterliegen dem Desinfektionszwang?

Krankenzimmer, auch Privaträume, *Toiletten* und *Transportmittel* (Krankenwagen), die von Infektionskranken benützt wurden.

644. Wie sieht eine Desinfektionsanlage aus?

Zwischen 2 streng voneinander getrennten Räumen ist der Desinfektionsraum mit 2 gegenüberliegenden Türen eingebaut. Die eine Tür öffnet sich zur *unreinen* Seite, von der die zu desinfizierenden Gegenstände eingebracht werden. Die andere Tür der *reinen* Seite wird nach abgeschlossener Desinfektion *(1 Stunde 100 °C Wasserdampf)* geöffnet und das desinfizierte Material entnommen.

645. Welche Gegenstände dürfen z. B. nicht in einer solchen Desinfektionsanlage mit Wasserdampf behandelt werden?

Wollsachen, Leder, Pelze, Gummigegenstände, Samt, manche Kunstfasern, Bücher dürfen nicht mit Wasserdampf desinfiziert werden. Falls solche Gegenstände mit ungeeigneten Desinfektionsmitteln behandelt wurden, können *Ersatzansprüche* an das schuldhafte Personal gestellt werden.

646. Wie wird Wäsche (Bettwäsche, Leibwäsche, Taschentücher, Schutzmäntel) desinfiziert?

Sie wird *6–8 Stunden in 1%ige Sagrotanlösung* eingeweicht und erst nach Ausspülen gewaschen. Auch 5%ige Kresolseifenlösung oder (Roh-)Chloraminlösung kann verwendet werden.

647. Was versteht man unter Schlußdesinfektion?

Bei Entlassung oder Verlegung aus der Infektionsabteilung muß der Patient nach einem *Vollbad frische Wäsche* anziehen. Das Krankenzimmer wird gleichzeitig desinfiziert. Die vom Kranken benützten Gegenstände werden (meist) der *Raumdesinfektion mit Formaldehyddämpfen* unterworfen, soweit sie nicht wie Eßbestecke, Kämme usw. einer Desinfektion mit einem *Lösungsmittel* zugänglich sind oder wie Zeitschriften *verbrannt* werden können.

648. Welche Wirkung hat Formalin?

Formalin ist ein *sehr gutes* Desinfektionsmittel von breiter Wirkung. Es tötet *Bakterien, Viren, Sporen und Pilze.*

649. Wofür eignet sich die Formalindesinfektion?

Die Verdampfung oder Zerstäubung von Formalin (= wäßrige Lösung von Formaldehyd) eignet sich zur *Raumdesinfektion* und dabei auch zur *Oberflächendesinfektion* von den im Raum aufgestellten und der Einwirkung zugänglichen Gegenständen aus Metall, Porzellan, Leder, Gummi, Handarbeiten, Kleidungsstücken aus Leinen, Wolle, Seide, Samt, Pelz, auch von Papieren, Büchern, Akten und Dokumenten.

650. Wie wird die Raumdesinfektion durchgeführt?

Zur Raumdesinfektion werden die *Fenster geschlossen* und evtl. abgedichtet. Die *Schränke* werden *geöffnet,* die *Matratzen aufgestellt,* wertlose Dinge verbrannt und alle anderen Gegenstände so aufgestellt, daß das gasförmige Desinfektionsmittel auf alle Oberflächen einwirken kann. Dann wird der Desinfektionsapparat in Gang gebracht und die *Türen verschlossen,* auch evtl. abgedichtet.

Nach Beendigung der Desinfektion wird die Tür geöffnet. Der Raum wird mit einem feuchten Tuch vor Mund und Nase betreten und durch *rasches Öffnen aller Fenster* nachhaltig gelüftet. Nach dem Lüften abschließende Scheuerdesinfektion.

651. Wie schützt sich das Pflegepersonal vor Ansteckung?

Durch *saubere Pflege* der Kranken, *regelmäßige Desinfektion* entsprechend der Art der Erkrankung, Desinfektion des Krankenzimmers, der Ausscheidungen, des Eßbesteckes und Geschirrs, der Bettwäsche. *Regelmäßiges Lüften.* Evtl. Tragen von *Schutzkleidung,* Gummihandschuhen, Mundschutz; *Händedesinfektion,* häufige Bäder, gute Ernährung, viel Schlaf, *gesunde Lebensführung,* Abstinenz, keine Exzesse (Ausschweifungen).

652. Wie ist die Händedesinfektion vorzunehmen?

Hände müssen *erst desinfiziert,* dann gereinigt werden, auch wenn sie stark verschmutzt sind. Evtl. nach dem Sauberwaschen nochmals desinfizieren.

Es gibt eine Reihe von der Deutschen Gesellschaft für Hygiene und Mikrobiologie geprüfter und durch das Bundesgesundheitsamt veröffentlichter Handdesinfektionsmittel.

Sie sind meist auf *alkoholischer Grundlage* entwickelt und haben oft ein *Rückfettmittel* zur Hautschonung beigemischt.

Man läßt durch Fußbedienung *etwa 3 ml* Desinfektionsmittel in die Hohlhand fließen und verteilt dies *intensiv eine Minute* lang auf beide Hände.

Sachverzeichnis

A

Abdomen, akutes 212 f
Abführmittel, Arten 225
Abklatschen 178, 180
Abort 340
Abstoßungsreaktion des Transplantates 56, 299
Abstrich 375
Abszeß, peritonitischer 233
– perityphlitischer 233
– subphrenischer 188
Abszeßbildungen 410
Abszeßhöhle 186
Abwehrfähigkeit 385
Abwehrschwäche gegen Infektionen 337
Abwehrspannung 232
Abwehrsystem, humorales 53 ff
– zelluläres 53 ff
Achalasie 200
Achlorhydrie 27
Achylia gastrica 217
Achylie 207, 217
ACTH s. Adrenokortikotropes Hormon
Acyclovir 458
Adams-Stokes-Anfall 148
Addison-Krankkeit s. Morbus Addison
Addison-Krise 323
Adenohypohyse 305
Adenom, toxisches 310, 312
Adenoviren 370
Aderlaß 32
Adiuretin 272, 304, 306
Adnexitis 458
Adrenalin 66, 101, 242, 319 f
Adrenogenitales Syndrom (AGS) 321, 344
Adrenokortikotropes Hormon (ACTH) 303 f, 321
Adventitia 63, 67
Aedes aegypti 477
Aerobier 374
Aerophagie 216
Aerosoltherapie 175
Affektinkontinenz 93
Afibrinogenämie 41 f
Afterjucken 491
Agar-Agar 225
Agglutination 390, 433, 448
Agglutinine 42
Agranulozytose 36, 313, 414, 421
AIDS 377, 468
Akromegalie 77, 307
Akrozyanose 131
Aktinomykose 478
Aktinomyzessporen 478
Akzentuation der Herztöne 104
Albumin 10 f, 242
Albuminurie 132, 277, 287 f, 350
– febrile 391
Aldactone 145, 234, 262, 320
Aldosteron 319 f
Aldosteronantagonisten 145, 262, 320
Aleukämische Formen 34
Alkalose 166, 317, 357
– metabolische 357
– respiratorische 356
Alkohol 209 f, 498
– Kaloriengehalt 334
Alkoholintoxikation 255
Alkoholismus 238, 256, 348, 352, 442
Alkoholschmerz 38
Alkoholzirrhose 259
Allergen 386
Allergie 21, 175, 224, 386 ff
Allopurinol 348
Altersdiabetes (s. auch Erwachsenendiabetes) 329
Altersemphysem 177
Alt-Insulin 331
Alupent 143, 148 f
Alveolen 159
Ambilhar 493
Amenorrhö 308
Aminosäuren 219, 271
Ammoniak 243, 260
Amöben 257
Amöbendysenterie s. Amöbenruhr
Amöbenhepatitis 479
Amöbennachweis 480
Amöbenruhr 263, 487 f
Ampicillin 405
α-Amylase 13, 235 ff
α-Amylase-Bestimmung 235
Amyloid 229 f
Amyloidnephrose 350
Amyloidose 176, 289, 350
Anaerobier 372, 374, 409 f, 412
Analeptika 162
Anämie, akute 24 ff
– aplastische 10, 25, 31
– chronische 25 ff
– Eisenmangel 26 f
– Eiweißmangel 26
– Folsäuremangel 26
– hämolytische 25, 28
– hyperchrome 25, 352, 489
– hypochrome 18, 25
– normochrome 25
– perniziöse 26 f, 56, 207, 210, 352
– symptomatische 25, 30
– toxische 391
Anaphylaxie 385 ff
Anasarka 131, 289
Anastomose, portokavale 262
Ancylostoma duodenale 488, 492
Androgene 319 f
Aneosinophilie 21
Aneurin s. Vitamin B_1
Aneurysma 62
Anfall, epileptischer 489
– tetanischer 317
Angina 360
– catarrhalis 171, 421
– follicularis 171, 421

Angina lacunaris 171, 421
- membranacea 171
- necroticans 171
- pectoris 77, 84 f, 120 f
- Plaut-Vincent 171, 421 ff
- tonsillaris 413, 420
Angiographie 81, 253
Angiokardiographie 110, 154
Angioplastie, perkutane, transluminale (PTA) 81
Angiotensin 78
Anisozytose 20
Ankylostomiasis 492
Anophelesmücke 481 f
Anorexia nervosa 345 f
Ansteckungsprophylaxe 500
Antazida 210 f
Antiarrhythmika 139, 142
Antibiogramm 169, 281, 291, 374
Antibiotika 183, 224
Antibiotika-Intensivbehandlung 479
Anti-D-Gammaglobulin 30
Antidiabetika, orale 330, 332
Antiepileptika 256
Antigen 23, 53 ff, 384, 386
Antigen-Antikörper-Bestimmung 466
Antigen-Antikörper-Komplexe 55
Antigen-Antikörper-Reaktion 43 f, 286, 360, 386, 389
Antigennachweis 389
Antihämophiles Globulin 14 f
Antihypertensiva 78
- ACE-Hemmer 78
- Alphamethyldopa 79
- Betarezeptorenblocker 78
- Ganglienblocker 79
- Hydralazine 79
- Kalziumantagonisten 78
- Rauwolfiapräparate 78
- Saluretika 78
Antihypertonika s. Antihypertensiva
Antikoagulantien 15, 70, 127, 184 f, 354
- Kontraindikationen 129
- Kontrollen 129
Antikörper 11, 23 f, 51, 53 ff, 378, 384
- spezifische 376
Antikörperbildung 325
Antikörpermangelsyndrom (AMS) 384
Antikörpernachweis 369, 389, 492
Antikörperreaktion, überschießende 386
Antimykotika 479
Antirheumatika 210, 348, 363
Antistreptilysintiter (AST) 103, 114, 287 f, 361
Antitollwutserum 474 f
Antitoxine 378, 383
Antrum 202
Antrumgastritis 210
Anurie 75, 275 f, 294 f
Anus praeternaturalis 232
Aorta 58, 62 f
Aortenaneurysma, luisches 85, 118
Aortenbogen, Mißbildungen 153
Aortenisthmusstenose 66, 153
Aortenklappe 97 ff
Aortenklappenfehler, dekompensierter 132
Aortenklappeninsuffizienz 66, 115
- arteriosklerotische 80
Aortenklappenstenose 66, 115
- arteriosklerotische 80
Aphasie 89 f, 95
Aphonie 172
Aphthen 196, 458
- bei Herpes simplex 458
Apnoe 167
Apoplexie 78, 88 f
Appendix 48, 220
Appendixperforation 233
Appendizitis 221, 262, 490
Appetitlosigkeit 132
Appetitzügler 344
Arboviren 370, 463
Arcus corneae 349
- senilis 349
Arrhythmie 313, 415
- absolute 65, 102, 141
- respiratorische 136
Arteria cerebri media 88
- hepatica 241 f
Arterien 55 ff
Arteriendilatation, perkutane transluminale (PTA) 294
Arterienerkrankungen 79 ff
Arteriitis temporalis 84
Arteriogramm 81
Arteriolen 58, 316
Arteriosklerose 79 ff, 332, 336, 343, 348
Arteriosklerose-Vorbeugung 81 f
Arthritis 359 ff
- infektiöse 359
- parainfektiöse 359
- bei Psoriasis 359
- reaktive 359
- rheumatoide 359, 362 ff
- urica 360
Arthrose 343, 360, 364
Asbestose 185
Askariden 373, 487, 489 f
Askorbinsäure s. Vitamin C
Aspergillose 478
Asphyxie 91, 167
Aspiration 186
Aspirationspneumonie 179 f
Asthma bronchiale 166, 173 ff
- cardiale 133 f
Asthmaanfälle 275
Asystolie 148
Aszites 132, 233 f, 254, 260, 289, 445
- chylöser 233
- hämorrhagischer 233
Aszitesbehandlung 320
Aszitesbildung 262
Aszitesflüssigkeit, Untersuchung 234, 434
Aszitespunktion 234, 262
AT10-Überdosierung 358
Atelektase 178
Atembewegung 162
Atembreite 178
Atemfrequenz 162
Atemgrenzwert (AGW) 164
Atemgymnastik 175, 178, 180, 189
Atemhilfsmuskulatur 176
Ateminsuffizienz 169
Atemlähmung 415, 419
- periphere 472 f
- zentrale 472 f
Atemminutenvolumen 164
Atemmuskulatur 156
Atemnot 130 f, 176
- anfallsweise, nächtliche 133

- asthmatische 387
Atemstoß-Sekundenvolumen 163 f
Atemwegswiderstände 165
Atemzeitquotient 164
Atemzentrum 162, 178
Atemzugvolumen 163
Atheromatose 80, 349
Atheromatöse Plaques 80
Atmung, äußere 156
- innere 156
Atmungsorgane 155 ff
Atrioventrikularklappen 97
Atrioventrikularknoten 101
Atrium s. Vorhof
Atrophie 5
Atropin 148
Attacke, transitorisch ischämische (TIA) 78, 89
Ätzkalk 498
Auffrischungsimpfungen 411, 472
Aufklärungspflicht 388
Augenhintergrund 277, 440
Augenkrankheit, ägyptische s. Trachom
Augenmuskellähmungen 313, 409, 415, 440, 447, 487
Ausatmung 156
Ausatmungsluft, Zusammensetzung 155
Ausflockung 390
Auskochen 495 f
Auskultation 103, 108
Auslöschphänomen 424
Aussaat, septische 393
Aussatz 432
Ausscheidungsorgane 193, 272
Ausscheidungsprodukte, nierengängige 273
Ausschlag 390
Austauschtabelle 333
Austauschtransfusion 30
Australiaantigen 464
Auswurf 478
- blutiger 184, 186
Autoaggression 56
Autoantikörper 27, 29, 327
Autoimmunkrankheit 56, 84, 230, 360, 363
Autoimmunreaktion 209
Autoimmunschädigung 326
Autosensibilisierung 367
AV-Block 147
- totaler 126
Avitaminose 351
A-Zellen s. Langerhanssche Inseln
Azetessigsäure 339
Azeton 338 f
- im Urin 327, 330
Azetonbildung 329
Azetongeruch der Atmung 339
Azetonprobe 333
Azetylcholin 101
Azidose 74, 166, 257, 356
- metabolische 356
- respiratorische 178, 356
Azulfidine 231

B

Babinskisches Zehenphänomen 90
Bacterium proteus 372
Bactrim 405
Bakterien 370 f
Bakterienruhr 406 f
Bakterienvermehrung 374
Bakteriologie 369
Bakteriostase 375
Bakterizidie 375, 496
Balanitis 458
Ballondilatation, koronare 122
Bandscheibenschaden 366 ff
Bandwurmeier 488
Bandwürmer 373, 487
Bangsche Krankheit 257, 410
Barbiturate 397
Barrett-Ösophagus (Endobrachyösophagus) 201
Bartwuchs, weiblicher (Hirsutismus) 324
Basalsekretion (BAO) 206
Basedow-Krankheit s. Morbus Basedow
Basophile Zellen, Hypophysenvorderlappen 305 f
Bauchdeckenspannung 213, 265
Bauchfell 232
Bauchfellentzündung, tuberkulöse s. Peritonitis
Bauchfellreizung 492
Bauchfelltuberkulose 233
Bauchglatze 254
Bauchspeicheldrüse s. Pankreas
Bauchtyphus s. Typhus
Bauchwassersucht s. Aszites
Bauhinsche Klappe (Ileozökalklappe) 220
Bazillen 371
Bazillenträger 380
BCG-Impfung s. Tuberkuloseimpfung
Beatmung 141, 148, 151
- maschinelle 165, 169
Becherzellen 157, 160, 219 f
Beckenkammbiopsie 8 f
Beinödeme 130
Belastungsdyspnoe 130, 166, 177
Belastungs-EKG 107
Belegzellen 203
Belegzellenautoantikörper 209
Bence-Jones-Protein 36
Beriberi 352
Berührung, Infektion 377
Betahydroxybuttersäure 339
Betarezeptorenblocker 78, 121, 136, 139, 142
Betäubungsmittel 397
Betnesolklysmen 231
Bettnässen 274
Bewegungen, passive 473
Bewegungsmangel 80, 123, 225, 334, 341
Bewegungsstörungen, neurovegetative 267
Bewegungsübungen, aktive 473
Bewußtlosigkeit 148, 337, 339
Bewußtseinsgrade 76
Bewußtseinsstörung 391
Bifurkation 159
Bigeminus 138
Biguanide 332
Bikarbonat 235, 356
Bilharziose 493
Bilirubin 6, 10, 245, 466, 484
- direktes 248
- indirektes 248
- im Urin 249, 277
Bilirubinkreislauf 245
Biltricide 489

Biopsie 205, 209, 211, 251, 253, 256, 350
Biotsche Atmung 167
Blähbauch 226
Blähsucht 132, 209, 213, 226
Blase s. Harnblase
Blasenbildung 412
Blattern s. Pocken
Bleivergiftung 195
Blinddarm 220
Blindheit 300
Block 107
– totaler 119
Blue babies 153
Blut, arterielles 6
– Aufgaben 6
– Gesamtmenge 7
– okkultes im Stuhl 208 ff, 221, 231, 447
– Strömungsgeschwindigkeit 58
– venöses 6
Blutausstrich 485
Blutbild, rotes 25
– weißes 21
Blutbildung 7
Blutbildungsherde 19
Blutdepots 7, 155, 242
Blutdruck 65, 318
– diastolischer 65
– und Niere 276 ff
– systolischer 65
Blutdruckabfall 139, 323
Blutdruckamplitude 66, 313
Blutdruckanstieg 318
Blutdruckapparat 495
Blutdruckkontrolle 423
Blutdruckmessung 65
Blutdruckregulation 273
Blutdrucksteigerung, diastolische 287
Bluterbrechen (Hämatemesis) 42, 212 ff
Bluterkrankheit s. Hämophilie
Blutfette, vermehrte 263
Blutgasanalyse 165
Blutgerinnung 13 ff
Blutgruppen 42 ff
Blutgruppensystem 299
Bluthochdruck s. Hypertonie
Bluthusten s. Hämoptoe
Blutkonserven 44
Blutkörperchen 7 f
Blutkrankheiten 24 ff
Blutkreislauf 57
Blutkultur 117, 375, 402
Blutmenge, zirkulierende 7
Blutplasma 10, 156
Blutplättchen s. Thrombozyten
Blutsenkung 11
Blutserum 10
Blutspender 45
Bluttransfusion 44 ff, 377
Blutungsanämie 26 f
Blutungsneigung 34, 297
Blutungszeit 16
Blutverlust 7
Blutvolumenbestimmung 7
Blutzucker 10, 242, 272, 324, 330
– nüchtern 333
Blutzuckeranstieg 124, 238, 318, 336, 338 f
Blutzuckerbestimmung, postprandiale 328, 333
Blutzuckertagesprofil 328, 333
Blutzuckerwerte, labile 329
B-Lymphozyten 23, 53
Boecksche Sarkoidose 187 f
Bordetella pertussis 428
Bornholmer Krankheit 477
Borrelia burgdorferi 449
– recurrentis 448
Borrelien 371, 423
Botulinus-Heilserum (Antitoxin) 409
Botulismus 409 ff
Bougierung 201
Bowmansche Kapsel 271
Brachyalgien 365
Bradyarrhythmia absoluta 142
Bradykardie 65, 71, 107, 146, 440
– relative 440
Brechdurchfall 408, 448
Broca-Formel 342
Bronchialasthma s. Asthma bronchiale
Bronchialkarzinom 175, 177, 186 f
Bronchialschleimhautschwellung 174
Bronchialsekretion 133
Bronchialsekretvermehrung 174
Bronchiektasen 168, 173 ff, 209, 350, 430, 437, 439
Bronchien 159
Bronchiolen 159, 161
Bronchiolitis 173, 451, 461
Bronchitis 166, 170, 173 f, 450
– akute 173
– asthmatoide 174
– chronische 174
– eitrige 461
Bronchographie 168, 176
Broncholytika 175 f
Bronchopneumonie 91, 172, 174, 177 f, 391, 403, 451, 453, 461
Bronchoskope 495
Bronchoskopie 168, 187
Bronchospastik 133, 174
Bronchustuberkulose 442, 445
Broteinheit (BE) 334
Brotwerttabelle 334
Brucellen 372
Brucellosen 410 f
Brudzinski-Zeichen 427
Brustwickel 395
Bubonen- oder Beulenpest 430
Buergersche Krankheit 83
Büffelnacken 323
Bülausche Saugdrainage 190
Bulimie 342
Butter 351, 353
Bypass, koronarer 122
B-Zellen s. Langerhanssche Inseln

C

Campylobacter jejuni 408
Candida albicans 478
Candidamykose 478 f
Candida-Pilze 183
Capsula interna 86
Caput medusae 254, 260
Celestin-Tubus 201
Chemolitholyse von Nierensteinen 293
Chemorezeptoren 162
Chemotaxis 21
Cheyne-Stokessche Atmung 167, 297
Chiba-Nadel 246
Chinin 485
Chininnebenwirkungen 485

Chlamydien 377
Chloraminlösung 497 f
Chloramphenicol 405
Chloridverlust 166
Chlorkalk 497
Chloroform 256
Chloroquin 485 f
Choanen 157
Cholangiographie 236
– intravenöse 246
– perkutane transhepatische (PTC) 246
Cholangiopankreatikographie, endoskopische, retrograde (ERCP) 236, 246
Cholangitis 254, 262, 265 f
– chronisch-rezidivierende 268
Choledochusstein 268
Cholera 431 ff
Choleraschutzimpfung 432
Choleretika 267
Cholestase 254, 256
Cholesterin 10, 80, 122, 243, 262, 289, 349
Cholestyramin 350
Cholezystektomie 267
Cholezystitis 266 f
– akute 403
– chronische 266
Cholezystogramm, negatives 264
Cholezystographie, intravenöse 247
– orale 246
Cholezystokinin 237, 243
Chorea minor 114, 361
Christmasfactor s. Faktor IX
Chromophobe Zellen, Hypophysenvorderlappen 305
Chronisch venöse Insuffizienz 69
Chvosteksches Zeichen 317
Chylothorax 188
Chylusgefäß, zentrales 219
Chymotrypsin im Stuhl 236
Cimino-Fistel 298
Cirrhose cardiaque 259
Cisterna chyli 48, 219
Claudicatio intermittens 78, 80, 83
Clearance-Methoden 282
Clostridium botulinum 409
– tetani 410
Colitis ulcerosa 222, 224, 230, 493
Colon ascendens 220
– descendens 220
– irritabile 230
– transversum 220
Coma (s. auch Koma) basedowicum 313
– diabeticum 163, 167, 329, 338 ff, 357
– hepaticum 254, 257, 465
– uraemicum 296
Compliance (Lungendehnbarkeit) 165
Computertomogramm (CT) 103, 168, 236, 248, 253, 283, 319
Condyloma acuminatum 377
Conn-Syndrom 321, 324, 357
Coombs-Test 29
Cor pulmonale 111, 134 f, 174, 177, 185, 188, 437, 439
– – akutes 134, 184
– – chronisches 134
Corpus luteum 306
– pineale s. Epiphyse
– ventriculi 202
Corticoid releasing factor (CRF) 303 f, 321
Corticoide 320
Cortisol 319
Cortison 319
Coxsackie-B-Virus 119, 464
Coxsackie-Viren 326
Coxsackie-Virus-Erkrankungen 477
Coxsackie-Virus-Meningitis 477
CPK s. Kreatinphosphokinase
CRF (Corticoid-releasing factor) 303 f, 321
Crohnsche Krankheit s. Morbus Crohn
CRP (C-reaktives Protein) 361
Crush-Niere 291
Cushing-Krankheit 75
Cushing-Syndrom 321, 323, 341
C-Zellen der Schilddrüse 315

D

Dane-Partikel 464
Daraprim 486
Darmamyloidose 229 f
Darmbilharziose 493
Darmblutung 403, 492
Darmgeräusche 227
Darminfektion 224
Darmkatarrh 228
Darmkrebs 231
Darmlähmung 226
Darmmilzbrand 434
Darmperforation 229, 403, 407
Darmsaft 219
Darmspasmen 387
Darmträgheit 225
Darmtuberkulose 435, 439, 447
Darmtumoren 231
Darmulzerationen 230
Darmverschluß 226
Darmwandgeschwüre 480
Darmzotten 219
Dauerausscheider 381, 400 f, 406, 408, 420
Dauerkatheter 280
D-Avitaminose 358
Defäkationsreflex 225
Defibrillation 76, 150
Defibrillator 125, 141
Degeneration, hepatolentikuläre 259
Dehnungsrezeptoren 162
Dehydratation 339, 355
Dehydrocholesterin (Vitamin D_3) 353
Dekompensationszeichen 116
Dekubitus 90, 399
Delirium 457, 463, 465
Demand-Schrittmacher 149
Depotinsulin 331
Dermatomyositis 360, 367
Desferaltest 249
Desinfektion 395, 494
– chemische 496 f
– laufende 497 f
– physikalische 496
Desinfektionsanlage 499
Desinfektionsmittel 497
Desinfektionszwang, gesetzlicher 499
Detritus 277
Dexamethason-Hemmtest 321

Diabetes insipidus 272, 275, 308
– jugendlicher 326
– labiler 336
– latenter 326, 329
– manifester 329
– mellitus 78, 80, 91, 123, 145, 239, 256, 263, 275, 281, 289 f, 321, 326 ff, 343, 349, 436, 442, 479
– – Schweregrade 329 f
– – Typ 1: 56, 326, 329, 335
– – Typ 2: 326, 329
Diabetesdiät 332 f
Diabetesstadien 329
Diabetes-Standarddiät 333
Diabetikerausweis 338
Diabetikereinstellung 332 f
Dialyse, extrakorporale 298
– intrakorporale 298
Diapedese 22
Diaphragma 156
Diarrhö (s. auch Durchfall) 221, 224, 229
Diastole 99, 106
Diät, eiweißreiche 288
– bei Leberzirrhose 259
Diathermiebestrahlung 150
Dickdarm 220
Dickdarmgeschwüre 407
Dickdarmuntersuchung 223
Dicker Tropfen 485
Dickscher Test 424
Diffusion 166
Digitalis 107, 133, 142 f, 146, 224, 297
– und Kalzium 147
Digitalisdosierung 147
Digitalisierung 135
Digitalisüberdosierung 136 ff, 146, 148, 217
Digitalisüberempfindlichkeit 147
Digitaliswirkung 146
Digitoxin 146
Digoxin 146
Diphtherie 412 ff
– Lähmungen 415
– Therapie 419 f
Diphtheriebakterien 371
Diphtherie-Myokarditis 415
Diphtherietoxin 412
Diphtherieverdacht 171
Diphtherievorbeugung 420
Diphyllobothrium latum 488 f
Diplokokken 371
Disaccharidasehemmer 335
Disposition 3
Diuretika 135, 145 f, 234, 276, 347
– kaliumsparende 144
Divertikel 216
Divertikelblutung 230
Divertikulitis 230
Divertikulose 230
Doppelbilder 415
Doppelinfektion 451, 483
Doppelkontrastdarstellung 241
Doppelureter 293
Doppler-Echokardiographie 109
Doppler-Effekt 108
Doppler-Sonographie 81, 108 f
Druck, kolloidosmotischer 347
– osmotischer 6, 273
Drüsen, endokrine 303 ff
Ductus Botalli, offener 153
– choledochus 235, 244
– – Verschluß 265
– cysticus 243
– hepaticus 241 f
– lymphaticus dexter 48
– pancreaticus 235, 244
– thoracicus 48, 193, 219
Dumping-Syndrom 215
Dünndarm 218 ff
Duodenalsondierung 246
Duodenographie, hypotone 240
Duodenoskop 236, 265
Duodenum 204, 218
Durchblutungsstörungen 64
– periphere 343
Durchfall (s. auch Diarrhö) 224, 228, 281, 297, 447
– blutig-schleimiger 230, 406, 479
Durchfallsperioden, rezidivierende 479
Durchwanderungspleuritis 188
Durst, vermehrter 327, 339
Dursten 281
Dysenterie 406
Dyskinesie der Gallenwege 267 f
Dysphagie 198, 201
Dyspnoe 144, 166
– exspiratorische 130, 176
– inspiratorische 130
Dysproteinämie 289
Dystrophie s. Eiweißmangelschaden
Dysurie 275, 300

E

Echinococcus granulosus 489
Echinokokkuszysten 489
Echokardiographie 103, 108, 116
Echoviren 326
Effektorzellen 23
Eierstockentzündung 454
Eigelb 351
Eileiterentzündung 232
Eileitertuberkulose 446
Ein- und Ausfuhr 276, 295
Einatmungsbewegung 156
Einflußstauung, obere 192
Eingeweidewürmer 487 f
Einmalgeräte 494
Eintrittspforten für Mikroorganismen 376 f
Eisen 10, 13, 19 f, 50 f, 354
Eisenmangelanämie 26 f, 229, 493
Eisenspeicherung 242, 249, 259
Eisenspiegel 248, 250, 466
Eiserne Lunge 472 f
Eiweiß, hochwertiges 333
Eiweißausscheidung 281
Eiweißeinschränkung 287
Eiweißmangelschaden (Dystrophie) 229, 233, 259, 347
Eiweißminimum 347
Eiweißstoffwechsel 327
Eiweißverdauung 203 f, 235
Eiweißverlustniere 288
EKG s. Elektrokardiogramm
Eklampsie 300
Ekzeme, intertriginöse 343
Elektrochirurgie 150
Elektrokardiogramm 104 ff
– EKG-Ableitungen 106 ff
Elektrokoagulation 213

Elektrolyte 10, 13, 355
Elektrolythaushalt 327, 339, 354
Elektrophorese 11 f, 248, 466
Elektroschockbehandlung 149 f
Embolektomie 87
Embolie 86 ff
Emboliebehandlung 87
Emboliegefahr 142
Embolus, reitender 87
Embryopathie 453, 455
Empfindlichkeitstest 281, 374
Emphysem 174, 185
Emphysemblase 191
Emphysembronchitis 166
Empyem 170
Enanthem 390
Encephalitis epidemica 463
Endangiitis obliterans 83
Endarterektomie 82
Endarterie 62
Endemie 379
Endobrachyösophagus (Barrett-Ösophagus) 201
Endokard 96
Endokarditis 108, 112 ff
- bakterielle 86, 115, 117, 154
- Klappenvitien 116 ff
- rheumatische 112 ff
Endokrinium 302 ff
Endomyokarditis 367, 425
Endoskopie 158, 221, 231
Entamoeba histolytica 479
Enteritis 228
- regionalis 229
Enterobien s. Madenwürmer
Enterokinase 235
Enteropathie, exsudative 229
Enteroviren 370
Entfieberung, lytische 402
Entlausung 457
Entwesung 457, 496
Entwicklungsgang, geschlechtlicher 481 f
Entzündung, akute 5
Entzündungshemmung 320
Entzündungsreaktion 23
Entzündungszeichen 5
Enuresis nocturna 274
Enzephalitis 457, 463 ff
Enzephalomalazie 85, 88
Enzyme 10
Eosinophile Zellen, Hypophysenvorderlappen 305
Eosinophilie 21, 424, 489 f
EPH-Gestose 300
Epidemie 379
Epidemiologie 379
Epiglottitis 159
Epikard 97
Epilepsie 275
Epiphyse (Zirbeldrüse) 302, 308
Epithelkörperchen 315 ff
Epitheloidzellen 437
Epstein-Barr-Virus 469
Eraverm 490
Erbanlagen 3
Erblindung 84, 459, 476
Erbrechen 166, 214, 217, 228, 232, 281, 344, 357
- anhaltendes 315
ERCP (Cholangiopankreatikographie, endoskopische, retrograde) 236, 246
Erepsin 219
Ergometrie 107
Ergospirographie 165, 185
Ergosterin (Vitamin D_2) 353
Erinnerungszellen s. Memory cells
Erosionen 196, 212, 217, 262
Erregbarkeit, gesteigerte nervöse 224
Erreger, gramnegative 371
- grampositive 371
Erregernachweis 369
Erregerresistenz 496
Erregervirulenz 379
Ersatzrhythmen 137
Erstickung 414
Erwachsenendiabetes s. Diabetes mellitus Typ 2:
Erweichungsherd s. Enzephalomalazie
Erysipel 425
Erythem bei Lupus erythematodes 367
Erythema marginatum 360
Erythroblasten 9, 16
Erythroblastose 30, 44
Erythropoese 25
Erythropoetin 273
Erythrozyten 7, 16 ff
Erythrozytenabbau 242, 244
Erythrozytenzerfall 481
Erythrozyturie 287
Escherichia coli 291, 301, 330 f, 372, 408
Ethambutol (EMB) 441
Exanthem 369, 390
Exophthalmus 313
Expektorantien 173, 175
Exsikkose 338
Exspiration 156
Exsudat 188, 233
Extrasystolen 65, 137, 146
- polytope, polymorphe 138
- supraventrikuläre 102, 137
- ventrikuläre 102, 137
Extrinsic factor s. Vitamin B_{12}

F

Facies abdominalis 213
Faktor VIII 14 f
Faktor IX 15
Faktor-IX-Konzentrate 15
Fallotsche Tetralogie 153
Fansidar 485 f
Färbekoeffizient 18
Faserstoffe 335
Fastenkuren 347
Fäzes 220
Febris recurrens s. Rückfallfieber, europäisches
Feinnadelpunktion, Schilddrüse 312
Ferritin 20
Fette, tierische 80, 350
- unsichtbare 334
Fettleber 250, 254, 256, 349
- alkoholische 259
- diabetische 336
Fettresorption 245
Fettstoffwechsel 327
Fettstoffwechselstörungen 349 f
Fettstühle 236
Fettsucht 80, 263, 341 ff
Fettverdauung 235
Fibrate 350
Fibrin 11, 14
Fibrinogen 10 f, 14
Fibrinolyse 70, 126, 129, 191
Fibrinolytikum 83
Fibromyalgiesyndrom 360
Fieber 392 ff

Fieber, gleichbleibend hohes s. Kontinua
– intermittierendes 392
– remittierendes 392
– rheumatisches 360 ff
– septisches 266
– subfebril-wellenförmiges 410
– vorgetäuschtes 393
– zentrales 392
Fieberabfall, kritischer 392
– lytischer 392
Fieberdelirium 394
Fieberdiät 398
Fieberkrämpfe 395
Fiebertypen 392
Filzläuse 377
Fingertremor 313
Finne 488
Fischbandwurm 487 f
Fischlebertran 351, 353
Fistel, arteriovenöse 63
Fisteleiter 478
Flambieren 494
Flatulenz 226
Fleckfieber 457
Flexura coli dextra 220
– – sinistra 220
– duodenojejunalis 204
Fliegen 406
Flimmerepithel 157
Flockenlesen 395
Flöhe 373
Fluor 354
Fluoreszein-Dilaurat-Test 237
Flüssigkeitsbilanz 276
Flüssigkeitsräume 355
Follikelstimulierendes Hormon (FSH) 304
Folsäure 19, 352
Folsäureantagonisten 28
Folsäuremangel 352
Folsäuremangelanämie 28
Fontanelle, offene 353
Formalin 499
Formenkreis, rheumatischer 358 f
Fremdkörper im Bronchus 186
Freßzellen 21, 384
Friedländer-Pneumoniebakterien 181
Füllungsreiz 219
Funikuläre Myelose 28
Furunkulose 327, 337
Fußpilz 373
Fußpulse 81, 87

G

Gabelureter 293
Galaktorrhö 308
Galaktosämie 259
Galaktoseprobe 242
Galle 228
– Aufgaben 245
Galle A 246
Galle B 246
Galleabflußstörungen 249
Gallenblase 243 f
– Sonographie 245
Gallenblasendurchbruch 265
Gallenblasenempyem 266
Gallenblasengang 243
Gallenblasenhydrops 264
Gallenblasenkarzinom 268
Gallenblasenreflex 246
Gallenblasenwandgangrän 265
Gallenfarbstoffe 20, 248, 260, 263, 465
Gallenflüssigkeit 243
Gallengänge 243
Gallengangsdrainage, perkutane, transhepatische (PTD) 265
Gallengrieß 263
Gallenkapillaren 243
Gallenkolik 264
Gallenkontrastmittel 247
Gallenleeraufnahme 246 f, 264
Gallensalze 244
Gallensäuren 210, 244, 465
Gallensteinbildung 263
Gallensteine, Arten 263
– Beschwerden 264
– maulbeerartige 263
– Nachweis 263
Gallensteinleiden 343
Gallenwege, Dyskinesien 267
– röntgenologische Darstellung 246
– Röntgenuntersuchung, Vorbereitung 246
– Tumoren 268
Gallenwegsverschluß 229, 466
Gameten, männliche und weibliche 481 f, 485
Gammaglobuline 53 ff, 384, 452
Gammaglobulinvermehrung 12, 249

Ganglienblocker 79
Gangrän, arteriosklerotische 80, 82
– diabetische 86
– feuchte 82
– trockene 82
Ganzkörper-Plethysmographie 165
Gasaustausch 99, 161
Gasbrand 412 f
Gasbrandserum 412
Gassterilisation 494 f
Gastrektasie 218
Gastrektomie 27, 215
Gastrin 204
Gastrinschnelltest 207
Gastritis, akute 209
– atrophische 208, 217
– chronische 208
– Typ A 209
– Typ B 210
Gastroenteritis, akute 408
– salmonellosa 408
Gastroenteroanastomose 215
Gastroenterokolitis 228
Gastropexie 200
Gastroptose 217
Gastroskope 495
Gastroskopie 205, 211, 216
Gastrostomie, perkutane endoskopische (PEG) 201
Gaumen 157
Gaumenmandel 171
Gaumensegel 158
Gaumensegellähmung 158, 415
Gedächtniszellen 23, 384
Gefäßanomalien 109
Gefäßkrankheiten, organische 79
Gefäßnervensystem 66
Gefäßplastiken 82
Gefäßschäden, toxische 457
Gefäßstenosen 83
Gefäßwandschwäche 42
Gehirnschlag s. Apoplexie
Geißeln 374
Gelbfieber 477
Gelbfieberschutzimpfung 477
Gelbsucht 448, 465, 477
Gelenkdeformierungen 348, 363
Gelenkinnenhaut 360
Gelenkknorpel 347

Gelenkknorpelzerstörung 363
Gelenkkontrakturen 472
Gelenkrheumatismus, akuter 359 ff
– chronischer 359, 362
Gelenkschmerzen 387
Generalisationstadium 368
Genickstarre, epidemische 427
Genitaltuberkulose 446
Gerinnungsstörung 85, 242
Gerinnungszeit 16
Germanin 486
Geruchsempfindung 195
Gesamtcholesterin 349
Gesamteiweißgehalt des Serums 13, 248 f
Gesamtlipide 349
Geschlechtsentwicklung, vorzeitige 324
Geschlechtskrankheiten 377
Geschlechtsmerkmale, sekundäre 320
Geschmacksempfindung 195
Geschwür, peptisches 210
Gesetzesvorschriften 400 ff
Gesichtsfeldeinschränkung bei Akromegalie 307
Gesichtsödeme 287
Gestagene 325
Gesundheit, Definition 2
Gewebe 2
Gewebekultur 376
Gewebethrombokinase 14
Gewicht, spezifisches 189, 234, 276, 281, 327
Gewichtsabnahme 343, 489
Gicht 35, 78, 80, 123, 145, 292, 343, 347 ff, 360
Gichtanfall 347
Gichtniere 347
Gichtperlen 347
Giemen 174
Gingivitis 196
Gipfelsekretion (PAO) 207
Glandulae suprarenales s. Nebennieren
Gleichgewichtsstörungen 441, 459
Gliederschmerzen 448
Globalinsuffizienz 130
Globuline 10 f
– antihämophile 14 f, 40
– thyroxinbindende (TBG) 311
Glomerulonephritis 361
– akute 286
– chronische 288
– Diagnose 288
– Poststreptokokken-Glomerulonephritis 288
– rasch progressive 287
Glomerulosklerose, diabetische 336
Glomerulus 269
– Feinbau 270
Glomerulusfunktion 282
Glucophage 332
Glucotard 335
Glukagon 235, 324
Glukokortikoide 319 f
Glukose 10, 242, 318, 324, 330
Glukosetoleranztest, oraler 328
Glutamat-Oxalazetat-Transaminase (GOT) 13, 125, 465
Glutamat-Pyruvat-Transaminase (GPT) 13, 469
Gluten 229
Glycerinzäpfchen 225
Glykogen 242, 318, 324, 330
Glykosurie 277, 282
Goldpräparate 364
Gonaden 302, 325
Gonadotropine 306, 325 f
Gonarthrose 365
Gonorrhö 377
GOT s. Glutamat-Oxalazetat-Transaminase
Gramfärbung 371
Granulomatose, epitheloidzellige 187
Granulozyten, basophile 21
– eosinophile 20
– Lebensdauer 23
– neutrophile 20
– segmentkernige 22
– stabkernige 22
Gravidität 325
Greisenpneumonie 183
Grippeepidemie 460
Grippepneumonie 183
Grippeschutzimpfung 462
Grippeviren, Arten 460
Grobdesinfektion 497
Growth hormone (GH) s. Wachstumshormon
Gruber-Widal-Agglutinationsreaktion 376, 404
γ-GT (Glutamyl-Transpeptidase) 466
Guanethidin 79
Guar 225, 335
Gürtelrose 454, 459
Gynäkomastie 254

H

Haemophilus influenzae 372
Hakenwurm 488, 492
Hakenwurmkrankheit 492 f
Halbseitenlähmung 88 ff
Halluzinationen 394
Halsschmerzen 413, 420
Halsveneneinflußstauung 103, 131, 134, 139, 151, 312
Häm 18
Hämagglutinationstest 390, 461
Hämatemesis 42, 212 ff
Hämatokrit 19, 32
Hämatokritanstieg 338, 355
Hämatologie 6
Hämatoperikard 152
Hämatothorax 188
Hämaturie 42, 277, 294
Hämocculttest 231
Hämochromatose 20, 249, 259
Hämodialyse 287, 298
Hämoglobin 18 f, 242, 350
– glykosyliertes 335
Hämoglobinkonzentration, mittlere korpuskuläre (MCHC) 18
Hämoglobinopathie 20
Hämoglobinurie 485
Hämoglobinvarianten 20
Hämolyse 20, 29, 484 f
Hämolyseprobe 29
Hämolysintest 390
Hämophilie A 15, 40 ff
Hämophilie B 15
Hämoptoe 42, 168, 438
Hämoptyse 42, 438
Hämorrhagische Diathese 39 ff, 461
Hämorrhoiden 68, 222

Hämosiderin 20
Hämosiderose 44
Hämostyptika 16, 26
Händedesinfektion 498, 500
Hanganutziu-Deicher-Reaktion 470
Harnapparat 269
Harnblase 274
– Schließmuskel 274
Harnblasenblutung 277 ff
Harnblasenentleerungsstörung 91, 279, 290
Harnblasenentzündung 301
Harnblasenhals 274
Harnblasenharn 272
Harnblaseninkontinenz 92
Harnblasenkapazität 274
Harnblasenkatarrh s. Zystitis
Harnblasenkatheterismus 278 f
Harnblasenkrebs 301
Harnblasenpunktion 278, 280
Harnblasenschleimhaut 301
Harnblasensteine 292, 301
Harnblasentumoren 301
Harnblasenuntersuchung 301
Harndrang 290, 300
Harnflut 139, 189, 275
Harninkontinenz 275
Harnkanälchen 272
Harnkristalle 277 f
Harnleiter s. Ureter
Harnorgane, Mißbildungen 293
Harnpflichtige Substanzen 276, 294, 298
Harnröhre s. Urethra
Harnröhrenverletzung 279 f
Harnsäure 10, 35, 271 ff, 276, 294, 347 f
Harnsäureausscheidung 348
Harnsäurebildung 348
Harnsäurekristalle 347
Harnsäuresteinauflösung 293
Harnsäuresteine 348
Harnstauung 292
Harnsteinbildung 292
Harnstoff 10, 132, 243, 271 ff, 276, 281, 287, 294, 296
Harnstoffausscheidung 281
Harnträufeln 274
Harnverhaltung 93, 301, 471
Harnwege, Röntgenuntersuchung 283
Harnwegsinfekte, chronische 292
Harnwegsuntersuchung 277 ff
Hasenpest 433
Hauptstück 272
Hauptzellen 203
Haustren 220
Haut- und Schleimhautblutungen 425, 449, 477
Hautkontaktinfektion 454
Hautschuppung 424
Hautsegment 459
Hauttemperaturmessung 81
Hauttuberkulose 447
HAV (Hepatitis-A-Virus) 464
Hb_E 18, 27
Hb_EAg 464 f
Hb_SAg 464 f
HBV (Hepatitis-B-Virus) 257, 464
HDCS-Impfstoff 475
HDL-Cholesterin 349
Hefe 351
Hefepilze 478
Heilserum 385
Heiserkeit 159, 172, 192, 447
Heißhunger 337
Heißluftsterilisation 494
Helferzellen 23
Helicobacter pylori und Gastritis 210
Hemeralopie 351
Hemiparese s. Halbseitenlähmung
Hemiplegie s. Halbseitenlähmung
Henlesche Schleife 272
Heparin 15, 22, 41, 128, 184
– Antidot 129
Heparintherapie 15, 126
Hepatitis 254, 257, 299, 377, 464 ff
– alkoholische 259
– anikterische 257, 465
– chronische 250
– – aggressive 56, 257
– chronisch-persistierende 257
– nekrotisierende 257
– rezidivierende 257
Hepatitis A 464 f
Hepatitis-A-Virus 464
Hepatitis B 464 f
Hepatitis-B-Antikörper 464
Hepatitis-B-Virus 257, 464
Hepatitis C 464 f
Hepatitis D 464 f
Hepatitisimpfung 466
Hepatitisstadien 464 f
Hepatitisvirus 44
Hepatitisvirusausscheidung 465
Herdnephritis 361
Herpangina 477
Herpes febrilis 180
– genitalis 377, 458
– labialis 458
– simplex 458
– zoster 454, 459, 463 f
– – ophthalmicus 459
– – oticus 459
Herpesbläschen, rezidivierende 458
Herpesenzephalitis 459
Herpes-simplex-Viren Typ 1 und Typ 2 458
Herpesstomatitis 458
Herpesviren 370
Herz, Bau und Funktion 96 ff
– Untersuchungsmethoden 103 ff
Herzaktion 101
Herzasthma s. Asthma cardiale
Herzauskultation 103
Herzbett 135, 144
Herzbeutel 97, 151
Herzbeutelentzündung 103
Herzblock 147 ff
Herzdekompensation s. Herzinsuffizienz
Herzerkrankungen, rheumatisch-allergische 111
Herzfehler, angeborene 152
Herzfernaufnahme, röntgenologische 103
Herzfrequenz 107
Herzgeräusche 104, 113, 117
Herzglykoside 146 f

Herzgröße 103
Herzhypertrophie 116
Herzinfarkt 78, 85, 106, 120, 122 ff, 132, 137, 141, 148, 151, 336, 343
- Behandlung 126
- Enzymdiagnostik 125
- Nachbehandlung 127
- Sofortmaßnahmen 75
- stummer 124
- transmuraler 124
Herzinsuffizienz 108, 115, 123, 130 ff, 233, 281, 297
Herzkatheterismus 109
Herzklappen 97
Herzklappenersatz, künstlicher 115
Herzklappenfehler 112 ff, 425
- kombinierter 113, 115 f
- rheumatischer 117
Herzklappeninsuffizienzen 109, 112
Herzklappenstenosen 109, 112 ff
Herzkrankheit 111 ff
- koronare 119 ff, 132, 137
- Pflege und Behandlung 143 ff
Herz-Kreislauf-Funktionsprüfung 106
Herz-Kreislauf-Versagen 457
Herz-Lungen-Maschine 154
Herzmassage 150
Herzminutenvolumen s. Herzzeitvolumen
Herzmißbildungen 111, 117
Herzmuskel s. Myokard
Herzmuskelschädigung 106
Herzmuskelschwäche 403
Herzrhythmus, künstlicher 149
Herzrhythmusstörungen 106, 113, 119, 124, 132, 135 ff, 150, 295, 345
Herzschrittmacher 76, 101, 125 f, 137
- batteriegetriebener 143, 149 ff
- frequenzkonstanter 149
Herzschrittmacherstörung 150
Herzschwäche, toxische 407, 461, 485
Herzspitze 96
Herzspitzenstoß 96
Herztamponade 151
Herzthromben 142
Herztöne 103
Herzversagen 287 f, 297, 426
Herzwandaneurysma 126
Herzwandruptur 126
Herzzeitvolumen 106
Heuschnupfen 170
Hexenschuß 365
Hiatus 197
Hiatushernie 198, 200
Hiluslymphknoten 188
Himbeerzunge 424
Hinterkopfschmerzen, migräneartige 365
Hinterwandinfarkt 124
Hirnabszeß 428
Hirnanhangsdrüse 302
Hirnarterienthrombose 85
Hirnblutung 86, 136, 287
Hirndefekt 428
Hirndruck, gesteigerter 136, 168
Hirnembolie 86, 117, 126, 142
Hirngefäßveränderung, luische 85
Hirnhautentzündung, tuberkulöse 440
Hirnleistungsschwäche 93 f
Hirnödem 287, 295, 355
Hirnthrombose 77
Hirntumor 136
Hirst-Test 461
Hissches Bündel 101
Histamin 204
Histiozytäres Gewebe s. Retikuloendotheliales System
Histokompatibilität 299
Histologie 2
Histoplasmose 478
Hitzearbeit 292
HIV-Enzenphalopathie 468
HIV-Infektion 467
- Ablauf 467
- nosokomiale 469
HLA-Antigene 299
HLA-B 27, 364
HMG-CoA-Reduktase-Hemmer 350
Hochdruck s. Hypertonie
Hodenentzündung 454
Hodgkinsche Krankheit s. Lymphogranulomatose
Hohlvene, obere 67
- untere 67, 241
Homöostase 13
Hormon 271, 302 ff
- antidiuretisches 272
- Definition 302
Hospitalismus, infektiöser 497
Hufeisenniere 293
Humaninsulin s. Insulin, humanes
Humanpathogenität 378
Hundebandwurm 487
Hungerödem 11, 347
Hydralazine 79
Hydronephrose 293
Hydrophobie s. Tollwut
17-Hydroxysteroide 321
Hydrozephalus 428, 487
Hypalbuminämie 11 f, 50, 242, 260, 262, 288
Hyperaldosteronismus 324, 357
Hyperchlorhydrie 207, 210
Hypercholesterinämie 123, 125
Hypergammaglobulinämie 260
Hyperhydratation 355
Hyperimmunglobulin 55, 475
Hyperkaliämie 13, 295, 357
Hyperkalzämie 13, 357 f
Hyperkalzurie 292
Hyperkapnie 178
Hyperkortizismus 321
Hyperlipidämie 122, 263, 349
Hyperlipoproteinämie (s. auch Hyperlipidämie) 289, 332
Hypernephrom 294
Hyperparathyreoidismus 292, 316
Hypersplenismus 51
Hyperthyreose 66, 137, 142, 224, 310, 313 ff
Hypertonie 77, 111, 123, 125, 132, 291, 323, 332, 343
- essentielle 77
- fixierte 77
- hormonell bedingte 77
- im kleinen Kreislauf 134
- labile 77
- maligne 78
- portale 259 f

Hypertonie, pulmonale 177
– renale 77, 300
Hypertoniebehandlung 78
Hypertrophie 5
Hyperurikämie 35, 292, 343, 347 ff
Hyperventilation 166, 317, 357
Hyperventilationstetanie 317
Hypervolämie 7, 108, 132
Hypochlorämische Nierenschädigung 297
Hypochlorhydrie 207
Hypoglykämie 337
Hypogonadismus 254
Hypokaliämie 13, 137 f, 145 ff, 225, 258, 295, 345
Hypokalzämie 13, 317, 358
Hyponatriämische Nierenschädigung 297
Hypoparathyreoidismus 358
Hypophyse 302 ff
Hypophysenhinterlappen (HHL) 302, 306, 308
Hypophysenstiel 305
Hypophysenvorderlappen (HVL) 302, 305
Hypophysenvorderlappeninsuffizienz 306, 314, 322
Hypoproteinämie 13 f, 288
Hypoprothrombinämie 260
Hyposekretion 207
Hypospray-Jet-Injektor 444
Hypothalamus 302, 304 f, 321
Hypothyreose 310 f, 314, 342
– erworbene 314
Hypotonie 70 ff
Hypoventilation 166
Hypovitaminosen 351 f
Hypovolämie 7
Hypoxie 74

I

Icterus haemolyticus neonatorum 30
Idealgewicht 342
IgA, IgD, IgE, IgG, IgM 384
IgA-Antikörper 54 ff
IgE-Antikörper 54 ff
IgG-Antikörper 53 ff
IgM-Antikörper 53 ff
Ikterus 254, 465
– hämolytischer 29, 254
Ileitis terminalis 229
Ileosakralgelenke 364
Ileostomie 231
Ileozäkalgegend 447
Ileozäkalklappe (Bauhinsche Klappe) 220
Ileum 218
Ileus 226
– mechanischer 228
– paralytischer 226
Immundefizienzvirus, humanes 467
Immunelektrophorese 12
Immunglobuline 23, 55 ff, 248, 384
Immuninsulitis 326
Immunisierung, passive 55, 383, 385 f, 420
Immunität 55, 377, 382 ff
– aktive 55, 382 ff
– angeborene 382
– gegen Diphtherie 420
– erworbene 382
– künstliche 382 f
– lebenslange 368
– natürliche 382
– passive 55
– unzureichende 385
Immunitätslage 385
Immunitätsverlust 378
Immunkomplexe 286
Immunokoagulopathie 40 f
Immunologie 382 ff
Immunreaktion 325
– humorale 23
– zelluläre 23
Immunschwäche, lokale 459
Immunsuppression 56
Immunsuppressiva 299, 479
Immunsystem 53 ff
Impfmalaria 482
Impfpflicht 384
Impfreaktion 456
Impfungen 383
Infarktnarbe 127
Infarktpneumonie 179, 184
Infektarthritis 359
Infektion 369
– aufsteigende 276
– bakterielle 401
– diaplazentare 487
– embryonale 487
– enterale 487
– durch Nahrungsmittel 376
– parenterale 464
Infektionsabwehr 369
– herabgesetzte 320
Infektionsfälle, sporadische 379
Infektionskrankheiten 368
– Meldepflicht 401
– zyklische 368
Infektionskrankheitspflege 390 ff
Infektionsschutz 395 f
Infektionszeit 369
Infektiosität 379
Infiltrat, eosinophiles 490
Influenza 460
Influenzabakterien 371
Infusionscholezystogramm 247
Infusionsurogramm 283
Ingestionsallergene 386
INH s. Isonikotinsäurehydrazid
Inhalationsallergene 386
Inhalieren 172
Inhibiting-Hormone 304
Injektionsallergene 386
Inkubationszeit 368 f
Innenschichtinfarkt 124
Insektizide 483
Inselapparat 302, 324
Inselzelladenom 325
Inspiration 156
Insuffizienz, chronische venöse 69
– kardiale 185
– pulmonale 185
– respiratorische 177
Insulin 235, 325 f, 330 ff
– humanes 330
Insulinantagonist 318 f
Insulinantikörper 331
Insulinarten 331
Insulinbehandlung 330 f, 335 ff
Insulindystrophie 331
Insulininfusionspumpen 336
Insulininjektion 331
Insulinmangel, absoluter 326
– relativer 327
Insulinmangeldiabetes 326, 335

Insulinresistenz 327, 331
Insulinrezeptoren 327
Interstitielle Zellen stimulierendes Hormon (ICSH) 306
Intima 63, 67
Intimaödem 120, 122
Intoxikation 409
Intrazellularraum 355
Intrinsic factor 19, 27, 204, 352
Intubation 169, 417
Intubationsbesteck 284
Inulin-Clearance 282
Iridozyklitis 188
Irrigoskopie 221
Ischämie 82
Ischias 365
Ischuria paradoxa (Überlaufblase) 274
Isolierung 395, 400
Isolierzimmer, Einrichtung 498
Isonicotinsäurehydrazid (INH) 441
Isosthenurie 281

J

Jejunoileoskopie 221
Jejunum 218
Jod 354
Jod 131, radioaktives 313
Jodmangel 315
– Vorbeugung 315
Jodmangelgebiete 315
Jodmangelstruma 312
Jodspeicherung 310
Juckreiz 327, 465
– durch Gallensäure 253

K

Kahnbauch 411, 427
Kalium 10, 13, 272, 295
Kaliummangel 145, 357
Kaliumverarmung 78
Kaliumverlust 324, 338
Kalkmilch 498
Kalziferol (Vitamin D) 229, 273, 353
Kalzitonin (s. auch Thyreokalzitonin, TCT) 238, 309, 315
Kalzium 10, 13, 229
Kalziumantagonisten 78, 121
Kalziumresorption 245
Kalziumspiegel 315
Kalziumstoffwechsel 316
Kammer s. Ventrikel
Kammerflattern 139
Kammerflimmern 76, 119, 125, 140 f, 150
Kammerseptum 124
Kammerseptumdefekt 152
Kapillardruck 68
Kapillaren 58, 67 ff
Kapillarentraining 85
Kapillarwandung 6
Kaposi-Sarkom 468
Kardia 197, 202 ff
Kardiospasmus 198, 200
Karditis 361, 422
– rheumatische 112 ff, 141, 151
Karotin 351
Karotisdruckversuch 140
Karpopedalspasmen bei Hypokalzämie 317
Kartenherzbecken 353
Karzinomfrühdiagnose (s. auch Krebszellen) 312
Karzinommetastasen 49
Katecholamine 319
Kathepsin 204
Katheter, intravsale 479
Katheterisieren 279
Kavakatheter 73, 76
Kavernen 436 f
– therapieresistente 442
Kehldeckel 159
Kehlkopf 159
Kehlkopfdiphtherie 413, 416
Kehlkopfentzündung s. Laryngitis
Kehlkopfkrampf 412
Kehlkopfkrebs 172
Kehlkopfspiegelung 168
Kehlkopftuberkulose 172, 439, 447
Keilbeinhöhle 158
Keimdrüsen 302, 325
Keimfreiheit 494
Keimfreimachen 496
Keimträger 380
Keratomalazie 351
Kernigsches Phänomen 427
Kernspintomogramm 283
Ketoazidose 165, 338
Ketonkörper 338 f
Ketonurie 277
Keuchhusten 179, 428, 442, 451
Keuchhustenepilepsie 429
Keuchhustenstadien 429
Kieferhöhle 157
Killerzellen 23
Kimmelstiel-Wilson-Krankheit 289, 296, 336
Kinderlähmung, spinale s. Poliomyelitis
Kinn-Mund-Dreieck 424
Klebsiella pneumoniae 181
Kleiderentseuchung 496
Kleiderläuse 457
Klostridien 372
Knöchelödeme 130
Knochenabbau 316
Knochenmark 7, 16, 22
Knochenmarkspunktion 8
Knochenmarksriesenzellen 24
Knochenmarksschädigung 24, 31, 36 ff, 56, 296, 332
Knochenmarkstransplantation 31
– autologe 10, 35
Knochentuberkulose 445
Knochenzysten 188, 316
Knollenblätterpilz 255, 258
Knoten, heißer oder kalter 312
Knotenstruma 313
Koagulopathie 39
Kobalt 354
Kochsalz 10, 77, 80, 287 f, 297, 323
Kodein 173, 175
Koffein 162
Kohlendioxid 99
Kohlenhydrate 333
– schnellresobierbare 333
Kohlensäuregehalt des Blutes 160
Kohlensäurepartialdruck (pCO_2) 165
Kokken 371
Kolchizin 348
Kolektomie 231
Kolibakterien 179, 221, 267, 290, 371, 497
Kolitis s. Colitis
Kollagenosen 360 ff, 367 ff
Kollaps 72 f, 284
Kollateralen 62
Kolonkarzinom 231
Kolonkontrasteinlauf 221
Kolonulzeration 480
Koloskopie 221
Koma 394, 463, 484
– apoplektisches 91

Koma, diabetisches s. Coma diabeticum
– hyperosmolares 339
Kommissurotomie 115
Komplement 390
Komplementbindungsreaktion (KBR) 390, 427, 448, 461, 470
Konfliktsituation 210
Kongorotfärbung 350
Konjunktivitis 450
Kontagiosität 379, 381
Kontaktallergene 386
Kontaktinfektionen 470, 491
Kontinua (s. auch Fieber) 182, 392, 402, 440, 470
Kontraktion, frustrane 143
Kontrastmittelallergie 247
Kontrastmittelunverträglichkeit 284
Kontrastmittelzwischenfall 284
Körnerkrankheit s. Trachom
Koronarangiographie 127
Koronararterien 59, 100
Koronararterienangioplastie, perkutan transluminale (PTCA) 122
Koronararterienstenose 122
Koronare Herzkrankheit (KHK) 119 ff, 132, 137
– Reserve 121, 133
Koronarinsuffizienz s. Koronare Herzkrankheit
Koronarsklerose 122, 136, 141, 148, 343
Koronarsystem
Koronarthrombose 80, 85, 120, 123 ff
Koronarvenen 101
Körperkreislauf 57 ff, 99
Körpertemperatur, gleichbleibende 155
– normale 392
Kortikoide 183, 479
Kortikoidulkus 320
Kortikosteroide 188, 210, 231, 284, 288, 364, 387
Kost, kaliumreiche 357
Koxarthrose 364
Krampfadern s. Varizen
Krämpfe, hirnorganische 141, 148, 287, 297, 300, 337, 355, 395, 484
– schmerzhafte, Finger 317
Krankheit, Definition 3
– funktionelle 4
– kontagiöse 381
– organische 4
Krankheitserreger 368 ff
Krankheitsursachen 3
Krätze (Skabies) 377
Kreatinin 10, 272 f, 276, 281, 287, 294, 296
Kreatininausscheidung 281
Kreatinin-Clearance, endogene 282
Kreatininerhöhung 132, 295, 355
Kreatinphosphokinase (CPK) 13, 103, 125
Kreatinphosphokinase Isoenzym (CK-MB) 125
Krebszellen (s. auch Karzinom) 168, 187
Kreislaufhormon 100
Kreislaufschädigung, infektiös-toxische 414, 457, 484
Kreislaufschock 294
Kreislaufschwäche 71 f
Kreislaufsystem 57 ff
Kreislauftraining 71 f
Kreislaufwiderstand 58
Kresolseifenlösung 497
Kretinismus 314
Kreuzprobe 46
Krise 182
– hämolytische 29
– thyreotoxische 313
Kropf 310
Krupp-Husten 159, 416 f
Kryptokokken 478
Kryptokokkose 373, 468
Küchenschaben (Kakerlaken) 406
Kugelzellanämie 29
Kugelzellen s. Sphärozyten
Kuhpockenvirus 456
Kumarinantidot 129
Kumarinderivate 15, 128
Kummerspeck 341
Kumulation 146 f, 295
Künstliche Beatmung 419
Kunststoffprothesen 82
Kupfer 10, 13, 354
Kupferspeicherkrankheit 259
Kupffersche Sternzellen 51, 242
Kurare 412
K-Urin 277
Kurvatur, große 202
– kleine 202
Kurzschluß, arteriovenöser 298
Kußmaulsche Atmung 167, 297, 339
Kyphoskoliose 353

L

Labferment 203
Lähmungen 169, 300
– aufsteigende 473
– diphtherische 415
– schlaffe 89, 473
– spastische 90 ff
Lähmungsstadium 472
Laktatazidose 332
Laktatdehydrogenase (LDH) 13, 125, 466
Laktoflavin (Vitamin B_2) 352
Laktosetoleranztest 223
Lamblien 373
Landrysche Paralyse 415, 473
Langerhanssche Inseln 235, 324, 326
– Riesenzellen 437
Langzeit-EKG 106
LAP s. Leuzinaminopeptidase
Laparoskopie 252
Lappenbronchien 159
Laryngitis 159, 171, 416, 450
– acuta 171
– chronica
– stenosierende 159
– tuberkulöse 447
Laryngoskop 416
Laryngoskopie 172
Larynx s. Kehlkopf
Lasguesches Phänomen 427
Laserkoagulation 201
Laserstrahlen 213
Lateralinfarkt 124
Latextest 363
Laugenverätzung 199
Läuse 373
Läusekot 457
Laxantienabusus 225, 344, 357
LDH s. Laktatdehydrogenase
LDL-Cholesterin 349
Lebenserwartung bei Fettsucht 343

Lebenssituation, psychisch unbewältigte 341
Leber 202, 219, 241 ff
Leberabszeß 253, 262
Leberarterie 241
Leberblindpunktion 248, 250
– Durchführung 251
Lebergeruch 254, 258
Leberinsuffizienz 255
Leberkapillaren 241
Leberkarzinom 260, 262
Leberkoma s. Coma hepaticum
Leberkrankheiten, Antikörper 249
– Beschwerden 253
– bildgebende Verfahren 248
– Eisenspiegel 250
– Hautkolorit 253
– klinische Befunde 248
– Laborbefunde 248
Leberkrebs s. Leberkarzinom
Leberläppchen 242
Lebermetastasen 253, 262
Leberpforte 241
Leberpunktion 466
Leberschaden 350
– bei Alkohol 259
– toxischer 254, 477
Leberschwellung 103, 130 ff, 134, 139, 469, 484
Lebersinusoide 242
Lebersternchen (Spider naevi) 253
Leberszintigraphie 253
Lebertumoren 253
Leberuntersuchungen 248 ff
Lebervenen 242
Leberzellen 241 f
Leberzellinsuffizienz 254, 260
Leberzellkarzinom, primäres 262
Leberzellschaden 267
– toxischer 255
Leberzerfall 249
Leberzerfalls- und -ausfallskoma 258
Leberzirrhose 12, 254 f, 257, 259 ff, 357, 465
– alkoholische 260
– postdystrophische 259
– posthepatitische 259
Leberzysten 253
Leibschmerzen, kolikartige 489
Leichenfinger 84
Leinsamen 225
Lentasepsis s. Endokarditis, bakterielle
Lepra 432
Leprabakterien 432
Leptospira icterohaemorrhagica 448
Leptospirosen 448 f
Letalität 380
Leukämie 32 ff, 347, 414, 421
– akute 10, 33 ff, 455
– Behandlung 34 f
– chronische 33 ff
– lymphatische 35
– myeloische 33 ff
Leukopenie 21, 36, 38, 403, 440, 451, 470
Leukopoese 21
Leukose s. Leukämie
Leukozyten 1, 7, 21
– basophile 21
– granulierte 9, 21
Leukozytenzylinder 290
Leukozytose 20
Leukozyturie 300
Leuzin 278
Leuzinaminopaptidase (LAP) 13, 248, 265
Leydigsche Zellen 325
Lezithin 244
Lichtscheu 450
Lidödeme, morgendliche 287
Lieberkühnsche Drüsen 219
Linksdilatation 133
Linksherzhypertrophie 133
Linksherzinsuffizienz 78, 116, 130, 132 ff
– akute 126
Linkskatheter 109 f
Links-rechts-Insuffizienz 116, 126, 130
Linksverschiebung 22
Lipämie 13
Lipase 219, 235
Lipide 10
Lipidelektrophorese 349
Liquor cerebrospinalis 376, 427
– trüb-eitriger 427
Liquordruck 428
Liquor-Eiweißkörper 427
Liquor-Glukose 427
Liquoruntersuchung 434, 447
Lobärpneumonie 180 ff, 461
– Stadien 181
– Verlaufsformen 182
Lobektomie 177, 442
Lokalinfektionen 368
Lomidine 486
Lösungen, molare 356
Lues 79, 83, 118 f, 377, 414, 448
– Gefäßprozesse 79, 83
Luftröhrenschnitt s. Tracheotomie
Luftschlucken 217
Luftsichel unterm Zwerchfell 214
Luftwege, obere 155
– untere 155, 159
Luftzusammensetzung 155
Lumbago 365
Lumbalpunktion 427
Lungen 161 ff
Lungenabszeß 186
Lungenalveolen 161
Lungenarterien 100
Lungenauskultation 168
Lungenblähung s. Lungenemphysem
Lungenbläschen s. Alveolen
Lungenblutung (s. auch Hämoptoe) 438
Lungenchirurgie bei Tuberkulose 442
Lungendehnbarkeit (Compliance) 165
Lungendiffusion 166
Lungenembolie 70, 86, 134, 183 f
Lungenemphysem 134, 177 f
– obstruktives 177 f
Lungenentzündung s. Pneumonie
Lungenfell s. Pleura visceralis
Lungenfibrose 185 f
Lungenfunktionseinschränkung 136, 439
Lungenfunktionsprüfung 178
Lungengangrän 168, 186
Lungenhilus 162
Lungeninfarkt 86, 179, 183
Lungeninfiltrate, eosinophile 490

Lungenkapillaren 99, 161
Lungenkrebs s. Bronchialkarzinom
Lungenkreislauf 57, 99
Lungenläppchen 161
Lungenlappen 161
Lungenleistung 165
Lungenmetastasen 186 f
Lungenmilzbrand 434
Lungenmykose 183, 479
Lungenödem 116, 126, 133, 179, 284, 295, 297, 355, 461
Lungenperfusion 166
Lungenperkussion 168
Lungenpest 430
Lungenriß 191
Lungenschlagader s. Pulmonalarterie
Lungenschwindsucht 436
Lungensegmente 159, 161
Lungenstauung 116, 130 f, 134, 139, 179
Lungensteckschuß 186
Lungentuberkulose 436
Lungentumoren 186
Lungenvenen 100, 161
Lungenventilation 166
Lungenwurzel s. Lungenhilus
Lungenzirrhose 437
Lupus erythematodes disseminatus 367
– vulgaris 447
Luteinisierendes Hormon (LH, ICSH) 306
Luteinizing hormone releasing hormone (LHRH) 304
Luteotropes Hormon (LTH) s. Prolaktin
Lyme-Borreliose 359, 449
Lymphadenopathiesyndrom 468
Lymphadenose s. Leukämie, lymphatische
Lymphangiosis carcinomatosa 187
Lymphatisches System 48 ff
Lymphe 48
Lymphgewebe 219 f
Lymphkapillaren 48
Lymphknoten 21, 48
Lymphknotenschwellungen 33, 35, 49, 387, 413, 453, 469, 487
Lymphknotentuberkulose 49, 439, 445
Lymphoblastenleukämie 36
Lymphogranulomatose s. Morbus Hodgkin
Lymphographie 49
Lymphoidzellenangina 469
Lymphome, maligne 10
Lymphopathia venerea 377
Lymphopenie 38
Lymphosarkom 36
Lymphosarkomatose 33
Lymphozyten 8, 22, 33
– atypische 470
Lymphozytenausreifung 325
Lymphozytose 32
Lyssa s. Tollwut

M

Madenwürmer 373, 487, 490
Magen 202 ff
– Antrum 202
– Kardia 197, 202 ff
– nervöser 218
– Pylorus 202
Magenatonie 218
Magenausgang 202
Magenausgangsstenose 216
Magenblutung 213, 217
Magen-Darm-Passage, röntgenologische 211, 221
Magendrüsen 203
Magendurchbruch 213
Mageneingang 202
Magenektasie 214
Magenentleerung 203
Magenentleerungsstörung 208
Magenerkrankungen 208 f
Magenfundus 202
Magenfunktionsstörungen 215
Magengeschwür s. Ulcus ventriculi
Magenkarzinom 216 f
Magenneurose 218
Magenoperation 209, 215 ff
Magenperforation 212 f
Magenresektion 214
Magensaft 204 f
Magensaftsekretion 206
Magensaftuntersuchung 207, 434
Magensäure 235
Magenschleimhaut s. Mukosa
Magenschleimhautatrophie 209
Magenschleimhautentzündung s. Gastritis
Magenschonkost 210
Magensekretion, maximale 206
Magensenkung 217
Magensonde 76
Magenspülung 208, 214, 409
Magenulkus s. Ulcus ventriculi
Magenuntersuchungen 205 ff
Magenwinkel 202
Magersucht 343 ff
Magnesium 10, 13
Makrophagen 21, 53, 384
Malabsorption 228
Malaria 373, 480 ff
– chronische 484
– latente 484
– quartana 481, 484 f
– tertiana 481, 484 f
– tropica 481 f
Malariaerregernachweis 484
Malariaerregerresistenz 481, 485
Malariaprophylaxe 486
Maldigestions 224, 228, 239
Malpighisches Nierenkörperchen 270
Mandelentzündung s. Tonsillitis
Mangan 354
Mangelanämie 25 ff
Marcumar 126
Masern 179, 442, 450, 463 f
– Enzephalitis 451
– Exanthem 450
– Impfung 452
– Komplikationen 451
– Otitis 451
– Schuppung 451
– Stadien 450
Mastdarm 220
Mastdarmkrebs 221, 231
Mastoiditis 425, 451
Maul- und Klauenseuche 476
MCHC 18
MCV 19
Mebendazol 489
Media 63, 67

Mediastinalemphysem 192
Mediastinalflattern (s. auch Spontanpneumothorax) 192
Mediastinaltumoren 38, 169, 192
Mediastinitis 192, 422
Mediastinoskopie 169, 187
Mediastinum 96, 192, 197
Medikamentenmißbrauch 256
Medulla oblongata 162
Medusenhaupt 254, 260
Megakaryozyten 9, 24
Megakolon 230
Megaloblasten 27
Megalozyten 19, 27
Megalozytose 19
Mehrfachvakzine 383
Meläna 42, 212 f
Melanozytenstimulierendes Hormon (MSH) 306
Memory cells 23, 384
Mendel-Mantoux-Probe, intrakutane 444
Menghini-Nadel 251
Meningismus 426, 466
Meningitis 426
– eitrige 170
– epidemica 426
– myalgica 477
– tuberculosa 446 f
Meningoenzephalitis 454, 458
Meningokokken 372, 426
Meningokokkensepsis 428
Menseszyklus 325
Merozoiten 481
Mesenterialembolie 86, 226
Mesenterium 220 f, 232
Mestinon 227
Metamyelozyten 21
Metaplasie, intestinale 210
Metazoen 370
Metazoenerkrankungen 487
Meteorismus 226
Migräne 275
Mikrobiologie 369
Mikroembolien 117
Mikrogramm 27
Mikrohämaturie 117, 292
Mikroliter 18
Mikrometer 16, 374
Mikroorganismen, lebende 494
Mikrophagen 53 ff
Mikrozirkulation 75
Mikrozytose 19
Miktion 274
Milben 373
Milchabsonderung 306
Milchunverträglichkeit 223
Miliartuberkulose 440
Miller-Abbott-Sonde 227
Milliäquivalent (mmol/l) 338
Milz 21, 50 f, 202
Milzbrand 433 f
Milzbrandbazillen 433
Milzbrandkarbunkel 433
Milzentfernung 30
Milzinfarkt 51
Milzruptur 51
Milzschwellung 38, 469
Milzszintigraphie 52
Milztumor 29, 33 ff, 51, 117, 131, 260, 485
Mineralokortikoide 319
Minutenvolumen 106
Minzolum 490
Mirazidien 493
Mischinfektion 483
Mitralherzform 116
Mitralinsuffizienz 115
– relative 116
Mitralklappe 97
Mitralklappenfehler, dekompensierter 132
Mitralklappenproplaps 116
Mitralstenose 115, 134
Mitralvitium 86
Mittelohr 158
Mittelohrentzündung 422, 425, 428, 430, 451, 453, 461
Mittelstrahlurin 278, 280
MODY (Maturity onset diabetes of young people) 329
Moeller-Barlowsche Krankheit 352
Mol (Molekulargewicht in Gramm) 356
Monilia albicans 478
Moniliasis 478
Monitor 125 f, 139, 144
Mononukleose, infektiöse 257, 464, 469
Monosaccharide 219
Monozyten 8, 22
Monozytenangina 421, 469
Monozytenleukämie 33
Monozytenvermehrung 470
Monozytose 32
Morbidität 380
Morbilli 450 f
Morbus Addison 56, 321 f, 357, 447
– Basedow 313
– Bechterew 359, 364
– Boeck 187 f
– Cushing 321
– Hodgkin 38 ff
– Recklinghausen 316, 358
– Werlhof s. Purpura, throbozytopenische
– Wilson 259
Moronal 479
Moro-Probe 443
Morphium 162
Mortalität 380
Mückenbekämpfung 477
Mukolytika 169
Mukosa 202, 218
Mumps 237, 326, 453 f, 463 f
Mumpsimpfung 454
Mundhöhle 194 ff
Mundhöhlenmykose 479
Mundpflege 183
Mundpflegetablett 196
Mundschleimhautentzündung 195
Mund-zu-Mund-Beatmung 151
Münzenwurf 187
Musculus sphincter ampullae hepatopancreaticae (Sphincter Oddii) 244
Muskelkrämpfe 355
– generalisierte, schmerzhafte 411
Muskelschmerzen 471 f
Muskelschwund 472
Muskeltrichinen 492
Muskelverhärtungen 366
Muskelverspannungen 365
Muskelzittern, grobschlägiges 258
Muskelzucken 297
Myalgia epidemica 477
Myambutol 441
Mycobacterium leprae 433
– tuberculosis 434
Myeloblasten 9, 22
Myeloblastenleukämie 34
Myelom, multiples s. Plasmozytom
Myelon 22
Myelose (s. auch Leukämie, myeloische), funikuläre 28

Myelozyten 9, 22
Mykobakterien 372
Mykobakteriose, atypische 468
Mykoplasmen 179, 372, 377
Mykose 195, 377, 421, 477
Myogelosen 366
Myoglobinanstieg 125
Myokard 96, 100
Myokarditis 119, 132, 136 f, 148, 391, 414, 428, 456, 477
- rheumatische 112, 119
- virusbedingte 119
Myokardschädigung 141
- degenerative 111
- toxische 111
Myxödem 310, 314
Myxoviren 370
Myxovirus Influenza A 460 ff
Myzeten 370

N

Nachlast 144
Nachtblindheit 351
Nackensteifigkeit 427, 471
Nährböden 376
Nahrungsausnützung 221
Nahrungsmittel, kaliumreiche 145
Nahrungsmittelvergiftung 408
Nanometer (nm) 374
Narbenstenose 230
Narkoseverträglichkeit 165
Nase 157 f
Nasenabstrich 418, 427, 433
Nasenbluten 42, 77
Nasendiphtherie 413, 418 f
Nasenmuschel 157
Nasennebenhöhlen 157
Nasennebenhöhlenentzündung s. Sinusitis
Nasennebenhöhlenerkrankungen 175
Nasennebenhöhlenvereiterung 428, 461
Nasenscheidewand 157
Nasenschleimhaut 157
Nasensekret, wäßrig-blutiges 418
Natrium 10, 13
- citricum 11
Natriumausscheidung 320
Natriumbikarbonatlösung 340
Natrium-Kalium-Gleichgewicht 273
Natriumretention 320
Nebennieren 269, 318
- Regelkreis 322
Nebennierenmark 302, 319 f
Nebennierenrinde 302, 319 ff
Nebennierenrindenhormone, Therapie mit 320
Nebennierenrindeninsuffizienz 321
Nebennierenrindenkarzinom 323
Nebennierenrindenkrankheiten 321 ff
Nebennierenrindentuberkulose 323, 440, 447
Nebenschilddrüsen (Parathyreoideae) 302, 315 ff
Nebenschilddrüsenadenom 316
Nebenschilddrüsenkarzinom 316
Nebenzellen 203
Neisseria meningitidis 427
Nekrose 62, 82, 86, 437
Nephritis 426
- chronische 77, 286, 288 f, 300, 367, 425
- interstitielle 291
Nephritisarten 286 ff
Nephrolithiasis 292
Nephron 270, 295
Nephroptose 269, 293
Nephrose 281, 386
- toxische 415, 477
Nephrotisches Syndrom 12, 288 f
Nervenschmerzen 459
Nervensystem, vegetatives 137, 219, 272
Nervus vagus 162
Nesselausschlag 387
Netz, großes 232
Neugeborenenentwicklungsstörung 470
Neuralgien 459
Neurohypophyse 306
Niazin s. Vitamin B_6
Nieren 269 ff
- künstliche 298
Nierenangiographie 284 f
Nierenarterien 269 f
Nierenarterienstenose 283, 294
Nierenausscheidungsfunktion 272
Nierenbecken 269 ff, 273
Nierenbeckenentzündung 289 f
- chronische 291, 300
Nierenbeckensteine 292
Nierenbiopsie 284
Nierendurchblutung 276, 282
Nierenentzündung 286
Nierenfunktion 276
Nierenhilus 269
Niereninsuffizienz 91, 165, 233, 285, 291, 293, 347
- chronische 295 ff
- dekompensierte 296
- kompensierte 296
- latente 296
- Stadien 296
Nierenkapillarnetze 270
Nierenkapsel 269
Nierenkarzinom, hypernephroides 294
Nierenkelche 269
Nierenkelchsteine 292
Nierenkolik 227, 292, 348
Nierenkoma 287
Nierenkrankheiten 286 ff
Nierenleeraufnahme 283
Nierenmark 270
Nierenmarkpyramide 272
Nierenmißbildungen 293
Nierenpapillen 270, 272
Nierenpunktion 285
Nierenrinde 269
Nierenschädigung 448
- hypochlorämische 297
- hyponatriämische 297
Nierensonographie 282
Nierenspender 299
Nierensteine 35, 282, 292, 316, 348
Nierenstützfett 269
Nierentransplantation 299
Nierentuberkulose 296, 440, 446
Nierentubuli 269 ff, 308
Nierentumoren 282, 294
Nierenvenen 269 f
Nierenversagen 46, 287, 291, 295
- akutes 294
- Chinin 485
- chronisches 78
Nierenzysten 282

Nikotin 80, 209 f
Nikotinsäureamid s. Vitamin B_6
Nikotinsäurepräparate 350
Nitrate 121, 144
Nitroglyzerin 134
Nitroglyzerin-Kapseln 121
Nitrolingual 133
Nitropräparate 123
Nizoral 479
Noradrenalin 66, 101, 318
Normalgewicht 342
Normalität, Definition 3
Normazidität 207
Notfallgastroskopie 213
Nüchternblutzucker 327
Nüchternschmerz 211
Null-Diät 344
Nykturie 275

O

Oberflächengastritis 208
Obstdiät 287
Obstipation 225, 334, 398
– spastische 211, 221, 223
Ödem 49, 103, 130 f, 289
Ödemausschwemmung 320
OGTT (oraler Glukosetoleranztest) 328
Ohnmacht s. Synkope
Ohrspeicheldrüse s. Parotis
Ohrtrompete 158
Oleothorax 442
Oligurie 132, 275, 294
Omarthrose 365
Omentum majus 232
Opisthotonus 411, 427
Orchitis 454
Organe 2
Organmanifestation 368
Organsystem 2
Organtransplantation 56
Organtuberkulose 436
Ornithose 470
Ornithose-Virus 183
Orthopnoe 130, 166, 176
Osmotische Resistenzprüfung 29
Ösophagitis 345
Ösophagoskopie 197
Ösophagus 197 ff
Ösophagusbreischluck 197
Ösophagusdivertikel 198
Ösophagusfremdkörper 200
Ösophaguskarzinom 198, 201
Ösophagusmanometrie 197
Ösophagusperforation 192
Ösophagus-pH-Metrie 197
Ösophagusstenose 198
Ösophagusszintigraphie 197
Ösophagusvarizen 198, 200
Ösophagusvarizenblutung 200, 260
Ösophagusvarizenverödung, endoskopische 200, 262
Ösophagusverätzungen 198 f
Osteochrondrose 365
Osteomalazie 229, 359
Osteomyelitis 192, 350
Osteomyelofibrose s. Osteomyelosklerose
Osteomyelosklerose 38
Osteoporose 229
Ostitis tuberculosa 446
Östrogen 325 f
Oszillogramm 81
Ovarien 302, 325
Oxalsäure 292
Oxyhämoglobin 156
Oxytozin 304, 306, 308
Oxyuren 487, 490 f

P

PABA-Test 237
PAH-(p-Aminohippursäure-)Clearance 282
Palisadenwurm s. Hakenwurm
Palmarerythem 253
Panarteriitis nodosa 84, 367
Pandemie 379
Pandy-Reaktion, Liquor 428
Pankarditis 112
Pankreas 235 ff
– Computertomographie 236
– Krankheiten 237
– Röntgenleeraufnahme 236
– Sonographie 236
– Verkalkungen 236
Pankreasbeteiligung 256
Pankreasfunktionsprüfung, schlauchlose 237
Pankreasinsuffizienz 239
Pankreaskarzinom 229, 237, 240
Pankreaskoliken 240
Pankreaskopfkarzinom 241
Pankreaslipase 245
Pankreasnekrose 236
Pankreassaft 235
Pankreassteine 236 f, 240
Pankreasuntersuchung 236 f
Pankreasverkalkungen 236, 239
Pankreaszysten 236 f, 240
Pankreatektomie 241
Pankreatitis 188, 227, 267, 343, 454
– akute 237 f
– Behandlung 238
– biliäre 238
– chronische 239
– Laborbefunde 238
– obstruktive 237
Pankreozymin 237
Pannus 363
Panzerherz s. Perikarditis constricitiva
Panzytopenie 36
Papageienkrankheit s. Ornithose
Papanicolaou-Färbung 168
Papanicolaou-Untersuchung 187
Papilla duodeni major 235 f, 244
Papillarmuskeln 100
Papillenkarzinom 268
Papillotomie 265
Paraaminobenzoeacid 237
Paraffinöl 225
Paralyse, progressive 483
Paraproteine 36
Parasiten 373, 487 ff
Parästhesien 317, 441
Parasympathikus 101, 194, 203
Parasystolie 149
Parathormon (PTH) 315
Parathyreoideae (Nebenschilddrüsen) 302, 315 ff
Paratyphus 405
Paratyphuserreger 401, 405
Pärchenegel 493
Parkinsonismus 195, 463
Parotis 194, 453
Parotitis 197
– abszedierende 398 f, 403
– eitrige 197

Parotitis epidemica 197, 453 f
Partialdruck 161
Pasteurella tularensis 433
Pasteurisieren 496
Pathogenität 378
Paul-Bunnell-Reaktion 470
Peitschenwurm 488
Pellagra 352
Pelviperitonitis 232
Penetration 213
Penizillin 114, 419, 422, 425, 428
Pentagastrin 204
Pepsin 204
Pepsinogen 204
Perforation, gedeckte 214
Perforationsgefahr 266
Periarteriitis nodosa 84, 367
Peribronchitis 174, 177
Pericarditis constricitva 152
- exsudativa 113, 151
- sicca 113, 151
Pericholezystitis 267
Perikard 96
Perikarderguß 108, 114, 132, 151
Perikarditis 151 f
- eitrige 152
- nach Myokardinfarkt 151
- rheumatische 112 ff
- tuberkulöse 151
- unspezifische 152
- urämische 152
Perikardreiben 103, 113
Perisplenitis 51
Peristaltik 193, 203, 219
Peritonealdialyse 298
Peritonealkarzinose 232
Peritonealtuberkulose 440, 445
Peritoneum 202, 232
Peritonitis 214, 227, 229, 403 f
- akute 232
- chronische 232
- gallige 265
- tuberkulöse 232 f
Perkussion 103, 168
Pertussis s. Keuchhusten
Pertussis-Hyperimmunserum 430
Pest 430
Petechien 42
Petit-mal-Epilepsie 72
Peyersche Plaques 48, 219, 402
Pfeiffersches Drüsenfieber s. Mononukleose
Pflanzenschutzmittel 255, 258
Pflasterprobe (Patch-Test) 443
Pfortader 219, 241 f
Pfortaderhochdruck 260
Pfortaderkreislauf 57, 241
Pfortaderstauung 233, 255
Pfortadersystem 193
- der Hypophyse 305
Phagozytose 1, 21 f, 242
Phäochromozytom 77, 319
Pharyngitis 171
Pharynx 158
Phonokardiographie 103
Phosphatase, alkalische (AP) 13, 249, 265, 267, 466, 469
pH-Wert 277, 356
- des Blutes 162, 166
Phyllochinon s. Vitamin K
Pigmentierung 323
Pigmentsteine 263
Pikogramm 18
Pilzerkrankungen s. Mykosen
Pilzmeningitis 479
Pilzmyokarditis 119
Pilznachweis 478
Pilzösophagitis 479
Pilzpneumonie 183, 477 f
Pilzsepsis 478
Piperazinderivate 490
Plasmaeiweißkörper 10
Plasmalipide 243
Plasmazellen 9, 22, 24
Plasmin 16
Plasminogen 16
Plasmodien 481
Plasmodium falciparum 481
- malariae 481
- ovale 481
- vivax 481
Plasmozytom 33, 36
Plaut-Vincent-Angina 171, 421 ff
Plazenta 302
Pleura 157, 161, 188 ff
- diaphragmatica 162
- parietalis 157, 161 f
- visceralis 157, 161
Pleuraempyem 181, 188, 190
Pleuraerkrankungen 188 ff
Pleurakarzinose 190
Pleurapunktion 189
Pleurareiben 189
Pleuraschmerz 184
Pleuraschwarten 166, 188, 190
Pleuritis 188 f
- exsudativa 189
- sicca 188
- tuberkulöse 190, 440, 445
- urämische 297
Pleurodynie 477
Plummern 314
Pneumocystis-carinii-Pneumonie 468
Pneumokokken 179, 181, 372
Pneumonie 179 ff, 186, 430, 457
- atypische 470
- chronische 183
- Erreger 179
- hämorrhagische 430
- hypostatische 179
- käsige 438
- peribronchitische 179
- primär-atypische 183
- Ursachen 179
Pneumoperitoneum 252
Pneumothorax 191 f, 252, 442
- künstlicher 191
- spontaner 191
Pocken 455 ff, 463
- Auffrischimpfung 456
Pockenschutzimpfung 456
Pockenviren 370
Podagra 347
Poikilozytose 20
Polioenzephalitis 472
Poliomyelitis 471
- Zwerchfellähmung 472
Poliomyelitisstadien 471
Polioschluckimpfung 472
Poliovirus im Stuhl 473
Poliovirusausscheidung 471
Poliovirusstämme 471
Pollakisurie 275, 300
Polyarthritis, chronische 359
Polychromasie 20
Polycythaemia vera 31, 347
Polyglobulie 31, 134

Polymyalgia rheumatica 360
Polyneuritis 441
Polyneuropathie 337
Polypektomie 223
Polypen 205, 222, 225, 231
Polypeptide 235, 303
Polypose 216, 230
Polyurie 275
Polyzythämie s. Polycythaemia vera
Porphyrie 350
Porphyrine 20
Postcholezystektomiesyndrom 268
Posttransfusionshepatitis 464
Prädiabetes 329
Präeklampsie 300
Praziquantel 489, 493
Primaquine 485
Primäraffekt 486
Primärharn 271 f
Primärinfekt 436
Primärkomplex 436
Primärstadium 436
Probeexzision 376
Proinsulin 330
Proktoskopie 223 f
Prolaktin (Prl) 305
Prolaktinom 308
Promyelozyten 22
Promyelozytenleukämie 34
Prostata (Vorsteherdrüse) 275, 290
Prostigmin 227
Protaminsulfat 128
Proteinaseaktivität 245
Proteinurie 289, 300
Prothrombin 10, 14, 24, 40, 129, 242
Prothrombinbildung 129
Prothrombinkonzentration s. Quick-Test
Prothrombinspiegel 248 f
Protoplasma 1
Protozoen 370
Protozoenkrankheiten 373, 479
Pseudoappendizitis 339, 431
Pseudoglobuline 31
Pseudo-Krupp 159, 416, 451
Pseudozysten 240
Psittakose s. Ornithose
Psittakose-Lymphogranuloma-inguinale-Viren 370
Psoriasis-Arthritis 359
Psychopharmaka 145
Psychovegetative Fehlsteuerung 140
– Labilität 230
PTT s. Thromboplastinzeit, partielle
Puerperalscharlach 423
Puffersystem 356
Pulmonalarterie 99
Pulmonalklappe 97 ff
Pulmonalkreislauf s. Lungenkreislauf
Pulmonalstenose, angeborene 152
Puls, Fühlen 64
Pulsdefizit 143
Pulswelle 63
Punktionsflüssigkeit 376
Purkinjesche Fasern 102
Purpura Schoenlein-Henoch 42
– senilis 42
– simplex 42
– thrombozytopenische 41
– vaskuläre 41
Pyelitis, akute 300
Pyelogramm 283
– intravenöses 283
– retrogrades 283
Pyelographie, retrograde 283
Pyelonephritis 289 f
– akute 290
– chronische 291
– Erreger 290
Pyloroplastik 215
Pylorospasmus 214
Pylorus 202
Pylorusstenose 208, 212, 214
Pyramidenbahnen 88
Pyramidenzeichen 90

Q

Q-Fieber-Rickettsien 183, 463
Quarantäne 455
Quecksilbervergiftung 195
Quellstoffe 335
Querschnittssyndrom 366
Quick-Test (s. auch Thromboplastinzeit) 15, 127, 248 f
Quincke-Hängelage 176
Quincken 176

R

Rabies s. Tollwut
Rachen 158 f
Rachenabstrich 414, 422, 427, 461
Rachendiphtherie 413, 418
Rachenkatarrh s. Pharyngitis
Rachenmandel 171
Rachenring, lymphatischer 171
Rachenspülwasser 376, 461, 473
Rachitis 229, 353, 358, 451
Radiojodtest 310
Rasselgeräusche 174
Ratschow-Lagerungsprobe 81
Rattenflöhe 431
Raucherbein 83
R-auf-T-Phänomen 138 f
Raumdesinfektion 497, 499 f
Raumdesinfektionsmittel 497
Raynaudsche Krankheit 84
Reaktion, allergische 386
Rechtsherzbelastung, vermehrte 134
Rechtsherzdilatation 134
Rechtsherzhypertrophie 134, 152
Rechtsherzinsuffizienz 130, 134, 177
Rechtsherzkatheter 109 f
Recklinghausensche Krankheit s. Morbus Recklinghausen
Reduktionskost 333, 342
Reflexsteigerung 297, 313
Reflux, duodenogastraler 210
– vesikoureteraler 273
Refluxkrankheit 197
Refluxösophagitis 198
Regelkreis, hormoneller 303
Regulationsstörung, orthostatische 71
Reibegeräusche 126, 151
Reichsimpfgesetz 384
Reinfektion 491 f
Reisediarrhö 408

Reiter-Syndrom 359
Reizbildungsstörung 107
Reizbildungszentrum 101, 106
Reizleitungssystem 101
Reizmahlzeit 247
Reizpolyglobulie 31
Rektosigmoideoskopie 223
Rektum 220
- digitale Untersuchung 223
Rektumkarzinom 222, 224, 230 f
Rektumschleimhautbiopsie bei Amyloidose 350
Rekurrensparese 192
Releasing-Faktoren 304
Renin 273
Renin-Angiotensin-System 273
Renovasogramm 283
Reservevolumen, exspiratorisches 163
- inspiratorisches 163
Residualluft 164
Resistance s. Atemwegswiderstände
Resistenz 496
Resistenzbestimmung 281
Resistenzminderung 378
Resistenzprüfung 374
- bakterielle 169
- osmotische 29
Resistenzschwäche 436
Resochin 485 f
Resorption 193, 222
Resorptionstests 221
Respirationsluft 163
Respirator 473
Restharn 279
Retentionszysten 240
Retikuloendotheliales System (RES) 19 f, 49 ff, 187, 242, 384
Retikulozyten 16, 29
Retikulozytenkrise 28
Retinopathie, diabetische 336
Retothelsarkom 36
Retrotonsillarabszeß 192, 422
Retrovir 468
Retroviren 370
Rhagaden 196
Rh-Antikörper 30
Rhesus-Faktor 30, 43
Rheumatische Erkrankungen 359 ff
Rheumatisches Fieber 103, 359
Rheumatismus 359
Rheumatoide, allergische 359
- Arthritis s. Polyarthritis, chronische
Rh-Faktor 30, 43
Rhinitis 170
Rhinoskopie 158
Riboflavin s. Vitamin B_2
Rickettsien 370, 457
Riechfeld 158
Riechnerv 157
Riesenkinder, diabetische 341
Riesenwuchs (Gigantismus) 307
Rifampicin (RMP) 441
Rinderbandwurm 487 f
Rinderinsulin 331
Rindertuberkulose 435
Rippenfell s. Pleura parietalis
Rippenfellentzündung s. Pleuritis
Rippenfelltuberkulose s. Pleuritis, tuberkulöse; s. Pleuritis exsudativa
Rippenresektion 190
Risikofaktoren, kardiale 122
Rivalta-Probe 189, 233 f
Rizinusöl 225
Roemheld-Syndrom 226
Röhrenknochen 8
Röntgen- und Radiumstrahlung 224
Röntgenbestrahlung 39, 185, 187
Röntgenstrahlen 494
Rosenkranz, rachitischer 353
Roseolen 402
Röteln 370, 452, 463
Rötelnantikörper 453
Rötelnembryopathie 453
Rötelnexanthem 452
Rötelnimmunität 453
Rötelnschutzimpfung 453
Rotlauf s. Erysipel
Rubeola s. Röteln
Rückfallfieber, europäisches 449
Rückkopplung 309
Rückresorption, tubuläre 272
Ruhedyspnoe 130, 166
Ruhr 209, 222
Ruhrbakterien 406
Rumpel-Leede-Phänomen 42
Rundherde 187
Rundschatten 186

S

Säbelscheidentrachea 312
Sabin-Feldman-Test 486
Saccharase 219
Saftfasten 344
Sagrotan 498 f
Sakralödem 131
Salizylpräparate 364
Salmonellen 372
Salmonellosen 401, 408
Saluretika 78, 145, 262, 357
Salzausscheidung 272
Salzsäure 203 f
Samenbläschen 275
Samenröhre 275
Sammelrohr 272
Saprophyten 373
Sarkoidose 187 f
Sauerstoff 99
Sauerstoffatmung 133
Sauerstoffaufnahme 155
Sauerstoffbeatmung 284
Sauerstoffbrille 144
Sauerstoffgabe 178
Sauerstoffpartialdruck (pO_2) 167
Sauerstoffzelt 144
Säuglingsanämie 28
Säureausstoß, Magen 207
Säure-Basen-Gleichgewicht 155, 273, 296, 327, 345
Säurelocker 204
Säuresekretion, maximale (MAO) 206
Säurestimulation 204
Säureverätzung 199
Scarlatina s. Scharlach
Schafblattern s. Windpocken
Schaltstück 272
Scharlach 360, 423 ff
- rheumatoider 425
- septischer 425
- toxischer 425
Scharlachexanthem 425, 451
Scharlachnephritis 425
Scharlachrheumatoid 425

Scharlachschuppung 451
Schaufensterkrankheit 80
Schellong-Test 106
Scheuerdesinfektion 497
Schichtaufnahmen 168, 283
Schick-Test, Diphtherie 420
Schilddrüse 302, 308 ff
– Regelkreis 309
Schilddrüsenfunktion, Regelkreis 309
Schilddrüsenkolloid 309
Schilddrüsenkrankheiten 310 ff
Schilddrüsenkrebs s. Struma maligna
Schilddrüsensonogramm 311
Schilddrüsenszintigramm 311
Schistosomiasis 493
Schizonten 481
Schlackenarme Kost 225
Schlafkrankheit, afrikanische 486
– europäische 463
Schlaflosigkeit 396
Schlafmittel 162
Schlafmittelsucht 397
Schlaganfall s. Apoplexie
Schlagvolumen 106
Schleimhautpolypen 301
Schlingkrämpfe 475
Schluckakt 158, 194
Schluckauf 217
Schluckbeschwerden 413, 420
Schluckimpfung 472
Schlucklähmung 409, 472
Schluckpneumonie 415
Schluckreflex 195
Schlußdesinfektion 499 f
Schmierinfektion 377, 381
– Bakterienruhr 406
– Erysipel 426
– Lepra 432
– Maul- und Klauenseuche 476
– Pocken 455
– Poliomyelitis 471
– Scharlach 423
– Toxoplasmose 486
– Virushepatitis A 464
Schnappatmung 131, 141
Schnupfen (Rhinitis) 170
Schock 46, 72 ff, 108, 184, 214, 284
– anaphylaktischer 73, 385, 387
– dekompensierter 74 f
– hypoglykämischer 74, 337, 341
– hypovolämischer 72
– kardiogener 73, 125
– kompensierter 74
– durch Kontrastmittelallergie 247
– Lagerung 75
– septischer 73
– Sofortmaßnahmen 75
– traumatischer 73
Schocksymptome 124
Schrittmacher s. Herzschrittmacher
Schrumpfniere 84, 367
– hydronephrotische 293
– pyelonephritische 291, 296
– vaskuläre 296
Schüttelfrost 117, 180, 190, 265 f, 290, 393 f, 426, 481
Schüttellähmung 463
Schutz vor Ansteckung 500
Schutzimpfungen, aktive 368
Schutzkleidung 499
Schwangerschaft 352, 453
– und Diabetes 340 f
Schwangerschaftsanämie 28
Schwangerschaftsnephropathie 300
Schwangerschaftsnieren 300
Schwarzwasserfieber 485
Schweinebandwurm 487 f
Schweineinsulin 330
Schwerhörigkeit 441
Schwindel 77
Scribner-Shunt 298
Segmentation 219
Segmentbronchien 159
Segmentresektion 177, 442
Sehbeeinträchtigung 441
Sehnenfäden 98
Sehnenxanthome 349
Sehstörungen 287
Seitenstrang-Angina 171
Seitenstränge, lymphatische 171
Sekrete 376
Sekretintest 237, 240
Sekretion, äußere 302
– innere 302
– tubuläre 272
Sekretionsstarre, Insulin 327
Sekundärharn 272
Sekundärinfektion 461
Sekundärstadium der Tbc 436
Sekundärversagen, Diabetes mellitus 327
Sekundenherztod 125
Selbstmordversuch 345
Sengstaken-Blakemore-Sonde 198, 261
Senkniere 269
Senkungsabszeß, tuberkulöser 446
Sensibilisierung 175, 387
Sensibilität, Erreger 374
Sepsis 181, 186, 232, 263, 393, 402, 422, 430
Septum 97
Septumdefekt 109
Serologie 389 f
Serosa 202, 218
Serum, milchig-getrübtes 289
– trübes 349
Serumagglutination 407
Serumallergie 73
Serumenzyme 248
Serumgaben, Aufklärungspflicht 388
Serumgewinnung 386
Serumkrankheit 387
Serumüberempfindlichkeit 388
Sexualausprägung, männliche 325
– weibliche 325
Sexuelle Übertragung 377
SGOT (Glutamat-Oxalazetat-Transaminase) 13, 125, 465
SGPT (Glutamat-Pyruvat-Transaminase) 13, 469
Sheehan-Syndrom 307
Shigellen 372
Shunt 153
Shuntvitien 109
Sichelkeime 481
Sichelzellanämie 20, 29
Sick sinus s. Sinusknotensyndrom
Sickerblutung 7, 211, 213
Siderose 185
Siebbein 157
Siebbeinzellen 158
Sigma 220
Sigmoidoskopie 221, 223

Silikose 166, 185, 442
Simmondssche Kachexie 346
– Krankheit 307
Singultus 217
Sinoaurikuläre Blockierung 136
Sinusarrhythmie 135 f
– periodische 136
– respiratoriche 137
Sinusbradykardie 135 f
Sinusitis 170
– chronische 209
– maxillaris, dentogene 170
Sinusknoten 101
Sinusknotensyndrom 136
Sinusrhythmus 102
Sinustachykardie 135 f
Sjögren-Syndrom 360, 367
Sklerodermie 229, 360, 367
– progressive systemische 367
Sklerosierung, endoskopische 262
Skorbut 352
Skybala 221
Sludge-Phänomen 74
Sodbrennen 200, 209, 211, 216
Sollgewicht nach Broca 333
Somatostatin 238
Somatotropes Hormon (STH) 305
Somatotropin s. Wachstumshormon
Sommergrippe 477
Somnolenz 394, 402, 457
Sonnenstich 426
Sonographie (s. auch Ultraschall) 158, 236, 245, 248, 253, 263 f, 282 f, 293, 480
Soor 183, 195, 373, 468, 478
Sostril 211
Spannungspneumothorax 191
Speichel 194
– Arten 194
Speicheldrüsen 194
Speicheldrüsenabszeß 391
Speicheldrüsenerkrankungen 197
Speichelfluß 195
Speichelsekretion 195
Speichelstein 197
Speisen, infizierte 376
Speiseröhre 197 ff
Spenderniere, Abstoßungskrise 299
Spermienbildung 325
Sphärozyten 20, 29
Sphincter Oddii 244
Spiegelbildung 232
– horizontale 227
Spinalganglien 459
Spinnennävi 253
Spirillen 421
Spirochaeta pallida 448
Spirochäten 371 f
Spirochätosen 448
Spirographie 165
Spirometrie 165
Spitzfußbildung 92, 473
Splenektomie 51
Spondylarthrose 365
Spondylitis ankylosans 359
Spontanpneumothorax 191
Sporen 371, 496
Sporozoiten 481
Sprue 28
– einheimische 229
– tropische 229
Spulwurm 373, 487, 489 f
Spurenelemente 354 f
Sputum 168, 376
– blutiges 134
– dreischichtiges 168, 176
– eitriges 175, 186
– schaumig-hämorrhagisches 133
Sputumdesinfektion 498
Sputumuntersuchung 168, 434
Stabkernige s. Granulozyten, stabkernige
Stadium convulsivum 429
Stakkato-Husten 429
Stammbronchien 159
Stammfettsucht s. Cushing-Syndrom
Stammzellen 8
Stammzellenleukose 34
Standardbikarbonat 356
Staphylokokken 179, 181, 371, 426, 461, 497
Staphylokokkenenteritis 408 f
Status asthmaticus 176
Staubinfektion 457, 460, 470, 491
Staublunge s. Pneumokoniose
Stauungserguß 188 f
Stauungsgastritis 132, 218
Stauungsikterus 131, 135, 254
Stauungsleber 242
Stauungsnieren 132
Stauungsödeme 130 f
Stauungspneumonie 179
Stauungszirrhose 259
Steatorrhö 229
Stechmücken 477
Steigrohr 427
Steinauflösung 292 f
Steinstaublunge 166
Steinzertrümmerung, extrakorporale, ultraschallgesteuerte 293
Stempeltest 444
Stenokardien (s. auch Angina pectoris) 120
Stenose 108
Stenosegeräusche 81
Sterilisation 494 ff
– chemische 494
Sterkobilin 245
Sternalpunktat 39
Sternalpunktion 8, 34
Steroiddiabetes 321
Steroidhormone 319
Stimmritze 159
Stimmritzenkrampf bei Hypokalzämie 317
Stirnhöhle 157 f
Stoffwechselkrankheiten 326 ff
Stomatitis 195 f, 399, 403, 458
Stoßwellenlithotripsie 293
Strahlenpilzkrankheit 478
Strahlenschädigung 31
Strahlensterilisation 494
Streptococcus viridans 117
Streptokinase 16, 87, 127
Streptokokken 112, 179, 181, 371, 425, 461
– betahämolysierende der Gruppe A 360, 421, 423, 425
Streptokokkenangina 423
Streptokokkeninfektion 286
Streptokokkensepsis 425
Streptokokkentonsillitis 414, 421
Streptolysintiter (AST) 422
Streptomycin 441
Streß 123
Streßinkontinenz 275
Streuung, hämatogene 439

Striae der Bauchhaut 323
Stridor 85, 159, 416
Stridoratmen 415, 451
Strikturen des Ösophagus 199
Strophantin 133, 144, 146
Struma 312
– euthyreote 310
– maligna 310
– retrosternale 312
Strumitis 314
Stuhl 220 f, 375
– acholischer 221
– erbsensuppenartiger 403
– grau-salbenartiger 222
– himbeergeleeartiger 479
– lehmfarbener 221, 245, 253, 465
– reiswasserähnlicher 432
Stuhl- und Windverhaltung 227
Stuhldesinfektion 405, 407, 472, 498
Stuhlfarbe 222
Stuhlkonsistenz 221
Stuhlkontrolle auf Wurmeier 489 f
Stuhlkultur 402, 407
Stuhluntersuchungen 221
Subarachnoidalblutung 426
Subazidität s. Hypochlorhydrie
Sublimatlösung 494
Subtraktionsangiographie, digitale 285
Sulfonamide 407, 422, 487
Sulfonylharnstoffe 332
Sumpffieber s. Malaria
Superinfektion, bakterielle 172
Suppressorzellen 23
Symbionten 373
Sympathektomie 82
Sympathikus 101, 194, 203
Syndrom, adrenogenitales (AGS) 321, 344
– nephrotisches 12, 288 f
Synkope 72
Synovektomie 364
Synovia 360
Syphilis s. Lues
System, retikuloendotheliales (RES) 19 f, 49 ff, 187, 242, 384
Systole 99
Szintigraphie 127

T

T4-Helferlymphozyten 468
Tachyarrhythmia absoluta 130, 132, 142
Tachykardie 65, 119, 130, 132, 313
– paroxysmale 139
– supraventrikuläre paroxysmale 139 f
– ventrikuläre paroxysmale 139
Taenia saginata 488 f
– solium 488 f
Tagamet 211
Tageszuckerausscheidung 328
Tänien 220, 487 f
Tasnon 490
Teerstuhl 42, 212, 222
Tenesmen 224, 228, 230, 406
Tertiärstadium 436
Testes 302
Testosteron 325
Tetanie 229, 317, 410
– durch Hyperventilation 317
– latente 317
Tetanol 412
Tetanus 410 ff
Tetanusbazillus 371, 410 f
Tetanusimmunglobulinserum 411
Tetanustoxoidimpfung 411
Tetrachlorkohlenstoff 255, 258
Tetrazykline 407
Thalassämie 20, 29
Therapie, immunsuppressive 56
Thiabendazol 490
Thiamin s. Vitamin B_1
Thorakokaustik 442
Thorakoplastik 443
Thorakotomie 191
Thoraxdeformierung 189 f
Throbozytenkonserven 35
Thromben, wandständige 86, 108
Thrombin 14, 24, 40, 129
Thrombokinase 14 f, 24
Thrombopenie 34 f, 40
Thrombophlebitis 69, 343
Thromboplastin 14
Thromboplastinzeit 15
– partielle (PTT) 15
– Quick-Test s. Quick-Test
Thrombose 32, 85, 400
– arterielle 80
– der Hirngefäße 80, 88
– oberflächliche 70
– tiefe 70
Thrombozyten 8, 14, 24
Thrombozytopenie 24
Thymus 21, 23, 48, 192, 302, 325
Thyreoideastimulierendes Hormon (Thyreotropin, TSH) 304 f, 309
Thyreoiditis 310, 454
Thyreokalzitonin (TCT) 309
Thyreostatika 313
Thyreotoxikose 313
Thyreotropin releasing hormone (TRH) 304
Thyroxin (T4) 309
Thyroxinbindende Globuline (TBG) 311
Tiere als Überträger 377
Tierversuch 376, 435
Tiffeneau-Test 164
Tine-Test 444
Titer 389
Titeranstieg 368, 462
Titerhöhe 369
T-Lymphozyten 23, 53 ff, 325
Tokopherol s. Vitamin E
Tolbutamidtest, intravenöser 328
Tollwut 474 ff
Tollwutprophylaxe 475
Tollwutschutzimpfung 475
Tollwut-Simultanschutzimpfung 475
Tollwutverdachtszeichen 475
Tollwutvirus im Speichel 475
Tomogramme s. Schichtaufnahmen
Tonsillarabszeß 421 ff
Tonsillektomie 171, 420
Tonsillen 21, 48
Tonsillenbeläge 413, 469
– festhaftende 413
– flächenhafte 413
Tonsillentuberkulose 435
Tonsillenulzeration 423
Tonsillitis 171
– akute 420 f
Tophi 347
Totalkapazität 164
Totgeburt 340

Toxine 378
– spezifische 384
Toxoide 383
Toxoplasma gondii 486
Toxoplasmose 486 ff
– zerebrale 468
Trachea 159
Trachealkanüle 169
Trachealrasseln 133
Tracheomalazie 169, 312
Tracheotomie 76, 159, 169, 417
– Komplikationen 169
Trachom 476
Tränenflüssigkeit 157
Tränennasengang 157
Transaminasen 13, 249, 465 f
Transaminasenerhöhung 260
Transfusion, Verantwortung 46
– Zwischenfall 47
Transitorisch-ischämische Attacke 78, 89
Transportfähigkeit 75
Transsudat 188 f, 233
Treponema pallidum 448
TRH-Test 311
Trichinella spiralis 492
Trichinen 488, 492
Trichinose 488, 492
Trichiuren s. Peitschenwurm
Trichiuriasis 492
Trichocephalus dispar 488, 492
Trichomonaden 373, 377
Trichophytosen 373
Trigeminus 139
Triglyceride 243, 289, 349
Trijodthyronin (T3) 309
Trikuspidalklappe 97
Tripelphosphat 292
Trismus 411
Trockensterilisation 496
Trokar 234
Trommelschlegelfinger 135, 153, 176
Tropenklima 292
Tröpfcheninfektion 376, 382
– Diphtherie 413
– Grippevirus 460
– Lepra 432
– Lobärpneumonie 181
– Masern 450
– Mumps 453
– Pertussis 428
– Pest 430
– Pocken 455
– Rhinitis 170
– Röteln 452
– Scharlach 423
– Tonsillitis 422
– Tuberkulose 435
– Windpocken 454
Tropfen, dicker 485
Trousseausches Phänomen 317
Truncus pulmonalis 99
Trypanosomen 486
Trypsinogen 235
Tsetsefliege 486
TSH-Sekretion, Regelkreis 310
Tuberkel 437
– Definition 437
– hirsekorngroße 440
Tuberkelbakterien 426, 435
Tuberkelbakterienkultur 434 f
Tuberkelbakteriennachweis 435
Tuberkeltoxine 437
Tuberkulin 443
Tuberkulindiagnostik 443
Tuberkulinempfindlichkeit 187
Tuberkulinproben 443 f
Tuberkulintest 443
Tuberkulom 437
Tuberkulose 175, 187, 256, 434 ff, 451
– aktive 437
– chronische 440
– exsudativ-infiltrative 436
– extrapulmonale 438
– fakultativ offene 438
– der Geschlechtsorgane 440
– geschlossene 437
– Kultur 434
– offene 437
– produktiv-zirrhotische 436 ff
– und Psyche 443
– verkäsende 437
Tuberkuloseaktivitätszeichen 438
Tuberkuloseausbreitung 436
Tuberkuloseimpfung (BCG) 444, 447
Tuberkulosereaktivierung 436
Tuberkulosestadien 436
Tuberkulosestreuung 436
Tuberkulosetherapie 441 ff
Tuberkulostatika 256
Tubuli contorti 269, 272
Tubus 417
Tularämie 433
Tumorkranke 183
Tumorzellen 234
Türkensattel 305
Typhus 209
– abdominalis 401 ff
– ambulatorius 404
– exanthematicus s. Fleckfieber
Typhusbakterien 402
Typhus-Paratyphus-Ruhr-Bakterien 371
Typhusschutzimpfung 405
Typhusstadien 402
Tyrosin 278

U

Überempfindlichkeitsreaktion 175
Überernährung 77, 334, 341
Überfunktion, endokrine 303
Übergewicht 123, 256, 263, 326, 329, 332, 349
Überlaufblase (Ischuria paradoxa) 274
Überleitungszeit 102, 146, 148
Übertragbarkeit, sexuelle 458
Überträger, tierische 377
Übertragungsarten der Infektionen 376 f
Überwachungsgerät 125 f, 139, 144
Uhrglasnägel 135, 176
Ulcus cruris 69
– duodeni 208, 210 ff
– molle 377
– pepticum jejuni 210, 215
– ventriculi 208, 210 ff
Ulkus, chronisch-kallöses 212
– im Ösophagus 210
Ulkusblutung 212
Ulkusdiät 211
Ulkuskarzinom 212
Ulkuskomplikationen 212
Ulkuskrankheit 208, 210 ff

Ulkuspenetration 213
Ulkusperforation 213
- gedeckte 214
Ultrafiltration 271
Ultraschall (s. auch Sonographie) 108
Ulzeration 297
Undulationsphänomen 233
Universalempfänger 44
Universalspender 44
Unterernährung 435
Unterfunktion, endokrine 303
Unterkieferspeicheldrüsen 194
Unterschenkelgeschwür s. Ulcus cruris
Untersuchungsmaterial, Versand 375
Untertemperatur 392
Unterzungenspeicheldrüsen 194
Urämie 291, 294, 297, 432, 477, 485
Urate 347
Uratsteine 292
Ureter 273
Ureterostium 274
Ureterperistaltik 273
Uretersteine 292
Urethra 275
Urethritis 377
Uriculttest 280
Urikosurika 348
Urin 376
- bakteriologische Untersuchung 278
- bierbrauner 465
- blutiger 301, 493
- rötlich-fleischwasserfarbener 287
- spezifisches Gewicht 276
Urinbefund 423
Urinfarbe 277
Urinkristalle 278
Urinkultur 402
Urinmengen, vermehrte 339
Urinretention s. Harnverhaltung
Urinsammlung 276
Urinsediment 277
Urinuntersuchung, Teststreifen 277
Urinzylinder 278
Urobilinogen 245
Urobilinogenurie 249, 277, 484
Urogenitalbilharziose 493
Urogramm, intravenöses 283
Urokinase 16, 83, 127
Urometer 276, 281
Urosepsis 290
Urtikaria 387
Uvilon 490

V

Vaginitis 377
Vagotomie 215
Vagotonie 71
Vagus 206
Vagusreiz 140
Vakzination s. Pockenschutzimpfung
Vakzine 383
Vanillinmandelsäure 319
Varikose s. Varizen
Variola s. Pocken
Varizellen 454
Varizellenexanthem 454
Varizellenimpfung 455
Varizellenvirus 454, 459
Varizen 68 ff
Varizenverödung 68
Vas afferens 270
- efferens 270
Vasopressin 261
Vatersche Papille 204, 235, 243
Vegetatives Nervensystem 100, 162, 193 f
Vena cava s. Hohlvene
- jugularis, Stauung 312
Venen 57 ff, 67 ff
Venendruck, zentraler (ZVD) 73, 76, 108
Venenklappen 68
Venenkrankheiten 68 ff
Venenthrombose 69, 86, 126
- oberflächliche 70
- tiefe 70
Ventilation 157, 162 ff, 177
Ventilationsstörung, obstruktive 166, 176
- restriktive 166, 188
Ventilebene 97
Ventilpneumothorax 191
- Mediastinalverdrängung 191
Ventrikel 97
Ventrikeldurchbruch 90
Verbrauchskoagulopathie 41
Verbrennung 73
Verdauungsenzyme 193, 235
Verdauungsorgane 193 ff
Verdauungstrakt 193 ff
Vergiftungen 169, 208
Verkalkungen, herdförmige zentrale 487
Verkäsung 437
Verklumpung 390
Vermännlichung bei Mädchen 324
Vermehrung, ungeschlechtliche 481 f
Vermox 489
Versandgefäße 375
Verschlußikterus 240, 249, 254, 265, 268, 354, 490
Verschlußkrankheit, arterielle 80, 82
Vibrio cholerae 431
Virämie 454
Viren 370, 426
- neurotrope 463
Virengröße 374
Virentonsillitis 421
Virulenz 377 f
Virusarten 370
Virusenteritiden 408
Virusgrippe 119, 460
Virushepatitis, akute 464
Virusinfektionen 170, 172, 179, 370, 450 ff
Virusmyokarditis 477
Viruspneumonie 183
Viskosität 67
Vitalkapazität 164 ff, 176
Vitalzeichen 144
Vitamin 271, 351 ff
- fettlösliches (A, D, E, K) 242, 245, 351 ff
Vitamin A 351
Vitamin B_1 352
Vitamin B_2 352
Vitamin B_6 352
Vitamin B_{12} 19, 27 f, 204, 210, 229, 352
Vitamin-B-Komplex 351 ff
Vitamin C 352 f
Vitamin-C-Mangel 42
Vitamin D 229, 273, 353
Vitamin-D-Überdosierung 358
Vitamin E 354
Vitamin K 15, 40, 129, 354
Vitaminmangelkrankheit 351
Vitaminversorgung 350 ff

Vitien, konnatale (s. auch Herzfehler) 152
Vollmondgesicht s. Cushing-Syndrom
Vorderhörner 473
Vorderwandinfarkt 124
Vorhof 97 ff
Vorhofflattern 102, 141 f
Vorhofflimmern 102, 141 f
Vorhofseptumdefekt 152
Vorhofthromben 86
Vorhofüberdehnung 140 f
Vorlast 144
Vorsteherdrüse (Prostata) 275, 290
Vulvovaginitis 458

W

Waaler-Rose-Test 363
Wabenlunge 185
Wachstumshormon 305
Wachstumsstörungen 472
Wadenkrämpfe 432
Wadenwickel 395
Wanderniere 269, 293
Wanderpneumonie 182
Wanzen 373
Wäschedesinfektion 497, 499
Wasser- und Elektrolythaushalt 354 ff
– und Elektrolytverlust 407, 432
Wasserdampfsterilisation 495
Wasserhaushaltsregulation 273, 339
Wasserkopf 428
Wasserlassen 274
– schmerzhaftes 290
Wasserretention 320
Wasserrückresorption 220, 308
Wasserschnecken 493
Wasserverarmung 355
Waterhouse-Fridrichsen-Syndrom 428
Wegwerfinstrumente 495
Weichteilrheumatismus 366
Weilsche Krankheit 448
Wernicke-Mannsche Haltung 93 f
Windkesselwirkung 63
Windpocken 454 f, 463
Wirbelgelenke, kleine 364
Wirbelsäulenverkrümmung 364
Wirbeltuberkulose 446
Wischdesinfektion 498 f
Witzel-Fistel 201
Wortfindungsstörung 90
Wortverständnis 90
Wundausschneidung 411
Wunddiphtherie 413
Wundrose s. Erysipel
Wundscharlach 423
Wundstarrkrampf s. Tetanus
Würgreflex 195
Wurmeier 489
Würmer 222
Wurmfortsatz 220
Wurmkrankheiten 22
Wurzelneuralgie 365
Wutschutzbehandlungsstelle 475

X

Xanthelasmen 349
Xanthome 349
Xerophthalmie 351
Xyloseresorptionstest 222

Y

Yersinia enterocolitica 431
– pestis 430
– pseudotuberculosis 431
Yomesan 489

Z

Zahnfleischblutungen 196, 352
Zahnfleischentzündung s. Gingivitis
Zahnfleischerkrankungen 196
Zahnkaries 345
Zäkum 220
Zäsarenhals 413
Zecken 373
Zeckenenzephalitis 463
Zelle 1
– basophile 305
– chromophobe 305
– eosinophile 305
Zellvolumen, mittleres (MCV) 19
Zellzahl im Liquor 428
Zellzerfall 347
Zentralnervensystem, Malaria 484
Zentralvene 242
Zerfall, käsiger 436
Zerkarien 493
Zidovudin 468
Ziegenpeter s. Mumps
Ziehl-Neelsen-Färbung 168, 376, 434
Zigarettenrauchen 77, 123, 187
Zink 354
Zirbeldrüse (Epiphyse) 302, 308
Zirrhose, biliäre 259, 267
– postdystrophische 259
– posthepatitische 257
Zöliakie 28, 229
Zoster opthalmicus 459
Zovirax 458
Zucker im Urin (Glukosurie) 327
Zuckerausscheidung 281
– im 24-Stunden-Urin 333
Zuckeraustauschstoffe 333
Zuckerkrankheit s. Diabetes mellitus
Zunge 194, 196
– trockene 214, 232
Zungenbrennen 27
Zungenveränderungen 196
Zwerchfell 156
Zwerchfellähmung 192, 415, 443, 472 f
Zwergwuchs, hypophysärer 307
– rachitischer 353
Zwischenhirn 302
Zwischenrippenmuskeln 156
Zwischenstück 272
Zwischenwirte 377, 381
– afrikanische Schlafkrankheit 486
– Bilharziose 493
– Fischbandwurm 489
– Malaria 481
Zwitterbildung 324
Zwölffingerdarmgeschwür s. Ulcus duodeni
Zyanokobalamin 19
Zyanose 103, 130 f, 133 f, 144
Zyklus, weiblicher 325
Zylinder 278
– granulierte 287

Zystenbildung 236, 240
Zystennieren 293
Zystinsteinauflösung 293
Zystitis 300 f, 446
– akute 300 f
– chronische 300
Zystopyelitis 301
Zystoskope 495
Zystoskopie 284, 301
Zysturethrogramm 283
Zytomegalievirus-Infektion 468, 470
Zytostatika 34, 39, 183, 187, 256, 479